U0379833

国家中医药管理局中医药行业科研专项"针对难治性脾胃病的中医药诊疗规范转化应用研究"(201407001)

炎症性肠病健康管理

——基础与临床常见问题解答

主　编　沈　洪　沈天华

副主编　成家飞　张　露　顾培青　刘亚军　朱　磊

编　委　（按姓氏笔画排名）

史丽萍　冯　皖　邢　敬　成家飞　朱　磊　刘又前

刘亚军　刘军楼　刘智群　孙　心　沈天华　沈　洪

张　露　陆玥琳　陈红宇　郑　凯　赵　崧　顾培青

倪菲菲　陶以理　葛　超　韩现红　潘飞辰

东南大学出版社
SOUTHEAST UNIVERSITY PRESS

内 容 提 要

本书以问答形式系统介绍了炎症性肠病的基础、诊断、治疗管理、饮食营养、护理、自我管理等相关方面的知识,简单实用,以满足临床和患者的需求。并结合我国中医中药治疗炎症性肠病的经验,书中采录了中医药治疗和管理的相关内容,突出中医药特色。同时参考引用了大量的最新文献、共识及指南,以达到内容的科学、严谨和规范。是消化科、普内科、肛肠科临床医生、护士及炎症性肠病患者实用的专业参考书。

图书在版编目(CIP)数据

炎症性肠病健康管理:基础与临床常见问题解答/沈洪,沈天华主编. —南京:东南大学出版社,2017.6(2018.4重印)

ISBN 978-7-5641-7251-0

Ⅰ. ①炎… Ⅱ. ①沈…②沈… Ⅲ. ①肠炎—诊疗—问题解答 Ⅳ. ①R516.1-44

中国版本图书馆 CIP 数据核字(2017)第 152226 号

出版发行:东南大学出版社
社　　址:南京市四牌楼 2 号　　邮编:210096
出 版 人:江建中
网　　址:http://www.seupress.com
电子邮箱:press@seupress.com
经　　销:全国各地新华书店
印　　刷:江苏凤凰数码印务有限公司
开　　本:787 mm×1092 mm　1/16
印　　张:17
字　　数:470 千字
版　　次:2017 年 6 月第 1 版
印　　次:2018 年 4 月第 2 次印刷
书　　号:ISBN 978-7-5641-7251-0
定　　价:68.00 元

本社图书若有印装质量问题,请直接与营销部联系。电话(传真):025-83791830

前　言

　　炎症性肠病是一种病因尚未完全明确的慢性肠道炎症性疾病,主要包括溃疡性结肠炎(UC)和克罗恩病(CD)。随着我国社会经济的发展和人们生活方式的改变,炎症性肠病的发病在我国也不断增加,成为临床常见的疑难病,由于其发病机制复杂,临床表现多样,病程迁延难愈,诊断缺乏金标准,治疗难点较多,医疗费用高,是医患需要共同面对的重大临床问题,也越来越受到基础、临床、营养、心理等多学科的关注,多学科联合诊疗已成为临床主要的诊疗模式,以解决面临的复杂问题。

　　虽然炎症性肠病的治疗已进入了生物治疗水平,但仍有很多的局限,被视为终身性疾病,由于其多发于年轻人的流行病学特征,故其病程漫长,所以除了合理规范的治疗以外,对其开展系统有效的健康管理对患者尤为重要,鉴此,我院炎症性肠病研究团队在参考大量国内外文献的基础上,尝试编撰一本可供临床医生和患者参考的炎症性肠病健康管理案头书。

　　根据我国临床和患者的实际情况,本书的写作采用以下3个策略:一是采用问答形式,针对常见的基础、诊断、治疗管理、饮食营养、护理、自我管理等方面的问题进行通俗易懂的解答,以俾其简单实用,满足临床和患者的需求。二是根据我国临床上中医药治疗炎症性肠病具有较好疗效,且广为患者接受的状况,书中采录了中医药治疗和管理的相关内容,以体现我国的特色。三是为了充分体现炎症性肠病的国内外最新进展,参考引用了大量的最新文献,如《2012 炎症性肠病诊断与治疗的共识意见》《2013 炎症性肠病营养支持治疗专家共识》《中国消化内镜诊疗相关肠道准备指南》《2014 中国炎症性肠病组织病理诊断共识意见》《2015 多伦多妊娠期炎症性肠病管理共识意见》《2015 ECCO 欧洲共识:炎症性肠病患者铁缺乏和贫血的诊断和管理》《2015 多伦多共识:非住院性溃疡性结肠炎的医学管理指南》《2016 克罗恩病诊治欧洲循证共识意见》《2017 溃疡性结肠炎诊治欧洲循证共识意见(第三版)》《炎症性肠病合并机会性感染专家共识意见》《ACG 临床指南:炎症性肠病的预防保健》《炎症性肠病临床营养 ESPEN 指南》,以期对临床诊疗和健康管理有参考价值。

　　由于本病治疗和健康管理异常复杂,文献浩如烟海,虽几易其稿,仍有不足和遗漏,部分问题可能会有异议,望读者批评、指正,以便进一步完善。

　　本项目由国家中医药管理局中医药行业科研专项"针对难治性脾胃病的中医药诊疗规范转化应用研究"(201407001)、国家自然科学基金"健脾补肾、清肠化湿介导 SDF-1/CXCR4 促进 MSCs 归巢调控 miR-21 治疗溃疡性结肠炎机制研究"(81673905)、江苏省科技厅临床医学科技专项"江苏省中医消化病临床医学研究中心"(BL2014100)、江苏高校优势学科建设工程项目(PAPD)资助。

目　录

第一部分　基础与临床

第二部分　疾病管理

第四部分 自我管理

第一部分 基础与临床

一、基础知识

1. 消化道包括哪几部分？

消化道是一条起自口腔延续咽、食道、胃、小肠、大肠到肛门的肌性管道，长约 9 m，其中经过的器官包括口腔、咽、食管、胃、小肠（十二指肠、空肠、回肠）及大肠（盲肠、结肠、直肠）等部分，临床上通常把 Treitz 韧带以上的消化道称为上消化道，Treitz 韧带以下的消化道称为下消化道。

2. 小肠由哪几个部分组成？解剖结构是什么样的？

小肠是指从十二指肠球部至回肠末端之间的一段肠管，位于腹腔中部，上端接幽门与胃相通，下端经过回盲瓣与大肠相连。小肠是食物消化吸收的主要场所，在成年人尸体解剖中测得小肠的平均长度约 5～6 m，生理状态下全长约 3 m，但个体差异较大。分为十二指肠、空肠和回肠 3 个部分。

十二指肠位于腹腔的后上部，全长约 25 cm，它的上部（又称球部）连接幽门，是溃疡的好发部位。肝脏分泌的胆汁和胰腺分泌的胰液，通过胆总管和胰腺管在十二指肠上的开口，排泄到十二指肠内以消化食物。十二指肠呈"C"字形，从右侧包绕胰头，可分为上部、降部、水平部和升部等 4 个部分。升部在第二腰椎椎体左侧转向下，移行为空肠，转折处形成的弯曲称十二指肠空肠曲，十二指肠空肠曲被一条少量平滑肌纤维和结缔组织共同构成的十二指肠悬韧带固定于腹后壁，该韧带临床上称 Treitz 韧带，是手术中确认空肠起始部的重要标志。空肠连接十二指肠，占小肠全长的 2/5，位于左腰部及脐部。回肠位于脐部及右髂窝，还有一部分伸入盆腔内，占小肠全长的 3/5。空肠和回肠之间没有明显的分界线。

小肠壁解剖结构分 4 层。

（1）黏膜层：①上皮，为单层柱状上皮。有柱状细胞（吸收细胞）与杯状细胞两种。柱状细胞数量多，约占 90%，细胞呈高柱状，椭圆形细胞核位于细胞基部。杯状细胞散布于柱状细胞之间，数量较少，胞体膨大，如杯形。②固有膜，由类似网状结缔组织组成。内有肠腺、毛细血管网、毛细淋巴管、弥散的淋巴组织和淋巴小结、神经、分散的平滑肌及多种细胞成分（如吞噬细胞、淋巴细胞、浆细胞等）。绒毛是小肠特有的结构和吸收的功能单位，由上皮和固有膜形成。上皮覆盖绒毛的表面，固有膜组成绒毛的轴心。在绒毛轴心的毛细淋巴管,称中央乳糜管,呈盲管状,起于绒毛顶,另一端穿过黏膜肌层,汇入黏膜下层的淋巴管。③ 黏膜肌层,很薄,由平滑肌组成。

（2）黏膜下层:为疏松结缔组织,有较大的血管、淋巴管及神经。在十二指肠上段黏膜下层,含有十二指肠腺,又称布氏腺,为分支管泡状腺,主要分泌碱性黏液。有保护十二指肠黏膜免受胰液、胃液侵蚀的作用。回肠的黏膜下层常见多个淋巴小结聚集在一起,形成淋巴集结。

（3）肌层:由内环行、外纵行两层平滑肌组成。

（4）外膜:除十二指肠外,外膜均为浆膜。

3. 小肠的主要功能有哪些?

小肠有消化吸收、分泌和运动功能,其中以吸收和分泌功能为主。

在消化系统中,食物在口腔和食道内不被吸收,胃可吸收酒精和少量水分,大肠主要吸收水分和盐类,因此小肠是吸收营养及其他物质的主要部位。它的黏膜具有环状皱褶,并拥有大量指状突起的绒毛,因而使吸收面增大 30 倍,达 $10 \ m^2$,食物在小肠内停留的时间也相对较长且已被消化,这些都为小肠吸收提供了非常有利的条件。小肠所吸收的物质,不仅是由口腔摄入的经过消化的物质,而分泌入消化道的各种消化液本身所含有的水分、无机盐和某些有机成分也重被吸收。一般认为,糖类、蛋白质和脂肪的消化产物大部分是在十二指肠和空肠被吸收的,而当到达回肠时,通常均已吸收完毕,回肠能主动吸收胆盐和维生素 B。

小肠的另一主要功能为分泌功能。小肠内有两种腺体:十二指肠腺和肠腺。十二指肠腺又称布氏腺,是分布在十二指肠范围内的一种分支管泡状腺,位于黏膜下层内,其分泌碱性液体,内含黏蛋白,主要机能是保护十二指肠的上皮不被胃酸侵蚀。肠腺又称李氏腺,分布于全部小肠的黏膜层内,腺的分泌液构成了小肠液的主要成分。小肠液是一种弱碱性液体,pH 约为 7.6,成年人每日分泌量约 1～3 l,大量的小肠液可以稀释消化产物,使其渗透压下降,从而有利于吸收的进行。小肠液中含有多种酶,这些酶对于将各种营养成分进一步分解为最终可吸收的产物具有重要意义。食物以及食物的消化产物对肠黏膜局部的机械刺激和化学刺激,可引起小肠液的分泌。在食物的刺激下,胃肠黏膜释放的胃泌素、促胰液素、抑胃肽等多种激素,也有刺激小肠分泌的作用。

小肠的运动功能有:紧张性收缩、分节运动、蠕动、移行性复合运动（MMC）等。①紧张性收缩,它是其他运动形式有效进行的基础,使小肠保持一定的形状和位置,并使肠腔内保持一定压力,有利于消化和吸收。②分节运动,其作用是使食糜与消化液充分混合,增加食糜与肠黏膜的接触,促进肠壁血液、淋巴液回流,这都有助于消化和吸收。③蠕动,其作用是将食糜向远端推送一段,以便开始新的分节运动。④移行性复合运动:在消化间期胃及小肠运动表现为一种规律的周期性的收缩活动,这种收缩活动一般起源于胃窦或十二指肠并向离口方向传播,可达结肠近端,被称为消化间期移行性复合运动。有胃肠道清道夫的作用;促进胃、小肠、胆道运动的协调;为消化期做准备;防止胃肠道细菌过度生长;发出饥饿信号。

4. 结肠由哪几个部分组成? 解剖结构是什么样的?

结肠在右髂窝内续于盲肠,在第 3 骶椎平面连接直肠。结肠分升结肠、横结肠、降结肠和乙状结肠4个部分,大部分固定于腹后壁,结肠的排列似"M",将小肠包围在内。结肠的直径自其起端6 cm,逐渐递减为乙状结肠末端的2.5 cm,这是结肠肠腔最狭细的部位。

结肠长约150 cm,约为小肠的1/4。结肠比小肠短而粗,向远侧逐渐变小,结肠的解剖特点有3个:①结肠带:为肠壁纵肌纤维形成的3条狭窄的纵行带。结肠带在盲肠、升结肠及横结肠较为清楚,从降结肠至乙状结肠逐渐不明显。②结肠袋:由于结肠带比附着的结肠短1/6,因而结肠壁缩成了许多囊状袋,称结肠袋。③肠脂垂:由肠壁黏膜下的脂肪组织集聚而成。在结肠壁上,尤其是在结肠带附近有多数肠脂垂,在乙状结肠较多并有带。肠脂垂的外面为腹膜所包裹,有时内含脂肪量过多,可发生扭转,甚或陷入肠内,引起肠套叠。

结肠的组织结构分为黏膜层、黏膜下层、肌层和浆膜层等4层。

（1）黏膜层

结肠黏膜表面无绒毛,也不形成环形皱襞。黏膜表面被覆单层柱状上皮,由柱状细胞和杯状细胞所组成,附于完整的基膜上。在上皮之下为固有层,较厚,内有许多肠腺。结肠的肠腺长于小肠的肠腺,亦为单直管状腺,上端开口于黏膜表面,底端伸至黏膜肌层附近。肠腺上皮亦为单层柱状上皮,有大量杯状细胞,而柱状细胞较少,结肠黏膜内也有内分泌细胞,包括ECL细胞、D1细胞和L细胞,多分布于肠腺深部。在结肠固有膜结缔组织中可见很多浆细胞、淋巴细胞、嗜酸性粒细胞、巨噬细胞,并有较多的淋巴小结,它常穿过黏膜肌层而侵及黏膜下层。

（2）黏膜下层

为一层疏松结缔组织,分布有较多的脂肪细胞,以及血管、淋巴管、黏膜下神经丛和来自黏膜层的淋巴小结。

（3）肌层

较薄,分为内环、外纵两层,两层之间有肌间神经丛。外纵层平滑肌聚集为3条纵行肌束即结肠带。在结肠带之间的纵行肌纤维很薄。在结肠袋之间,增厚的环形肌层是形成结肠的半月皱襞的基础,系由于内环层平滑肌及黏膜肌的局部收缩所致。在回肠和盲肠交界处,环形肌层特别增厚,成为回盲瓣中的括约肌。

（4）浆膜层

即腹膜脏层。

5. 结肠的主要功能有哪些?

结肠主要是负责储存废物,回收水,保持水分平衡,吸收一些维生素,如维生素K,并提供辅助菌群发酵的器官。食糜达到结肠的时候,大部分的营养物质和90%的水已经被人体吸收。在这时,剩下的是一些电解质如钠、镁、氯以及摄入的食物中不能消化的部分,通过大肠的运动,剩余的水大部分被吸收,而食糜混有黏液和细菌（称为肠道菌群）,成为粪便。当粪便进入升结肠时尚算是液体。结肠肌肉将含水量高的粪便向前移动,并慢慢地吸收所有多余的水分。当粪便进入降结肠时已成为半固态。其中细菌分解食物纤维为自己的养料,产生醋酸、丙酸和丁酸等副产品,这又是滋养结肠内壁细胞的养分。

6. 什么是肠道微生态? 对人体有何作用?

人类肠道微生态是一个包含大量肠道微生物的复杂生态系统,包含了约$10^{13} \sim 10^{14}$个微生物,这些微生物在长期的进化过程中与宿主相互依赖、相互制约,形成了和谐共生的整体,当这个和谐的整体受到破坏时,便会发生相应的疾病。

肠道微生态组成:人体微生物群包括细菌、真菌、噬菌体以及病毒,它们作为一个"器官"与宿主共生,创造出一个生态系统。其中最大的微生态即为肠道微生态,包括大约1 000种不同微生物,总重量达1 kg。人肠道微生物具有丰富的基因信息,是人类基因数目的150倍,其中超过99%来自细菌,我们常常提到的肠道菌群主要指细菌,主要由厌氧菌、需氧菌及兼性厌氧菌组成,包括:硬壁菌、拟杆菌、放线菌门和变形菌门等,其中硬壁菌和拟杆菌为优势菌。

消化道中的正常菌群的种类和数量,在不同部位是不同的。胃内基本无活菌。空肠和回肠上部的菌群很少。结肠和直肠则有大量细菌,主要是类杆菌、双歧杆菌、大肠埃希菌、乳杆菌、铜绿假单胞菌、变形杆菌、梭菌等。1 g 干粪含菌总数在 4.0×10^{11} 个左右,约占粪重的40%,其中99%以上是厌氧菌。肠道菌群受饮食、年龄等因素影响很大。多食蛋白质的人,大肠埃希菌生长旺盛;以淀粉为主食的人,乳杆菌较多。哺乳期婴儿的肠道菌群主要是双歧杆菌,占总菌数的90%左右;随着成长,双歧杆菌下降,类杆菌、乳杆菌、梭菌等逐渐增多。在母体内时胎儿肠道是无菌的,在出生过程中来自母亲阴道和肛门的细菌进入胎儿体内并在结肠内定植,其中主要是厌氧菌,如肠杆菌、链球菌等。出生后2 d以后双歧杆菌才开始出现,在4~5 d时成为肠道内的优势菌。断乳之后,双歧杆菌数量逐渐减少,并开始逐渐建立类似于成人的菌群模式。菌群构成与饮食方式的改变(如断乳)、年龄以及饮食结构密切相关。对于饮食结构稳定的个体来说,其结肠菌群构成也相对稳定,但是在不同个体之间差异较大。随着年龄增长,大肠杆菌、链球菌以及芽孢杆菌的数量逐渐增多而双歧杆菌数量减少。

肠道微生态对人体的作用:对促进营养食物消化吸收、产生有益营养物质、抵御外来致病菌的侵入以及调节免疫机制等方面有着重要作用。肠道菌群的改变会激活肠道的免疫系统,促进肠道的炎症反应,改变肠道黏膜的通透性;菌群的代谢物,如致病菌的内毒素等进入血液循环,对机体造成广泛损害,同时肠道菌群失调其对人体有益的生理作用也削弱。肠道微生态失调与炎症性肠病、肠易激综合征及结直肠恶性肿瘤在内的肠道疾病关系密切,也与肥胖症、脂肪肝、糖尿病、关节炎、心血管疾病、精神疾病等肠外疾病相关。

7. 肠道免疫系统的组成及功能?

肠道免疫系统包括固有免疫系统(天然免疫系统)与适应性免疫系统。肠道固有免疫系统组成包括肠黏膜、肠道上皮细胞、固有淋巴细胞及其他快速反应免疫细胞(如巨噬细胞和中性粒细胞)等。肠道适应性免疫系统主要包括特异性免疫应答的 T 细胞及 B 细胞等。肠道是人体最大的免疫器官,肠道免疫系统是肠道的第一道防线,同时还参与了全身的免疫功能的调节,具有抗感染、抗肿瘤和抗过敏等多种功能,肠道免疫系统异常可以引起多种疾病,包括感染性疾病、肿瘤、自身免疫性疾病等。

8. 什么是炎症性肠病? 炎症性肠病包括哪些疾病?

炎症性肠病(inflammation bowel disease,IBD)是一组病因尚不十分清楚的慢性非特异性肠道炎症性疾病,主要包括溃疡性结肠炎(ulcerative colitis,UC)和克罗恩病(crohn's disease，CD)。两者的临床和病理特征既有重叠又有区别。本病反复发作,迁延难愈,严重影响患者的健康及生活质量,且有终生复发倾向,重症患者往往预后不良。

溃疡性结肠炎病变主要累及结肠黏膜和黏膜下层,范围多自远段结肠开始,可逆行向近段发展,甚至累及全结肠和末段回肠,呈连续性分布。有持续或反复发作的腹泻,黏液脓血便伴腹痛、里急后重和不同程度的全身症状。病程多在4～6周以上。可有皮肤、黏膜、关节、眼、肝胆等肠道外表现。根据临床类型、疾病分期、病变范围及病情程度进行综合分类。临床类型分为初发型和慢性复发型;病情分期包括活动期和缓解期;参照蒙特利尔分类标准,病变范围可分为直肠型、左半结肠型和广泛结肠型,采用 Truelove 与 Witts 分度方法,病情程度可划分为轻度、中度和重度。

克罗恩病是一种慢性非特异性肉芽肿性炎症性肠病。病变多见于小肠,尤其是末端回肠及相邻结肠,但从口腔至肛门各段消化道均可受累,呈节段性或跳跃式分布。临床以腹痛、腹泻、腹块、瘘管形成和肠梗阻为特点,可伴有发热、贫血、营养障碍,以及关节、皮肤、眼、口腔黏膜、肝脏等肠外损害。按蒙特利尔分型法,确诊年龄可分为 A1 型(≤16岁)、A2 型(17～40 岁)、A3 型(>40 岁);病变部位可分为 L1 型(回肠末端)、L2 型(结肠)、L3(回结肠)、L4(上消化道);疾病行为可分为 B1 型(非狭窄非穿透)、B2 型(狭窄)、B3(穿透)。临床上用克罗恩病活动指数(CDAI)评估疾病活动性的严重程度以及进行疗效评价。

9. 炎症性肠病的发病情况怎样?

炎症性肠病在不同国家、地区、种族人群中的发病率不同,有显著的地域和种族差异。Molodecky 等检索了 1950—2010 年有关炎症性肠病流行病学研究的文献,结果显示欧洲、亚洲、北美 UC 最高发病率分别为 $24.3/1.0 \times 10^5$、$6.3/1.0 \times 10^5$、$19.2/1.0 \times 10^5$;CD 最高发病率分别为 $12.7/1.0 \times 10^5$、$5.0/1.0 \times 10^5$、$20.2/1.0 \times 10^5$。大部分地区 UC 较 CD 发病率高,少部分地区 UC 与 CD 发病率相近,甚至 CD 较 UC 稍高。

亚洲多为发展中国家,开展流行病学研究存在较多挑战和困难。如感染性结肠炎、肠结核等都易与炎症性肠病混淆,临床医师对炎症性肠病缺乏足够的认识和警惕性,故以人群为基础的流行病学研究难度较大。因此,大部分炎症性肠病流行病学检索资料都来源于当地的医院的住院病历及病历报告,缺乏大规模的流行病学研究数据。Prideaux 等检索1970—2011 年亚洲国家炎症性肠病流行病学研究文献,结果显示近 20 年来,亚洲国家的炎症性肠病发病率呈逐年增高趋势,但较欧美国家的发病率相比仍较低。

在中国,Jiang 等收集了 1981—2000 年国内文献报道的 10 218 例 UC 患者,发现 10 年间病例数上升了 3.08 倍。Wang 和中国炎症性肠病协作组合作回顾分析了 1990—2003 年间的炎症性肠病住院患者,共收集 3 100 例 UC 和 515 例 CD 病例,结果显示我国炎症性肠病住院患者呈逐渐增加趋势,增长情况与日本、韩国、新加坡等国家相似。

10. 炎症性肠病会危及生命吗?

炎症性肠病一般不会危及生命,但病情严重或并发消化道穿孔、消化道出血、严重感染、结肠癌、深静脉血栓、原发性硬化性胆管炎(PSC)等情况时,可能会危及生命,甚至引起患者死亡。

关于炎症性肠病死亡率的研究结果并不一致,早期的研究显示与普通人群相比,CD患者的死亡率略有增加,而UC的死亡率并没增加。但近来的研究发现CD、UC的死亡率都比普通人群高。Jess等人的研究调查了丹麦36 080位UC患者和15 361位CD患者,结果发现与普通人群相比,UC的死亡率增加了10%,CD的死亡率增加了50%,UC及CD的死亡风险比分别为1.25(95% CI,1.22~1.28)、1.73(95% CI,1.67~1.80)。Bewtra等人的荟萃分析发现UC、CD的全因标准化死亡比分别为1.19(95% CI,1.06~1.35)、1.38(95% CI,1.23~1.55)。

研究发现引起炎症性肠病死亡率增加的原因有:深静脉血栓、感染(如:艰难梭菌感染)。心血管疾病和抗TNF-α单克隆抗体不会导致炎症性肠病死亡率上升。结肠癌对炎症性肠病死亡率的影响尚不明确。

11. 炎症性肠病易发于哪个年龄段的人群?

炎症性肠病的诊断主要是在青春期后期及成年初期,也可能在任何年龄。一项来自北美洲的以人口为基础的队列研究显示,CD被诊断时平均年龄为33.4~45.0岁,只有1篇文章平均诊断年龄为29.5岁。UC诊断的年龄平均数及中位数一般比克罗恩病晚5~10年。

另有部分流行病学资料分析认为,西方国家炎症性肠病发病年龄多呈双峰状分布,UC患病率的两个高峰分别为30~39岁、60~70岁,而CD患病率的两个高峰分别为20~29岁、60~70岁,其中以第1个高峰病例数为多。而亚洲国家炎症性肠病发病年龄较西方国家相比多延迟10年,且较少出现第2高峰。

而对于儿童炎症性肠病患者,虽然已有一些研究报道本病在儿童中发病增加,但一部分学者认为这些增加普遍被认为是在整体人口中的增加,而儿童占确诊病人的比例并没有上升,相反的,有研究统计,25%的炎症性肠病患者18岁前发病。Benchimol等对1950—2009年间的儿童炎症性肠病进行回顾性流行病学分析,结果显示儿童炎症性肠病特别是儿童CD发病率呈显著增加趋势。

12. 炎症性肠病发病有性别差异吗?

炎症性肠病的患者似乎有轻微的性别差异,世界各地区炎症性肠病患者男女比例不尽一致。西方国家的研究表明,UC患者男女比例无显著差异,而CD的发病则多见于女性患者,尤其是青春期后期及成年初期妇女高发,提示激素因素可能在疾病发生中起一定作用。国内研究显示,UC男女性别差异不大,比例约为(1.0~1.3):1;CD男性略多于女性,男女比例约为1.5:1。还有一些研究表明,UC发病率虽然总体维持稳定,但男性持续升高(女性相对减少)。

13. 炎症性肠病的病因有哪些?

炎症性肠病的病因目前尚未完全明确,一直是研究的热点,目前认为是多种因素作用的结果,主要包括:遗传因素、环境因素、微生物因素和免疫因素。遗传易感性是内因,环境和微生物因素是外因,最后通过机体的免疫炎症反应机制,导致肠组织损伤,引起炎症性肠病发病,但确切的疾病发生和发展过程仍有待进一步研究。

14. 炎症性肠病会遗传吗?

炎症性肠病具有一定的遗传性,表现在种族差异、家族聚集性、单卵双生子的高共患率和发病率及易感基因。

炎症性肠病的发病存在种族和地区的差异,高加索人种族的患病率较高,其中以北欧犹太人最高,而美国黑人种族及亚洲人种族则较低。英国和其他欧洲国家(特别是北欧)的炎症性肠病患病率远高于亚洲、非洲国家。

遗传流行病学研究发现炎症性肠病有家族聚集现象,大约 5.5% ~ 22.5% 炎症性肠病患者的一级亲属患有该病,与患者有血缘关系的亲属发病率高于普通人群,而其配偶发病率不高,CD 患者的同胞兄弟或姐妹发生炎症性肠病的风险是普通人群的 13 ~ 36 倍,UC 则为 7 ~ 17 倍。

炎症性肠病单合子孪生子比双合子孪生子有较高的疾病发生的一致性(CD 为 37% ∶ 7%;UC 为 10% ∶ 3%),提示遗传因素在 CD 发病中的作用可能比在 UC 中更为重要。炎症性肠病患者的后代患 CD 或 UC 的风险性比正常人群高 2 ~ 3 倍。

随着基因检测及分析技术的进步,特别是全基因组关联研究(genome-wide association studies, GWAS)的出现,极大地推动了炎症性肠病易感基因的发现。到目前为止,研究已证实 163 个炎症性肠病易感基因,其中 110 个同时与 UC 及 CD 相关,23 个只与 UC 有关,30 个只与 CD 相关。

由此可见,遗传因素在炎症性肠病发病中的作用是不容忽视的。

15. 炎症性肠病的易感基因有哪些?

人们发现炎症性肠病易感基因开始于 1996 年,首先发现了炎症性肠病 9 个易感基因(IBD 1 ~ 9),其中有的基因只与 CD 有关(如:IBD 1),有的只与 UC 有关(如:IBD 2),有的与两者都相关(如 IBD 3)。同年,发现人类白细胞抗原(HLA)基因是 UC 的重要易感基因,且不同的基因型与疾病的表型相关。之后关于 UC 易感基因的研究发展较慢,直到 GWAS 的出现。GWAS 是比较病例组与对照组个体在某个遗传标记位点等位基因出现的频率,即如果一种疾病的易感变异体位于基因组中的某个地方,通过他们与基因型芯片中标签单核苷酸多态性(single-nucleotide polymorphism, SNP)之间的连锁不平衡关系可以对其进行检测。GWAS 极大地促进了 UC 易感基因的研究,到目前为止,研究已证实 163 个炎症性肠病易感基因。

NOD2/CARD15 基因:在炎症性肠病候选基因的研究中,位于 IBD 1 的 NOD2/CARD15 是第一个被发现的 CD 易感基因,研究指出:该基因上的 3 个 SNP 位点 Arg702Trp、Gly908Arg、Leu1007fsinsC 是白种人 CD 的易感基因。CARD15 基因编码的 NOD2 蛋白存在于细胞质中,主要在单核细胞、巨噬细胞以及树突状细胞内表达,在小肠的潘氏细胞以及受到脂多糖或前炎性因子刺激的上皮细胞中也能检测到 CARD15 蛋白的表达。CARD15 多态性与早发、重症 UC 相关,在德国、英国人群中亦发现 NOD2 移码突变与 CD 相关,约 30% 的 CD 患者和 10% ~ 20% 的健康人携有 CARD15 常见的变异体,若含有其中 1 个变异体则患 CD 的危险性增加 2 ~ 3 倍,若同时含有 2 个变异体则危险性增加至 20 ~ 40 倍。CARD15 的变异也与表型相关,有变异体的个体多有回肠累及、肠管狭窄纤维化并且早期发病可能。近年来,CARD15 与其他易感基因的关系也逐渐受到关注,Gazouli 等研究认为 CARD15/NOD2 和 TLR4 或 CD14 之间的相互作用可增加炎症性肠病尤其是 CD 的发病危险性;Linderson 等亦研究发现 CARD15/NOD2 与另一个重要的炎症性肠病易感基因 TNF-α 的启动子的基因多态性间存在关联。

IL 相关基因:IL 是由淋巴细胞和单核巨噬细胞产生的高活性、多功能的小分子多肽类物质。IL-23 是传统上公认的炎症因子,最新的研究发现,IL-23 在调节 UC 的 Th 淋巴细胞平衡之间起着重要作用。Duerr 等通过全基因组关联性研究,首次报道了 IL-23R 基因 rs11209026 多态性与 CD 相关,并对 CD 易感性起防护作用。对我国汉族人群的研究提示,IL-23R-rs11805303 可增加 UC 的易感性,IL-23R-rs7530511 可以降低 UC 的易感性。另一项研究提示,IL-17F-rs763780 突变体可增加我国汉族人 CD 的易感性,并和 UC、CD 的部分临床特征相关,而 IL-17A-rs2275913 与 UC 的病情严重性弱相关。两项研究均证明 IL-17A 基因上的 4 个多态性位点 rs2275913、rs8193037、rs3804513、rs8193038 组成的单倍体可增加中国汉族人 UC 的易感性。

OCTN1/OCTN2 基因:OCTN 属于有机阳离子膜转运蛋白家族,于 2004 年被报道,存在于心脏、骨骼肌、肾、胎盘、肠道和大脑,在肠道的功能主要是转运肉毒碱和清除肠道中的阳离子。Vermeire 研究显示,OCTN 家族对维持细胞内的稳态有重要的作用,其碱基的变异造成蛋白功能的障碍可能使患炎症性肠病的危险性增加。OCTN1 蛋白由 551 个氨基酸组成,是一种 pH 依赖的转运蛋白;OCTN2 包含 557 个氨基酸,与 OCTN1 有 75.8% 的同源性,是一种 Na^+ 依赖转运蛋白。国外已有研究证明,该两个突变位点与白种人 CD 或 UC 相关。然而,在汉族人群及广西壮族人群中均未能证实其与炎症性肠病的关系。

ECM1 基因:ECM1 属肠黏膜屏障相关的基因。2010 年 Fishe 等人在 UC 队列中对全基因组内的非同义突变进行扫描,首次发现了 ECM1 基因上的 rs13294 和 rs3737240 与 UC 显著相关。后来英国的一项 GWAS 亦发现该基因 SNP 与 UC 易感性之间的关联。而且发现 ECM1 基因是与 UC 有关但与 CD 无关的易感基因。ECMI 对 UC 易感性的独特关系也提示肠黏膜屏障和肠道环境因素的变化对 UC 发病的影响要强于 CD。

16. 炎症性肠病是感染造成的吗?

炎症性肠病的发病机制尚不明确,肠道黏膜免疫系统异常是该病发病的重要因素,但各种微生物有可能作为一种始动因子(trigger in etiological factor),引起免疫反应,从而导致肠道炎症,故微生物感染因素在其发生和发展中亦起着一定作用。

支持微生物因素在炎症性肠病发病中起重要作用的依据有:①动物模型显示大多数动物在无菌环境中不发生结肠炎;②部分炎症性肠病发病前有肠道感染史;③针对炎症性肠病的治疗,应用抗生素、益生菌及粪菌移植治疗有时可获得一定疗效;④有些炎症性肠病易感基因涉及肠道微生物的监测(如:NOD2),有的涉及 T 细胞免疫(如:IL23R)。

至于是何种感染源引发炎症性肠病,至今仍未确定。多种病原体已经被怀疑与炎症性肠病的发病有关,如大肠杆菌、分枝杆菌、变形杆菌、绿脓杆菌、乳酸产气菌、链球菌、弯曲杆菌、小肠结肠炎耶尔森菌,除此之外,亦曾怀疑双链球菌、衣原体、沙门氏菌、幽门螺旋杆菌、巨细胞病毒、轮状病毒、副黏病毒、黏性肠菌、丑陋拟杆菌、变形梭杆菌等与炎症性肠病的发病有关。但都因缺乏充足证据,而都未被公认。

近年来随着微生态学的发展以及对肠道细菌与炎症性肠病研究的进展,肠道菌群与炎症性肠病发病的关系日益受到关注,人们逐渐把注意力集中在肠道内源性共生菌而非特异性致病菌。研究发现与健康人群相比,炎症性肠病患者肠道共生菌的种类及数量明显减少。

17. 炎症性肠病的发病与肠腔内菌群相关吗?

一些学者认为,炎症性肠病的发病涉及遗传、肠菌失调和免疫异常等因素,发病的触发点是肠道内致病菌与正常菌群比例失调所致。胃肠道微生物是一个复杂的动态的生态系统,在健康和疾病中发挥着重要作用,炎症性肠病患者肠道菌群失调,肠道内致病菌增多,分泌的肠毒素使肠上皮通透性增高,病菌分泌免疫抑制性蛋白,导致黏膜免疫失调,增多的致病菌直接侵袭、损伤肠上皮细胞,破坏肠黏膜屏障,导致炎症性肠病患者的肠道菌群失调,活动性 CD 患者肠道厌氧菌,尤其是拟杆菌明显增多,UC 患者肠道菌群中需氧菌增多。有研究认为回肠黏膜上皮侵袭性大肠杆菌及副结核分枝杆菌定植与 CD 关系密切,沙门菌属、空肠弯曲菌属、分枝杆菌属、李斯特菌及普通拟杆菌等相关致病菌感染可能增加炎症性肠病发生或复发的风险。而近年来,越来越多的学者开始关注肠道菌群的整体失衡在炎症性肠病发病中的作用,Frank 等利用基于宏基因组学策略的 16S rDNA 测序技术证实炎症性肠病患者存在肠道细菌群落失衡,主要表现为拟杆菌门和硬壁菌门含量降低。而我国基因研究院完成了欧洲 124 个成人个体的肠道宏基因组测序工作,构建了炎症性肠病患者粪便菌群基因集,证实炎症性肠病患者与健康个体间粪便细菌丰度存在差异,未来炎症性肠病相关的菌群功能基因有待进一步挖掘。

众多有关微生态制剂在炎症性肠病治疗中的研究成果,不断地阐释和验证了微生态制剂在炎症性肠病治疗中的机制与疗效。在临床工作中,对微生态制剂的运用也逐渐成为炎症性肠病治疗中的常规选择。常见的益生菌可分为两类:第一类为专性厌氧的双歧杆菌属,其中已经应用的有 5 种:长双歧杆菌、短双歧杆菌、婴儿双歧杆菌、青春双歧杆菌、两歧双歧杆菌;第二类为厌氧的乳杆菌属:嗜酸乳杆菌、干酪乳杆菌、短乳杆菌、植物乳杆菌等。此外,还有一些酵母菌亦可归入益生菌的范畴。目前应用于人体的主要菌种有乳酸杆菌、双歧杆菌、酵母菌、地衣芽孢杆菌、丁酸梭菌、枯草杆菌等。国内外研究学者分别从动物实验、临床试验等多方面证实,益生菌的作用机制主要包括抑制肠道致病菌、改善肠道上皮及黏膜屏障、调节肠道黏膜免疫、抗炎作用等。

18. 哪些环境因素与炎症性肠病有关?

环境因素在炎症性肠病发病中起重要作用,环境因素包括环境卫生、吸烟、饮食、药物等外环境,也包括肠道菌群失调、阑尾切除术及心理应激等内环境。

(1) 环境卫生

随着经济条件改善,既往的肠道传染性疾病发病率下降,但炎症性肠病一类肠道免疫炎症性疾病发病率大幅度增加,这可能与环境卫生有关,即"卫生学假说"。根据"假说",幼年期较多暴露于相对无害的肠道微生物,如寄生虫、分枝杆菌、乳酸杆菌而不是肠道致病菌,对炎症性肠病具有保护作用,生活在相对不卫生的环境中可引发肠道免疫调节,即适当的黏膜免疫功能启动对肠道可能起保护作用,过度卫生限制了与抗原接触的机会,阻碍黏膜免疫系统的成熟以及免疫耐受的诱导,最终导致再次遇到这些抗原时表现出不恰当的免疫反应,而导致炎症性肠病发病。

(2) 吸烟因素

对于吸烟和炎症性肠病的关系,众多研究学者持有不同的意见,但是趋向于认为吸烟和 UC 的发病成负相关,和 CD 的发病成正相关。这可能和尼古丁对于结肠黏膜屏障的保护,减轻炎症因子引起的免疫反应有关。对于 UC 的治疗方面,回顾性研究分析显示,尼古丁在 UC 诱导缓解和改善症状方面的疗效优于安慰剂,但与美沙拉嗪的对照试验则认为尼古丁在改善症状方面并没有优势可言,因此,尼古丁对 UC 的治疗作用受到限制。CD 患者戒烟对疾病本身有利。

(3) 饮食因素

研究表明,高蛋白、高脂肪、高糖饮食与 UC 的发病和复发有关。其中,含硫氨基酸的蛋白质摄入,可导致肠道细菌对含硫氨基酸进行降解和发酵,产生的多种含硫化合物对结肠上皮细胞有直接毒性作用。而奶制品的过多摄入、纤维摄入减少可能与本病的复发密切相关。大量摄入不饱和脂肪酸的脂肪与发生 UC 的危险性增加有明显的正相关。高糖食物的摄入如巧克力、口香糖和可乐饮料,可使人群患炎症性肠病的风险增加,但是并没有发现低糖对疾病的缓解有明显帮助。研究显示,非有机硫酸盐(如二氧化硫、硫化氢、亚硫酸盐)广泛存在于啤酒、红酒等酒精饮料中,这些物质对结肠上皮细胞有直接毒性作用,同时也可能间接地改变细胞的抗原性,对结肠造成炎症损伤。相反的,益生菌的补充、鱼油、膳食纤维、新鲜的蔬菜和水果可以降低炎症性肠病的发生及进展的风险。

(4) 肠道菌群失调

消化道内的所有菌群在一定范围内波动并保持着相对稳定的平衡状态,称为肠道微生态平衡。研究发现炎症性肠病患者及动物模型肠道菌群与对照组相比明显不同。肠道菌群失调使得细菌及其产物激活 T 淋巴细胞,活化的 T 淋巴细胞产生具有不同效应的细胞因子,而促发不同类型的免疫病理损伤,引发炎症性肠病。

(5) 药物

大量证据表明非甾体类抗炎药、口服避孕药均可促进炎症性肠病发病,同时出生后早年使用抗菌药物会增加儿童炎症性肠病的发病率。

(6) 阑尾切除术

研究表明,阑尾切除术对 UC 及 CD 的影响不同,对 UC 有一定的保护作用,而会增加 CD 的发病风险。

19. 精神心理因素对炎症性肠病有何影响?

随着医学模式向"生物-心理-社会"转变,精神心理社会因素对疾病的影响日益受到医疗界的关注,炎症性肠病属于身心疾病。应激、焦虑、抑郁等精神心理因素可以使机体释放炎症因子,引起肠道黏膜的慢性炎症。同时炎症性肠病患者由于疾病的长期影响,容易出现焦虑、抑郁等情绪,二者可以相互影响。有研究显示大多数的炎症性肠病患者往往是先有焦虑后有炎症性肠病,同时部分研究显示炎症性肠病患者可能在患病前就有抑郁病史,但更多的研究认为抑郁发生在炎症性肠病诊断之后。行为疗法能有效地减轻活动性炎症性肠病患者的抑郁和炎症情况。三环类抗抑郁药物能有效地缓解炎症性肠病患者的疼痛。

20. 炎症性肠病与免疫功能异常相关吗？

炎症性肠病发病的因素有免疫、遗传、环境等多方面，多种细胞因子参与了炎症性肠病的发生发展，其中免疫功能的紊乱是本病发病的关键。免疫调节异常学说认为：肠黏膜通透性增加，上皮细胞黏膜屏障的破坏为大量摄取肠抗原创造了条件，肠腔内抗原大量摄入并反复刺激使得肠免疫系统过度反应和错误识别，激活巨噬细胞和淋巴细胞，一系列的细胞因子、炎性递质及黏附分子激活释放，导致机体细胞和体液免疫反应。免疫反应一旦被激活，就会逐级放大，最终导致炎症性肠病的发生，大量的研究证据显示 CD 呈现 TH1 样反应，而 UC 的 T 细胞反应趋于低下，部分呈现 Th2 样反应的特征。

自身免疫：抗中性粒细胞胞质抗体(antineutrophil cytoplasmic antibodies, ANCA)是一类作用于中性粒细胞胞质成分的自身抗体，Preda 等通过检测炎症性肠病患者血清中抗体的含量，发现 36.4% 的 UC 患者血清 ANCA 阳性，而仅 15% CD 患者阳性，且均限于结肠受累的情况，ANCA 的作用机理可能是通过抗原抗体结合激活粒细胞，激活的粒细胞通过 TNF-α 和 IL-1 等细胞因子及 LFA-1 和 ICAM-1 等黏附因子的表达与内皮细胞密切接触。ANCA 可分为胞质型(cANCA)和核旁型(pANCA)，后者与炎症性肠病相关，研究发现普遍人群中 pANCA 阳性率为 2.9%，CD 患者阳性率为 10%～20%，而 UC 患者的阳性率达 50%～85%，反映了病变过程中机体存在免疫功能紊乱。抗酿酒酵母抗体(antisacchromyces cerevisia antibody, ASCA)是大多数 CD 患者的血清学标志物，其临床意义体现在 CD 患者亲属中罹患 CD 的易感性增高，ASCA 水平可作为有价值的 CD 标志物；CD 患者 ASCA 阳性与阴性亚群，可能在预后、治疗反应以及明确的遗传学标志物上均有所不同。

细胞因子：细胞因子是由淋巴细胞、单核细胞、肠巨核细胞、上皮细胞等分泌的能调节细胞生长、分化及免疫功能，参与炎症发生和创伤愈合等小分子多肽的总称，主要包括白细胞介素(IL)、干扰素(IFN)、肿瘤坏死因子(TNF)、转化生长因子-β 家族(TGF-β)等。根据细胞因子在炎症反应中的作用不同分为两类：致炎细胞因子(IL-1、IL-6、IL-8、TNF-α 等)和抗炎细胞因子(IL-4、IL-10、IL-13 等)。NF-κB 是具有多效性的转录因子，在炎症性肠病发病中起关键的枢纽作用，能控制多种促炎细胞因子和转录分子的活性，并是多种抗炎药物包括 SASP 作用的靶标。近年来研究表明，NF-κB 参与介导了 DC 抗原提呈及紧密连接机制。细胞因子在调节肠道炎症免疫反应中起关键作用，各种因子的功能、数量异常或者两类因子之间的失衡，都可导致炎症性肠病的发生。

免疫细胞：T 淋巴细胞是免疫反应中抗原递呈的核心环节，可分为 CD4$^+$ T 细胞亚群(辅助性/诱导性 T 细胞：Th/Ti)和 CD8$^+$ T 细胞亚群(抑制/细胞毒性 T 细胞：Ts/Tc)。王轶等研究表明，CD4＋CD25＋FOXP3＋调节性 T 细胞在炎症性肠病的发生、发展中起重要作用，外周血调节性 T 细胞数量减少可能是 IBD 复发的重要因素；刘雪平等同样研究表明炎症性肠病患者外周血 Th17 细胞比例和 IL-17 mRNA 表达水平明显升高，Th17 细胞参与了炎症性肠病的发生、发展过程，可能对临床疾病活动度的判断有一定意义。另有研究表明，在 UC 患者的外周血中，CD4$^+$/CD8$^+$ 比例升高，导致免疫调节异常(包括细胞、细胞因子及其他细胞受体异常)，进一步导致炎症细胞和炎症介质异常。朱玉欣等研究亦表明，UC 活动期 CD4$^+$ 增多，CD8$^+$ 减少，CD4$^+$/CD8$^+$ 比值增高；而 UC 缓解期，CD4$^+$、CD8$^+$ 及 CD4$^+$/CD8$^+$ 比值与正常对照组无差异。

21. 自噬反应是否与炎症性肠病发病相关？

人类的健康状态离不开体内稳定的内环境,而细胞稳态依赖于大分子物质生物合成和分解代谢之间的平衡,自噬(autophagy)是细胞用来达到这种动态平衡的重要机制之一,它普遍存在于大部分真核细胞中,从酵母到人类存在着共同的自噬分子调控机制。自噬是大分子物质和细胞器在溶酶体腔发生的降解途径,其作用主要是清除降解细胞内受损伤的细胞结构、衰老的细胞器以及不再需要的生物大分子等,同时也为细胞内细胞器的构建提供原料,即细胞结构的再循环,自噬还参与内源性 MHC-II 抗原的递呈,在机体免疫反应中起重要作用。因此,自噬是细胞成分更新、发育、分化及组织重塑的重要调控机制。炎症性肠病是以肠道非特异性炎症反应为特征的自身免疫性疾病,其患者可能存在过度的自噬反应,而这种过度的自噬反应可能是引起炎症性肠病肠黏膜过度炎症反应的机制之一。Brest 等研究发现,正常情况下大肠杆菌感染的肠炎阻止自噬的数量,最终下调免疫应答。但在 CD 患者的肠上皮中,自噬的水平持续升高,延长的炎症免疫应答可导致肠功能丧失。

ATG16L1 是涉及处理胞内细菌的自噬小体代谢途径的一种蛋白质,其基因位于 2q37.1,近期国外研究显示自噬体基因 ATG16L1 的 SNP 位点与 CD 易感性相关,ATG16L1 基因多态性改变会影响自噬过程,导致细胞内受损伤的细胞结构、衰老的细胞器以及长寿命蛋白质降解,使有害的细菌和病毒等持续存在而无法彻底清除,直至待清除的细胞器、蛋白质、有害细菌、病毒等为其他清除系统所破坏、清除。但是这些未能被及时清除的细胞成分和有害细菌、病毒等会触发不适当的免疫反应,导致肠壁慢性炎症及 CD 特征性的肠道改变。另一种自噬基因 IRGM 也有研究证实与 CD 易感性相关,IRGM 基因的变异会增加 CD 的患病风险,这种变异出现在 IRGM 基因编码的蛋白质中,进而造成机体自噬过程启动的阻断,而自噬是免疫防御系统有效破坏、清除细胞结构残骸、长寿命蛋白质、入侵的有害细菌和病毒的重要过程。

22. 内质网应激在炎症性肠病发病中有何作用？

内质网(endoplasmic reticulum, ER)是细胞内蛋白折叠修饰组装的场所,当某种原因使错误折叠蛋白质或未折叠蛋白质在 ER 内聚集导致稳态失衡、生理功能发生紊乱称为内质网应激(endoplasmic reticulum stesmm, ERS)。根据诱发内质网应激的原因将内质网应激分为 3 种类型:未折叠蛋白质反应(unfolded protein response, UPR)、内质网过度负荷反应(ER-overload response, EOR)及胆固醇缺乏引发的固醇调节元件结合蛋白质(sterol regulatory element binding protein, SREBP)通路调节的反应。目前研究最为深入的是 UPR 通路,研究发现,敲除 UPR 中的关键基因能够自发的形成与人类炎症性肠病相似的肠道炎症。

ERS 主要通过 3 种 ER 跨膜传感器诱发 UPR,包括 IRE-1(肌醇酶-1)、PERK(蛋白激酶相关 ER 酶)和 ATF6(转录激活因子 6,α 和 β 亚型),其中 IRE-1 是进化最保守的分支。IRE-1 是内质网Ⅳ型跨膜蛋白,具有 Ser/Thr 受体蛋白激酶活性与位点特异性核酸内切酶活性。内质网中未折叠蛋白质聚集时,IRE-1 蛋白形成二聚体,激活 IRE-1 的蛋白激酶活性并发生自身磷酸化,IRE-1 的磷酸化激活其核酸内切酶活性。PERK 是 1 次跨膜的内质网驻留蛋白质,内质网应激中,PERK 蛋白形成二聚体,胞质区结构域自身磷酸化,募集其底物真核生物起始因子 2(eukaryotic initiation factor 2，eIF2)的 α 亚单位(eIF2α)使 eIF2α 上的 N 端第 51 位丝氨酸磷酸化,导致蛋白质整体翻译水平弱化,同时,可以选择性介导 ATF4 的 mRNA 表达水平升高,ATF4 的翻译水平显著增加。ATF4 进入细胞核后可以作用于下游因子,激活 CHOP、GADD34 等蛋白的表达。ATF6 信号通路是 UPR 目的基因 [包括葡萄糖相关蛋白 78(GRP78)、葡萄糖相关蛋白 94(GRP94)和蛋白酶阻滞剂 58(P58)] 的潜在转录激活因子,在内质网应激情况下,与 GRP78/Bip 解离后的 ATF6α 和 ATF6β 转运到高尔基体内,被高尔基体膜蛋白 S1P(site 1 protease)和 S2P(site 2 protease)水解成活性片断 N-ATF6α 和 N-ATFβ,发挥其活性。有研究指出,ERS 时如果 XBP1 缺如或减少,则 JNK 活化的增多,磷酸化 AP1 诱导炎症基因的表达引起肠道炎症。ERS 也可以通过活化 NF-κB 从而促进肠道炎症的发生,而局部炎性反应也可以通过活性氧和 TNF-α 引起 ERS。另一方面,有研究指出,IL-10$^{-/-}$ 小鼠和炎症性肠病患者在慢性炎症的情况下肠上皮细胞中 GRP78 表达升高。TNF 诱导 GRP78 从内质网转移至细胞质与 IKK 复合体相互作用而引起 ERS。由此可见,肠上皮细胞 ERS 的发生与遗传易感性和炎症本身都具备一定的相关性,ERS 可诱发炎症并使炎症持续不断。

综上所述,肠上皮细胞对 ERS 很敏感,内质网应激反应转录因子 XBP1 和肠特异性内质网应激反应感受器蛋白 IRE1β 减少,AGR2 基因敲除导致蛋白折叠错误,都可诱导肠道细胞发生 ERS,细胞受损、凋亡,从而引起肠道自发性炎症反应。

23. 炎症性肠病的发病与阑尾切除手术有关吗?

炎症性肠病是多因素疾病,环境及遗传因素可共同导致其发病,其中,对于阑尾切除与炎症性肠病发病关系的研究也越来越多。

在《美国胃肠病学杂志》上于 2000 年及 2008 年分别发表了关于阑尾切除与 UC 及 CD 发病关系的 Meta 分析,研究认为,阑尾切除与 UC 发病呈负相关,与 CD 发病呈正相关,且在阑尾切除术后 1 年内最高,而 5 年后 CD 的发病风险则不再增加。Koutroubakis 等的 Meta 分析研究显示,阑尾切除术后 UC 的发病率明显降低,多变量分析也显示阑尾切除术对 UC 的保护作用很显著,其后一些研究也支持上述观点。而对于手术时间的分层分析上,Kurim 等研究认为在 20 岁之前行阑尾切除手术,与 UC 发病的负相关程度更明显。而 Andersson 等则认为只有在 20 岁之前行阑尾切除手术才与 UC 发病呈负相关。刘继喜等研究表明,阑尾开口炎可能是 UC 疾病活动的一个标志,作为一个亚组,远端溃疡性结肠炎合并有阑尾开口炎的患者,疾病预后较好,出现病变加重、需要免疫抑制剂及手术的可能性较低。

阑尾切除对炎症性肠病产生保护作用的相关机制可能有:①阑尾含有大量与肠道集合淋巴结形态、功能相似的黏膜淋巴滤泡,可能在肠道炎症反应的诱导方面起重要作用。②阑尾含递呈抗原的特殊表面上皮细胞,具有对特殊抗原的处理能力。③阑尾含有大量的淋巴滤泡和淋巴细胞,在抗原刺激下可以通过激发后,经外周循环再回归至肠道相应病灶,发挥免疫效应。④阑尾位于回肠末端,为肠道菌群的聚集场所,可能与肠道菌群在黏膜免疫中的作用相关。

24. 职业对炎症性肠病发病有无影响?

随着国内关于炎症性肠病的报道增多,对炎症性肠病病因的探讨也逐渐深入。患者所处环境、精神状态、饮食结构、职业紧张等因素普遍认为是引发该病的高危因素。

其中,职业紧张度也是导致炎症性肠病发病的危险因素之一,Anselavidal 等对 147 例炎症性肠病患者进行情绪及个性调查发现,炎症性肠病患者对各种反应强烈,激动后又难以平复,性格忧郁者也容易患本病。张爱萍等通过 Logistic 回归分析得出结论,职业紧张程度可以作为炎症性肠病的危险因素,另有国内的病例对照研究也发现精神紧张度是患 UC 的危险因素。有学者发现:长期忧郁、焦虑患者血清 CD8 T 细胞、NK 细胞以及巨噬细胞均减少,Mawdsley 等研究发现,机体处于紧张状态时,会导致下丘脑-垂体-肾上腺轴的过度激活,肾上腺皮质激素、催乳素和胰高血糖素等应激激素上升,影响肠腔内细菌和肠黏膜的相互作用,以及黏膜肥大细胞和神经递质的分泌,引起组织及血清中细胞因子(如:白介素6、肿瘤坏死因子)、干扰素升高,最终诱导肠道炎症变化。

25. 溃疡性结肠炎(UC)及克罗恩病(CD)的主要临床表现分别有哪些?

(1) 溃疡性结肠炎

消化系统表现:①腹泻:见于绝大多数患者。大便次数及便血的程度反映病情轻重,轻者每日排便 2～4 次,便血轻或无;重者可每日 6 次以上,脓血显见,甚至大量便血。粪质亦与病情轻重有关,多数为糊状,重可至稀水样。病变限于直肠以上或及乙状结肠者,除可有便频、便血外,偶尔有便秘,这是病变引起直肠排空功能排空障碍所致。②腹痛:轻度患者可无腹痛或仅有腹部不适。一般诉有轻度至重度腹痛,多为左下腹或下腹的阵痛,亦可涉及全腹。有"疼痛-便意-便后缓解"的规律,常有里急后重。若并发中毒性巨结肠或炎症波及腹膜,有持续性剧烈腹痛。③其他症状:可有腹胀,严重病例有食欲减退、恶心、呕吐。④体征:轻、中度患者仅有左下腹压痛,有时可触及痉挛的降结肠或乙状结肠。重度患者常有明显压痛。若有腹肌紧张、反跳痛、肠鸣音减弱应注意中毒性巨结肠、肠穿孔等并发症。直肠指检可有触痛及指套带血。

全身表现:中、重度患者活动期常有低度至中度发热,高热多提示有并发症。重症或病情持续活动者可出现衰弱、消瘦、贫血、低蛋白血症、水电解质平衡紊乱等表现。

肠外表现:外周关节炎、结节性红斑、坏疽性脓皮病、巩膜外层炎、前葡萄膜炎、口腔复发性溃疡等,这些肠外表现在结肠炎控制或结肠切除术后可缓解或恢复;骶髂关节炎、强直性脊柱炎、原发性硬化性胆管炎、自身免疫性胰腺炎等,可与 UC 共存,但与 UC 本身的病情变化无关。

(2) 克罗恩病

起病大多隐匿,缓慢渐进,从发病至确诊往往需要数月至数年,病程呈慢性,长短不等的活动期与缓解期交替,有终身复发倾向。少数急性起病,可表现为急腹症,酷似急性阑尾炎或急性肠梗阻。

消化系统表现:①腹痛:为最常见症状。多位于右下腹或脐周,间歇性发作,常为痉挛性阵痛或腹鸣。常于进餐后加重,排便或肛门排气后缓解。②腹泻:亦为本病常见症状之一,病程早期间歇发作,病程后期可转为持续性。粪便多为糊状,一般无肉眼脓血。病变涉及下段结肠或肛门直肠者,可有黏液脓血便及里急后重。③腹部包块:约见于 10%～30% 的患者,多位于右下腹与脐周。固定的腹部包块提示有粘连,多已有内瘘形成。④瘘管形成:是本病的临床特征之一。瘘分为内瘘和外瘘,前者可通往其他肠段、肠系膜、膀胱、输尿管、阴道、腹膜后等处,后者通往腹壁或肛周皮肤。肠段之间内瘘形成可加重营养不良。肠瘘通向的组织与器官因粪便污染可致继发感染。外瘘或通向膀胱、阴道的内瘘均可见粪便与气体排出。⑤肛门周围病变:包括肛门直肠周围瘘管、脓肿形成及肛裂等病变,见于部分患者,有结肠受累者多见,有时这些病变可以是本病的首发或突出临床表现。

全身表现:①发热:常见的全身表现之一,与肠道炎症活动及继发感染有关。少数患者以发热为主要症状,甚至较长时间不明原因发热之后才出现消化道症状。②营养障碍:由慢性腹泻、食欲减退及慢性消耗等因素所致,表现为消瘦、贫血、低蛋白血症和维生素缺乏等,青春期前患者常伴有生长发育迟滞。③肠外表现:可有全身多个系统损害,因而伴有一系列肠外表现:杵状指(趾)、关节炎、结节性红斑、坏疽性脓皮病、口腔黏膜溃疡、虹膜睫状体炎、葡萄膜炎、小胆管周围炎、硬化性胆管炎、慢性活动性肝炎等,淀粉样变或血栓栓塞性疾病亦偶有所见。

26. 炎症性肠病的肠外表现有哪些?

炎症性肠病肠外表现的发生率从 6%～47%不等。涉及全身多个器官、系统(可累及骨骼肌肉系统、皮肤黏膜、眼、肝胆胰、泌尿生殖系统、神经系统、肺、心脏、血液系统等)。炎症性肠病的肠外表现可能发生在肠道病变之前,或与肠道病变伴发,或独立于肠道病变。主要包括以下 3 种类型。

第一类:炎症性肠病免疫相关的肠外并发症,与肠道疾病的发病机制一致,与肠道的炎症活动相关。包括关节炎、结节性红斑、坏疽性脓皮病、虹膜炎、葡萄膜炎、阿弗他口炎等。

第二类:与炎症性肠病相关的自身免疫性疾病,与炎症性肠病相独立。包括原发性硬化性胆管炎(primary sclerosing cholangitis, PSC)、原发性胆汁性肝硬化(primary biliary cirrhosis, PBC)、强直性脊柱炎(ankylosing sporidylitis, AS)、干燥综合征、自身免疫性甲状腺疾病、多肌炎等。

第三类:代谢或解剖异常所致。包括贫血、血栓栓塞事件、骨病、生长发育障碍、胆石症、脂肪肝、淀粉样变性等。

27. 炎症性肠病患者可能出现哪些骨骼肌肉系统表现?

骨骼肌肉系统是炎症性肠病最常见的肠外表现,包括以下几个方面。

(1) 关节病

分为外周关节病和中轴关节病,外周关节病在 UC 患者中,患病率约为 5%～10%,在 CD 患者中患病率约为 10%～20%。炎症性肠病中的外周关节病与其他的关节病不同,因为它很少或没有关节破坏,类风湿因子阴性。又可分为以下两型:第 1 型——少关节型,关节炎损害少于 5 个大关节,主要累及踝关节、髋关节、膝关节、肘关节、肩关节等,一般呈急性、游走性、非对称性关节炎,此型的关节炎与炎症性肠病的活动性一致,且具有自限性,一般持续不超过 10 周,有 25%～40%的患者会复发;第 2 型——多关节型,呈对称性多发性关节炎,常累及 5 个或更多的小关节,掌指关节最常受累,此型的关节炎与炎症性肠病的活动性不一致,可在炎症性肠病诊断之前就出现,可能持续数年,平均 3 年。

中轴关节病比外周关节病少见,患病率约为 3%～5%,男性较女性多见。中轴关节病与炎症性肠病的活动程度相独立,包括强直性脊柱炎和骶髂关节炎。强直性脊柱炎表现为背痛、晨僵,临床检查表现为腰椎前凸消失,脊柱弯曲受限。通常 HLA-B27 阳性,常规腰背部放射检查在早期并无异常发现,脊柱 CT 和放射性核素骨扫描较平扫更为敏感,但 MRI 检查结果更具有诊断价值(金标准),即使在无症状的患者也可显示病变。骶髂关节炎可表现为休息时骨盆部位的疼痛,活动后缓解。患者双侧骨盆边缘受压时骶髂关节出现不适症状,MRI 检查作为诊断的金标准。

(2)代谢性骨病

在炎症性肠病中也较为常见,包括骨量减少和骨质疏松。

炎症性肠病患者发生骨量减少、骨质疏松症的风险比普通人群明显增加,总体患病率约20%～50%,并且随年龄增长,容易发生骨折,发生骨折的风险为 40%,比正常人群明显增加。炎症性肠病患者出现骨量减少、骨质疏松症的原因包括:系统性炎症反应、激素治疗、维生素 D 缺乏、吸烟、高龄及缺乏体育锻炼等。骨密度测定 T 值<-2.5 时可诊断为骨质疏松。

(3)肌病

炎症性肠病相关的肌病罕见,包括多肌炎、皮肌炎、重症肌无力等。

28. 炎症性肠病患者可能出现哪些皮肤黏膜表现?

皮肤黏膜损害也是炎症性肠病常见的肠外表现,约 15% 的患者出现。一般与炎症性肠病的活动性相关。主要包括:结节性红斑、坏疽性脓皮病、Sweet's 综合征、口腔阿弗他溃疡。

(1)结节性红斑

结节性红斑是炎症性肠病中最常见的皮肤表现,约 15% 的 CD 患者可出现结节性红斑,在 UC 中约占 10%,并且女性多见。结节性红斑表现为高出于皮面的、柔软的、直径 1～5 cm 的红色或紫色痛性皮下结节,常累及下肢伸侧,面部及躯干少见。结节性红斑通常与炎症性肠病病情相平行,具有自限性,随着治疗病情而缓解。通常皮疹是非常典型的,可以作出临床诊断,无需做病理检查。结节性红斑一般没有溃疡形成,预后较好。结节性红斑病因不清,可能是一种变态反应性血管炎。

(2)坏疽性脓皮病

在炎症性肠病患者中较结节性红斑少见,其患病率约为0.4%～2%,女性多见,UC 比 CD 多见。36%～50%的坏疽性脓皮病患者伴有炎症性肠病。坏疽性脓皮病可以发生在全身皮肤的任何部位,但好发于下肢。表现多样,早期多为红斑样丘疹或脓疱,继而真皮坏死引起凿洞样深溃疡,直径 2～20 cm 不等,溃疡表面常伴有脓性成分。坏疽性脓皮病与炎症性肠病的活动性之间的关系不明确,可能与炎症性肠病病情平行,也可有独立的病程。其发病机制不明,认为与中性粒细胞功能异常、细胞免疫紊乱有关。经常小的外伤、针刺、病检都可引起新的皮肤损害。

(3)Sweet's 综合征

又称急性发热性嗜中性皮病。在炎症性肠病中较罕见,确切患病率尚不清楚,女性比男性多见。Sweet's 综合征皮肤表现为疼痛性红色炎性结节或丘疹,发生于上肢、面部及颈部,通常伴有发热及中性粒细胞增多,其他表现有关节炎、结膜炎等。Sweet's 综合征与炎症性肠病病情活动有关。发病机制不明,可能与Ⅲ型超敏反应、T 淋巴细胞功能异常有关。

（4）口腔阿佛他溃疡

约 10% 的 UC 患者和 20%～30% 的 CD 患者会发生口腔阿弗他溃疡，与炎症性肠病活动性相关，随着病情的缓解而缓解。

29. 炎症性肠病患者可能出现哪些眼部表现？

约 4%～12% 的炎症性肠病患者有眼部表现，CD 比 UC 多见，多数患者出现眼部表现前已经诊断为炎症性肠病，但少数患者在出现炎症性肠病之前就有眼部表现。眼部表现主要有巩膜炎、葡萄膜炎、结膜炎、虹膜炎、眼睑炎等。其中以巩膜炎和葡萄膜炎最常见。

巩膜炎表现为巩膜充血、眼痛、视力减退等症状，与炎症性肠病活动性平行，局部应用糖皮质激素可减轻刺激症状。

约 0.5%～3% 炎症性肠病患者出现葡萄膜炎，常累及双眼，出现眼痛、视物模糊、畏光、头痛等症状，影响视力，甚至导致失明。与炎症性肠病的活动性不平行。

部分炎症性肠病患者由于维生素 A 吸收不良所导致角膜病和夜盲症。激素严重的不良反应也可能导致白内障，所以炎症性肠病患者要注意检查眼部。

30. 炎症性肠病患者可能出现哪些肝胆胰腺表现？

约 50% 的炎症性肠病患者在病程中出现肝胆胰腺表现，分为 4 类：第一类与炎症性肠病有共同发病机制，包括 PSC、小胆管 PSC/胆管周围炎、胆管癌、自身免疫性肝炎（autoimmune hepatitis，AIH）/PSC 重叠综合征、IgG4 相关性胆管炎、急慢性特发性胰腺炎等；第二类与炎症性肠病的病理改变平行，包括胆石症、门静脉血栓、肝脓肿；第三类与炎症性肠病的治疗不良反应相关，包括药物性肝损害、乙型肝炎病毒激活、药物诱导的胰腺炎、肝脾 T 细胞淋巴瘤；第四类可能与炎症性肠病相关，包括自身免疫性胰腺炎、脂肪肝、肝淀粉样变性、肉芽肿性肝炎、原发性胆汁性肝硬化（PBC），其中 PSC 最常见。

PSC 在 UC 中的发生率为 2.0%～7.5%，而 CD 为 1.4%～3.4%，同时约 75% 的 PSC 患者罹患炎症性肠病。PSC 是一种慢性胆管炎症，引起肝内外胆管炎性纤维化和硬化性损害，导致胆管阻塞，甚至引起肝衰竭。临床表现为疲乏、瘙痒、黄疸、腹痛及体重下降等。诊断主要依靠 ERCP 或 MRCP，表现为不规则的肝内或肝外胆管狭窄和节段性扩张。PSC 发病机制尚未明确，涉及遗传因素、自身抗体及细菌移位等。合并 PSC 时，炎症性肠病患者更多处于缓解状态，多数患者无明显症状，但是合并 PSC 的炎症性肠病患者发生结直肠上皮内瘤变及结直肠癌的风险显著高于不合并 PSC 的患者，患者一旦诊断合并 PSC，应每年行肠镜检查监测结直肠癌。

31. 炎症性肠病患者可能出现哪些泌尿生殖系统表现？

约 4%～23% 的炎症性肠病患者会出现泌尿生殖系统表现，主要有：肾结石、肾小球肾炎、小管间质性肾炎、肾脏淀粉样变性、外生殖器病变等，多数患者无明显症状，临床上可能出现蛋白尿、急性肾损伤、慢性肾功能不全等。

（1）肾结石

约 12%～28% 炎症性肠病患者会出现肾结石，CD 比 UC 更容易发生肾结石，尤其是行手术治疗的病人（如全结肠切除、小肠切除或肠旁路手术）。其中草酸钙和尿酸结石比较常见。炎症性肠病时肠道对草酸吸收增加，腹泻引起的轻度酸中毒使草酸分泌减少，从而导致高草酸尿症,因而形成草酸钙结石。尿酸结石形成的机制是:炎症性肠病患者长期腹泻导致肠液、碳酸氢盐的丢失,尿酸浓缩进而形成结石。临床上主要表现为间歇性肾绞痛,可放射至下腹部及腹股沟。

（2）肾小球性肾炎

炎症性肠病患者可出现多种类型的肾小球性肾炎,包括:IgA 肾病、IgM 肾病、膜性肾小球肾炎、膜毛细血管型肾小球肾炎、局灶性节段性肾小球肾炎及抗肾小球基膜型肾小球肾炎。肾小球肾炎似乎与炎症性肠病病情活动性相平行,肾功能随着病情缓解而改善。其中炎症性肠病患者发生 IgA 肾病的机制可能是两者存在共同的遗传学基础,引起 IgA 肾病发病的基因位点同样会增加炎症性肠病的发病风险或者与肠道屏障功能相关。其他类型的肾小球肾炎与炎症性肠病之间的联系尚不清楚。

（3）小管间质性肾炎

已经有炎症性肠病患者发生小管间质性肾炎的报道,其中可能与药物（5 氨基水杨酸、环孢素 A、英夫利昔单抗等）的不良反应有关,临床上有时很难区分小管间质性肾炎到底是炎症性肠病肠外表现还是药物不良反应表现。但是近来有研究发现与药物不良反应相比,小管间质性肾炎与炎症性肠病的活动性更相关。

（4）肾淀粉样变性

肾淀粉样变性在炎症性肠病中较罕见,在 CD 中的发生率约 0.3%～10.9%,UC 中约 0%～0.7%,但是肾淀粉样变性会影响疾病预后。通常在炎症性肠病诊断 10～15 年以后出现,或者与炎症性肠病同时出现。临床表现为蛋白尿、肾病综合征,甚至进展为肾衰竭。

（5）外生殖器病变

男性 CD 患者可能出现阴茎隆起和阴囊隆起,女性可能出现阴唇隆起、外阴溃疡、外阴肥厚、外阴水肿等。

32. 炎症性肠病患者可能出现哪些心血管系统表现?

炎症性肠病的心脏受累较为罕见,但可能导致严重的后果,包括心肌炎、心包炎、缺血性心脏病等。炎症性肠病合并心肌炎、心包炎罕见,仅有少数病例报道,更多见于 UC 和男性患者,与肠道疾病的活动无关,可能与炎症性肠病及 5-ASA 类药物相关,一般很少导致心脏泵功能衰竭。炎症性肠病患者的缺血性心脏病较一般人群增加 19%,主要是女性,尤其炎症性肠病诊断后第 1 年缺血性心脏病风险明显增加,长期缺血性心脏病风险的增加,可能与慢性炎症有关,减少炎症负担的干预如使用 5-ASA、口服糖皮质激素、巯嘌呤类及 TNF-α 拮抗剂治疗可能减少缺血性心脏病的风险。

同时,研究发现炎症性肠病患者脑血管意外及肠系膜缺血的发病率增加,但外周动脉疾病的发病率并不增加。

33. 炎症性肠病患者可能出现哪些神经系统表现?

炎症性肠病合并神经系统的表现较罕见,包括周围神经病变、脱髓鞘性疾病、视神经病变等。其中周围神经病变最常见,在炎症性肠病诊断后 10、20 和 30 年的累计发病率分别为 0.7%、0.7%和 2.4%,包括神经丛神经根病变和感觉运动多神经病,与肠道炎症活动无明显相关性。脱髓鞘性疾病在炎症性肠病患者的发病率较一般人群高,尤其在 UC 中显著升高,其中炎症性肠病合并多发性硬化的发生率为1%,炎症性肠病患者多发性硬化的发病率较一般人群升高3.7倍。炎症性肠病同时还可能合并缺血性视神经病变,可能影响视神经,需要提高警惕。

34. 炎症性肠病患者可能出现哪些呼吸系统表现?

炎症性肠病患者可能合并呼吸系统异常,发生率45.5%～60.0%,更多见于UC,且气管病变更多见于女性,不与肠道炎症活动相关,结肠切除不能治疗炎症性肠病的肺部表现。肺与胃肠道的胚胎起源相似,均起源于前肠,可能有相似的抗原性;此外氧化应激可能是炎症性肠病合并肺部损伤的关键原因之一。炎症性肠病可引起肺功能的异常和气管异常,包括支气管扩张、气管支气管炎、细支气管炎、细支气管炎伴机化性肺炎、慢性支气管炎、慢性化脓性支气管炎等。此外,炎症性肠病患者可能长期使用糖皮质激素、免疫抑制剂和生物制剂等,免疫功能低下,在疾病过程中可能出现各种机会性感染而引起呼吸系统的表现。

35. 老年炎症性肠病患者的临床特点有哪些?

老年UC患者:无论是老年患者还是中青年患者临床症状均以腹泻、腹痛和黏液脓血便为主。然而老年临床表现不典型,导致误诊率高,其腹痛症状轻,便秘或排便困难者和单纯便血者明显增加;全身症状主要为体质下降、低热、无明显关节痛等肠外表现,可能与以下因素有关:老年患者自身免疫反应较差,多伴有肠道菌群失调及肠道动力障碍,易出现腹胀及排便习惯改变,老年患者疼痛反应迟钝,往往以肠外表现就诊,故老年患者临床症状较轻。与中青年组相患者比较,老年组内镜下所见的病变比较局限,主要以直、乙状结肠为主,广泛或全结肠受累者较少见。

老年CD患者:临床表现以腹痛、腹泻、发热、腹部包块、消瘦等为主。关于老年CD患者累及肠道部位国外研究的结果不尽相同。多数报道显示,老年CD患者主要累及大肠,甚至是中青年的2～3倍以上,尤其是老年女性。大肠受累者主要以直肠、乙状结肠为主,有时全大肠受累,此时临床表现更为严重,如严重而持续的腹泻,从而导致营养不良、消瘦和贫血等,肛周病变较为多见。

36. 儿童炎症性肠病患者的临床特点有哪些?

儿童UC患者:与成人相比,儿童UC患者临床症状明显,病情以中、重型为主,以便血、腹泻、发热、腹痛为主要症状,肠外表现较少见。主要的临床特点:①病变广泛,起病急,全结肠受侵占60%,其中5%病例呈暴发型中毒性巨结肠,病死率较高,并发症有脓毒败血症、肠穿孔、腹膜炎等,易误诊为急性感染性腹泻。腹痛多在左下腹,以持续性隐痛或钝痛为主要特征,腹泻后腹痛可缓解。②营养不良、生长发育迟缓为早期常见症状,比典型的肠道症状出现可早数年,极易被忽视。患儿常伴有食欲下降、营养物质吸收障碍和丢失增多等现象,主要表现为身高和(或)体质量增长不足、青春期发育延迟、微量营养素、维生素缺乏、骨矿物质含量下降等。可有不同程度的全身症状,表现为发热、乏力、厌食、贫血、低蛋白血症,体质量不增或减轻,生长发育迟缓。其中体质量下降和生长发育延迟是儿童UC患者的重要临床特征。③肠外表现较少见,可表现为关节痛、虹膜炎、口腔溃疡、皮肤红斑、皮下结节、胆管炎、慢性肝炎等。

儿童CD患者:①消化道症状:腹痛、腹泻、体质量下降被称为"三联征",但这种典型的表现仅占25%。伴有食欲下降、恶心、咽下困难、呕吐。可有腹部包块、肠瘘以及肛门直肠周围病变(如:瘘管、脓肿、肛裂)等。并发症有肠梗阻、腹腔内脓肿、穿孔、大量便血,直肠结肠黏膜受累者可发生癌变。②全身表现及肠道外症状:消瘦可为首发表现,另外还常见发热、贫血、低蛋白血症、维生素缺乏、骨质疏松、青春前期发病患儿可导致发育延迟等。肠外表现涉及多个器官,包括关节炎、结节性红斑、坏疽性脓皮病、口疮性口炎、虹膜睫状体炎、葡萄膜炎、硬化性胆管炎、胰腺炎、血栓栓塞性疾病等。营养不良是CD的临床表现之一。绝大多数患儿存在贫血,其中所有重度CD患儿均有贫血情况,缺铁性贫血是最常见的贫血类型。同时患儿还可出现低蛋白血症,血肌酐下降,提示CD患儿存在蛋白质营养不良;低钙血症,血清磷浓度异常,提示CD患儿存在钙磷代谢异常。

37. 平时遇到哪些症状应高度怀疑炎症性肠病?

具有反复发作的腹泻和黏液脓血便,腹痛以左下腹或下腹为著,有"疼痛—便意—便后缓解"的规律,里急后重、腹胀、食欲减退、恶心呕吐,伴(或不伴)不同程度全身症状如发热、消瘦、衰弱、低蛋白血症、外周关节炎、结节性红斑、坏疽性脓皮病、巩膜外层炎、前葡萄膜炎、口腔复发性溃疡等,应高度怀疑溃疡性结肠炎;中青年有慢性反复发作性右下腹或脐周疼痛,伴见腹泻、腹部包块、瘘管形成,或见肛门直肠周围瘘管、脓肿形成以及肛裂,发热、消瘦、贫血、低蛋白血症、杵状指(趾)、关节炎、结节性红斑、坏疽性脓皮病、口腔黏膜溃疡、虹膜睫状体炎、葡萄膜炎、小胆管周围炎、硬化性胆管炎、慢性活动性肝炎等症状,应高度怀疑克罗恩病。

38. 溃疡性结肠炎好发于哪些部位?

典型的溃疡性结肠炎病变多从直肠开始,病变分布大约是直肠(30%);直乙状结肠、左半结肠(30%~40%);全结肠(30%)。在通常情况下,全结肠炎性病变会突然在回盲瓣处终止,一些病例可以观察到和结肠病变连续的末端回肠炎,又称倒灌性回肠炎。

39. 克罗恩病好发于哪些部位?

40%~50%的病例病变同时累及回肠和右侧结肠,最为多见;其次是单独小肠受累者,约占1/3,主要在回肠,少数见于空肠;仅有结肠受累者占20%~30%,以右半结肠多见。病变还可累及口腔、食管、胃、十二指肠、阑尾,以及胰腺、男女生殖器、紧邻肛门周围的皮肤(转移性克罗恩病),但较为少见,直肠较少累及(直肠豁免)。

40. 克罗恩病的常见肛周病变有哪些?

克罗恩病的肛周病变越来越受到临床医师的重视,此病变包括肛裂、肛瘘以及肛周脓肿、溃疡和皮赘,常伴有活动性肠道克罗恩病,有时这些病变可作为本病的首发或突出的临床表现。

41. 溃疡性肠炎常见并发症有哪些?

可有大出血、穿孔、中毒性巨结肠及癌变等。①中毒性巨结肠:多发生在爆发型或重症溃疡性结肠炎患者。临床表现为病情急剧恶化,毒血症状明显,有脱水与电解质平衡紊乱,出现鼓肠、腹部压痛、肠鸣音消失。血常规白细胞计数显著升高。X线腹部平片可见结肠扩大,结肠袋形消失。②结直肠癌变:多见于广泛性结肠炎、幼年起病而病程漫长者。国外有报道起病 20、30 年后癌变率分别为 7.2% 和 16.5%。③其他:肠道大出血发生率约为 3%,急性肠穿孔多与中毒性巨结肠有关。肠梗阻少见,发生率远低于克罗恩病。

42. 克罗恩病常见并发症有哪些?

克罗恩病并发症常见瘘管、腹腔脓肿、肠狭窄和梗阻、肛周病变(肛周脓肿、肛周瘘管、皮赘、肛裂等)、消化道大出血,急性穿孔较少见,病程长者可发生癌变。40% 以上病例有程度不等的肠梗阻,且可反复发生,偶可并发急性穿孔或大量便血,肉眼出血少见,大出血发生于 1%～2% 的患者。克罗恩病慢性透壁炎症过程促使"黏性"浆膜粘连,减少了游离穿孔的可能性,发生率为 1%～2%,常位于回肠。弥漫性腹膜炎也可能发生于腹腔内脓肿破裂。

43. 炎症性肠病并发肠穿孔时有哪些表现?

出现穿孔时,典型的表现是患者出现突发腹部疼痛,呈持续性剧痛,且在短期内扩展至全腹。疼痛常使患者难以忍受,并在深呼吸与咳嗽时加重,患者采取仰卧位,两下肢屈曲,不愿转动。腹部检查常有弥漫性腹膜炎表现,呼吸运动显著减弱,板状腹,全腹压痛、腹胀、反跳痛,肝浊音界缩小或消失,肠鸣音减弱或消失。X 线检查可发现膈下有游离气体。但部分炎症性肠病患者出现肠穿孔时症状可不典型,尤其是老年患者,腹痛不一定剧烈,腹肌紧张亦可不明显。

44. 炎症性肠病会出现肝脏损伤吗?

炎症性肠病肝功能检查时有异常,但严重的肝损伤少见。

原发性硬化性胆管炎(PSC)是炎症性肠病常见的肝脏表现,在 UC 患者中,PSC 的发病率为 2.4%～7.5%,其在 CD 患者中比 UC 少见。PSC 可引起胆汁淤积性黄疸。

除 PSC 外,炎症性肠病相关的肝脏疾病包括:非酒精性脂肪肝、肝脏及门静脉血栓形成、肝脓肿、肝脏淀粉样变及肉芽肿性肝炎。这些疾病均可引起肝脏损伤。另外,炎症性肠病治疗中使用的氨基水杨酸制剂、免疫抑制剂、生物制剂、抗生素等,均可能导致肝损伤,严重时甚至引起肝衰竭;使用免疫抑制剂及生物制剂还可能激活潜在的肝炎病毒,引起肝功能异常,硫唑嘌呤还可能导致肝血管源性病变(如:再生性结节)。

45. 炎症性肠病会出现癌变吗?

炎症性肠病可能会发生癌变。患者发生癌变的几率是普通人群的 6 倍左右,约占死亡原因的 10%～15%。2001 年 Eaden 等人的荟萃分析发现 UC 年癌变率约 0.3%,10、20、30 年累积癌变率分别为:1.6%、8.3%、18.4%。但后来的研究发现癌变率有所下降,20、30、40 年累积癌变率分别为:2.5%、7.6%、10.8%。国内尚缺乏大规模的流行病学资料,2012 年国内一项多中心的研究收集了 1998—2009 年 3 922 个 UC 患者,发现 UC 总的癌变率约 0.87%,10、20、30 年累积癌变风险分别为:1.16%、3.56%、14.36%。目前认为,CD癌变发生率与 UC 相似。

46. 炎症性肠病出现癌变的临床表现有哪些?

炎症性肠病具有一定癌变比例,研究发现,UC 并发原发性硬化性胆管炎的患者增加了大肠癌的风险。有大肠癌家族史的 UC 患者,癌变风险是正常者的 3 倍。接受美沙拉嗪治疗可以降低大肠癌和异型增生的风险。UC癌变多见于全结肠炎、幼年起病而病程漫长者。国外有报道起病20、30年后癌变率分别为7.2%和16.5%。

在临床上，常表现为排便习惯改变、便血、腹泻、腹泻与便秘交替、局部腹痛及腹部包块等症状，晚期则表现贫血、体重减轻等全身症状。与散发性结直肠癌不同的是，炎症性肠病相关的结直肠癌患者发病年龄较轻，病变多有炎性背景，同时发生两处或多处癌变的机会较高，癌前不仅可发生在活动期炎症部位，也可发生在静止期病变处。因为炎症性肠病患者常见的临床表现是腹泻、腹痛、黏液脓血便、贫血、体重减轻等，所以在临床上患者和医生均容易忽视潜在的癌变，因此在临床上合理的内镜复查是监测癌变的有效手段。起病8～10年的所有UC患者均行一次肠镜检查以确定当前病变范围，如为E3型，则从此隔年肠镜检查，达20年后每年肠镜复查；如为E2型，则从起病15年起开始隔年肠镜复查；如为E1型，无需肠镜监测。合并原发性硬化性胆管炎者，从该诊断确立开始每年肠镜复查。小肠CD炎性反应部位可能并发癌肿，应重点监测小肠；结肠CD癌变危险性与UC相近，监测方法相同。

47. 哪些因素与炎症性肠病癌变风险有关？

（1）病程及病变范围

炎症性肠病的病程越长，病变范围越大，发生癌变的危险性越高。病程8～10年后发生癌变的风险明显增加，且随着病程的延长而逐年上升。广泛性或全结肠炎病变的UC患者癌变危险性最高。

（2）发病年龄

有学者认为，发病年龄与炎症性肠病癌变相关，认为癌变的独立危险因素，发病年龄越小，癌变风险性越高。

（3）合并原发性硬化性胆管炎

炎症性肠病合并原发性硬化性胆管炎会增加癌变的风险，研究发现，UC合并原发性硬化性胆管炎患者10年累积癌变风险约25%。

（4）结直肠癌家族史

与没有结直肠癌家族史的炎症性肠病患者相比，有结直肠癌家族史的患者癌变的风险是前者的2～3倍。

参考文献

［1］左增妍，张彩. 肠道黏膜免疫耐受机制研究进展. 现代免疫学，2015，35(1)：68-71.

［2］Chairman CNB, Fried M, Krabshuis J H, et al. World gastroenterology organization practice guidelines for the diagnosis and management of IBD in 2010. Inflamm Bowel Dis, 2010,16(1)：112-124.

［3］中华医学会消化病学分会炎症性肠病学组. 炎症性肠病诊断与治疗的共识意见（2012年·广州）. 中华内科杂志，2012,51(10)：818-831.

［4］欧阳钦，Rakesh Tandon, KL Goh，等. 亚太地区炎症性肠病处理共识意见（一）. 胃肠病学，2006,11(4)：233-238.

［5］欧阳钦，Rakesh Tandon, KL Goh，等. 亚太地区炎症性肠病处理共识意见（二）. 胃肠病学，2006,11(5)：301-305.

［6］欧阳钦，胡品津，钱家鸣，等. 对我国炎症性肠病诊断治疗规范的共识意见，现代消化及介入诊疗，

2008,13(2):139-145.

[7] 江学良,崔慧斐.对我国炎症性肠病诊断治疗规范的共识意见的解析.世界华人消化杂志,2008,16(11):1141-1143.

[8] 胡品津.炎症性肠病诊断与治疗的共识意见(2012年·广州)解读.胃肠病学,2012,17(12):709-711.

[9] 郑家驹.遵循"共识意见"更好地规范炎症性肠病的治疗——从欧美指南看中国"共识意见"的发展与提高.医学新知杂志,2008,18(3):160-163.

[10] Wang Y, Ouyang Q. APDW 2004 Chinese IBD working group. Ulcerative colitis in China:retrospective analysis of 3100 hospitalized patients. Gastroenterol Hepatol,2007,22(9):1450-1455.

[11] APDW 2004 Chinese IBD working group. Retrospective analysis of 515 cases of Crohn's disease hospotalzation in china:Nationwide study from 1990 to 2003. Gastroenterol Hepatol, 2006,21(6):1009-1015.

[12] Molodecky NA, Soon IS, Rabi DM, et al. Increasing incidence and prevalence of the inflammatory bowel disease with time,based on systematic review. Gastroenterolgy,2012,142(1):46-52.

[13] Bernstein CN, Wajda A, Svenson LW, et al. The epidemiology of inflammatory bowel disease in Canada:a population-based study. Am J Gastroenterol,2006,101(7):1559-1568.

[14] Prideaux L, Kamm MA, De Cruz PP, et al. Inflammatory bowel disease in Asia:a systematic review. J Gastroenterol Hepatol,2012,27(8):1266-1280.

[15] Jiang XL,Gui HF. An analysis of 10218 ulcerative colitis cases in China. World J Gastroenterol,2002,8(1):158-161.

[16] Jess T, Frisch M, Simonsen J. Trends in overall and cause-specific mortality among patients with inflammatory bowel disease from 1982 to 2010. Clin Gastroenterol Hepatol. 2013, 11:43-48.

[17] Bewtra M, Kaiser LM, TenHave T, et al. Crohn's disease and ulcerative colitis are associated with elevated standardized mortality ratios:a meta-analysis. Inflamm Bowel Dis. 2013,19:599-613.

[18] Kassam Zl, Belga S, Roifman I, et al. Inflammatory bowel disease cause-specific mortality:a primer for clinicians. Inflamm Bowel Dis, 2014, 20(12):2483-2492.

[19] Jess T, Loftus EV Jr, Harmsen WS, et al. Survival and cause specific mortality in patients with inflammatory bowel disease:a long term outcome study in Olmsted County, Minnesota, 1940—2004. Gut,2006,55(9):1248-1254.

[20] Azer SA. Overview of molecular pathways in inflammatory bowel disease associated with colorectal cancer development. Eur J Gastroenterol Hepatol, 2013, 25(3): 271-281.

[21] Gupta RB. Histologic inflammation is a risk factor for progression to colorectal neoplasia in ulcerative colitis:a cohort study. Gastroenterology, 2007, 133(4): 1099-1105.

[22] Rutter M, Saunders B, Wilkinson K, et al. Severity of inflammation is a risk factor for colorectal neoplasia in ulcerative colitis. Gastroenterology, 2004,126:451-459.

[23] Eaden JA, Abrams KR, Mayberry JF. The risk of colorectal cancer in ulcerative colitis:a meta-analysis. Gut, 2001,48:526-535.

[24] Lutgens MW, Vleggaar FP, Schipper ME, et al. High frequency of early colorectal cancer in inflammatory bowel disease. Gut,2008,57:1246-1251

[25] Bernstein CN, Blanchard JF, Metge C, et al. Does the use of 5-aminosalicylates in inflammatory bowel disease prevent the development of colorectal cancer. Am J Gastroenterol, 2003,98:2784-2788.

[26] Eaden J, Abrams K, Ekbom A, et al. Colorectal cancer prevention in ulcerative colitis:a case-control study. Aliment Pharmacol Ther,2000,14:145-153.

[27] Lindberg BU, Broome U, Persson B. Proximal colorectal dysplasia or cancer in ulcerative colitis. The impact of primary sclerosing cholangitis and sulfasalazine: results from a 20 year surveillance study. Dis Colon Rectum,2001,44:77-85.

[28] Velayos FS, Terdiman JP, Walsh JM. Effect of 5 - aminosalicylate use on colorectal cancer and dysplasia risk: a systematic review and metaanalysis of observational studies. Am J Gastroenterol,2005, 100:1345-1353.

[29] Nugent FW, Haggitt RC, Gilpin PA. Cancer surveillance in ulcerative colitis. Gastroenterology,1991, 100(5 Part 1):1241-1248.

[30] Rosenstock E, Farmer RG, Petras R, et al. Surveillance for colonic carcinoma in ulcerative colitis. Gastroenterology,1985,89:1342-1346.

[31] Benchimol EI, Fortinsky KJ, Gozdyra P, et al. Epidemiology of pediatric inflammatory bowel disease: a systematic review of international trends. Inflamm Bowel Dis,2011,17(1):423-439.

[32] Orholn M, Binder V, Sirensen TI, et al. Concordance of inflammatory bowel disease among Danish twins results of a nationwide study. Scand J Gastroenrol,2000,35(10):1075-1081.

[33] RusselMG, EngelsLG, Muris JW, et al. Modern life in the epidemiology of inflammatory bowel disease: a case-control study with special emphasis on nutritional factors. Eur J Gastroenterol Hepatol, 1998,10(3): 243-249.

[34] Ritchie JK, Wadsworth J, Lennard-Jones JE, et al. Controlled multicentre therapeutic trial of an unrefined carbohydrate, fibre rich diet in Crohn's disease. BrMed J (Clin Res Ed),1987,295(6597): 517-520.

[35] Eliakim R, ReifS, LavyA, et al. Passive smoking in patients with inflammatory bowel disease: an Israeli multicentre case-control study. Eur JGastroenterol Hepatol,2000,12(9):975-979.

[36] ReifS, LavyA, KeterD, et al. Lack of association between smoking and Crohn's disease but the usual association with ulcerative colitis in Jewish patients in Israel amulticenter study. Am J Gastroenterol, 2000, 95(2): 474-478.

[37] Rubin DT, Hanauer SB. Smoking and inflammatory bowel disease. Eur J Gastroenterol Hepatol, 2000,12(8):855-862.

[38] Sun YP, Wang HH, He Q, et al. Effect of passive cigarette smoking on colonic alpha7 - nicotinic acetylcholine receptors in TNBS-induced colitis in rats. Digestion, 2007,76(3/4): 181-187.

[39] Kamada N, Nunez G. Role of the gut microbiota in the development and function of lymphoid cells. Immunol, 2013, 190:1385-1395.

[40] Gerritsen J, Smidt H, Rijkers GT, et al. Intestinal microbiota in human health and disease: the impact of probiotics. Genes Nutr, 2011, 6:209-240.

[41] Oldenburg B, Van Tuyl BA, van der Griend R, et al. Risk factors for thromboembolic complications in inflammatory bowel disease: the role of hyperhom ocysteinaemia. Dig Dis Sci 2005, 50(2):235-240.

[42] Stevens C, Walz G, Singaran C, et al. Tumor necrosis factor-alapha, interleukin I beta, interlcukin6 expression in inflammatory bowel disease. Dig Dis Sei, 1992, 37:818.

[43] 项利娟,陈春晓. 肿瘤坏死因子α基因多态性与炎症性肠病的关系. 浙江医学,2006,28(4):261.

[44] Ahmad T, Armuzzi A, Neville M, et al. The contribution of human leucocyte antigen complex genes to disease phenotype in ulcerative colitis. Tissue Antigens, 2003, 62(6):527.

[45] Baldwin AS Jr. The NF- κB and IκB proteins: new discoveries and insights. Annu RevImmunol,

1996,14：649-683.

[46] 郭俊宇,韦叶生,周喜汉,等. NF-κB1 基因多态性与溃疡性结肠炎相关性研究. 广东医学,2010,31(6)：724.

[47] De Vry CG, Prasad S, Komuves L, et al. Non-viral delivery of nuclear factor-kappaB decoy ameliorates murine inflammatory bowel disease and restores tissue homeostasis. Gut, 2007, 56(4)：524-533.

[48] 甘华田,欧阳钦,陈友琴,等. 核因子-κBp65 反义寡核苷酸对溃疡性结肠炎肠黏膜单个核细胞细胞因子表达的影响. 生物医学工程学杂志,2003,20(2)：268-272.

[49] P. Ashwood, R. Harvey, T Verjee, et al. Functional interactions between mucosal IL-1, IL-1Ra and TGF-β in ulcerative colitis. Inflamm Res, 2004, 53：53-59.

[50] Mahida YR, Wu K, Jewell DP. Enhanced production of intericukin-1β by mononuclear cells isolated from mucosa with active ulcerative colitis and Crohn's disease. Gut, 1989, 30(6)：835-838.

[51] 杨幼林,刘芳,陈颖颖,等. IL-1β 和 IL-1rα 基因单核苷酸多态性同溃疡性结肠炎的相关性. 胃肠病学和肝病学杂志,2007,16(4)：377.

[52] Tsai T F, Hu C Y, Tsai W L, et al. HLA-Cw6 specificity and polymorphic residues are associated with susceptibility among Chinese psoriatics in Taiwan. Arch Dematol Res, 2002, 294(5)：214.

[53] Hugot JP, Chamaillard M, Zouali H, et al. Association of NOD2 leucine-rich repeat variants with susceptibility to Crohn's disease. Nature, 2001, 411(6837)：599-603.

[54] Vermeire S, Rutgeerts P. Current status of genetics research in inflammatory bowel disease. Genes Immun, 2005, 6(8)：637-645.

[55] Gazouli M, Mantzaris G, Kotsinas A, et al. Association between polymorphisms in the Toll-like receptor 4,CD14,and CARD15/NOD2 and inflammatory bowel disease in the Greek population. World J Gastroenterol, 2005；11：681-685.

[56] Linderson Y, Bresso F, Buentke E, et al. Functional interaction of CARD15/NOD2 and Crohn's disease-associated TNF alpha polymorphisms. Int J Colorectal Dis 2005；20：305-311.

[57] Duerr RH, Taylor KD, Brant SR, et al. A genome-wide association study identifies IL23R as an inflammatory bowel disease gene. Science, 2006, 314(5804)：1461-1463.

[58] Yu P, Shen F, Zhang X, et al. Association of single nucleotide polymorphisms of IL23R and IL17 with ulcerative colitis risk in a Chinese Han population. PLoS One, 2012, 7(9)：e44380.

[59] Zhang X, Yu P, Wang Y, et al. Genetic polymorphisms of interleukin 17A and interleukin 17F and their association with inflammatory bowel disease in a Chinese Han population. Inflamm Res, 2013, 62(8)：743-750.

[60] Vermeire S. DLG5 and OCTN. Inflamm Bowel Dis, 2004,10(6)：888-89.

[61] Waller S, Tremelling M, Bredin F, et al. Evidence for association of OCTN genes and IBD 5 with ulcerative colitis. Gut, 2006, 55(6)：809-814.

[62] Feng Y, Zheng P, Zhao H, et al. SLC22A4 and SLC22A5 gene polymorphisms and Crohn's disease in the Chinese Han population. J Dig Dis, 2009, 10(3)：181-187.

[63] 林美娇,吕小平,詹灵凌,等. OCTN1,OCTN2 基因多态性与广西壮族炎症性肠病患者的相关性研究. 广西医学, 2011, 33(9)：1099-1102.

[64] Ananthakrishnan AN, McGinley EL, Binion DG. Excess hospitalisation burden associated with Clostridium difficile in patients with inflammatory bowel disease. Gut, 2008, 57(2)：205-210.

[65] Rodemann JF, Dubberke ER, Reske KA, et al. Incidence of Clostridium difficile infection in inflamma-

tory bowel disease. Clin Gastroenterol Hepatol, 2007, 5(3):339-344.

[66] Jostins L, Ripke S, Weersma RK, et al. Host-microbe interactions have shaped the genetic architecture of inflammatory bowel disease. Nature, 2012, 491: 119-124.

[67] Jodorkovsyk D, Young Y, Abreu MT. Clinical outcomes of patients with ulcerative colitis and co-existing Clostridiun diffcile infectin. Dig Dis Sci, 2010, 55(2):415-420.

[68] Sonnenberg A. Similar geographic variations of mortality and hospitalization associated with IBD and Clostridiumdifficile colitis. Inflamm Bowel Dis, 2010, 16(3):487-193.

[69] Schneeweiss S, Korzenik J, Solomon DH, et al. Infliximab and other immunomodulating drugs in patients with inflammatory bowel disease and the risk of serious bacterial infections. Aliment Pharmacol Ther. 2009, 30:253-264.

[70] Das R, Feuerstadt P, Brandt LJ. Glucocorticoids are associated with increased risk of short-term mortality in hospitalized patients with clostridium difficile-associated disease. Am JGastroenterol, 2010, 105: 2040-2049.

[71] Powell RD, Warner NE, Levine RS, et al. Cytomegalic incusion disease and ulcerative colitis:Report of a case in a young adult. Am J Med, 1961, 30:334-340.

[72] Cottone M, Pietrosi G, Martorana G, et al. Prevalence of cytomegalovirus infection in severe refractory ulcerative and Crohn's colitis. Am JGastroenterol, 2001, 96:773-775.

[73] Hommes DW, Sterringa G, van Deventer SJ, et al. The pathogenicity of cytomegalovirus in inflammatory bowel disease:a systematic review and evidence-based recommendations for future research. Inflamm Bowel Dis, 2004,10:245-250.

[74] 李甜甜,吕宗舜,王邦茂. 难治性溃疡性结肠炎与巨细胞病毒的关系. 世界华人消化杂志,2010,18(11):1174-1177.

[75] 柯贤胜. 人巨细胞病毒感染与溃疡性结肠炎的相关性研究,中华医院感染学杂志,2013,23(15):3652-3656.

[76] Rogler G. Update ininflammatory bowel disease Pathogenesis. Curr OPin Gastroenterol, 2004, 20:311-317.

[77] Hulten K, El-Zimaity HM, Karttunen TJ, et al. Detection of Mycobacterium avium subspecies paratuberculosis in Crohn's diseased tissues by in situ hybridization. Am J Gastroenterol, 2001, 96(5):1529-1535.

[78] Sartor RB. Microbial influences in inflammatory bowel diseases. Gastroenterology, 2008, 134(2): 577-594.

[79] Frank DN, St Amand AL, Feldman RA, et al. Molecular-phylogenetic characterization of microbial community imbalances in human inflammatory bowel diseases. Proc Natl Acad Sci USA, 2007,104(34) : 13780-13785.

[80] Qin J, Li R, Raes J, et al. A human gut microbial gene catalogue established by metagenomic sequencing. Nature, 2010, 464(7285) : 59-65.

[81] 曹艳菊. 益生菌对实验性结肠炎大鼠肠黏膜 TLR2、TLR4 表达及 NF-κB 活性的影响. 胃肠病学和肝病学杂志, 2012, 21:760-763.

[82] Hudcovic T, Kolinska J, Klepetar J, et al. Protective effect of Clostridium tyrobutyricum in acute dextran sodium sulphateinduced colitis: differential regulation of tumour necrosis factor-α and interleukin – 18 in BALB/c and severe combined immunodeficiency mice. Clin Exp Immunol, 2012, 167:356-365.

[83] Zhao HM, Huang XY, Zuo ZQ, et al. Probiotics increase T regulatory cells and reduce severity of ex-

perimental colitis in mice. World J Gastroenterol，2013，19：742-749.

[84] Lammers KM，Vergopoulos A，Babel N，et al. Probiotic therapy in the prevention of pouchitis onset：decreased interleukin-1beta，interleukin-8，and interferon-gamma gene expression. Inflamm Bowel Dis，2005，11：447-454.

[85] Hegazy SK，El-Bedewy MM. Effect of probiotics on pro-inflammatory cytokines and NF-kappaB activation in ulcerative colitis. World J Gastroenterol，2010，16：4145-4151.

[86] Llopis M，Antolin M，Carol M，et al，Lactobacillus casei downregulates commensals' inflammatory signals in Crohn's disease mucosa. Inflamm Bowel Dis，2009，15：275-283.

[87] Grundy D，Al-Chaer ED，Aziz Q，et al. Fundamentals of neurogastroenterology：basic science. Gastroenterology，2006，130(5)：1391.

[88] Wang ZW，Ji F，Teng WJ，et al. Risk factors and gene polymorphisms of inflammatory bowel disease in population of Zhejiang，China. World J Gastroenterol，2011，17：118-122.

[89] Tang LYL，Nabalamba A，Graff LA，et al. A comparison of self-perceived health status in inflammatory bowel disease and irritable bowel syndrome patients from a Canadian national population survey. Canadian Journal of Gastroenterology，2008，22(5)：475.

[90] Graff LA，Walker JR，Bernstein CN. It's not just about the gut：managing depression and anxiety in inflammatory bowel disease. Practical Gastroenterology，2010，34(7)：11-25.

[91] Bernstein CN，Singh S，Graff LA，et al. A propective population-based study of triggers of symptomatic flares in IBD. Am J Gastroenterol，2010，105：1994-2002.

[92] Kuroki T，Ohta A，Sherriff-Tadana R，er al. Imbalance in the stress-adaptation system in patients with inflammatory bowel disease. Biol Res Nurs，2010，26：1-8.

[93] Bitton A，Sewitch MJ，Peppercorn MA，et al. Psychosocial determinants of relapse in ulcerative colitis：a longitudinal study. The American Journal of Gastroenterology，2003，98(10)：2203-2208.

[94] 李敏丽，瞿勇，缪应雷. 炎症性肠病与精神心理因素相关性研究. 昆明医科大学学报，2013(2)：32-38.

[95] 罗秋华，邹天然，陈掌珠，等. 心理社会因素在溃疡性结肠炎中的作用. 世界华人消化杂志，2008，16(5)：556-558.

[96] Russel MG，Engels LG，Muris JW，et al. Modern life'in the epidemiology of inflammatory bowel disease：a case-control study with special emphasis on nutritional factors. Eur J Gastroenterol Hepatol，1998，10：243.

[97] Geerling BJ，Dagnelie PC，Badart-Smook A，et al. Diet as a risk factor for the development of ulcerative colitis. Am J Gastroenterol，2000，95：1008.

[98] Amre DK，D'Souza S，Morgan K，et al. Imbalances in dietary consumption of fatty acids，vegetables，and fruits are associated with risk for Crohn's disease in children. Am J Gastroenterol，2007，102：2016.

[99] 刘玉江，武华. 膳食纤维对炎性肠病大鼠肠黏膜屏障的影响. 中华胃肠外科杂志，2010，13(7)：538-539.

[100] Sakamoto N，Kono S，Wakai K，et al. Dietary risk factorys for inflammatory bowel diseasel：a multicenter case-control study in Japan. Inflamm Bowel Dis，2005，11：154-163.

[101] Amre KD，D'Souza S，Morgan K，et al. Imbalances in dietary consumption of fatty acids，vegetables，and fruits are associated with risk for Crohn's disease in children. Am J Gastroenterol，2007，102：2016-2025.

[102] 余保平，王伟岸. 消化系统疾病免疫学. 北京：科学出版社，2000：52-53.

［103］preda CM，Vermeire S，Rutgeerts P，et al. Prevalence and significance of perinuclear anti-neutrophil antibodies(pANCA)in Romanian Patients with Crohn's disease and ulcerative colitis. Rom J Gastroenterol，2005，14：357-360.

［104］Castro-San pos P，Suarez A，Mozo L，et. al . Association of IL－10 and TNF-alpha genotypes with ANCA appearance in ulcerative colitis. Clin Immunol，2007，122(1)：108-114.

［105］Hadrieh I，Vandewalle P，Cheikhrouhou F，et al. Ethnic and socio-cultural specificities in Tunisia have no impact on the prevalence of antisaccharomyces cerevisiae antibodies in Crohn's disease patients，their relatives or associated clinical faetors. Scand J Gastroenterol 2007，42：717-725.

［106］Kim BC，Park S，Han J，et al. Clinical significance of anti-Saccharomyces cerevisiae antibody(ASCA) in Korean patients with Crohn's disease and its relationship to the disease clinical course. Dig Liver Dis，2007，39：610-616.

［107］Odes S，Friger M，Vardi H，et al. Role of ASCA and the NOD2/CARD15 mutation Gly908Arg in predicting increased surgical costs in Crohn's disease patients：a project of the European collaborative study croup on inflammatory bowel disease. Inflamm Bowel Dis，2007，13：874-881.

［108］Reese GE，Constantinides VA，Simillis C，et al. Diagnostic precision of anti-Saccharomyces cerevisiae antibodies and perinuclear antineutrophil cytoplasmic antibodies in inflammatory bowel disease. Am J Gastroenterol，2006，101：2410-2422.

［109］王轶,刘雪平,赵治彬,等.外周血 CD4＋CD25＋FOXP3＋调节性 T 细胞与炎症性肠病疾病活动度的关系.胃肠病学，2010，15(4)：218-221.

［110］刘雪平,王轶,找治彬,等. 炎症性肠病患者外周血 Th17 细胞的变化及其临床意义.胃肠病学，2010，15(5)：284-287.

［111］李桂芝,温方红,李廷军,等.淋巴细胞亚群检测与溃疡性结肠炎.临床荟萃，2004，19(12)：711.

［112］朱玉欣,常丽丽,张淑梅,等.溃疡性结肠炎患者 T 细胞免疫功能检测分析.中医药导报，2008,10(6)：906-907.

［113］Eskelinen EL. Maturation of autophagic vacuoles in mammalian cells. Autophagy，2005，1(1) ：1-10.

［114］Zwart W，Griekspoor A，Kuijl C，et al. Spatial separation of HLA-DM/HLA-DR interactions within MIIC and phagosome-induced immune escape. Immunity，2005，22(2)：221-233.

［115］Brest P，Lapaquette P，Souidi M，et al. A synonymous variant in IR-GM alters a binding site for miR-196 and causes deregulation of IRGM-dependent xenophagy in Crohn's disease. Nat Genet，2011,43(3)；242-245.

［116］Rioux JD，Xavier RJ，Taylor KD，et al. Genome-wide association study identifies new susceptibility loci for Crohn disease and implicates autophagy in disease pathogenesis. Nature Genet，2007，39(5)：596-603.

［117］Hampe J，Franke A，Rosenstiel P，et al. A genome-wide association scan of nonsynonymous SNPs identifies a susceptibility variant for Crohn disease in ATG16L1. Nature Genet，2007，39 (2)：207-211.

［118］Parkes M，Barrett JC，Prescott NJ，et al. Sequence variants in the autophagy gene IRGM and multiple other replicating loci contribute to Crohn's disease susceptibility. Nature Genet，2007，39(7)830-832.

［119］Pahl HL. Signal transduction from the endoplasmic reticulum to the cell nucleus. Physiol Rev,1999,79：683-701.

[120] Baumgart DC，Sandborn WJ. Crohn's disease. Lancet,2012,380:1590-1605.

[121] Kaser A，Adolph TE，Blumberg RS. The unfolded protein response and gastrointestinal disease. Semin Immunopathol，2013，35：307-319.

[122] Walter P，Ron D. The unfolded protein response：from stress pathway to homeostatic regulation. Science，2011，334：1081-1086.

[123] Schroder M，Kaufman RJ. The mammalian unfolded protein response. Annu Rev Biochem，2005，74：739-789.

[124] Shamu CE，Walter P. Oligomerization and phosphorylation of the Ire1p kinase during intracellular signaling from the endoplasmic reticulum to the nucleus. Embo J，1996,15(12):3028-3039.

[125] Tirasophon W，Welihinda A A，Kaufman R J. A stress response pathway from the endoplasmic reticulum to the nucleus requires a novel bifunctional protein kinase/endoribonuclease (Ire1p) inmammalian cells. Genes Dev，1998，12(12):1812-1824.

[126] Zhang K，Kaufman RJ. From endoplasmic-reticulum stress to the inflammatory response. Nature，2008,454：455-462.

[127] Wang S，Kaufman RJ. The impact of the unfolded protein response on human disease. Cell Biol，2012，197:857-867.

[128] Back SH，Kaufman RJ. Endoplasmic reticulum stress and type 2 diabetes. Annu Rev Biochem，2012，81:767-793.

[129] Shen J，Chen X，Hendershot L，et al. ER stress regulation of ATF6 localization by dissociation of BiP/GRP78 binding and unmasking of Golgi localization signals. Dev Cell，2002，3(1):99-111.

[130] Kaplan GQ，Jackson T，Sands BE，et al. The risk of developing Crohn's disease after an appendectomy：a meta-analysis. Am J Gastroenterol，2008，103:2925-31.

[131] Koutroubakis IE，Vlachonikolis IG. Appendectomy and the development of ulcerative colitis：results of a metaanalysis of published case-control studies. AmJ Gastroenterol，2000,95:171-176.

[132] Firouzi F，Bahari A，Aghazadeh R，et al，Appendicectomy，tonsillectomy,and risk of inflammatory bowel disease;a case control study in Iran. Int J Colorental Dis，2006，21:155-159.

[133] Kurina LM，Goldacre MJ，Yeates D，et al. Appendicectomy，tonsillectomy，and inflammatory bowel disease：a case-control record linkage study. Epidemiol Community Health，2002，56:551-4.

[134] Andersson RE，Olaison Q，Tysk C，et al. Appendectomy and protection against ulcerative colitis. N Engl J Med，2001，344:808-814.

[135] 刘继喜，宋振梅，王晓娣，等，阑尾并口炎在远端溃疡性结肠炎的临床意义. 胃肠病学和肝病学杂志，2013,22(1):74-76.

[136] Vidal A，Gmez GilE，Sans M，et al. Health- related quality of life in inflammatory bowel diseas epatients：the role of psychopathology and personality. Inflamm Bowel Dis，2008，14 (7)：977-983.

[137] 张爱萍,娄建云. 基于 Logistic 回归的炎症性肠病的影响因子分析.赣南医学院学报，2013，33(4)：567-569.

[138] 李亚红,韩英,吴开春. 炎症性肠病危险因素的流行病学调查研究.胃肠病学和肝病学杂志，2006,15(2):161-162.

[139] 于燕,齐玲芝,李春荣.炎症性肠病 65 例临床分析.中国全科医学,2010,13(5):1683-1684.

[140] Mawdsley JE，Jenkins DG，Macey MG，et al. Nature killer cell numbers are increased by stress and decreased by hypnotherapy in patients with ulcerative colitis. Gut，2005，54 (SuppII):A23.

[141] Mawdsley JE，Rampton DS. Psychological stress in IBD：new insights into pathogenic and therapeu-

tic implications. Gut，2005，54(10)：1481-1491.

[142] 钱静蓉,黄蔚,等. 45 例老年溃疡性结肠炎分析.中国医药指南,2009,5(7):64-65.

[143] 吴茸,郭振,等.老年克罗恩病病人临床特征分析.肠外与肠内营养 2014,3(21):69-70.

[144] 杨立新,等.老年克罗恩病的临床特点.胃肠病学,2006,11(11):653-656.

[145] 唐硕,等.儿童溃疡性结肠炎 37 例临床分析.医学研究杂志,2011,10(40):115-117.

[146] 张丽,等.儿童溃疡性结肠炎.临床荟萃,2012,12,27(23):2109-2112.

[147] 张晓青,等.儿童克罗恩病诊疗的进展.中华临床医师杂志(电子版),2013,10(7):8922-8925.

[148] 罗优优,等.儿童克罗恩病的营养状况.临床儿科杂志,2010,10(28):935-938.

[149] 钱家鸣,李玥.溃疡性结肠炎的临床表现和分型.现代消化及介入诊疗,2008,13(2):111-114.

[150] 冯云,刘玉兰.炎症性肠病的肠外表现的研究进展.胃肠病学和肝脏病学杂志,2015,24(6):631-640.

[151] Brown SR, Coviello LC. Extraintestinal Manifestations Associated with Inflammatory Bowel Disease. Surg Clin North Am, 2015, 95(6):1245-1259.

[152] Corica D, Romano C. Renal Involvement in Inflammatory Bowel Diseases. J Crohns Colitis, 2016,10(2):226-235.

[153] Vavricka SR, Schoepfer A, Scharl M, et al. Extraintestinal Manifestations of Inflammatory Bowel Disease. Inflamm Bowel Dis, 2015 ,21(8):1982-1992.

[154] Bae SI, Kim YS. Colon cancer screening and surveillance in inflammatory bowel disease. Clin Endosc, 2014 ,7(6):509-515.

[155] Eaden JA, Abrams KR, Mayberry JF. The risk of colorectal cancer in ulcerative colitis: a meta-analysis. Gut, 2001; 48:526-535.

[156] Rutter MD, Saunders BP, Wilkinson KH, et al. Thirty-year analysis of a colonoscopic surveillance program for neoplasia in ulcerative colitis. Gastroenterology, 2006; 130:1030-1038.

[157] Gong W, Lv N, Wang B, et al. Risk of ulcerative colitis-associatedcolorectal cancer in China: a multi-center retrospective study. Dig Dis Sci, 2012; 57:503-507.

二、诊　断

1. 常规肠镜检查对炎症性肠病有何诊断价值?

炎症性肠病主要包括克罗恩病(CD)和溃疡性结肠炎(UC)两种疾病,目前其诊断和治疗仍是难题。对患者来说,结肠镜检查和黏膜活检的组织病理学评估是诊断炎症性肠病的主要方法。结肠镜检查可以直接观察结肠病变形态、黏膜色泽、充血水肿,能直观地评价结肠有无炎症或炎症的性质、程度以及部位,并能同时进行活体组织病理检查,主要用于明确诊断、鉴别诊断、癌变监控以及评估病灶范围、疾病活动度和治疗应答。因此,近年来已经把结肠镜检查作为诊断炎症性肠病的常规检查。

2. 炎症性肠病的肠镜检查有哪些注意事项?

对炎症性肠病患者来说,要得到可靠的诊断,需要在结肠(包括直肠)至少5个位点以及回肠附近各取2个活检;重度或暴发型患者行结肠镜检查可能受限,有增加穿孔的风险;长期使用免疫抑制剂者考虑巨细胞病毒感染或难辨梭状芽孢杆菌感染,但粪便检查结果模棱两可且常规治疗无效时,可考虑行乙状结肠镜或结肠镜检查;UC或CD患者在病程8年后可行结肠镜检查以监测异型增生。因此可见结肠镜检查对于炎症性肠病疾病的确诊及治疗效果评价、疾病及预后评估、临床分型分级、治疗药物及方式选择等极为重要,可以说结肠镜检查是贯穿炎症性肠病诊疗全过程的必须检查项目。因此检查的时机选择在初发、复发、治疗过程中病情反复或者加重、肠腔狭窄、疑有癌变、需要评价药物疗效时建议必须检查,病情平稳患者为方便对于病情的监控,可选择适当的时间行该检查,对于疑为重度或暴发型炎症性肠病、中毒性巨结肠、肠穿孔、腹膜炎的患者,结肠镜检查应慎行,应首先考虑非侵入性检查项目,待病情好转或无法确诊时考虑结肠镜检查。

由于UC的癌变率与疾病累及范围和病程相关,为早期发现UC癌变,许多专家建议采用结肠镜监测策略。全结肠炎患者自起始症状发生8～10年后需行常规结肠镜监测;左侧UC为15～20年;对全结肠炎患者,从第2个10年开始,每3年需行结肠镜检查,第3个10年为每2年一次;合并原发性硬化胆管炎者需每年行结肠镜检查。

3. 溃疡性结肠炎(UC)内镜下有什么典型表现?

UC的内镜下特征性改变是从肛管直肠缘开始向近端扩展的、连续性、融合性、向心性的病变。其炎症部位与正常黏膜之间的界限常常较为清晰,并且可能间隔仅数毫米。这一特点在远端结肠炎尤为明显。轻度炎症的内镜特征为红斑,黏膜充血和血管纹理消失。中度炎症的内镜特征为血管形态消失,出血黏附在黏膜表面、糜烂,常伴有粗糙呈颗粒状的外观及黏膜脆性增加(接触性出血)。重度炎症则表现为黏膜自发性出血及溃疡。与CD不同,重度UC的溃疡常位于炎症黏膜部位。深溃疡的存在是不良预后的征兆。在病程较长的患者中,黏膜萎缩可导致结肠袋形态消失、肠腔狭窄以及炎(假)性息肉。

4. 克罗恩病(CD)内镜下有什么典型表现?

CD的内镜下特点为片状分布的黏膜炎症,跳跃性病灶(炎症与正常黏膜间隔分布)、CD

的溃疡多为纵行,并可在结肠或回肠有鹅卵石样表现,可能会出现肠段狭窄及瘘管开口,可能有直肠赦免现象,但环周及连续的炎症少见。严重的解剖学改变包括穿透肌层的深度溃疡,或有黏膜分离现象,或溃疡局限于黏膜下层但范围超过所在肠段的1/3(如右半结肠、横结肠、左半结肠),当肠道存在此类严重的活动期病灶,全结肠镜检查的应用可能因穿孔并发症较高而受到限制,在这种情况下初步的乙结肠镜检查更加安全。

5. 溃疡性结肠炎(UC)病理表现如何?

UC是局限在黏膜的慢性炎症,镜下特征可以包括4个方面:黏膜结构改变、上皮异常固有层细胞增多、中性粒细胞浸润的形态改变。

(1)疾病早期

隐窝基底部浆细胞增多是最早的、诊断UC预测价值最高的镜下特征。隐窝结构保存和无穿黏膜层炎细胞浸润在早期并不能排除UC。间隔一段时间后的再次活检,可能帮助进行鉴别诊断,并因发现更多的特征表现而明确诊断。38%的患者在症状出现后2周内即可发现基底浆细胞增多,其分布模式随病程进展,由局灶性最终转为弥散性。对于儿童或表现不典型的结肠炎,即使病理学不典型也需要在鉴别诊断中考虑UC的可能性。

(2)诊断明确疾病

UC的镜下诊断需基于以下几点:广泛的隐窝结构改变和黏膜萎缩,伴基底浆细胞增多的弥散性黏膜全层炎细胞浸润,急性炎症导致的隐窝炎和隐窝脓肿。尚未明确需要几项镜下特征才能诊断UC,但以下4项镜下特征达到2或3项,可正确诊断75%的UC患者:严重的隐窝结构破坏;严重的隐窝密度降低;表面不规则;严重的弥散性全黏膜层炎症,并且无肉芽肿。肠道炎症程度从远端到近端的降低倾向于UC的诊断,治疗可能改变炎症的典型分布。

在未经治疗的患者中,UC表现为典型的连续性炎症,从直肠开始往近端发展,并且炎症的严重程度逐渐降低。然而,也有例外。在病程比较长的患者中,由于疾病的自然演变或者是接受了有效的治疗,组织学表现会变得不典型,例如从连续性炎症变成非连续性(斑块性)和(或)直肠黏膜复位(直肠不受累)。认识到这一点非常重要,尤其是避免误诊为CD。在疾病缓解期,黏膜仍有与结构的破坏和恢复相关的特征,基底浆细胞增多的消失,黏膜层细胞增多。通常不会见到活动性炎症。组织学的黏膜愈合表现为隐窝结构破坏减少和炎性浸润的消退。然而,黏膜仍然有一些持续性损伤的表现,例如,隐窝密度降低,伴有隐窝分支和萎缩(缩短)。

6. 克罗恩病(CD)病理表现如何?

有很多有助于诊断CD的肉眼和显微镜下组织学特征。局灶(节段性或不连续)、慢性(淋巴细胞和浆细胞)炎症以及局部慢性炎症、局灶隐窝不规则(不连续的隐窝扭曲)和肉芽肿(与隐窝损伤无关)等是目前公认的CD镜下特征。有助于CD诊断的镜下特点还包括回肠标本中除上述表现外出现绒毛结构不规整。当回肠炎和结肠炎为连续病变时,应谨慎使用上述诊断标准。

(1)肉芽肿

CD的肉芽肿定义为一簇上皮样组织细胞(单核/巨噬细胞),边界通常比较模糊。多核巨细胞不是 CD 肉芽肿的特征表现,坏死在 CD 的肉芽肿中也不常见。在活动性隐窝损伤以外部位的固有层出现肉芽肿,而非活动性隐窝炎症部位的肉芽肿是 CD 的特征性表现。

（2）诊断所需的特征性表现数量

①内镜活检黏膜标本可观察到以下特征:肉芽肿和局灶隐窝结构破坏,同时具有局灶或斑片状慢性炎症,或活动性炎症部位的黏液聚集。斑片状炎症表现这一诊断标准仅用于诊断未经治疗的 CD 患者。经过治疗的 UC 镜下也可观察到斑片状炎症,小儿（＜10 岁）UC 亦可表现为不连续的炎症。②仅仅一种特征性表现并不能确诊 CD。目前尚无针对单一活检或多点活检标本确诊 CD 所需镜下特征性表现数量的研究数据。在外科标本中,诊断 CD 通常需要观察到 3 种以上特征性表现（无肉芽肿时）或观察到上皮样肉芽肿和另一种特征性镜下表现,同时需要排除特殊感染。③未观察到高度提示 UC 的镜下表现,如弥漫性隐窝结构不规则、隐窝数量减少以及隐窝上皮的多形表现,也有助于诊断 CD。

7. 什么是胶囊内镜? 炎症性肠病患者选用该检查注意哪些事项及有何风险?

胶囊内镜全称为"智能胶囊消化道内镜系统",又称"医用无线内镜"。原理是受检者通过口服内置摄像与信号传输装置的智能胶囊,借助消化道蠕动使之在消化道内运动并拍摄图像,医生利用体外的图像记录仪和影像工作站,可在毫无痛苦的情况下获得整个小肠的影像学资料,可作为消化道疾病尤其是小肠疾病诊断的首选方法。

胶囊内镜检查的一般适应症包括:①经济情况良好的中年以上体检者;②不明原因的消化道出血,经上下消化道内镜检查无阳性发现者;③不明原因慢性腹痛、腹泻、消瘦者;④临床疑为炎症性肠病、肠结核、小肠肿瘤（良、恶性及类癌等）者;⑤各种肠道炎症性疾病,但不含肠梗阻者及肠狭窄者;⑥不明原因的缺铁性贫血者;⑦其他检查提示的小肠影像学异常者。

鉴于胶囊内镜的主要检查目的在于小肠,因此对于结肠的清洁程度要求不高。胶囊内镜检查前禁食 10～12 h,但为提高图像的清晰度,可在检查前夜行肠道清洁准备（参考相关内镜检查肠道准备指南）,以提高图像的清晰度,常用的肠道清洁药为口服聚乙二醇电解质溶液或磷酸钠溶液,为减少消化道泡沫,术前半小时可服用适量祛泡剂,术前口服胃肠促动力药是否能达到缩短消化道转运时间以提高全小肠检查完成率尚存争议,不推荐常规使用促胃肠道动力药,但建议对已知胃肠动力障碍及高龄患者使用。

消化道梗阻为胶囊内镜的绝对禁忌症,动力异常、已知或可疑小肠狭窄、妊娠、心脏起搏器或除颤器置入者、小肠憩室、Zenker 憩室为胶囊内镜的相对禁忌症。吞咽困难或无法自行吞服（如幼儿）的患者,必要时可借助胃镜将胶囊内镜送入胃内。有腹部手术史的患者存在肠梗阻的风险,胶囊内镜检查时需谨慎。心脏起搏器可干扰胶囊内镜,导致图像缺失,此类患者宜给予心电监护。

滞留是胶囊内镜常见并发症,2005 年国际胶囊内镜会议对胶囊内镜滞留定义为吞服 2 周内未排出体外,其发生率为 0.75%～1%。2013 年 ECCO 共识指出对于怀疑 CD 但无梗阻症状及既往小肠切除史的患者来说,胶囊滞留的风险并不增加,与不明原因的消化道出血相近。但是对于已经确诊的 CD,特别是有肠梗阻病史或已知狭窄的患者,胶囊滞留的风险增加。

大部分发生胶囊滞留的患者无临床症状,少部分可发生恶心、腹痛、呕吐,严重者可发生肠梗阻、穿孔、误入气管等并发症。尽管发生胶囊内镜滞留的风险较低,但其可引起严重后果,必要时应予药物干预、外科手术或内镜取出。详细询问病史、对患者严格筛选有助于降低胶囊内镜滞留的发生率。

需要注意的是,由于胶囊内镜不能直接进行组织学检查,并且定位效果较差,在存在狭窄的患者中易导致滞留,而需要外科手术,因此,临床医生在选择此项检查时,必须充分评估风险,充分与患者沟通,由于影像学技术手段的进步,部分炎症性肠病患者可考虑 CT/MR 小肠造影替代胶囊内镜。

8. 胶囊内镜对炎症性肠病的诊断价值如何? 有哪些表现?

对于炎症性肠病患者来说适于胶囊内镜的情况主要有以下 3 个方面。①结肠癌筛查:2012 年欧洲胃肠内镜学会建议,对于一般风险或无报警症状的人群,可考虑采用胶囊内镜筛查结肠癌;②炎症性肠病疾病本身:2016 年 ECCO 关于炎症性肠病内镜检查共识指出,小肠胶囊内镜对临床高度怀疑 CD 但回结肠镜及影像学检查(小肠造影、小肠 CT 或 MRI)均为阴性者适用,小肠胶囊内镜是诊断小肠黏膜病变的敏感工具,小肠胶囊内镜对小肠 CD 的诊断率(发现异常的比例)高于其他方法如小肠造影、小肠灌注造影 CT 等。另外,小肠胶囊内镜检查结果有较高的阴性预测值,尤其在排除小肠 CD 方面,然而由于其特异性较低限制了在疑诊小肠 CD 的患者中的应用。③常规的结肠镜检查无阳性发现,可首选胶囊内镜评估小肠病变,但对于狭窄、梗阻的病人应该选择 MRE 或者 CTE;对于已经确诊的 CD 患者,应该首选 MRE 或者 CTE,因 MRE 或者 CTE 对于评估病情、病变范围及肠外表现优于胶囊内镜;目前还没有充足的证据支持胶囊内镜用于 UC 的诊断或病情监测。2014 年《中国胶囊内镜临床应用指南》指出,胶囊内镜可用于小肠 CD 的初次诊断、监控疾病的复发、明确病变的范围和严重程度、评估药物及手术治疗疗效。

胶囊内镜下 CD 是以跳跃式、节段区域性分布为其特点。主要表现为:黏膜溃疡、卵石征、假息肉、黏膜桥和肠腔狭窄。主要的黏膜病变如黏膜片状红斑、黏膜被纵横交错的裂隙溃疡分割、受累黏膜被正常黏膜区清楚地分割;少数可见肠管狭窄和瘘管。早期可见小肠黏膜绒毛缺失或减少;散在分布的白色、外周红晕的浅表小溃疡(阿佛他溃疡),溃疡间黏膜正常;小溃疡可进一步发展为星状溃疡及上覆白苔、边缘清晰的圆形或卵圆形较大、较深的溃疡,周围黏膜可有炎症。进展期时可见溃疡更为深大,相互融合,呈匐行性并沿肠管纵轴走形,即匐行性溃疡;可有假息肉样结节或卵石样改变,亦可见黏膜桥。晚期 CD 有肠腔狭窄、环形皱襞消失、肠壁伸展不良,肠腔畸形等。

9. 什么是小肠镜? 炎症性肠病患者选用该检查注意哪些事项?

小肠镜分为推进式小肠镜、双气囊小肠镜、单气囊小肠镜、气囊引导式小肠镜和螺旋式小肠镜等。其中双气囊小肠镜和单气囊小肠镜应用最广泛,尤其是对于深部小肠疾病的诊断和治疗。小肠镜目前已经被全世界公认为是非手术探查诊断深部小肠疾病的金标准。小肠镜不仅能够获得全小肠的影像,还能够在内镜下对病变组织进行病理活检和内镜下治疗。发现病变后在局部注射印度墨汁染色,能够大大节省手术操作时间。究竟双气囊小肠镜、单气囊小肠镜和螺旋式小肠镜孰优孰劣,目前尚无定论。

注意事项:小肠镜检查的禁忌症包括:①有胃镜检查禁忌症者;②急性肠梗阻、急性腹膜炎、急性胰腺炎、急性胆道感染等;③腹腔广泛粘连;④严重心、肝、肾功能不全。

术前准备应按照手术麻醉前准备进行,全程麻醉操作,并全程监护。患者准备:术前禁食 12 h(经肛者需要做肠道准备,方法同结肠镜检查)。进镜方式选择:怀疑上部小肠病变者首选经口进镜;怀疑下部小肠病变者,首选经肛进镜;难以判断病变位置时选择经口进镜。小肠镜的并发症较少,主要为穿孔和出血,经口检查时,部分病人可能会诱发急性胰腺炎。

10. 小肠镜对炎症性肠病的诊断价值如何? 小肠镜下表现如何?

对于炎症性肠病患者来说,小肠镜主要用于 CD 患者的小肠检查,但并不是首选的检查项目,用于其他检查(CTE、MRE 或者胶囊内镜)阴性但仍高度怀疑小肠病变者。确诊为 CD 且怀疑小肠有累及的患者中 43%～60% 并不需要传统内镜来进行评估,器械辅助的小肠镜(DAE)诊断率在各项研究中结果不一致,但最近的前瞻性研究提示双气囊小肠镜(DBE)的敏感性优于 MRI,然而 DAE 为侵入性操作,对技术的要求较高,因此适用于对特殊病灶需要组织学诊断,或在需要内镜治疗,例如狭窄的内镜扩张、取出滞留胶囊、内镜止血时更为实用。

小肠镜检查有类似表现,典型的小肠克罗恩病,小肠镜可以清晰地观察到特征性的跳跃式分布的纵行深裂隙状的溃疡,底部有白苔,溃疡的周边有不同程度的肉芽组织增生和充血水肿,以及疤痕性狭窄。

11. 炎症性肠病可进行 B 超检查吗? 有什么价值?

炎症性肠病通常呈现出"慢性复发——缓解"的病程特点,此特性决定了患者需要反复接受影像学或者内镜等侵入性检查,以监测疾病的活动性、严重程度,从而指导合适的治疗方案。经腹壁肠道超声作为炎症性肠病影像学诊断方法的一种,具有一定的优越性:非侵入性、无放射性、耐受性好,且容易普及,目前作为炎症性肠病诊治过程中的一项重要检查方法日益得到重视。

经腹超声结合能量多普勒、彩色多普勒检查在炎症性肠病病灶检出、判断活动性方面均具有很高的敏感性和特异性,在活动期的 CD 患者,超声的声像表现特征主要有:病变表现为节段性,以回盲部(末段回肠及其邻近结肠处)多见;肠壁明显增厚,回声不均匀,各层边界不清,黏膜和黏膜下层回声增强较明显;肌层回声减弱,浆膜回声增强,表面不光滑,边界清楚,呈波浪样改变,肠管外壁不规则并有较多强回声的脂肪组织。病变局部肠管腔可伴狭窄,病变近端肠管肠腔扩张明显。能量多普勒则呈现增厚肠壁内活跃的血流信号。对于 UC 患者,活动期超声声像图特征明显:肠壁明显增厚,层次不清,回声减弱,病变肠段连续;多普勒显示肠壁内血流丰富,与正常的肠管具有显著区别。

对于缓解期的 CD 或 UC,因患者肠壁增厚不明显,较难发现病变肠段,部分可能显示出肠壁层次分界欠清晰、回声偏低,故超声诊断率下降,但对于病史诊断明确者,通过治疗前后超声声像的对照,能够起到很好的评估疗效的作用。

超声检查不仅可以观察肠黏膜的病变,还可以观察到肠外和腹腔病变,如 CD 患者合并脓肿、肠系膜淋巴结肿大、腹腔积液等,对于诊断和调整患者的治疗方案具有指导意义。体表超声检查在炎症性肠病的临床诊治中可作为内镜的有效补充,对病情的活动度、病变部位及肠外并发症做出准确判定。

12. 炎症性肠病 X 线下检查方法有哪些？

（1）腹部 X 线平片

炎症性肠病未出现腹部急性并发症时，由于普通腹部 X 线平片不能判断病变的范围及病情严重程度，故无临床应用价值，但是其可用于炎症性肠病并发肠穿孔、肠梗阻及中毒性巨结肠的诊断。肠穿孔时典型的腹部 X 线立位片表现是膈下游离气体；肠梗阻行腹部 X 线立位片检查时可出现气液平；而中毒性巨结肠在腹部 X 线平片上表现为结肠明显扩张（通常＞5.5 cm）。但腹部 X 线平片在以上情况应用时的准确性及敏感性不及 CT 检查。

（2）钡剂灌肠和小肠钡剂造影检查

现今临床上，钡剂灌肠和小肠钡剂造影由于肠镜的广泛应用，以及相关检查不能进行活体组织检查、对病灶不能直接观察描述，因此对于肠道疾病的诊断和鉴别诊断帮助有限，已不作为肠道疾病的首选辅助检查。但 X 线检查因其可以灵活地显示脏器的局部和全貌，并可检查胃肠道形态与功能，加之方法简便，费用经济，在临床上仍有一定的应用价值。对于炎症性肠病患者来说，主要应用于：①评估上消化道至远端小肠的情况；②对内镜无法检查到的部位、结肠镜未达全结肠或需描述狭窄长度者，可行钡剂灌肠。但严重病例不推荐。

临床应用上主要注意按照适应症选择检查患者，并且一般不作为炎症性肠病患者的首选检查，并且对于肠镜检查存在禁忌的患者，需严密评估病情，对疑有中毒性巨结肠、肠道穿孔或窦道、消化道出血者慎行造影检查，必要时可采用碘剂或碘油取代钡剂造影。另该类检查需要注意的是检查前流质饮食，及必要的肠道清洁，需要予以相应的润肠剂以排空肠道粪便。

总而言之，消化道钡剂造影检查目前有一定的临床应用价值，但是目前不作为炎症性肠病检查的首选，也不推荐患者选择该检查明确诊断或者随访，临床应用中需要临床医生严格掌握适应症。

溃疡性结肠炎患者行 X 线钡剂灌肠检查，主要改变有：①黏膜粗乱和（或）颗粒样改变；②肠管边缘呈锯齿状或毛刺样，肠壁有多发性小充盈缺损；③肠管短缩，袋囊消失，呈铅管样。克罗恩病患者行 X 线钡剂灌肠，主要改变为多发性、跳跃性病变，病变处见裂隙状溃疡、卵石样改变、假息肉、肠腔狭窄、僵硬，且可见瘘管病变。

13. 溃疡性结肠炎为何进行 CT 检查？有哪些表现？

近年来随着 CT 设备的快速发展，多排螺旋 CT 的扫描速度、空间分辨率和各向同性分辨力的提高，以及其强大的后处理功能，而被更多地运用于炎症性肠病的研究。多排螺旋 CT 通过观察肠壁的厚度、小肠系膜和结肠周围系膜的炎症、淋巴结大小和数目、肠壁外的并发症（瘘管、脓肿等）、胃肠道外脏器的并发症等对炎症性肠病的病变进行评估。研究认为多排螺旋 CT 可很好地分辨 UC 和 CD，并可用于鉴别急慢性炎症性肠病，特别是对于发现肠道外并发症、肿瘤及假性肿瘤等有很高的特异度和灵敏度；多排螺旋 CT 诊断结肠病变的准确性与结肠镜相当，但其侵袭性低，不易伴发肠穿孔，可探查到结肠各段，且可发现肠黏膜下及肠外病变，因而是诊断炎症性肠病、评估病情的良好工具。

溃疡性结肠炎的 CT 检查表现：呈连续、对称、均匀、浆膜面光滑的肠壁增厚（＞4

mm);病变区的肠管出现肠腔狭窄、肠管僵直及缩短等,同时伴有结肠袋、半月皱襞的变浅或消失;病变区肠系膜密度增高、模糊,同时伴有肠系膜血管束的边缘不清;另外,肠系膜出现散在淋巴结增大,且增大的淋巴结无融合倾向,沿血管束分布,直径多为 5~10 mm大小等。

14. 溃疡性结肠炎(UC)为何进行 MRI 检查? 有哪些表现?

与其他检查方式相比,MRI 检查具有许多优点,包括无创性、无辐射、良好的软组织对比、多平面成像能力,能较好显示透壁或壁外的病变,并且动态增强 MRI 能提供功能和血流灌注及毛细血管通透性等信息。有研究利用常规 MRI 对 UC 的表现进行研究,发现肠壁增厚程度、肠壁是否水肿、肠壁的强化程度及肠系膜纤维脂肪增生等征状,有助于判断 UC 的活动性。MRI 相对 CT,其优势在于无电离辐射损失,能鉴别炎症活动度,所以非常适合年轻患者长期随访。

UC 的 MRI 检查表现:急性期由于黏膜和黏膜下层增厚,使 T1WI 和 T2WI 都呈高信号改变,可能和活动性病变的肠壁内出血有关;疾病慢性期,结肠壁在 T1WI 和 T2WI 均呈低信号。MRI 可以作为判断 UC 活动与否的检查手段。

15. 如何进行小肠 CTE 检查? 对克罗恩病(CD)诊断有何价值及影像学表现?

小肠 CTE 检查前,患者进行常规肠道准备及肠道扩张准备。该检查可作为内镜的补充,检出病灶并对炎症、梗阻及瘘管型 CD 进行分级;内镜检查后另行断层扫描检查十分必要,这一问题已经在"ECCO 的循证声明意见"中充分讨论,CTE 可根据肠壁厚度及增强后表现确定病灶累及范围及炎症活动度,与肠壁的水肿及溃疡等表现结合起来可以判断疾病的严重度,且 CT 较之于 MRI 更方便易行且花费时间短。

其次,鉴别炎性狭窄和纤维性狭窄对于治疗方案的制定非常重要,但目前的检查方法对此仍有缺陷,CT 可以根据肠壁厚度、肠壁强化程度、梳状征、肿大淋巴结等判断狭窄部位的炎症活动度。此外,CT 对检出穿透性的并发症有较高的准确性(例如脓肿、瘘管等)。

活动期 CD 典型的 CT 表现为肠壁明显增厚(>4 mm);肠黏膜明显强化伴有肠壁分层改变,黏膜内环和浆膜外环明显强化,呈"靶征"或"双晕征";肠系膜血管增多、扩张、扭曲,呈"木梳征";相应系膜脂肪密度增高、模糊;肠系膜淋巴结肿大等。

16. 小肠 CTE 检查前有何注意事项及肠道准备?

小肠 CTE 检查前,常规肠道准备:晨起空腹,在检查前 60 min 匀速口服 2.5% 等渗甘露醇 2 000 ml;扫描前肌注抗蠕动药山莨菪碱 20 mg。患有前列腺肥大、青光眼、心律不齐等疾病者禁用山莨菪碱,直接行 CTE 检查。对疑似有小肠梗阻性疾病的患者,无需检查前准备,直接行 CTE 检查。

17. 如何进行小肠 MRE 检查? 对克罗恩病(CD)诊断有何价值及影像学表现?

小肠 MRE 检查前,患者同样进行常规肠道准备及肠道扩张准备。小肠 MRE 检查同样可作为内镜的补充,检出病灶并对炎症、梗阻及瘘管型 CD 进行分级,CT 较之于 MRI 更方便易行且花费时间短,但考虑到放射线暴露的问题,尤其是年轻患者必须长期定期复查,反复的 CT 检查可能造成肿瘤风险增加,因此条件允许也可以行 MRI 检查。MRI 对于小肠梗阻和穿透性病灶的诊断准确率高,有助于鉴别炎症或纤维性为主的狭窄。鉴别炎性狭窄和纤维性狭窄对于治疗方案的制定非常重要,但目前的检查方法对此仍有缺陷,研究发现用增强 MRI 可以区别轻、中度及重度的纤维化,其敏感性为 0.94,特异性为 0.89。同样,MRI 对检出穿透性的并发症有较高的准确性(例如:脓肿、瘘管等)。

CD 患者的 MRI 检查表现:可显示受累肠段的肠壁厚度、受累肠段的异常强化、异常强化的肠系膜血管(木梳征)以及肠段狭窄和狭窄后扩张,能很好地评估 CD 的活动性,其他能显示的征象还包括受累肠段的溃疡、脓肿、瘘管和增大的肠系膜淋巴结(D>10 mm)等。活动期表现:肠壁水肿、炎性细胞浸润、肉芽增生、血管增多和血管通透性增加,出现肠壁明显增厚(>6 mm,更具价值),肠壁 T2WI 信号显著增高、明显分层、肠壁显著强化以及出现各种肠外病灶等改变。其中肠壁 T2WI 信号升高程度反映了肠壁的水肿程度,肠壁分层主要是由黏膜下明显水肿所致,与病变活动密切相关,但偶尔也可以是脂肪增生。若是显著的肠壁内脂肪增生,对照 MRI 的 T1WI 和 T2WI 可以分辨。病变肠壁部分呈均匀一致强化,部分呈分层强化,表现为内层与外层呈显著高信号,为炎性充血的黏膜层和浆膜层,中层呈相对低信号,为水肿的黏膜下层和肌层,为活动性炎症的特异性表现。

18. 小肠 MRE 检查前的注意事项及肠道准备?

(1)检查前清洁肠道准备

嘱患者禁食 8~12 h,6 h 前开始服用和爽 137.15 g 加温开水 2 000 ml 在 2 h 内喝完,直至排出大便为无色清亮无渣样便为宜。

(2)检查前充盈肠道准备

检查前口服 2.5% 等渗甘露醇 2 000 ml。扫描前肌注抗蠕动药山莨菪碱 20 mg(患有前列腺肥大、青光眼、肠梗阻等疾病者禁用),以抑制肠道痉挛,降低管壁张力,减少肠蠕动而造成伪影。

(3)存在 MR 禁忌症者

绝对禁忌症:①心脏起搏器者;②人工瓣膜置换术后患者;③体内有铁磁性血管夹者;④眼球内有金属异物者;⑤高烧患者。相对禁忌症:①扫描野内或附近含有铁磁性物品:有金属假牙者不能做鼻咽、口腔检查;体内有金属药泵者忌行相应部位检查;有宫内节育器者不能做盆腔检查。②幽闭恐惧症病人。③不能平卧 30 min 以上、神志不清、严重缺氧、烦躁不安需要抢救的病人。④对造影剂过敏者。

19. 如何选择小肠 CTE 与 MRE 检查? 各有何优缺点?

对于炎症性肠病患者来说 CT/MR 检查可以评估病灶与周围组织的关系、评估病灶周围组织炎症状况,有利于确定病变范围和严重程度,可评估 CD 患者有无穿孔并发症。对于需要手术的患者,此项检查对于手术前评估及手术方案制定尤为重要。由于炎症性肠病年轻患者多见且一段时间后需复查,因此更倾向于行超声和 MRI。

高分辨 CT 检查能清晰地显示肠壁的厚度、有无水肿,可准确评估小肠壁周围及系膜的状况,能发现脓肿、肠瘘、穿孔等并发症。近年来由于小肠 CT 造影技术的发展,使临床上对于炎症性肠病小肠病变的诊断有了长足的进步。小肠 CT 检查先行常规平扫,随后进行多期动态增强扫描,在感兴趣区采用高分辨薄层扫描(≤5 mm 层厚),并在工作站上进行多平面重建、最大密度投影和容积重建技术重建,多平面重建较其他两种重建技术更能清楚显示病灶,然后再进行多期动态增强扫描,其可定量分析肠壁强化的程度和形式,从而鉴别肠壁增厚的良恶性,评价小肠 CD 的炎症活动性及并发症。扩张良好的小肠炎症性肠病,多层 CT 可以发现轻度的肠壁和肠系膜的增厚、水肿,小肠系膜小动脉增粗及增多、系膜淋巴结肿大等。CT 已逐步成为发现和综合评估炎症性肠病的重要影像检查手段。不仅如此,多层螺旋 CT 还是各种小肠急腹症病变的首选检查工具,可及时发现和正确评估肠梗阻、肠穿孔、肠扭转、肠套叠、肠缺血坏死、肠出血等急腹症。

由于 MRI 软组织对比度好,对比剂增强的敏感性高,它既能显示肠腔内外的结构以及肠道动态信息,又无射线辐射,尤其适宜儿童和青少年的检查,并可用于长期随访观察病变进展。对于临床上同时伴有甲状腺疾病以及碘剂过敏者,也可考虑采用该项检查。

20. 什么是克罗恩病核磁共振疾病活动性指数(MaRIA)?

基于核磁共振肠造影检查结果进行的 MaRIA 评分(an MR index of activity),是一项有效的、有应答性的,而且可靠的衡量克罗恩病患者对治疗应答情况的评分系统,可用于临床治疗效果的评估。核磁共振肠造影检查判断溃疡愈合的精确度为 90%,评估缓解的精确度为 83%。

MaRIA 评分是 Rimola 等人建立的标准的磁共振活动评分。其计算公式为:MaRIA 评分=$1.5 \times$肠壁厚度(mm)$+0.02 \times$RCE$+5 \times$水肿$+10 \times$溃疡。可把回结肠分为 5 段:回肠末端、右侧结肠、横结肠、左侧结肠及直肠。其中各肠段 MaRIA 评分公式中的肠壁厚度记该肠段肠壁最厚处数值。黏膜溃疡被定义为增厚肠壁内黏膜的深凹陷,肠壁水肿被定义为 T2 加权序列和腰大肌信号强度相比的强信号。当该肠段存在水肿或溃疡时则记 1 分,不存在时记 0 分。相关对比度增强(RCE)在各个肠段肠壁强度最大的区域测量获得。磁共振下疾病活动被定义为:疾病活动(MaRIA$\geq$7),严重活动(MaRIA$\geq$11)。

21. 炎症性肠病的常用血液学检查有哪些?

目前常用的血液学检查项目有:①血常规(CBC)、血沉(ESR)、C 反应蛋白(CRP)、电解质和白蛋白、铁蛋白、钙、镁、维生素 B_{12}、转铁蛋白饱和度、肝功能检查、人免疫球蛋白;②核周型抗中性粒细胞胞质抗体(p-ANCA)、抗酿酒酵母菌抗体(ASCA);③乳糜泻抗体;④排除肠结核:血清结核抗体、干扰素-γ检查、T-SPOT、QuantiFERON-TB 等。

22. 炎症性肠病为什么要检查血沉、C 反应蛋白?

临床上检查血沉、C 反应蛋白及粪钙卫蛋白的目的是判断炎症性肠病的活动度、复发情况及指导治疗等。

血沉,是"红细胞沉降率"的俗称,能够反映体内的炎症情况,是临床上炎症性肠病常用的实验室指标,是 Truelove-Witts 评分的组成部分,但是对肠道炎症并不特异,受多种因素影响,如:年龄、性别、贫血、红细胞增多、妊娠。

C 反应蛋白,是一种由肝脏合成的急性时相反应蛋白,是在感染和组织损伤时血浆浓度快速急剧升高的主要的急性期蛋白,由于对炎症反应迅速,被认为是评估炎症性肠病的敏感指标。C 反应蛋白不仅可以作为评价疾病活动性和病情严重度的指标,而且还具有快速反映药物有效性、指导临床治疗、预测疾病复发等作用的特点。

23. 血红蛋白、血小板、血清白蛋白对炎症性肠病患者病情判断有何意义？

研究表明，炎症性肠病患者血液常呈高凝状态，凝血以及纤溶系统异常，活动期存在内皮细胞损伤，使血小板激活，并可诱发全身性血栓栓塞；CD患者全血细胞检查中最常见的表现是贫血和血小板增多；炎症性肠病患者的红细胞指数和血红蛋白发生变化，其中血红蛋白浓度的变化和疾病的活动性呈负性相关。上述研究认为血红蛋白和血小板可作为判断炎症性肠病患者炎症活动性的指标，早期指导临床的诊断及治疗。应用中，可通过简单的血液血常规检查，早期筛检可疑患者做进一步的诊疗，避免漏诊；对诊断明确患者，可应用于临床评判治疗效果，及预后评价及复诊。

UC患者常因摄入不足或吸收障碍引起营养不良，或蛋白从胃肠道丢失，引起低蛋白血症。有学者认为，白蛋白水平与炎症性肠病预后密切相关，可在一定程度上反映肠道吸收能力，可作为近期病情监测的指标。

24. 炎症性肠病的自身抗体有哪些？

目前可以检测的自身抗体主要有：核周型抗中性粒细胞胞质抗体（p-ANCA）、抗酿酒酵母菌抗体（ASCA）、抗OmpC抗体（一种大肠埃希菌外膜孔道蛋白C抗体）及抗I2抗体（CD肠黏膜中发现的一段细菌序列）、抗鞭毛蛋白抗体（抗-CBir1）、抗多聚糖抗体等。ASCA主要表达于克罗恩患者的血清中，pANCA主要出现于溃疡性结肠炎患者的血清中。

p-ANCA为炎症性肠病特异性ANCA，但滴度与炎症性肠病活动性不相关。其主要靶抗原为细胞核组蛋白，可见于20%～80%的UC患者和5%～25%的CD患者。ANCA阳性也可见于系统性血管炎、原发性硬化性胆管炎和自身免疫性肝炎、嗜酸性粒细胞性结肠炎和胶原性结肠炎等疾病。

ASCA是一种抗多糖成分的血清反应性抗体，其抗原主要是相对分子质量为200×10^3的磷酸肽类甘露聚糖，如常见的酿酒酵母细胞壁成分。酿酒酵母细胞可经消化道进入肠道黏膜上皮，病变肠道黏膜的渗透性增加致炎性反应加强，从而引起抗体攻击。与分枝杆菌享有共同表位及与人体中低聚甘糖结构的同源性也可能是诱发免疫应答的原因。ASCA主要出现在CD患者体内，阳性率为50%～80%，在UC及健康人群的阳性率分别为5%～15%和1%～7%。ASCA阳性也可见于贝赫切特病、乳糜泻、自身免疫性肝炎和原发性胆汁性肝硬化患者。

OmpC是CD患者回肠病变处的侵袭性大肠埃希菌快速生长的必需物质。抗OmpC见于约50%CD患者，且多见于溃疡穿孔的CD患者。在UC及健康对照者中阳性率分别为5%～10%和5%。

I2是从活动期CD患者的肠黏膜固有层单核细胞中鉴定得到细菌转录因子家族的一个DNA片段，后来发现和荧光假单胞菌有关。抗I2抗体存在于约50%CD和10%UC患者，但在一些非炎性肠病和健康人群中也有较高阳性率。抗I2抗体阳性CD患者易发生纤维狭窄。

CBir1是一种细菌鞭毛相关抗原，首次发现于小鼠的肠道菌群中。该抗原在免疫缺陷的小鼠中能够诱发结肠炎。抗CBir1也存在于约50%CD患者，在UC及健康对照者中阳性率分别为6%和8%，血清抗CBir1阳性有助于在p-ANCA阳性患者中区别CD和UC。

抗多聚糖抗体:CD 患者也存在多种抗多聚糖抗体,包括抗昆布多糖糖苷糖抗体(AL-CA)、抗壳糖糖苷糖抗体(ACCA)、抗甘露糖二糖苷抗体(AMCA)、抗壳糖抗体(anti-C)和抗昆布多糖抗体(anti-L)等。和 ASCA 类似,这些抗体都是针对微生物表面糖类物质的。ALCA 和 ACCA 主要和 CD 有关,阳性率为 17%~28%,低于 ASCA 的阳性率。因这些抗体在 ASCA 阴性的 CD 患者中阳性率为 34%~44%,所以有助于与 UC 进行鉴别。

25. 炎症性肠病的常用粪便检查项目有哪些?

目前常用的粪便检查项目有:①粪便常规和培养,排除细菌、病毒或寄生虫引起的腹泻;②艰难梭状芽孢杆菌;③粪便隐血或白细胞检查;④巨细胞病毒(CMV);⑤粪中性粒细胞衍生蛋白:钙卫蛋白(calprotectin, Cal)、乳铁蛋白(lacto-ferrin, Lf)、多形核中性粒细胞弹力蛋白(PMN-e)、α1-抗胰蛋白酶、弹性蛋白酶、溶菌酶、S100A12 等。

26. 为什么要反复多次行粪便检查?

这是由于临床上 UC 患者多数表现为持续或反复发作的腹泻、黏液脓血便,而黏液性、脓样或黏液脓性、脓血样便也常见于痢疾、结肠或直肠癌等疾病;另外,我国由于 UC 发病率低而感染性疾病(包括肠结核)常见、多发,病原菌和病理学诊断困难,使 UC 与各种感染性肠病混淆不清。通过大便的常规检查和大便培养可以进行诊断和鉴别诊断。反复多次行粪便检查可进一步排除感染性肠病,帮助建立准确的诊断。因此,我国有关 UC 的诊治指南进行每一次修正时,均提出需要进行多次行粪便检查,以提高诊断的准确性。

27. 炎症性肠病为什么要检查粪钙卫蛋白?

粪钙卫蛋白是一种肠道炎性标志物,主要来源于中性粒细胞,炎性反应中其浓度随着中性粒细胞增加而急剧升高,是反应肠道炎症的金标准,活动期炎症性肠病患者粪钙卫蛋白显著升高。粪钙卫蛋白对炎症性肠病的炎性反应活动度的评估、治疗与随访、疾病复发及手术预后的预测等具有重要指导意义。检测方法为非侵入性检测,且简单、便宜、安全、可靠、客观,易被患者接受。

28. 如何诊断溃疡性结肠炎(UC)?

目前不存在诊断 UC 的"金标准",诊断依靠临床表现、实验室检查、影像学检查、内镜以及组织学表现的综合分析。必须排除感染因素,如诊断存疑,应在一定时间后进行内镜及组织学复查。

(1)诊断步骤

临床表现疑诊为 UC 时,推荐以下诊断步骤:①病史中注意病程,腹泻、腹痛多在 4~6 周以上,应特别注意新近肠道感染史、抗生素和非甾体抗炎药(NSAIDs)等用药史、戒烟和应激因素等。②体格检查应包括脉率、血压、体温、体重及身高,是否有腹部膨隆或压痛,适当时应进行肛周探查及肛门指检,但轻中度 UC 体格检查可能往往无阳性发现。轻中度UC 患者检查往往无特殊发现,而重症患者可表现为发热,心动过速、体重减轻、腹部压痛、腹部膨隆和肠鸣音减弱。③粪便常规检查和培养不少于 3 次,根据流行病学特点,为排除外阿米巴痢疾、血吸虫病等疾病应做相关检查。④结肠镜检查,兼取活检。重症患者或暴发型患者可缓做或仅做直、乙状结肠镜检查,以策安全。⑤钡剂灌肠检查可酌情使用,重度患者不推荐。⑥初步检查应包括全血检查、电解质、肝肾功能、铁代谢指标、Vit D 水平、CRP、粪钙卫蛋白。应检测患者的免疫指标,需排除感染性腹泻包括艰难梭菌感染和巨细胞病毒感染。血清学标志物:研究最多的血清学标志物包括核周型抗中性粒细胞胞浆抗体(p-ANCAs)和抗酿酒酵母抗体(ASCAs)。

(2)诊断要点

在排除其他疾病基础上,可按下列要点诊断:①具有上述典型临床表现者为临床疑诊,安排进一步检查;②同时具备上述结肠镜和(或)放射影像学特征者,可临床拟诊;③如再具备上述黏膜活检和(或)手术切除标本组织病理学特征者,可以确诊;④初发病例如临床表现、结肠镜以及活检组织学改变不典型者,暂不确诊 UC,应予随访。

29. 如何诊断克罗恩病(CD)?

CD 无单一的诊断金标准,诊断是基于临床表现和内镜学、组织学、影像学表现和(或)生化检查的综合评估,基因及血清学检测目前不推荐用于 CD 的常规诊断。

(1)临床表现

临床表现呈多样化,包括消化道表现、全身表现、肠外表现以及并发症。消化道表现主要为腹泻、腹痛,可有血便;全身表现主要为体重减轻、发热、食欲不振、疲劳、贫血等;可有关节、皮肤、眼、口腔及肝胆等肠道外表现;并发症常见瘘管、腹腔脓肿、肠狭窄和梗阻、肛周病变(肛周脓肿、肛周瘘管、皮赘、肛裂等)。应包括近期旅行史、食物不耐受情况、用药史(包括抗生素及 NSAIDS 药物)、阑尾切除史等,还需特别注意某些危险因素如吸烟、家族史和近期的感染性胃肠炎。全身体检包括一般情况、脉率、血压、体温、腹部膨隆或压痛、触及的腹部包块、会阴部及口腔的检查、直肠指检,BMI 测定等。

(2)内镜检查

①结肠镜检查:镜检应达末端回肠,病变为节段性、非对称性的各种黏膜炎症,特征性地表现为非连续性病变、纵行溃疡和卵石样外观。无论结肠镜检查结果如何(确诊或疑诊 CD),均需选择有关检查(小肠胶囊内镜、小肠镜、胃镜)明确小肠和上消化道的累及情况,以便为诊断提供更多证据以及进行疾病评估。②小肠胶囊内镜检查:对发现小肠黏膜异常相当敏感,但对一些轻微病变的诊断缺乏特异性,且有发生滞留的危险。主要适用于疑诊 CD 但结肠镜及小肠放射影像学检查阴性者。③小肠镜检查:该检查可直视下观察病变、取活检及进行内镜下治疗,但为侵入性检查有一定并发症的风险。主要适用于其他检查(如小肠胶囊内镜或放射影像学)发现小肠病变或尽管上述检查阴性而临床高度怀疑小肠病变,需进行确认及鉴别者,或已确诊 CD 需要小肠镜检查以指导或进行治疗者。小肠镜下 CD 病变特征与结肠镜所见相同。④胃镜检查:少部分 CD 病变可累及食管、胃和十二指肠,但一般很少单独累及。原则上胃镜检查应列为 CD 的检查常规,尤其是有上消化道症状者。

(3)影像学检查

①CT 或磁共振肠道显像(CTE/MRE):有条件的单位应将此检查列为 CD 诊断的常规检查,活动期 CD 典型的 CTE 表现为肠壁明显增厚(大于 4 mm);肠黏膜明显强化伴有肠壁分层改变,呈"靶征"或"双晕征",肠系膜血管增多、扩张、扭曲,呈"木梳征",相应系膜脂肪密度增高、模糊,肠系膜淋巴结肿大等。②胃肠钡剂造影:必要时结合钡剂灌肠,可见多发性、跳跃性病变,呈节段性炎症伴僵硬、狭窄、裂隙状溃疡、瘘管、假息肉和鹅卵

石样改变等。③腹部超声检查：对发现瘘管、脓肿和炎性包块具有一定价值，但对 CD 诊断准确性较低。

（4）黏膜病理组织学检查

需多段（包括病变部位和非病变部位）、多点取材。具体见前面内容。

（5）手术切除标本

沿纵轴切开手术切除肠管，连同周围淋巴结一起送病理组织学检查。手术切除标本的大体表现包括：①节段性或局灶性病变；②融合的线性溃疡；③卵石样外观、瘘管形成；④肠系膜脂肪包绕病灶；⑤肠壁增厚和肠腔狭窄等。手术切除标本的病理确诊标准：非干酪样坏死性肉芽肿具有较大诊断价值。

（6）诊断要点

在排除肠结核、肠道白塞病、溃疡性结肠炎、肠淋巴瘤，以及感染性肠炎、缺血性结肠炎、放射性结肠炎等疾病基础上，可按下列标准诊断。①具备上述临床表现者可临床疑诊，安排进一步检查；②同时具备上述结肠镜或小肠镜特征以及影像学特征者，可临床拟诊；③如再加上活检提示 CD 的特征性改变且能排除肠结核，可作出临床诊断；④如有手术切除标本（包括切除肠段和病变附近淋巴结），可根据标准作出病理确诊；⑤对无病理确诊的初诊病例，随访 6～12 个月以上，根据对治疗的反应和病情变化判断，符合 CD 自然病程者，可作出临床确诊。如与肠结核混淆不清但倾向于肠结核者应按肠结核作诊断性治疗 8～12 周，再行鉴别。WHO 曾提出 6 个诊断要点的 CD 诊断标准（见下表）。

WHO 推荐的 CD 诊断标准

项　目	临　床	影　像	内　镜	活　检	切除标本
① 非连续性或节段性改变		＋	＋		＋
② 卵石样外观或纵行溃疡		＋	＋		＋
③ 全壁性炎性反应改变	＋（腹块）	＋（狭窄）	＋（狭窄）		＋
④ 非干酪性肉芽肿				＋	＋
⑤ 裂沟、瘘管	＋	＋			＋
⑥ 肛周改变	＋			＋	＋

具有①、②、③者为疑诊，再加上④、⑤、⑥三者之一可确诊；具备第④项者，只要加上①、②、③三者之二亦可确诊

30. 诊断炎症性肠病时为什么强调出现症状的时间超过 6 周？

炎症性肠病是一种特殊的慢性肠道炎症性疾病，至今病因不明且没有特异性表现，患者常常有腹泻、腹痛的症状出现，严重时伴有黏性便血的情况，与一般慢性肠炎和痔疮等的症状比较类似，因此容易被患者忽视，耽误治疗的时间。连续 6 周以上的腹泻、腹痛，或伴有黏液血便，且经过抗生素治疗无好转的，需要警惕炎症性肠病。症状的严重程度与结肠受累范围和炎症程度有关，可伴有不同程度的全身症状、关节、皮肤、眼、口、肝胆等肠外表现。急性感染性结肠炎常有流行病学史。如不洁饮食、疫区居住史、出国旅行或长期应用抗生素等。可发生在各年龄组，病程一般不超过 4 周。症状多在 1、2 周内消散，其病因主要为志贺菌、沙门菌、大肠杆菌、结核杆菌、难辨梭状芽孢杆菌、空肠弯曲菌、巨细胞病毒、血吸虫、

隐孢子原虫或溶组织内阿米巴感染等。经抗生素治疗后少有复发；但慢性感染者可迁延不愈,持续数月甚至数年,除慢性血吸虫和溶组织内阿米巴感染所致的肝脏肿大或肝脓肿外,感染性结肠炎肠外表现较为少见。强调出现症状的时间超高 6 周,主要是有助于和感染性腹泻鉴别。

31. 溃疡性结肠炎的诊断内容包括哪些？

溃疡性结肠炎完整的诊断应包括疾病的临床类型、病变范围、严重程度、病情分期及并发症。诊断举例:溃疡性结肠炎(慢性复发型、左半结肠、活动期、中度)。临床类型分为初发型和慢性复发型;病情分期包括活动期和缓解期;参照蒙特利尔分类标准,病变范围可分为直肠型、左半结肠型和广泛结肠型;采用 Truelove 与 Witts 分度方法,病情程度可划分为轻度、中度和重度。肠外表现包括皮肤黏膜表现(口腔溃疡、结节性红斑和坏疽性脓皮病)、关节损害(外周关节炎、脊柱关节炎等)、眼部病变(虹膜炎、巩膜炎、葡萄膜炎等)、肝胆疾病(脂肪肝、原发性硬化性胆管炎、胆石症等)、血栓栓塞性疾病等。并发症包括中毒性巨结肠、肠穿孔、下消化道大出血、上皮内瘤变以及癌变。

32. 克罗恩病的诊断内容包括哪些？

克罗恩病完整的诊断应包括疾病的临床类型、严重程度、病情分期及肠外表现。诊断举例:克罗恩病(回结肠型、狭窄型＋肛瘘、活动期、中度)。按蒙特利尔分型法,确诊年龄可分为 A1 型(≤16 岁)、A2 型(17～40 岁)、A3 型(>40 岁),病变部位可分为 L1 型(回肠末端)、L2 型(结肠)、L3(回结肠)、L4(上消化道);疾病行为可分为 B1 型(非狭窄非穿透)、B2 型(狭窄)、B3(穿透)。临床上用克罗恩病活动指数(CDAI)评估疾病活动性的严重程度以及进行疗效评价。肠外表现包括皮肤黏膜表现(口腔溃疡、结节性红斑和坏疽性脓皮病)、关节损害(外周关节炎、脊柱关节炎等)、眼部病变(虹膜炎、巩膜炎、葡萄膜炎等)、肝胆疾病(脂肪肝、原发性硬化性胆管炎、胆石症等)、血栓栓塞性疾病等。并发症常见瘘管、腹腔脓肿、肠狭窄和梗阻、肛周病变(肛周脓肿、肛周瘘管、皮赘、肛裂等),消化道大出血、急性穿孔较少见,病程长者可发生癌变。

33. 溃疡性结肠炎病需要与什么疾病相鉴别？

(1)感染性结肠炎

①各种细菌感染(痢疾杆菌,沙门菌,大肠杆菌,耶尔森菌,空肠弯曲菌等)。菌痢发病常有明显季节性,发病高峰在 7～9 月份,急性发作时导致血性腹泻或黏液血便、发热、腹痛等腹泻综合征,抗生素治疗有良好效果,鉴别关键在于病原学检查,如粪便的细菌培养等。②阿米巴肠炎,病变主要侵犯右侧结肠,也可累及左侧结肠,结肠溃疡较深,边缘潜行,溃疡间的黏膜多属正常。粪便或结肠镜取溃疡渗出物检查可找到溶组织阿米巴滋养体或包囊。血清抗阿米巴抗体阳性,抗阿米巴治疗有效。③血吸虫病,有疫水接触史,常有肝脾肿大,粪便检查可发现血吸虫卵,孵化毛蚴阳性,结肠镜表现黏膜苍白、萎缩,呈区域性密集分布,好发于直肠、乙状结肠,除黏膜炎症、溃疡外,其特征是距肛门 10 cm 左右直肠后壁散布 2～3 mm 大小、平坦或稍隆起的黄色虫卵结节,活检黏膜压片或组织病理检查发现血吸虫卵。免疫学检查亦有助鉴别。

(2)非感染性肠炎

①克罗恩病,鉴别要点见"第35问"。②缺血性肠病,缺血性肠病是指小肠和(或)结肠因血供不足而发生的缺血性肠损伤,多起病急,病程短,最常见的症状有便血与腹痛,多发生于有动脉硬化、糖尿病等病史的老年人,多发生于结肠脾区附近,肠黏膜X线有指压征,因直肠侧支循环较多,多不累及。而直肠却是溃疡性结肠炎的好发部位。③大肠癌,多见于中年以后,直肠指检常可触到肿块,结肠镜与X线钡剂灌肠检查对鉴别诊断有价值,活检病理检查可确诊。须注意溃疡性结肠炎也可引起结肠癌变。④肠易激综合征,粪便可有黏液但无脓血,显微镜检查正常,结肠镜检查无器质性病变证据。⑤放射性肠炎,多发生于放射线照射后数小时或数天,造成肠黏膜水肿,血管网模糊甚至消失,组织学观察可见肠黏膜细胞核固缩、核碎裂,有丝分裂减少,黏蛋白降低。临床表现为腹部绞痛、里急后重、腹泻及直肠出血。急性放射性结肠炎呈可逆性,一般4~8周可逐渐恢复,慢性放射性肠炎可在照射后数周甚至数年后才发生。因射线渗透性强,杀伤力大,可累及照射区域肠壁全层,肠黏膜表面附着灰色苔样痂或坏死物,甚至穿孔、肠出血、肠梗阻、腹膜炎等,迁延难愈。⑥药物性肠炎,常为长期大量使用广谱抗菌药物所致菌群失调,包括条件致病菌、真菌、南边梭状芽孢杆菌等,导致肠道炎症性病变。此外,非甾体类抗炎药(NSAIDs)、各种化疗药等也可造成具有非特异性组织学改变的结肠炎。

(3)其他

其他感染性肠炎(肠结核、真菌性肠炎、出血坏死性肠炎、抗生素相关性肠炎等)、过敏性紫癜、胶原性结肠炎、白塞病、结肠息肉病、结肠憩室炎以及HIV感染合并的结肠炎应和本病鉴别。此外应特别注意因下消化道症状行结肠镜检查发现的轻度直、乙状结肠炎不能与溃疡性结肠炎等同,需认真检查病因,观察病情变化。

34. 克罗恩病需要与什么疾病相鉴别?

(1)肠结核

诊断克罗恩病应首先排除肠结核。结核患者既往或现有肠外结核史,临床表现少有肠瘘、腹腔脓肿和肛门病变,内镜检查病变节段性不明显、溃疡多为横行,浅表而不规则。组织病理学特征对鉴别诊断最有价值,肠壁和肠系膜淋巴结内大而致密、融合的干酪样肉芽肿、抗酸杆菌染色阳性是肠结核的特征。不能除肠外结核时应行抗结核治疗。亦可作结核菌培养、血清抗体检测或采用结核特异性引物行PCR,检测组织中结核杆菌DNA。

(2)溃疡性结肠炎

鉴别要点见"第35问"。

(3)小肠恶性淋巴瘤

多见于回肠末端,甚至累及回盲瓣和盲肠,全身状况较差,进展相对较快,肠瘘、肛周病变及口、眼和骨关节病少见。部分患者会有肝脾和周围淋巴结肿大。内镜和X线表现大多数仅累及小肠,广泛侵蚀受累肠段,无裂隙样溃疡和鹅卵石征。CT可见腹腔淋巴结肿大,病理可见淋巴瘤样组织而无结节病样肉芽肿。

(4)白塞病

推荐白塞病国际研究组的诊断标准:①反复发生口腔溃疡,过去12个月内发病不少于3次;②反复发生生殖器溃疡;③眼病;④皮肤病变;⑤皮肤针刺试验阳性(无菌穿刺针刺入患者前臂,24~48 h后出现>2 mm的无菌性红斑性结节或脓疱)。确诊需有①加其他两项特征。

（5）肠阿米巴病

阿米巴肠炎主要侵犯结肠，可呈现急性过程，多表现为腹泻、腹痛及血便；也可呈慢性反复发作，常有腹痛、间断性腹泻、黏液便及体重下降等，也可以有右下腹部炎性包块和肠梗阻表现。病变部位以盲肠和升结肠多见，可累及末端回肠。诊断主要依据果酱样便、病灶渗出物或黏膜活检标本中找到阿米巴滋养体，但阴性者仍不能排除该病，也可通过血清学方法检测阿米巴抗体，尤其是 IgM 抗体，有助于诊断。

（6）其他

包括缺血性结肠炎、显微镜下结肠炎、放射性肠炎、转流性肠炎、药物性肠病（如NSAIDs）、嗜酸性粒细胞肠炎和癌肿等需与克罗恩病鉴别。对于一些难以鉴别的疾病，应密切随访观察。

35. 溃疡性结肠炎（UC）与克罗恩病（CD）如何鉴别？

溃疡性结肠炎与克罗恩病同属于炎症性肠病，在病因、发病机制、临床表现、放射学检查、内镜和组织学特征上有某些相似之处，常需鉴别。临床上 UC 为结肠性腹泻，常呈血性，口炎与腹部肿块少见；CD 腹泻表现不定，常有腹痛和营养障碍，口炎、腹部肿块与肛门病变常见。内镜与影像学检查 UC 为直肠受累，弥漫性、浅表性结肠炎症；CD 以回肠或右半结肠多见，病变呈节段性、穿壁性、非对称性，典型者可见鹅卵石样改变、纵行溃疡与裂沟等。组织学检查 UC 为弥漫性黏膜或黏膜下炎症，伴浅层的糜烂溃疡；CD 为黏膜下肉芽肿性炎症，呈节段性分布或灶性隐窝结构改变，以近段结肠病情为重等特征。血清学标记物抗酿酒酵母菌抗体（ASCA）和抗中性粒细胞胞浆抗体（ANCA）的鉴别诊断价值在我国尚未达成共识（见下表）。

溃疡性结肠炎和克罗恩病的鉴别

	溃疡性结肠炎	克罗恩病
症　状	脓血便多见	有腹泻但脓血便较少见
病变分布	病变连续	呈节段性
直肠受累	绝大多数受累	少见
肠腔狭窄	少见，中心性	多见，偏心性
内镜表现	溃疡浅，黏膜弥漫性充血水肿、颗粒状，脆性增加	纵行溃疡、卵石样外观，病变间黏膜外观正常（非弥漫性）
活检特征	固有膜全层弥漫性炎症、隐窝脓肿、隐窝结构明显异常、杯状细胞减少	裂隙状溃疡、非干酪性肉芽肿、黏膜下层淋巴细胞聚集

对结肠炎症性肠病一时难以区分 UC 与 CD，即仅有结肠病变，但内镜及活检缺乏 UC 或 CD 的特征，临床可诊断为炎症性肠病类型待定（inflammatory bowel disease unclassified，IBDU）。而未定型结肠炎（indeterminate colitis，IC）指结肠切除术后病理检查仍然无法区分 UC 和 CD 者。

36. 什么是炎症性肠病类型待定（IBDU）？

在炎症性肠病患者中，大约有 10%～15% 的患者已被认为是 UC 或 CD，但因兼有 UC

与 CD 两种肠病的一些特点,一时难以区分,临床上将其称为不确定性肠炎。但医学上要求这种所谓的"不确定性结肠炎"应严格限于结肠切除术后,经病理学医师全面检查后仍不能确定究竟是 UC 还是 CD 时,才能称为不确定性结肠炎。此外,也有学者认为所谓的"不确定性结肠炎"可能是炎症性肠病的一个亚型,是 UC 或 CD 的一种初期状态,因初期被诊断为 UC 或 CD 的两种肠病可能发生相互转化,需经过一定的病程后才能明确诊断。

2005 年加拿大蒙特利尔世界胃肠病大会上,主要来自法国的炎症性肠病分类工作小组提出了所谓炎症性肠病类型待定(inflammatory bowel disease unclassified,IBDU)的概念,2012 年广州共识意见指出对一时难以区分 UC 与 CD 的结肠炎,即仅有结肠病变,但内镜检查和活检结果缺乏 UC 或 CD 的特征,临床可诊断为 IBDU。

37. 什么是未定型结肠炎(IC)?

未定型结肠炎(indeterminatecolitis,IC)指结肠切除术后病理检查仍然无法区分的 UC 和 CD 者。强调为术后大体标本的检查。

38. 溃疡性结肠炎的临床类型有哪些?

根据 2012 年广州《炎症性肠病诊断与治疗的共识意见》,目前溃疡性结肠炎的临床类型可简单分为初发型和慢性复发型。初发型指无既往病史而首次发作,此型在鉴别诊断中要特别注意,亦涉及缓解后如何进行维持治疗的考虑。慢性复发型指临床缓解期再次出现症状,临床最常见。以往称之暴发型结肠炎已归入重度溃疡性结肠炎中。

39. 克罗恩病的临床类型有哪些?

推荐按照蒙特利尔克罗恩病表型分类法进行分类(见下表)。

克罗恩病的蒙特利尔分型

确诊年龄(A)	A1	≤16 岁	
	A2	17~40 岁	
	A3	>40 岁	
病变部位(L)	L1	回肠末端	L1+L4[b]
	L2	结肠	L2+L4[b]
	L3	回结肠	L3+L4[b]
	L4	上消化道	
疾病行为(B)	B1[a]	非狭窄非穿透	B1p[c]
	B2	狭窄	B2p[c]
	B3	穿透	B3p[c]

注:"a"随着时间的推移,B1 可发展为 B2 或 B3;"b"L4 可与 L1、L2、L3 同时存在;"p[c]"为肛周病变,可与 B1、B2、B3 同时存在。

40. 怎样判断溃疡性结肠炎的活动程度?

溃疡性结肠炎病情分为活动期和缓解期,活动期的疾病严重程度分轻、中、重度。改良 Truelove 和 Witts 疾病严重程度分型标准(见下表)易于掌握,临床上较为实用。

改良 Truelove 和 Witts 疾病严重程度分型

	轻 度	重 度
血便次/天	<4	≥6
脉搏	<90 bpm	>90 bpm
体温	<37.5℃	>37.8℃
血红蛋白	>11.5 g/dL	<10.5 g/dL
ESR 或 CRP	<20 mm/h;正常	>30 mm/h;>30 mg/L

注:中度为介于轻、重度之间;缓解期为无症状。

41. 怎样判断克罗恩病的活动程度?

临床上用克罗恩病活动指数(CDAI)评估疾病活动性的严重程度以及进行疗效评价。Harvey 和 Bradshaw 的简化 CDAI 计算法较为简便(见下表)。

简化 CDAI 计算法

项 目	分 数
一般情况	0:良好;1:稍差;2:差;3:不良;4:极差
腹 痛	0:无;1:轻;2:中;3:重
腹 泻	稀便每日 1 次记 1 分
腹 块	0:无;1:可疑;2:确定;3:伴触痛
伴随疾病(关节痛、虹膜炎、结节性红斑、坏疽性脓皮病、阿弗他溃疡、裂沟、新瘘管及脓肿等)	每种症状记 1 分

注:<4 分为缓解期;5~8 分为中度活动期;≥9 分为重度活动期。

Best 的 CDAI 计算法广泛应用于临床和科研(见下表)。

Best CDAI 计算法

变 量	权 重
稀便次数(1 周)	2
腹痛程度(1 周总评,0~3 分)	5
一般情况(1 周总评,0~4 分)	7
肠外表现与并发症(1 项 1 分)	20
阿片类止泻药(0、1 分)	30
腹部包块(可疑 2 分;肯定 5 分)	10
红细胞压积降低值(正常:男 40,女 37)	6
100×(1-体重/标准体重)	1

注:总分=各分值之和,CDAI:<150 为缓解期;≥150 为活动期;150~220 为轻度;221~450 为中度;>450 为重度。

内镜下病变的严重程度和炎症标志物如血清 CRP 水平亦是疾病活动性评估的重要参考指标。高水平血清 CRP 提示疾病活动(应除外合并细菌感染),是指导治疗和随访疗效的重要指标。内镜下病变的严重程度以溃疡的深浅、大小、范围以及伴随狭窄情况来评估。精确的评估则采用计分法如克罗恩病内镜严重程度指数(Crohn's disease endoscopic index of severity,CDEIS)或克罗恩病简化内镜评分(simple endoscopic score for Crohn's disease,SES-CD),由于耗时较多,主要用于科研(见下表)。

SES-CD 评分

变　　量	0	1	2	3
溃疡大小	无	阿弗他溃疡	大溃疡	巨大溃疡
		（直径 0.1～0.5 cm）	（直径 0.5～2 cm）	（直径＞2 cm）
溃疡面积	无	＜10％肠腔	10％～30％肠腔	＞30％肠腔
受累肠段表面	无	＜50％肠段	50％～75％肠段	＞75％肠段
狭　　窄	无	单个,能通过	多发,能通过	无法通过
受累肠段数目	无	每个肠段 1 分		

注:计算方法:回肠评分＋右半结肠评分＋横结肠评分＋左半结肠评分＋直肠评分－1.4×受累肠段数＝SES-CD。

42. 什么是溃疡性结肠炎病的蒙特利尔分类?

溃疡性结肠炎的病变范围:推荐采用蒙特利尔分型(见下表)。该分型特别有助于癌变危险性的估计和监测策略的制定,亦有助于治疗方案的选择。

UC 病变范围的蒙特利尔分型

	分　　布	结肠镜下所见炎症病变累及的最大范围
E1	直　肠	局限于直肠,直肠乙状结肠交界处远端
E2	左半结肠	病变仅限于左半结肠(脾区以远)
E3	广泛型	病变累及脾区近端(包含全结肠炎)

43. 什么是克罗恩病的蒙特利尔分类?

ECCO 共识意见推荐蒙特利尔分类对 CD 的表型进行分型,这种分型方法便于不同 CD 人群的临床特征及行为的细化研究,同时也有助于临床医生判断预后及选择合适的治疗方案。具体分类方法参考"诊断部分第 39 问(克罗恩病的临床类型有哪些)"。

44. 什么是溃疡性结肠炎的活动期?

大便隐血阳性即可视为溃疡性结肠炎活动期,或 Mayo 评分≥3 分。具体评分如下(见下表):

评估溃疡性结肠炎活动性的 Mayo 评分系统

排便次数 a 0＝排便次数正常 1＝比正常排便次数增加 1～2 次 2＝比正常排便次数增加 3～4 次 3＝比正常排便次数增加 5 次或以上 便血 b 0＝未见出血 1＝不到一半时间内出现便中混血 2＝大部分时间内为便中混血 3＝一直存在出血	内镜发现 0＝正常或无活动性病变 1＝轻度病变(红斑、血管纹理减少、轻度易脆) 2＝中度病变(明显红斑、血管纹理缺乏、易脆、糜烂) 3＝重度病变(自发性出血,溃疡形成) 医师总体评价 c 0＝正常 1＝轻度病变 2＝中度病变 3＝重度病变

注:• a 每位受试者作为自身对照,从而评价排便次数的异常程度。
　　• b 每日出血评分代表一天中最严重出血情况。
　　• c 医师总体评价包括其他 3 项标准:受试者对于腹部不适的回顾、总体幸福感以及其他表现,如体检发现和受试者
　　　表现状态。
　　• 评分:≤2 分,且无单个分项评分＞1 分,为临床缓解;3～5 分轻度活动;6～10 分中度活动,11～12 重度活动。
　　• 有效定义为 Mayo 评分相对于基线值的降幅≥30％及≥3 分,而且便血的分项评分降幅≥1 分或该分项评分为 0 分
　　　或 1 分。

45. 什么是克罗恩病的活动期？

CDAI≥150 为克罗恩病活动期，现在更倾向于 CDAI 联合 CRP>10 mg/l 来评价克罗恩病的活动。CDAI 计算法参考"第 41 问列表"。

46. 什么是溃疡性结肠炎的缓解期？

溃疡性结肠炎缓解期为无症状，及腹泻和便血症状消失，或 Mayo 评分≤2 分，且无单个分项评分>1 分。Mayo 评分参考"第 44 问列表"。

47. 什么是克罗恩病的缓解期？

临床以 CDAI<150 作为缓解的指标。CDAI 计算法参考"第 41 问列表"。

参考文献

［1］中华医学会消化病学分会炎症性肠病学组.炎症性肠病诊断与治疗的共识意见(2012 年·广州).中华内科杂志,2012,51(10):818-831.

［2］欧阳钦,Rakesh Tandon, KL Goh,等.亚太地区炎症性肠病处理共识意见(一).胃肠病学,2006,11(4):233-238.

［3］欧阳钦,Rakesh Tandon, KL Goh,等.亚太地区炎症性肠病处理共识意见(二).胃肠病学,2006,11(5):301-305.

［4］Satsangi J, Silverberg MS, Vermeire S, et al. The Montreal classification of inflammatory bowel disease: controversies, consensus, and implications. Gut,2006,55(6):749-753.

［5］李晓军,刘阳.炎症性肠病的血清标志物研究进展.临床检验杂志,2014,32(3):165-169.

［6］辛丽敏,李楠.C 反应蛋白在炎症性肠病中的应用及价值.胃肠病学和肝病学杂志,2013,22(6):600-603.

［7］王术生,俞咏梅.影像学诊断在炎症性肠病中的应用.医学综述,2015,21(8):1449-1451.

［8］Iborra M, Beltrán B, Nos P. Noninvasive Testing for Mucosal Inflammation in Inflammatory Bowel Disease. Gastrointest Endosc Clin N Am, 2016,26(4):641-656.

［9］Panes J, Bouhnik Y, Reinisch W, et al. Imaging techniques for assessment of inflammatory bowel disease:joint ECCO and ESGAR evidence-based consensus guidelines. J Crohns Colitis. 2013, 7(7):556-585.

［10］Magro Fernando, Gionchetti Paolo, Eliakim Rami, et al. Third European Evidence-Based Consensus on Diagnosis and Management of Ulcerative Colitis. Part 1:Definitions, diagnosis, extra-intestinal manifestations, pregnancy, cancer surveillance, surgery, and ileo-anal pouch disorders. Journal of Crohn's and Colitis, 2017, 1-39.

［11］Gomollón F, Dignass A, Annese V, et al. 3rd European Evidence-based Consensus on the Diagnosis and Management of Crohn's Disease 2016:Part 1:Diagnosis and Medical Management. Journal of Crohn's and Colitis, 2017 ,11(1):3-25.

［12］中华医学会病理学分会消化病理学组等各组,中华医学会消化病学分会炎症性肠病学组.中国炎症性肠病组织病理诊断共识意见.中华病理学杂志,2014,43(4):268-274.

三、治　疗

1. 炎症性肠病的治疗主要包括哪几个方面？

炎症性肠病的治疗主要包括：一般治疗、药物治疗、外科治疗、心理干预、营养治疗、内镜治疗等。

一般治疗：主要包括休息和饮食调整。

药物治疗：治疗炎症性肠病的药物主要有：氨基水杨酸类药物、糖皮质激素、免疫抑制剂、生物制剂、抗菌药物、益生菌、益生元、粪菌移植、中药、中成药等。

溃疡性结肠炎手术治疗分为紧急手术和择期手术，手术方式主要包括：①全结直肠切除加永久性回肠造口术为标准术式。适于肛门括约肌功能不全或直肠远端有癌变的患者。②全结直肠切除加回肠储袋肛管吻合术(ileal pouch-anal anastomosis，IPAA)：为目前最常用的术式，也是推荐的标准术式。它可保留患者的肛门括约肌功能，无夜间排粪及排粪失禁，术后生活质量好。③全结直肠切除加节制性回肠造口术(Kock 储袋)，优点在于不需使用造口袋，但此手术操作复杂、技术难度大、造口脱垂率高. 目前仅限于盆腔化脓导致 IPAA 失败后需再次手术者或因肛门括约肌功能不良而不宜作 IPAA 的部分患者施行。④全结肠切除加回直肠吻合术(IRA)：较适用于直肠病变轻微、老年或伴随疾病较多者和括约肌功能良好、愿意接受终生结肠镜监测者. 患者可能因直肠刺激症状排粪次数增多，甚至少数会发生癌变，目前已较少使用。克罗恩病因手术后复发率高，故手术主要针对并发症，包括：完全性肠梗阻、瘘管与腹腔脓肿、急性穿孔和不能控制的大出血。手术方式主要是切除病变肠段。

心理干预：由于炎症性肠病病因不明确、需长时间治疗以及药物的副反应和经济因素，很多病人存在较重的心理负担，影响其对治疗的依从性。而心理干预可改善病人的心理状况，使病人更积极地面对疾病，提高对医嘱的依从率。具体方法包括：强化干预、模范干预、放松干预、系统脱敏干预、支持性干预等。

营养治疗：营养不良是炎症性肠病常见的症状之一，其发生率可达 85%，营养治疗是炎症性肠病治疗的重要组成部分，包括肠内营养和肠外营养治疗，遵循"只要肠道有功能，就应该使用肠道，即使肠道有部分功能，也应该使用这部分肠道"的原则，优先选择肠内营养。

内镜治疗：炎症性肠病内镜下治疗包括以下情况：①息肉，行内镜下切除。②肠管狭窄和瘘管，肠狭窄内镜下扩张、支架置入；瘘管药物注射。③原发性硬化性胆管炎和胆管癌，可行 ERCP 球囊扩张及支架置入。

2. 炎症性肠病的治疗目标及原则是什么？

炎症性肠病的治疗目标：诱导并维持临床缓解以及黏膜愈合(MH)，防治并发症，改善患者生活质量。近几年在黏膜愈合的基础上，又提出一个新的治疗目标——深度缓解(deep remission)

黏膜愈合有可能延长无激素缓解期、减少并发症、减少手术率。这意味着黏膜愈合有可能延缓、阻止炎症性肠病自然病情的发展，在决定治疗有效性，改变疾病的自然病程以及降低并发症方面起重要作用，因此推荐将黏膜愈合作为炎症性肠病的治疗目标。目前，黏膜愈合的评价主要依据内镜检查。克罗恩病的黏膜愈合定义为黏膜溃疡的完全愈合,目前,对 UC 黏膜愈合的定义仍存在分歧,2007 年国际组织推荐将 UC 的黏膜愈合定义为黏膜脆性、血管纹理模糊、糜烂、溃疡在肠腔黏膜所有可视区内消失。

深度缓解这个概念目前还存在争议,多数学者认为深度缓解应该包括临床、内镜及组织学缓解。即炎症性肠病患者经过治疗后,临床症状消失,内镜检查无异常,组织学无炎症,等于或者接近等于正常肠道。深度缓解是将病情发展风险控制到最低的缓解状态,对疾病复发、肠道结构损伤及远期并发症均有积极影响,相较于传统的治疗目标更有益于改善预后。初步的深度缓解应包括临床缓解和黏膜愈合,高质量的深度缓解还应该包括组织学无炎症。为达到深度缓解的目标,早期使用生物制剂及免疫抑制剂似乎是合理的策略。

总之,炎症性肠病的治疗目标到目前为止,经历了临床缓解——黏膜愈合——深度缓解的变化,为达到深度缓解这一新目标,还需要更多的研究及证据支持。

炎症性肠病治疗原则:原则上治疗方案的选择应建立在对病情进行全面评估的基础上。主要根据病情的严重程度、病变累及范围、部位、病程的长短以及患者的全身情况制订治疗方案,给予患者个体化、综合化的治疗。治疗过程中根据对治疗的反应及对药物的耐受情况随时调整治疗方案。

3. 如何根据医疗资源的不同对炎症性肠病患者分级治疗?

(1) UC 的处理根据资源充足程度分 3 级

Ⅰ级(资源有限):①在阿米巴流行区域且诊断资源有限时,先给予一疗程的抗阿米巴治疗;②在结核流行区域考虑试验性的抗结核治疗 1 个月观察疾病反应;③SASP 用于治疗所有的轻、中度结肠炎并维持缓解,不同的美沙拉嗪制剂可供选用,包括 Asacol 800 mg、Mezavant 1 200 mg 片剂和 Pentasa 2 g 胶囊,依从性佳,且无磺胺类不良反应;④远端结肠病变给予激素灌肠;⑤中、重度病变给予口服泼尼松;⑥如果急性重度结肠炎应静脉用激素,无反应或者慢性激素抵抗或激素依赖均可考虑结肠切除术,在急性中度结肠炎患者该决定需及时,可于静脉使用激素后的第 3 天参考 Oxford 或 Sweden 结局预测指标;⑦顽固性病变需积极寻找 CMV 感染的证据;⑧Aza 用于激素依赖或 5-ASA 无效者,若没有 Aza 或患者不耐受,可考虑 MTX。

Ⅱ级(资源一般):①一旦诊断结核或寄生虫感染立即给予治疗;②轻、中度结肠炎可给予 SASP 治疗;③Asacol 800 mg、Mezavant 1 200 mg 片剂和 Pentasa 2 g 胶囊较常用,便于吸收,且无磺胺类不良反应;④5-ASA 灌肠剂或栓剂用于远端 UC,可取代口服制剂用于维持缓解。也可选择激素灌肠,但通常不用于维持缓解;⑤活动性远端病变甚至活动性全结肠炎联合口服及直肠 5-ASA 均能获得较好的疗效;⑥若患者 5-ASA 维持缓解失败,可考虑 Aza 或 6-MP,若 Aza 治疗失败可考虑 MTX。

Ⅲ级(资源充裕):①急性重度结肠炎可考虑 CsA 治疗;②急性重度结肠炎或中重度激素依赖或抵抗的患者可给予 IFX 治疗;③Aza 或 6-MP。

(2) CD 的处理根据资源充足程度分 3 级

Ⅰ级(资源有限):①在阿米巴流行区域而诊断资源有限时先给予一疗程的抗阿米巴治疗;②在结核流行区域考虑试验性的抗结核治疗 1 个月观察疾病反应;③SASP 用于治疗所有的轻、中度结肠炎及维持缓解;④远端结肠病变给予激素灌肠;⑤回结肠或结肠病变尝试给予甲硝唑治疗；⑥中、重度病变给予泼尼松；⑦若小肠病变肠段较短可考虑手术切除；⑧Aza 治疗；⑨手术后给予甲硝唑维持治疗。

Ⅱ级（资源一般）：①一旦诊断结核或寄生虫感染立即给予治疗；②轻、中度结肠炎可给予 SASP 或 5-ASA，后者提高患者依从性，又无磺胺之弊；③轻度回肠或回结肠病变（右侧结肠）可给予布地奈德；④激素治疗后若维持缓解治疗失败可给予 Aza（或 6-MP），若 Aza 也无效可考虑 MTX 治疗。

Ⅲ级（资源充裕）：①中、重度激素依赖或抵抗的患者可给予 IFX、阿达木单抗或赛妥珠单抗治疗；②免疫抑制剂如 Aza 和 6-MP 对 CD 并发瘘管形成的患者疗效尚可；③若抗-TNF 单抗治疗失败可给予他克莫司治疗。

在中国，一些传统中药被认为可用于治疗贫血，但在西方国家通常未被使用。推荐的中药包括青黛粉、锡类散、云南白药、口服方剂（白头翁汤等），以及一些单一的中药成分如白头翁根、黄连根、黄柏、黄芩、姜黄素等。

（3）瘘管处理根据资源充足程度分 3 级

Ⅰ级（资源有限）：①甲硝唑，若有脓肿行手术治疗；②环丙沙星；③联合应用甲硝唑及环丙沙星，如果能耐受可长期应用该抗生素维持瘘管闭合；④需尽早考虑手术治疗，特别是可能要求长期抗生素维持治疗时。

Ⅱ级（资源一般）：①甲硝唑，若有脓肿行手术治疗；②环丙沙星；③联合应用甲硝唑及环丙沙星，如果能耐受可长期应用该抗生素维持瘘管闭合；④需尽早考虑手术治疗，特别是可能要求长期抗生素维持治疗且为单一瘘管时；⑤Aza/6-MP 治疗维持瘘管闭合；⑥IFX；⑦复杂性瘘管行手术治疗。

Ⅲ级（资源充裕）：在Ⅱ级的基础上如果 IFX 治疗失败可给予阿达木单抗治疗，或作为抗-TNF 治疗的备选药物。

该病的治疗原则是根据疾病类型（UC、CD）、病变部位和表型、病情轻重、并发症的有无、病期不同、患者的选择等，确定个体化、合理的治疗方案。

4. 炎症性肠病的治疗药物有哪些？

治疗炎症性肠病的药物主要包括以下几类药物：氨基水杨酸类药物、糖皮质激素、免疫抑制剂、生物制剂、抗菌药物、益生菌、益生元、中药及中成药等。

5. 氨基水杨酸类药物有哪些？各有什么特点？

氨基水杨酸类药物分类及特点见下表：

分　类	结　构	释放部位
柳氮磺胺吡啶（SASP）	5-ASA 与磺胺吡啶的偶氮化合物	结　肠
5-ASA 前体药		
奥沙拉嗪（olsalazine，OLZ）	二分子 5-ASA 通过偶氮键连接	2%小肠，98%结肠
巴柳氮（balsalazide）	一分子 5-ASA 与一个非活性载体 4-氨基苯甲酰基-13-氨基丙酸（4-ABA）通过偶氮键连接	结　肠

续表

分类	结构	释放部位
5-ASA 被膜制剂		
pH 依赖性缓释/树脂包被制剂(安萨可(Asacol)、莎尔福(Salofalk)、艾迪莎(Etiasa、Mesren)	丙烯酸树脂包被 5-ASA 复合物美沙拉嗪	末端回肠和结肠
时间依赖性缓释被膜制剂[颇得斯安(Pentasa)]	美沙拉嗪掺入到乙基纤维素微颗粒中	50% 小肠,50% 结肠
MMX 美沙拉嗪(Lialda、Mezaant)其他:美沙拉嗪肠溶片(惠迪)	包含亲脂和亲水性辅药,外覆抗胃酸、pH 依赖包膜肠溶包衣片	全结肠回肠和结肠

6. 氨基水杨酸类药物适用于哪些患者？如何使用？

(1) 在 UC 患者中的应用

对于病情活动期,氨基水杨酸制剂是治疗轻度和中度 UC 患者的主要药物。包括传统的柳氮磺吡啶(SASP)和其他各种不同类型的 5-氨基水杨酸(5-ASA)制剂。SASP 疗效与其他 5-ASA 制剂相似,但不良反应远较 5-ASA 制剂多见。尚缺乏证据显示不同类型 5-ASA 制剂的疗效有差异。2017 年 ECCO 共识推荐对于轻、中度 UC:直肠型,美沙拉嗪 1 g日,塞肛;左半结肠型;美沙拉嗪≥2.4 g/日口服＋≥1 g 灌肠;广泛结肠型:同左半结肠型。

对于病情缓解期,氨基水杨酸盐或糖皮质激素有效诱导缓解者,首选 5-ASA 或 SASP 维持治疗。2017 年 ECCO 共识推荐:直肠型 UC,美沙拉嗪栓剂塞肛 3 g/周,分次使用;左半结肠型及广泛结肠型 UC,美沙拉嗪 2 g/日口服,氨基水杨酸制剂维持治疗的疗程为 3～5 年或更长。

(2) 在 CD 患者中的应用

氨基水杨酸制剂并非 CD 治疗中的主要药物,其在诱导和维持 CD 缓解方面效果欠佳,多个荟萃分析及系统评价表明其对 CD 的疗效并不优于安慰剂。2016 年 ECCO 共识并不推荐氨基水杨酸制剂用于 CD 的治疗。国内指南推荐对于轻度 CD 可使用氨基水杨酸制剂治疗,病情稳定后减量长期维持。

7. 如何选择氨基水杨酸类药物用于 UC 的维持治疗？

UC 维持治疗的目的是维持无激素缓解,包含临床症状缓解与内镜下缓解。对氨基水杨酸类药物或激素(口服或塞肛)有应答的患者,氨基水杨酸类药物是一线维持治疗方案。氨基水杨酸直肠栓剂是直肠炎维持治疗的一线疗法,也是左半结肠炎的可选方案;广泛性结肠炎维持治疗以氨基水杨酸口服制剂为主,氨基水杨酸口服制剂和栓剂联合使用可作为二线维持治疗方案。

口服氨基水杨酸类药物的维持缓解有效剂量为 2 g/d。对于直肠局部治疗来说,3g/周的剂量分次使用足以维持缓解。每天顿服美沙拉嗪是推荐的给药方案。柳氮磺吡啶与氨基水杨酸类药物的疗效和不良事件基本相似。

8. 治疗炎症性肠病的激素有哪些?

（1）按上市时间分类

分为传统和新型糖皮质激素。治疗炎症性肠病最常用的传统糖皮质激素有氢化可的松、泼尼松、泼尼松龙、甲泼尼龙和地塞米松。由于传统的糖皮质激素长期大量使用有许多不良反应，近来出现了新型糖皮质激素，新型制剂与受体具有高亲和力以及首次循环代谢率高，具有较强的抗炎作用，全身不良反应少。新型糖皮质激素包括：二丙酸倍氯米松、疏氢可的松、布地奈德等。近年来布地奈德报道较多。

（2）按作用时间分类

可分为短效、中效与长效 3 类。短效药物如氢化可的松和可的松，作用时间多在 8～12 h；中效药物如泼尼松、泼尼松龙、甲泼尼龙，作用时间多在 12～36 h；长效药物如地塞米松、倍他米松，作用时间多在 36～54 h。

（3）按给药途径分类

可分为口服、注射、局部外用。

治疗推荐的激素主要是：泼尼松、甲泼尼龙、氢化可的松和布地奈德。

9. 哪些患者需要使用激素? 如何使用?

（1）溃疡性结肠炎（UC）

糖皮质激素（GCS）主要用于溃疡性结肠炎活动期的诱导缓解，不用于缓解期的维持治疗。适用于氨基水杨酸制剂治疗效果差的轻、中度患者，更适用于重度活动期患者。其为单一更为有效的抑制急性活动性炎症的药物，近期疗效好，有效率约为 90%。GCS 对控制中、重度活动期 UC 特别有效。

对于氨基水杨酸制剂效果差的轻、中度 UC 患者按泼尼松 0.75～1 mg/(kg·d)（其他类型全身作用激素的剂量按相当于上述泼尼松剂量折算）口服给药。达到症状缓解后应减量，逐渐缓慢减量至 8～12 周内停药（注意：快速减量会导致早期复发）。重症 UC 应静脉给药以迅速控制病情，甲泼尼龙 40～60 mg/d，或氢化可的松 300～400 mg/d，剂量加大不会增加疗效，但剂量不足会降低疗效。

新的类固醇激素如布地奈德、二丙酸倍氯米松等，与传统类固醇激素相比效果更好，全身副作用更小，通过灌肠给药具有明显疗效。溃疡性结肠炎病变主要累及大肠，对于局限在直肠、乙状结肠的患者，局部应用布地奈德或二丙酸倍氯米松灌肠治疗效果良好。对于近端结肠受累或病变较广泛者，单独局部灌肠治疗效果有限，口服药物联合灌肠治疗疗效明显优于单独方式，具有重要价值。

（2）克罗恩病（CD）

由于氨基水杨酸制剂对克罗恩病治疗效果有限，所以糖皮质激素在克罗恩病中的使用更加常见，广泛应用于轻、中、重度活动期患者的诱导缓解治疗。使用方法与 UC 相似。

10. 激素如何减药撤药?

糖皮质激素无维持治疗效果。由于糖皮质激素潜在的全身性不良反应以及部分炎症性肠病患者会对其产生耐受，导致糖皮质激素的应用受到限制。因此应根据炎症性肠病的病变范围和严重程度，正确选择剂型、剂量及治疗时间等，在症状缓解后应逐渐减药、撤药，尽可能过渡到其他药物维持。

在减药前,医生应仔细注意和记录病人的症状和体征,疾病的特殊表现,做一些能说明疾病活动的实验室检查。由于糖皮质激素在减量过快或突然停药时会发生停药"反跳"的不良反应,因此需要逐步停药。原则是缓慢、逐渐减量,以泼尼松为例,每周减 5 mg,减至 20 mg 后,改为每 2 周减 5 mg,直至停用。激素减量过程中,为减少其不良反应并控制复发,可加5-ASA 类药物,或加免疫抑制剂硫唑嘌呤、6-巯基嘌呤,并逐渐过渡。

11. 什么是激素抵抗?

激素抵抗是指:经泼尼松或相当于泼尼松 0.75 mg/(kg·d)治疗超过 4 周,疾病仍处于活动期。

12. 激素抵抗的机制是什么?

糖皮质激素经细胞膜被动转运进入靶细胞,必须与胞浆内糖皮质激素受体(GCR)结合后进入细胞核才能发挥其作用,影响激素、GCR 及二者之间结合作用的诸多因素均可能与激素抵抗的发生有关。

(1) 可利用度降低

激素可利用度降低与多耐药基因(MDR-1)的编码产物 P-糖蛋白(P-gp170)有关,P-gp170 是位于细胞膜上的糖蛋白,可将糖皮质激素及其类似物运出细胞,导致细胞内激素浓度下降,产生激素抵抗

(2) GCR 陪伴蛋白-热休克蛋白(HSP-90)异常

HSP-90 具有与激素受体结合,调节其空间构型,增加与配体的亲和力,跨膜运转已结合的受体进核等功能。HSP-90 增加会降低 GCR 的由核内转回胞浆的速度,使 GCR 在核内滞留时间延长,糖皮质激素进入胞核减少,可能是导致激素抵抗的原因之一。

(3) GCR 功能缺陷

GCR 功能缺陷导致糖皮质激素信号途径受损,从而引起激素抵抗

(4) 转录因子的影响

在激素抵抗疾病的研究中,转录因子核因子-kB(NF-kB)和活化蛋白-1(AP-1)增多,可使 GCR 与糖皮质激素反应元件(GCRE)结合减少,抗炎蛋白合成减少。

13. 什么是激素依赖?

激素依赖是指:①虽能保持疾病缓解,但激素治疗 3 个月后,泼尼松仍不能减量至 10 mg/d;②在停用激素 3 个月内复发。

14. 出现激素依赖或激素抵抗怎么办?

激素抵抗是指泼尼松 0.75 mg/(kg·d)使用＞4 周,病情仍处于活动性的患者;激素依赖是指泼尼松使用 3 个月内不能减量至相当于泼尼松 10 mg/d 以下,或停止使用 3 个月内复发者。激素依赖或抵抗的机制迄今尚未完全明确,可能与基因多态性(例如:多药抵抗基因多态性,polymorphism of the multidrug resistance 1 gene,MDR1)、信号传导通路改变有关。

应及时进行疾病评估,包括病情(轻、中或重度)、病变部位(小肠或大肠、上部小肠或末端回肠、右半结肠或左半结肠、广泛结肠或局限性乙状结肠/直肠、肠腔道或瘘管性等)、疾

病行为(狭窄性或浸润性)、并发症情况,以及先前应用药物的疗效及耐受性(能否长期应用),及时调整治疗方案与选择合适的治疗药物或药物组合进行治疗,以便更好地缓解病变和减少激素依赖性。

2017 年 ECCO 共识有关 UC 激素依赖和抵抗的部分指出:①激素依赖的活动期 UC:应给予硫嘌呤类药物、抗 TNF(最好与硫嘌呤类联用,至少应用英夫利西时要与硫嘌呤联用)、维多珠单抗或甲氨蝶呤。如治疗失败,应考虑二线治疗方案,使用另一种抗 TNF 药物、维多珠单抗或结肠切除术。②激素抵抗的活动期 UC:口服激素抵抗的中度 UC 患者应给予静脉激素治疗(或抗 TNF,至少应用英夫利西单抗时优先考虑与硫嘌呤联合治疗、或维多珠单抗、或他克莫司治疗)。二线治疗可考虑另一种抗 TNF 或维多珠单抗,还应考虑结肠切除手术。对于活动性激素抵抗 UC 患者,需考虑其他病因引起的持续症状,如巨细胞病毒、艰难梭菌感染、或癌变。

2016 年 ECCO 共识有关 CD 激素依赖和抵抗的部分指出:①激素依赖的活动期 CD:对于激素依赖的具有先天性免疫抑制的患者,应当使用硫嘌呤,或氨甲喋呤,或基于抗 TNF 治疗的方案。手术治疗的选项也应该在讨论之列。②激素抵抗的活动期 CD:活动期 CD 激素抵抗需要通过适当的影像学手段排除局部并发症(如脓肿)和其他持续症状。如果活动性 CD 诊断明确,需要采用免疫抑制剂、抗 TNF 或者维多珠单抗治疗。

15. 治疗炎症性肠病的常用免疫抑制剂有哪些?

(1)硫嘌呤类药物

目前临床上使用的主要为硫唑嘌呤(AZA)和 6-巯基嘌呤(6-MP),主要用于激素无效或依赖的难治性炎症性肠病,但是其起效慢,临床显效约需 3～6 个月,但长期疗效良好。因而在激素诱导缓解,撤离激素后的继续维持治疗是免疫抑制剂的主要作用;对于那些激素依赖、5-ASA 不能耐受的 UC 患者也可作为长期地维持治疗;对于 CD,AZA 是维持缓解最常用的药物,能够有效维持激素撤离后的临床缓解或减少激素的用量。

(2)甲氨蝶呤

甲氨蝶呤(MTX)为叶酸类似物,主要用于硫唑嘌呤不耐受或无效患者的诱导和维持治疗。MTX 与二氢叶酸还原酶结合,抑制其活性,使体内二氢叶酸不能转化为四氢叶酸,干扰核苷酸(胸腺嘧啶、嘌呤)生成,阻断 DNA 和 RNA 合成,从而抑制活化的外周 T 细胞,实现抗炎活性。

(3)神经钙调蛋白抑制剂

包括环孢素 A(CsA)和他克莫司。CsA 主要用于糖皮质激素抵抗的重度溃疡性结肠炎患者,他克莫司用于治疗瘘管型 CD 可使瘘管症状明显改善。CsA 静脉途径起效快,短期有效率可达 60%～80%,因而推荐 CsA 作为难治性重症 UC 的一线治疗药物。2003 年的一项随机双盲对照研究表明,2 mg/kg 的环孢素对于大部分的难治性 UC 的治疗是有效的。因为 CsA 的有效浓度范围很窄(100～200 ng/ml),故使用时需严密监测血药浓度。对于 CsA 治疗有效的患者,缓解后改为口服,并过渡到硫嘌呤类药物的维持。当应用 CsA 5～7 d 后无应答的患者应及时转换治疗。他克莫司为新型免疫抑制剂,可抑制 T 细胞反应,同时能抑制巨噬细胞活化而促进其凋亡,改善结肠炎症,并缩短激素不耐受 UC 的急性期,快速诱导黏膜愈合。文献报道,口服与静脉注射该药对难治性 UC 同样有效,但目前均为小样本研究,需要严密的大样本随机对照研究、进行长期随访。

（4）沙利度胺

沙利度胺是外旋谷氨酸类似物,具有抑制血管生成和抑制 TNF-α 生成的作用,最新的随机对照研究显示,沙利度胺治疗难治性 CD 的临床缓解率为 46.4%,明显高于安慰剂组,沙利度胺的不良反应包括外周神经炎、水肿、血栓栓塞、嗜睡、焦虑、乏力、头晕、皮疹、便秘等,患者多因出现外周神经炎而停药。

（5）霉菌酚（MMF）

MMF 为霉酚酸（MPA）的衍生物能抑制 T、B 细胞中嘌呤的经典合成,进而抑制淋巴细胞的增殖。主要有胃肠道反应、白细胞减少及感染等不良反应。与 AZA 比较,其发生严重的骨髓抑制、肝、肾毒性及癌变的危险性较小。目前认为 MMF 对不能耐受 AZA/6-MP 或疗效不充分的 CD 患者是一种重要的选择。

16. 哪些患者需要使用免疫抑制剂?

炎症性肠病治疗中,免疫抑制剂主要用于糖皮质激素治疗无效、对激素依赖以及激素诱导缓解后的维持治疗。常用的免疫抑制剂有:硫唑嘌呤、6-巯基嘌呤、甲氨蝶呤、环孢素 A 及他克莫司等。

由于炎症性肠病是慢性疾病,通常需要长程治疗,故药物选择需要考虑到药物的不良反应,治疗的药物中氨基水杨酸制剂的副作用相对最少,应用也最多;而免疫抑制剂虽然长期疗效远远优于氨基水杨酸类和糖皮质激素,但其副作用多,在所有共识意见、指南中均不作为一线药物,广泛应用受到限制,很多患者只是在不得已时才愿意接受。尽管如此,因氨基水杨酸类药物对多数 CD 的治疗无效,糖皮质激素无维持缓解的效果,生物制剂价格昂贵,近年来免疫抑制剂的应用还是越来越多。

17. 免疫抑制剂的起效时间和疗程?

（1）硫唑嘌呤（AZA）和 6-巯基嘌呤 6-MP

AZA/6-MP 半衰期短,只有 1～2 h,口服后需 3 个月左右才能达到稳定的血药浓度。AZA/6-MP 治疗炎症性肠病的尚无统一的疗程,需要根据具体情况而定。

（2）甲氨蝶呤（Methotrexale, MTX）

MTX 为二氢叶酸还原酶抑制剂,通常认为起效时间为 2～8 周。MTX 的疗程亦无定论,但多数专家认为至少使用 1 年。

（3）环孢素 A（cyclosporine A, CsA）

CsA 是一种具有强免疫抑制作用的钙调节神经蛋白抑制剂,通过抑制 T 细胞 IL-2 的产生,影响免疫反应的诱导和进展,从而发挥抑制作用。CsA 作为难治性重症 UC 的补救治疗药物,静脉注射起效快,约 4 d 起效,短期有效率可达 60%～80%。治疗重度 UC 静脉使用 CsA 疗程约 7 d,7 d 后若治疗无效,应考虑手术治疗;若 7 d 后病情缓解,遂改为口服,口服疗程一般不超过 6 个月。

（4）他克莫司

他克莫司是另一种钙调节神经蛋白抑制剂,抑制促炎症细胞因子的产生和 T 细胞的激活。主要用于激素无效或依赖的重症或难治性 UC 患者。口服他克莫司与静脉使用 CsA

相比起效较慢,一般超过 7 d 才能达到有效的血药浓度。其疗程与 CsA 类似,考虑到不良反应,一般口服他克莫司不超过 6 个月。

18. 硫嘌呤类药物适用于哪些患者? 如何使用?

硫嘌呤类药物包括硫唑嘌呤(AZA)和 6-巯基嘌呤(6-MP)。AZA 是 6-MP 的前体药物,二者同属嘌呤抗代谢药物,主要通过抑制细胞免疫反应而发挥治疗作用,是目前应用最广泛的一线免疫抑制剂类药物。AZA 口服后在人体组织细胞内首先转化成 6-MP,再经硫嘌呤甲基转移酶(TPMT)等酶代谢为 6-硫鸟嘌呤核苷酸(6-TGNs)发挥作用。6-TGNs通过阻断人体细胞核苷酸的正常利用,抑制 RNA 和 DNA 的合成,从而对活化的 T 淋巴细胞和自然杀伤细胞表现出抗分裂增殖作用,同时尚可通过 Rac-1 靶基因和诱导线粒体途径的细胞凋亡方式加速 T 淋巴细胞凋亡,发挥抗炎作用。适用于:激素抵抗或依赖炎症性肠病患者,或者与生物制剂如英夫利昔单抗联合使用增加疗效。

用法:AZA 治疗的最佳剂量目前尚不完全统一,ECCO 共识推荐剂量为 1.5~2.5 mg/(kg·d), 6-MP 0.75~1.5 mg/(kg·d),我国尚未有共识,有专家认为,AZA 剂量宜小,1 mg/(kg·d),起始剂量亦可按照 50 mg/d。AZA 的疗效存在量效关系,剂量太小达不到治疗效果,剂量过大会增加不良反应风险。有学者提出按照 6-TGNs 浓度、TPMT 活性或TPMT 基因型决定 AZA 的剂量。目前绝大多数学者认为 AZA 的疗效与血中 6-TGNs 的浓度呈正相关,然而一些研究显示 6-TGNs 浓度在个体间差异较大,可能并不适合推广用来预测 AZA 疗效和不良反应。此外,AZA 不良反应发生率和巯基嘌呤甲基转移酶(TPMT)活性呈负相关,TPMT 突变纯合子和杂合子较野生型不良反应发生率高,因此美国 FDA 和世界胃肠病学组织推荐治疗前应检测 TPMT 水平,认为 TPMT 酶活性低下者(或 TPMT 纯合子者)应避免使用 AZA,酶活性为中间型或正常者可酌情使用,但仍要检测血常规,避免严重不良反应的发生。

疗效:①CD:1980 年 Present 等发表在新英格兰杂志上的随机对照双盲临床试验(RCT)最早证明了 6-MP 治疗 CD 有效,以后大量报道证实了他们的结果,多次 Meta 分析结果都肯定了 AZA/6-MP 的治疗作用。由于 AZA/6-MP 起效慢,通常不单独用于 CD 的诱导缓解,一般作为辅助药物或者激素减量中的维持用药;AZA/6-MP 主要用于 CD 的维持治疗。②UC:相比于 CD,AZA/6-MP 用于活动期 UC 治疗的机会很少;且起效太慢,不适合于重度患者的抢救治疗。多个 RCT 研究及 Meta 分析证实 AZA/6-MP 用于 UC 维持治疗的效果确切。

19. 检测硫嘌呤甲基转移酶(TPMT)对硫唑嘌呤的使用有何参考价值?

TPMT 是存在于人体内的一种非金属胞质酶,在硫嘌呤类药物的体内代谢中起着关键作用。在使用硫唑嘌呤治疗炎症性肠病时,TPMT 缺乏的患者会出现严重的骨髓抑制,以及肝功能损害、感染、药疹甚至机体死亡等不良反应;TPMT 活性高的患者则会出现疗效低,维持治疗期间会导致疾病复发。检测 TPMT 对硫唑嘌呤的使用具有重要的参考价值,可以预测硫唑嘌呤用药后的毒性反应和疗效,指导个体化用药。但 TPMT 检测的敏感性较低(尤其在汉族人群),应用时须充分认识此局限性。

20. 甲氨蝶呤适用于哪些患者? 如何使用?

甲氨蝶呤(Methotrexate,MTX)为二氢叶酸还原酶抑制剂,可抑制促炎细胞因子 IL-1

活性。MTX 适用于 CD 的诱导缓解及维持治疗,对 UC 的疗效不确切,ECCO 共识及多伦多共识均不推荐 MTX 用于治疗 UC,国内指南亦未提及 MTX 治疗 UC。

用法:目前,MTX 最佳剂量和应用方式尚有争论。国外推荐常用剂量是每周 25 mg 作为诱导缓解和每周 15 mg 作为维持缓解,两者都可皮下注射或肌肉注射。国内尚无共识。

疗效:多个研究证实 MTX 与安慰剂相比较,对 CD 的诱导缓解及维持缓解均有效。2014 年 Cochrane 发表的系统评价指出:与安慰剂相比,每周 15 mg 肌注 MTX 能更有效维持 CD 缓解(RR 1.67, 95% CI 1.05~2.67);同年 Cochrane 发表的另一个系统评价证实 MTX 与 5-ASA、安慰剂相比能更有效的诱导缓解。MTX 对于 UC 疗效不确切,不推荐用于 UC 的诱导缓解或维持治疗。

21. 环孢素适用于哪些患者? 如何使用?

环孢素 A(CsA)分离自土壤真菌多孢木霉菌(tolypocladiuminflatum)的代谢产物,可以抑制 T 细胞介导的免疫反应,是一种具有强效免疫抑制作用的脂溶性多肽,干扰由 T 辅助细胞分泌的 IL-2、IL-3、IL-4、IFN-γ、TNF-α 等细胞因子的生成。CsA 的细胞内受体主要是环菲林 A(CypA),CsA 与环菲林以高亲和力结合,CsA-CypA 复合物再与钙神经素蛋白(calcineurin,CaN)结合。CaN 是一种依赖钙和钙调蛋白的丝氨酸-苏氨酸磷酸酶,它是经 T 细胞受体信号转导途径激活的 IL-2 基因发生钙依赖性转录的必需成分,由于 CsA-CypA-CaN 的结合使 CaN 酶失活,从而阻止了 IL-2 基因的转录,因而 CsA 作为 CaN 抑制物减少了 IL-2 及其受体的生成,从而干扰 T 细胞功能,用来治疗自身免疫性疾病。体内与体外的研究还发现,它可以影响人肥大细胞产生组胺、前列腺素 D2 和白三烯 C4。

CsA 主要用于治疗重度 UC 且对糖皮质激素治疗无效者,以避免急性期行手术切除结肠,但是复发率较高。CsA 口服或静脉给药均有效,口服主要在小肠吸收。当胃肠道功能不良或需要快速有效地达到治疗水平时,静脉给药是首选方式。在用药方法上,有文章指出静脉应用 CsA 4 mg/(kg·d)对于难治性 UC 有效,口服低剂量 5 mg/(kg·d)的 CsA 不论对活动期还是缓解期的疾病都是无效的,而口服高剂量的 CsA 7.6 mg/(kg·d)有效,大多数患者在开始治疗后 2 周内见效。一项有效的前瞻性对照研究以连续静脉滴注方式给药,剂量为 4 mg/(kg·d),以单克隆放射免疫测定法测定血药浓度达 430 $\mu g/L$,显示应用 CsA 治疗 UC 有效率达 80.0%。静脉应用 CsA 使症状缓解后口服维持剂量为 5 mg/(kg·d),给药时间约 6 个月,可以不加用硫唑嘌呤或 6-巯基嘌呤。如此治疗后,长期缓解率(非结肠切除)接近 70.0%。

CsA 在临床应用中存在明显的不良反应,主要有急慢性肾功能受损、肝脏毒性、胃肠道症状,其他还有感觉异常、多毛、震颤、高血压、头痛、齿龈增生等,严重的有过敏性休克和癫痫发作。通过对本组病例的研究认为 CsA 对应用激素治疗效果不良的重度 UC 患者有良好的治疗效果,但复发率较高。CsA 血药浓度监测对临床指导有积极意义,但 CsA 血药浓度可能受同期其他用药如激素影响。患者疾病病程不同,院外用药情况不同,也可能对结果产生一定的影响。随着近年来我国 UC 患者的增多,激素治疗效果不良的重度 UC 病例也逐渐增多,在治疗方法上非常需要进行较大规模的病例对照研究,得出准确结论以指导临床工作。

22. 他克莫司适用于哪些患者？如何使用？

现有的循证医学证据支持使用他克莫司治疗难治性 UC 和 CD。他克莫司也可用于尝试性治疗其他药物难以控制的 CD 瘘管。

他克莫司(tacrolimus)，是一种具有免疫抑制作用的大环内酯类抗生素。体外情况下，他克莫司的免疫抑制作用是环孢素的 100 倍。他克莫司与环孢素一样可以与神经钙蛋白结合，抑制其磷酸酯酶活性，抑制 T 细胞活化，减少 IL-2、TNF-α、IFN-γ 等细胞因子产生。其他研究显示，他克莫司可以诱导活化 T 细胞的凋亡，调节 IL-10 和 TGF-β 的表达，并且可以与类固醇激素受体结合。他克莫司还可以抑制肠黏膜上皮细胞及巨噬细胞表达淋巴细胞趋化因子及一氧化氮合成酶(iNOS)，降低肠黏膜炎症反应。

现有的临床应用报道中，他克莫司治疗难治性 UC 或 CD 的剂量为 0.01～0.02 mg/(kg·d)静脉滴注或 0.1～0.2 mg/(kg·d)口服，静脉治疗多是维持数周的短期治疗，口服治疗维持时间从数月到 2 年不等。虽然有研究显示他克莫司的短期及中长期使用均有良好疗效，且患者耐受及安全性良好，但他克莫司治疗难治性炎症性肠病的剂量及用药时程仍有待大规模的临床试验数据支持。他克莫司的主要不良反应包括：头痛、恶心、失眠、腿痛性痉挛、感觉异常、震颤、血清肌酐升高等。多数不良反应可以通过剂量减低获得缓解。使用他克莫司建议检测血药浓度以调整剂量。

目前，他克莫司治疗难治性 UC 或 CD 的临床试验及病例报道已有 20 余项，其中多数临床试验为非对照研究。这些非对照临床试验的研究数据显示，对于激素难治性 CD，他克莫司的诱导缓解率 67%，部分有效率 15%，仅对 17.5% 患者治疗无效；他克莫司治疗难治性 UC 的诱导缓解率为 53%，部分有效率为 20.5%，26.5% 治疗无效。他克莫司可以有效地降低难治性 UC 和 CD 的疾病活动度，缓解临床症状，提高生活质量。除难治性 UC 和 CD 之外，他克莫司与常规药物治疗(抗生素、AZA、6-MP 或英夫利昔)难治性 CD 瘘管也有两项报道。其结果显示常规药物难以治愈的 CD 瘘管使用他克莫司可以有效地控制和缓解，且远期疗效也较满意。但一项随机对照试验显示，他克莫司虽然对 CD 瘘管治疗有效，但治疗 4 周后瘘管治愈率与安慰剂比较差异无显著性意义。因此他克莫司治疗 CD 瘘管的疗效还需要进一步确定。

23. 沙利度胺适用于哪些患者？如何使用？

沙利度胺别名反应停，沙利度胺通过促进 TNFα mRNA 的降解而减少 TNFα 的生成。其对炎症反应的抑制作用已应用于很多疾病，如：麻风性结节性红斑、骨髓移植后的移植物抗宿主反应、HIV 感染患者的鹅口疮以及白塞综合征等。在动物试验中，尤其是 CD 的动物模型中，沙利度胺治疗肠炎也取得了令人满意的效果。

应用沙利度胺治疗炎症性肠病还在不断地摸索及经验积累过程中，目前国外许多学者在沙利度胺的剂量和用法上做了大量的研究工作。Bauditz 等给予炎症性肠病成年患者沙利度胺 300 mg/d，每天 1 次，睡前口服，经过 8～12 周的治疗，患者的腹痛症状缓解，体质量增加，贫血改善，克罗恩病活性指数或结肠炎活性指数均下降。Hershfield 等也报道了炎症性肠病患者在接受沙利度胺治疗后末端回肠的溃疡消失。Lazzerini 等报道了 28 例难治性炎症性肠病患儿及青少年患者接受沙利度胺的治疗，剂量为 1.5～2.5 mg/(kg·d)，在治疗

2、4、8、12周的随访中,发现他们的临床症状得到了明显的控制和改善,炎症性肠病的活动指数、红细胞沉降率和C反应蛋白都明显下降,并且症状得到了持续缓解,平均缓解期为34.5个月,约80%的患者停止了激素治疗。Yasui等进一步提出了儿童及青少年的治疗方案,开始剂量2 mg/(kg·d),必要时可以增加至3 mg/(kg·d),治疗观察3周,如果有效则维持2个月后逐渐减至0.5~1 mg/(kg·d),一般疗程6个月左右。总之,在开放性的临床研究中,成人给予50~100 mg/d或200~300 mg/d;儿童给予1.5~3 mg/(kg·d)沙利度胺均可对顽固性炎症性肠病有诱导缓解及维持缓解的作用。但就循证医学角度而言,尚无证据效力强的随机对照试验对沙利度胺的疗效做有效的检验,近期的系统综述亦得出同样结论。并且,沙利度胺的致畸性和外周神经炎等副作用对于其研究及应用也有负面影响。

20世纪50年代沙利度胺曾在欧洲被广泛应用于治疗失眠症和妊娠反应等,但是1961年发现该药可干扰胎儿肢体发育,具有严重的致畸作用,即使在胎儿发育早期,甚至1次常规用药也有致畸危险,因此被停用。沙利度胺的其他不良反应:周围神经病及斑丘疹、便秘、头晕、嗜睡、体位性低血压以及心动过缓,其中嗜睡、便秘和皮疹为最常见。由于免疫调节作用,部分患者可能出现嗜中性粒细胞减少以及人类免疫缺陷病毒感染者一过性病毒载量增加,HIV感染者对本品更易发生超敏反应(斑丘疹),皮疹大多在用药的前2周出现,典型者发生在背部和躯干部,停药后消失。Lazzefrini等认为周围神经病只有在沙利度胺累积剂量达到28 g时才会出现,一旦出现应立即停药。部分患者症状可以缓解;部分患者出现与沙利度胺相关的动静脉血栓形成。尽管没有证据表明血栓形成与沙利度胺有直接的相关性,但部分患者是在单用沙利度胺期间出现的,机制目前尚不清楚。有学者提出,在使用沙利度胺前对患者全身凝血状态进行全面评估,有沙利度胺相关血栓形成史患者与华法林合用是安全的,这还需要进一步研究证实。

在现阶段,对于临床医生而言,在顽固性炎症性肠病尤其是顽固性CD患者中,当其他方法治疗效果不佳时,在征得患者同意后,可考虑选用沙利度胺,但用药前需严格评估,用药后需密切监测其副作用。

24. 治疗炎症性肠病的生物制剂有哪些?

(1)肿瘤坏死因子-α(tumor necrosis factor-α,TNF-α)单克隆抗体

TNF-α是炎症性肠病发病机制中重要的炎症因子,在炎症性肠病中表达增高,TNF-α单抗以此作为靶点,通过与患者体内可溶性或跨膜性TNF-α结合后由Fc段介导T细胞补体固定并引发抗体依赖性细胞介导的细胞毒(ADCC)作用诱导细胞死亡,从而减轻机体炎症反应。此类生物制剂包括英夫利昔单抗(infliximab,IFX)、阿达木单抗(adalimumab)、赛妥珠单抗(certolizumab pegol),戈利木单抗(golimumab),其中英夫利昔单抗应用最广泛,也是目前国内唯一批准用于治疗炎症性肠病的生物制剂。

英夫利昔单抗是炎症性肠病治疗的首个生物制剂,为人-鼠嵌合的IgGl单克隆抗体,其中75%为人源性,25%为鼠源性。能有效诱导维持溃疡性结肠炎及克罗恩病的缓解,且能够用于儿童患者的治疗。停用后复发者,再次使用IFX可能仍然有效。

阿达木单抗是完全性人源性TNF-α抗体,对于溃疡性结肠炎及克罗恩病的诱导缓解及维持治疗也是有效的。GAIN实验指出无法耐受IFX的患者对阿达木单抗耐受性较好。目前阿达木单抗在我国主要应用在类风湿性关节炎(rheumatoid arthritis,RA)和强直性脊

柱炎这两个适应证,尚未取得用于炎症性肠病治疗的许可。

赛妥珠单抗为聚乙二醇化的重组人源化抗体的 Fab 抗原结合片段,对诱导和缓解 CD 有效,可能促进 CD 患者持续性肛周瘘管的闭合。2008 年被美国 FDA 批准用于中、重度 CD 的治疗。对于英夫利昔单抗治疗失败的患者可改用赛妥珠单抗治疗。而赛妥珠单抗用于 UC 的美国临床 II 期试验仍在进行中。

戈利木单抗是完全人源化的 TNF-α 单抗,2013 年被美国 FDA 和欧洲药品管理局(European Medicines Agency,EMA)批准用于中、重度 UC 的治疗,而关于 Golimumab 在 CD 治疗方面的研究尚缺少临床试验方面的资料。

(2) 整合素拮抗剂

整合素(integrin)是广泛分布于细胞表面的跨膜糖蛋白受体,其主要功能是黏附和信号传导,能够介导细胞与细胞之间、细胞与细胞外基质(extracellular m atrix,ECM)之间的相互作用,参与调节细胞的增殖、分化、黏附、迁移等过程。而整合素拮抗剂能竞争性抑制整合素与其配体的结合,影响白细胞的黏附及输送,从而减轻炎症。

那他珠单抗(natalizumab)属于重组人源性 IgG4 单抗,是一种非选择性整合素 α4 抑制剂,阻止 α4β1 和 α4β7 整合素介导的淋巴细胞聚集、迁移作用。Natalizumab 对中、重度活动性 CD 的诱导缓解和维持治疗效果均得到了多项研究的证实,已被美国 FDA 批准用于 CD 的治疗,但由于其是非选择性的作用,少数患者可能发生进行性多病灶脑白质病,所以应严格掌握其适应证,目前推荐 CD 在抗 TNF-α 制剂无效后,严格筛选后考虑使用。其在 UC 中的应用还缺乏资料。

维多珠单抗(vedolizumab)是人源化的选择性整合素 α4β7 的单抗,与那他珠单抗不同,维多珠单抗仅特异性阻断肠黏膜组织内整合素 α4β7 介导的 Mad CAM-1 信号传导,而不影响中枢神经系统整合素的功能,有效避免了进行性多病灶脑白质病的发生。临床试验结果表明,维多珠单抗对炎症性肠病的诱导缓解及维持治疗均明显优于安慰剂,2014 年美国 FDA 批准其上市用于 UC 和 CD 的治疗。

Etrolizumab 也是一种人源化的选择性整合素单克隆抗体,可结合整合素 α4β7 和 αEβ7 的 β7 亚基,从而分别阻断整合素 α4β7 与 MAd CAM-1 和 αEβ7 与 E-cadherin 的相互结合。一项随机、双盲、安慰剂对照的临床 II 期试验发现,Etrolizumab 治疗中、重度 UC 患者 10 周时的缓解率明显高于安慰剂组。尚缺乏其治疗 CD 的试验资料。

(3) 促炎细胞因子抑制剂或炎症抑制因子激动剂

在炎症性肠病的发病机制中 T 细胞有着重要的作用,而 T 细胞受 NK 细胞或者 Th2 细胞调节。动物实验已表明去除 T 细胞,阻止细胞因子的分泌或活化,对治疗有效。与炎症性肠病的发病有些相似,银屑病、类风湿性关节炎也存在着细胞因子调节异常。在此基础上,基于阻止共刺激分子途径抑制 T 细胞的活化的 Abatacept,其为抗细胞毒 T 淋巴细胞相关抗原 4(cytotoxic T-lymphocyteantigen 4,CTLA-4)抗体,该类药物在临床上对于上述疾病有效。在炎症性肠病治疗方面,已进行了 Abatacept 的 3 期临床药物试验,但遗憾的是,Abatacept 对于中、重度炎症性肠病似乎没有理想的疗效。

白细胞介素-10(interleukin-10,IL-10)具有抗炎和免疫调节作用,在炎症性肠病的肠黏膜免疫调节中起关键作用。注射 IL-10 对于部分轻、中度的 CD 患者有作用,但有一部分患者无效,推测可能与局部药物浓度不足或半衰期短,难以抑制黏膜反应有关。除此之外,也陆续有报道,促炎细胞因子中的 IL 抗体,如抗 IL-6 抗体、抗 IL-12/23 抗体等有希望用于治疗炎症性肠病。

（4）Janus 激酶抑制剂与 MAPK 抑制剂：

Janus 激酶抑制剂被认为可以阻断含有 γ 链的细胞因子的信号转导,包括 IL-2、IL-4、IL-9、IL-15 和 IL-21。这些细胞因子对于淋巴细胞的活性、功能和增殖是必不可少的,同时还能阻止 Janus 激酶 1、前细胞因子如 IL-6、γ 干扰素（interferon-γ，IFN-γ）的信号转导。近来,一项为期 8 周,针对口服 Janus 激酶 1、Janus 激酶 2、Janus 激酶 3 抑制剂托法替尼（tofacitinib）的 2 期临床双盲、对照试验结果表明,对常规治疗（美沙拉嗪、激素、免疫抑制剂、抗 TNF）失败的中、重度 UC 的治疗,表现出剂量依赖的治疗反应。

MAPK 信号通路对于免疫细胞的活化调节起着重要的作用。现有的研究表明在多种自身免疫疾病包括炎症性肠病的发病机制中,MAPK 有着举足轻重的地位。已有研究发现小分子 MAPK 抑制剂对炎症性肠病有效,推测其分子机制可能是通过抑制 JNK 信号传导通路来阻断 TNF-α 的表达。

25. 哪些患者需要使用生物制剂?

何时起用生物制剂对于临床医师来说是一个矛盾的问题,一方面医师希望生物制剂能在早期就控制疾病进展从而最终改善疾病自然史;另一方面,生物制剂存在的不良反应和不菲的经济代价限制其广泛使用。目前大多数国家使用生物制剂的指征是：①对于传统治疗无效的中、重度活动性炎症性肠病患者;②激素依赖型、激素抵抗型、免疫抑制剂无效或不耐受的炎症性肠病;③瘘管型 CD 或合并有肠外表现者。以上这种治疗策略是依照氨基水杨酸类药物——激素——免疫抑制剂——生物制剂循序使用,因而被称为升阶梯治疗。

氨基水杨酸类制剂、肾上腺糖皮质激素和免疫抑制剂虽然对大多数病例有较好的疗效,但上述药物的有效性和安全性均具有一定程度的局限性,随着对炎症性肠病发病机制研究的深入,生物药物治疗成为研究的新方向。20 世纪 90 年代 IFX-人鼠嵌合型 TNF-α 单抗问世,10 余年的临床应用证实其无论对活动性或缓解期 CD,在临床症状、内镜下病变改善、溃疡及瘘管愈合等方面均有卓越疗效。由于 IFX 在国内上市时间尚短,其应用适应症仅为 CD 及其并发症,但在国外已用于激素及免疫抑制剂无效或不能耐受的中、重度 UC 患者。随着 IFX 临床应用经验的不断积累以及纯人源化抗 TNF-α 的 IgG 单抗阿达木、人源化抗 α24 整联蛋白的 IgG4 单抗 Natalizumab 和聚乙二醇化人抗 TNF-α 抗体 Fab 片段产品赛妥珠（certolizumab pegol）等新一代药物的出现,生物制剂的疗效越来越被人们所认同。许多大宗临床对照研究均证实,生物制剂不但在诱导缓解方面疗效明显优于传统药物,而且在维持治疗中也有巨大的优势。目前,普遍的做法是：对于中、重度炎症性肠病和高危病人,若传统药物无效,则立即采用生物制剂诱导缓解。但值得注意的是,已有许多学者提出,对于这类病人,与其把时间花费在传统药物上,不如直接使用生物制剂,以迅速控制病情,最大限度地降低并发症的发生率。这一策略,即是目前学术界讨论的热点——降阶梯方案（top down therapy）。

26. 炎症性肠病患者如何使用英夫利昔单抗?

英夫利昔（IFX）是第一个应用于炎症性肠病尤其是 CD 治疗的抗体,1998 年被美国

FDA 批准应用于中、重度炎症性肠疾病。IFX 是人鼠嵌合性单克隆抗体 IgG1,鼠源性成分占 25%,通过与淋巴细胞表面的 TNF 结合诱导抗体依赖性细胞毒性作用(antibody dependent cell mediated cytotoxicity,ADCC)及淋巴细胞凋亡,发挥抗炎作用。

大量的循证医学证据显示,IFX 可以诱导难治性 CD 缓解及维持,控制 CD 患者肛周瘘管;应用于 UC 治疗的临床试验显示,IFX 也可以诱导 UC 的临床缓解及维持,而且对于传统药物治疗失败的难治性中、重度 UC,IFX 可以使患者避免结肠切除,降低病死率。

对于中度活动性 UC,当激素或免疫抑制剂治疗无效、激素依赖或不能耐受传统药物治疗时可考虑 IFX 治疗。2005 年,一项国际性、随机、双盲、对照研究显示,在重症难治性 UC 方面,IFX 是诱导缓解的治疗选择,同时也可以用于维持期的治疗,因此推荐选择 IFX 作为转换治疗的"拯救"治疗方案。对于中度活动性 CD,推荐 IFX 用于不能耐受传统药物治疗、激素依赖或激素及免疫抑制剂治疗无效的患者;对于重度活动性 CD,可在激素无效时应用,亦可一开始就应用 IFX。使用 IFX 诱导缓解后应以 IFX 维持治疗。2013 年 AGA 指南强等级推荐单药抗 TNF-α 用于中、重度 CD 诱导缓解(中等质量证据级别)和维持缓解治疗(高等质量证据级别)。

IFX 推荐在第 0、2、6 周给予 5 mg/kg 作为诱导缓解;随后每隔 8 周按相同剂量给药作维持治疗。因为尚无足够的临床资料提出何时停用 IFX,目前暂推荐维持治疗 1 年,当撤离激素后临床症状缓解伴黏膜愈合及 C 反应蛋白正常者,可以考虑停用 IFX。停用 IFX 后复发者,再次使用 IFX 可能仍然有效。

关于生物制剂和 AZA 联用,推荐原先对免疫抑制剂无效者,无需继续联合;IFX 治疗前未用过免疫抑制剂者,IFX 与 AZA 合用可提高缓解率及黏膜愈合率。2013 年 AGA 指南强等级推荐两者联合用于诱导缓解治疗(高等质量证据级别),但不推荐联合应用于维持缓解治疗。使用 IFX 时,正在接受激素治疗的患者应继续原来的治疗,当达到临床缓解后将激素减量至停用。

美国胃肠病协会推荐的 IFX 使用原则:①IFX 适用于治疗足量、足期常规药物(糖皮质激素、AZA/6-MP,MTX)不能有效控制的 CD、UC 患者及合并瘘管 CD 患者,IFX 有效者需维持治疗。②所有炎症性肠病患者推荐的 IFX 剂量为 5 mg/kg,2 h 以上静脉滴注,在第 0、2、6 周分别给药 1 次;IFX 有效患者每 8 周用药 1 次,用于维持治疗,3 次给药后无效者不推荐继续使用 IFX;初始有效但随后治疗无效的 CD 患者可以考虑使用 10 mg/kg IFX 治疗,但需在有急救措施及严密监测下给药,用药完毕后观察 1 h 以上,以避免严重不良反应发生。③使用 IFX 有效患者,可以考虑激素逐渐减量或激素撤除。④对 IFX 有过敏、活动性感染、脱髓鞘疾病、重度充血性心衰、合并或新近肿瘤病史的患者不应使用 IFX。⑤使用 IFX 前,患者需排除潜在或活动性结核。

27. 炎症性肠病患者如何使用阿达木单抗?

阿达木单抗是重组人 IgG1 抗 TNFα 单克隆抗体,与 TNFα 特异性结合后可阻断其与细胞表面受体的结合。体外阿达木单抗可溶解表达 TNFα 的细胞。研究表明,阿达木单抗可诱导对传统药物治疗无应答的中、重度 CD 患者的长期临床缓解,而且可用于无法耐受 IFX 或 IFX 治疗无效的 CD 患者,同时安全系数高于其他 TNF 抑制剂。

全人源化的 ADA 抗原性虽小,但亦可能诱发抗人抗体,现仅获准用于治疗 CD,对从未接受过 IFX 治疗,或对 IFX 治疗无应答或不耐受的中、重度 CD 患者有效,剂量为连续两周皮下注射 80 mg/40 mg 或 160 mg/80 mg 诱导缓解,其后隔周 1 次 40 mg 长期维持缓解,如应答减弱,可改为 40 mg 每周 1 次,恢复应答后改回隔周 1 次。对 IFX 无应答或不能耐受的中、重度 CD 患者,给予阿达木单抗治疗,4 周后 21% 的患者达到临床缓解,而对照组仅 7% 达到临床缓解。阿达木单抗不良反应少,偶见皮下注射部位刺激、感染等。

28. 炎症性肠病患者如何使用维多珠单抗?

维多珠单抗(vedolizumab)为人源单克隆抗体,可与 α4β7 整合蛋白特异性结合,阻滞其与黏膜地址素黏附分子-1(MAdCAM-1)交联,抑制记忆 T 淋巴细胞从内皮组织向炎性胃肠薄壁组织迁移,从而抑制炎症反应。目前欧洲药品管理局(EMA)和美国 FDA 批准维多珠单抗用于中、重度 UC 和 CD。其适用范围为对抗肿瘤坏死因子单抗或免疫调节药应答不充分、无应答或不耐受的成人,或对皮质类固醇应答不充分、不耐受或依赖的成人。目前维多珠单抗的用法主要参考 GEMINI 研究。

(1)GEMINI-1 研究

UC 诱导缓解:在第 0,2,6 周接受 300 mg 维多珠单抗静脉注射。

UC 维持缓解:每 4 周或每 8 周使用 1 次 300 mg 维多珠单抗静脉注射。

(2)GEMINI-2 研究

CD 诱导缓解:在第 0,2,6 周接受 300 mg 维多珠单抗静脉注射

CD 维持缓解:每 4 周或每 8 周使用 1 次 300 mg 维多珠单抗静脉注射。

29. 如何使用微生态制剂?

由于近来的研究显示炎症性肠病中存在菌群失调,益生菌制剂在炎症性肠病中的作用日益受到人们的重视。益生菌是对健康有益的活菌或活菌性膳食补充剂。

目前,临床常用的益生菌制剂主要有:双歧杆菌活菌制剂(丽珠肠乐)、双歧杆菌三联活菌制剂(培菲康、金双歧)、蜡样芽孢杆菌活菌制剂(促菌生)、地衣芽孢杆菌活菌制剂(整肠生)、枯草杆菌和粪球菌二联活菌制剂(美常安)等。

关于益生菌在炎症性肠病中可能的作用机制,包括与肠黏膜上皮细胞紧密结合,提高黏膜防御屏障,阻止致病菌的定植和入侵;提高抗炎细胞因子水平;与病原菌竞争性黏附于上皮细胞,促进上皮细胞分泌黏液使其在黏膜和微生物之间形成保护层,防止栖生菌易位(增强巨噬细胞对病原菌的吞噬以及非 T 细胞依赖性 IgA 的分泌)。但最近的研究表明益生菌在炎症性肠病发病中还可能存在其他机制:①通过阻止细菌黏附、易位或产生抗菌物质来抑制病原体;②阻断促炎细胞因子的分泌;③调节肠道菌群,并且产生对肠道功能有重要作用的营养物质。

使用益生菌制剂最基本的条件之一是益生菌菌株不引起感染,Timmerman 等提出多菌株、多菌种较单一菌种治疗儿童腹泻效果好,多菌种能更好地清除羔羊体内的大肠杆菌,推测多菌株或多菌种联合治疗炎症性肠病可能较单一菌种效果好,多菌种可能产生协同或抑制效应,这些都是目前尚不清楚而又具有探讨价值的热点问题。

微生态失调与感染的关系极为密切,引起感染的微生物可能是致病菌或病原体,但正常微生物群易位或易主也可以引起感染;从微生物环境的视角去审视感染的发生、发展和

结局,将会为感染病的防治提供新的思路;微生态学防治感染的原则是从健康出发,注重微生态平衡,维持整体功能,杀菌并促菌,合理应用抗菌药,从而提高防治效果;它的核心纠正微生态失调,维护微生态平衡;一些危重症合并感染时,不可避免地使用抗菌药,抗菌药势必要对微生态产生影响,现在的资料显示抗菌药与微生态调节剂联合应用可能使之避负。

30. 炎症性肠病需要使用抗生素治疗吗? 常用的抗生素有哪些?

虽然目前尚未发现特异性细菌与炎症性肠病的发病相关,但肠道细菌可能是参与炎症性肠病始动和持续的因素。炎症性肠病的好发部位结肠、直肠、回肠等是肠道接触细菌最多的部位。肠道微生物群在炎症性肠病的发病中起重要作用,其可能机制为肠道细菌及其产物刺激肠黏膜免疫系统,诱发具有炎症性肠病遗传易感性人群肠黏膜免疫系统功能紊乱,导致对正常肠道菌群的暴露增加,或是破坏了肠道正常菌群的免疫耐受,从而产生异常的免疫反应,导致炎症性肠病发病。因此,以抗生素处理肠道菌群可能对炎症性肠病有一定治疗作用。

抗生素通过其抗菌活性达到降低细菌量或彻底根除细菌的作用,可通过多种途径缓解炎症性肠病。首先,抗生素可降低患者肠腔内细菌,特别是有害细菌数量;其次,抗生素可改变肠道细菌菌群,促进益生菌生长;最后,抗生素还可减少肠腔内细菌对周围组织的侵犯,减少细菌迁移和系统性播散,并对 CD 并发的一些微小脓肿亦有治疗作用。除抑制和清除有害细菌生长外,某些抗生素治疗炎症性肠病的机制可能还通过免疫调节作用。

UC 常用的抗生素包括硝基咪唑类、氟喹诺酮类等。多数临床对照研究显示,抗生素可能对重度活动性或暴发性 UC,尤其是已合并脓毒性并发症的 UC 或中毒性巨结肠患者有治疗价值,但对不合并感染的轻、中度 UC 患者的治疗价值有限。Ohkusa 等予慢性轻、中度UC 患者阿莫西林、四环素联合甲硝唑治疗,并以安慰剂作为对照,疗程 2 周,结果显示 UC患者对抗生素的应答率显著高于安慰剂;治疗 3 个月后,抗生素组内镜下评分较安慰剂组明显改善,同时抗生素组血清 CRP 水平较治疗前明显降低,说明疾病活动性降低。部分 UC患者最终需接受全结肠切除术,回肠储袋炎是术后最常见的并发症之一,其发病机制可能是肠道菌群过度生长导致的炎症反应。抗生素是回肠储袋炎的主要治疗方法,其中甲硝唑和环丙沙星为治疗活动性储袋炎的一线药物。环丙沙星治疗急性储袋炎的疗效优于甲硝唑。储袋炎复发率较高,对反复复发的难治性储袋炎需行长期抗生素维持治疗。抗生素维持治疗疗效明显,且安全可耐受,患者的生活质量亦明显改善。此外,联合抗生素亦可治疗慢性难治性储袋炎。

抗生素在 CD 中的应用较 UC 中广泛,活动期 CD 通常需要联合抗生素治疗。利福昔明是一种利福霉素的衍生物,抗菌活性较广,最大的特点是口服不易被吸收,在肠道内的浓度极高,目前其作为一种相对较新的炎症性肠病治疗药物受到广泛研究。利福昔明可改善CD 患者的临床症状,并有可能用于 CD 的诱导和维持缓解。此外,有研究先以利福昔明诱导 CD 患者的缓解,然后使用益生菌维持治疗,即"ecologic niche"治疗,结果显示利福昔明作为益生菌治疗 CD 的辅助治疗有一定效果。甲硝唑是一种硝基咪唑类抗生素,对革兰阳性和阴性的厌氧菌,包括脆弱类杆菌均有强力的杀菌作用。一些研究表明长期使用硝基咪唑类抗生素可有效治疗 CD,甲硝唑可改善 CD 患者的疾病活动指数和血清类黏蛋白水平。然而,甲硝唑的不良反应发生率较高,如恶心、呕吐、食欲不振、金属异味感、继发性多发性神经系统病变等,且最佳剂量和疗程亦不明确,因此目前不推荐甲硝唑作为治疗 CD 的一线药物,仅可用于有皮质激素禁忌症或不能耐受、不愿意应用皮质激素的结肠型或回结肠型 CD 患者。环丙沙星是一种喹诺酮类抗生素,抗菌谱较广,主要针对肠道革兰阴性和需氧的革兰阳性菌。Rahimi 等对纳入广谱抗生素治疗 804 例活动期 CD 患者(2～24 周)的 6 项随机安慰剂对照试验行荟萃分析。结果显示抗生素治疗组有 54% 达到临床改善,与安慰剂组相比,广谱抗生素可改善 CD 患者的临床结局,但仍需行进一步研究。与甲硝唑相比,环丙沙星毒副反应低,更易耐受。但是,无论是多种抗生素联合使用,还是抗生素与一些经典的传统治疗手段联会,其临床机制和安全性尚缺乏足够的多中心随机双盲临床对照试验证实。

肛周病变是 CD 患者较常见的临床表现之一,联合药物治疗和外科手术通常是其首选的治疗方法。药物治疗中抗生素可有效治疗急性发作期 CD 肛周病变,但因其不良反应,不推荐抗生素作为一种理想的长期治疗方法。此外,对于复杂或顽固性病例应选择与免疫抑制剂或(和)英夫利昔单抗联合治疗。其他证据表明硝基咪唑类抗生素可有效预防 CD 患者回结肠切除术后的复发。

2012 年溃疡性结肠炎欧洲循证共识(第二版)认为,抗生素在 UC 治疗中的作用尚不能确定,主要是用于治疗并发的艰难梭菌感染,抗生素联合激素治疗重度 UC 并不能改变疾病结局。2011 年克罗恩病欧洲循证共识(第二版)指出,抗生素治疗 CD 仅限于脓毒性并发症、肠腔细菌过度生长以及肛周病变。

所以炎症性肠病治疗中使不使用抗生素需要根据患者的具体情况而定。

31. 低分子肝素对炎症性肠病的治疗有益吗?

有证据显示炎症性肠病患者较正常对照组更容易形成血栓,尤其对于活动性疾病,且与其他血栓形成的风险因素无关;并会对发病率和死亡率产生显著的影响。因此对于重度溃疡性结肠炎患者和所有的 CD 住院患者及病情较重的门诊患者都应该考虑进行抗血栓形成的预防治疗,给予皮下预防性注射低分子肝素以减少血栓形成的风险。

32. 炎症性肠病患者合并乙型肝炎病毒感染应如何抗病毒治疗?

炎症性肠病是由多种病因相互作用,导致机体自身免疫功能异常反应、亢进引起的自身组织损伤,治疗的主要方法是设法抑制异常免疫反应。炎症性肠病及其免疫抑制治疗可能增加乙型肝炎病毒感染的机会。有研究显示,免疫抑制剂(如:类固醇药物、TNF-α 拮抗剂)用于治疗乙肝病毒表面抗原阳性、核心抗体阳性和 HBV-DNA 阴性的炎症性肠病患者时,诱导乙型肝炎复发。亚洲地区是 HBV 感染的高发区,因此,免疫抑制治疗过程中 HBV 的激活以及合并 HBV 感染者免疫抑制剂的应用时机值得重视。

"2014ECCO 指南"指出,免疫抑制剂应用前应常规进行乙型肝炎表面抗原(HBsAg)、乙型肝炎表面抗体(HBsAb)、乙型肝炎核心抗体(HBcAb)筛查,对于 HBsAg 阳性者,应进一步检查 HBV-DNA;对于 HBcAb 阴性者,应进行疫苗接种并监测 HBsAb 水平。对于 HBsAg 滴度较高者或 HBV-DNA 阳性者,建议给予核苷类似物类(NAs)药物预防,应在给予免疫抑制剂治疗前 2 周开始,至少在免疫抑制剂治疗结束后继续用药 12 个月;对于 HBcAb 阳性,HBsAg 阴性者,不推荐行抗病毒治疗,应每 2～3 个月监测 HBV-DNA。

2010 美国肝脏组织协会(AASLD)指南建议对 HBV-DNA＞2000IU/ml 的患者,应该与普通乙型肝炎患者抗病毒方案一致,直至最后的治疗终点;对于 HBV-DNA 阳性的患者,应监测病毒定量。

2015 年美国胃肠病学会(AGA)指南根据预期引起 HBV 再激活风险不同,将免疫抑制药物分为高危、中危、低危 3 类。其中肿瘤坏死因子(TNF)抑制剂(英夫利昔单抗等)属于中危,传统免疫抑制剂如硫唑嘌呤、甲氨蝶呤等属于低危。对于中、高危患者,须给予预防性抗病毒治疗,并持续到免疫抑制剂治疗结束后至少 6 个月,但不建议低危患者接受预防性抗病毒治疗。强烈建议使用高耐药基因屏障的核苷(酸)类药物(恩替卡韦和替诺福韦)进行预防性抗病毒治疗,以及免疫抑制治疗中 HBV 再激活的治疗。

具有活动性肝病证据(高水平的乙肝病毒复制、肝酶升高)的患者,应在肝炎控制后才开始进行生物制剂治疗。2011 年我国英夫利昔治疗 CD 的推荐方案建议,应用 IFX 前应常规检查血清 HBV 标志物及肝功能,并对 HBsAg 阳性者定量检测 HBV-DNA。对检查所发现的不同情况作出如下处理,①对 HBsAg 阳性伴转氨酶升高和(或)HBV-DNA≥103 拷贝/ml者,先予抗病毒治疗至转氨酶恢复正常且 HBV-DNA 降至＜103 拷贝/ml 才开始 IFX治疗,治疗期间继续进行抗病毒治疗;②HBsAg 阳性但转氨酶正常且 HBV-DNA 阴性者应在使用 IFX 前 1 周开始抗病毒治疗;③HBsAg 阴性、抗-HBc 阳性者在 IFX 治疗期间应密切监测 HBV-DNA 和 HBsAg,若出现阳性则应加行抗病毒治疗。

33. 炎症性肠病合并艰难梭菌感染情况如何? 如何治疗?

艰难梭菌(clostridiumdifficileinfection,CDI)是发达国家最常见的院内感染性腹泻,可引起腹泻及更严重的肠道病变,严重时可致命,其发病率呈逐年上升趋势。近年来,CDI 的感染率逐渐上升,由 1991 年的 34/100 000 增加至 2003 年的 156/100 000。与正常人群相比,炎症性肠病患者 CDI 的易感性明显增加。感染 CDI 的炎症性肠病患者有着更高的病死率、住院时间更长、更多的外科手术治疗(结肠切除术)。炎症性肠病患者合并梭菌感染后原发病可能出现不同程度的恶化,从原来的缓解状态突然复发,也可表现为原有症状加重,严重者甚至出现伪膜性结肠炎,危及生命。

(1) 炎症性肠病合并 CDI 感染的危险因素

溃疡性结肠炎是艰难梭菌感染的独立的危险因素,而长期应用抗生素可能增加炎症性肠病患者感染 CDI 的风险。Jodorkovsky 等研究显示,61%的溃疡性结肠炎患者长期使用抗生素后感染了 CDI。另一项对照研究显示,57.2%的 UC 合并 CDI 感染者在发病前 6 个月曾接受过抗生素治疗。也有研究认为,长期使用抗生素似乎并不能作为炎症性肠病患者感染 CDI 的致病因素,Goodhand 等的系统回顾研究表明,在炎症性肠病患者中,只有 43%的 CDI 感染患者之前应用过抗生素。

糖皮质激素和免疫调节剂可能是艰难梭菌相关性腹泻的独立风险因素。Schneeweiss等关于 UC 的队列研究表明,皮质醇与免疫调节剂合用导致 CDI 感染风险增加 3 倍,单独使用皮质醇则增加 2.5 倍。研究表明,移植手术后应用免疫抑制剂的患者有着更高的 CDI相关性腹泻(CDAD)发病率和更严重的临床表现。

Sinh 等总结炎症性肠病患者感染 CDI 的危险因素包括:①抗生素(克林霉素、氟喹诺酮类、广谱青霉素、广谱头孢菌素);②糖皮质激素;③UC(相较于 CD);④结肠炎症性肠病;⑤

住院和接触医护人员;⑥非夏季;⑦老年;⑧长期居住护理院。

药物预防 CDI 不是非常可靠,应注意在医院中设定合理的卫生处理程序,如加强抗菌药物管理、使用手套、注意手消毒等,有患者疑诊此病时,应注意隔离处理。CDI 与炎症性肠病复发的临床症状非常难以区分,因此每次复发都建议检测 CDI。

(2)检测方法

检测方法包括聚合酶链反应(PCR)技术、细胞毒素中和试验(CTN)、酶联免疫法(ELISA)、乳胶凝集法和粪便培养等。其中 CTN 是诊断 CDI 感染的金标准,但技术要求高,且 48~72h 才能得到检测结果,敏感性可达 67%~100%。内窥镜检查不建议作为 CDAD 的诊断手段,单纯 CDI 感染的患者 50% 内镜下可见伪膜形成,但在炎症性肠病合并 CDI 感染者中却少见伪膜,其阴性并不能排除 CDI 感染。

(3)治疗方案

炎症性肠病合并 CDI 患者,轻、中度可选择口服甲硝唑或万古霉素治疗。甲硝唑通常被视为初发患者的一线用药,通常 200~250 mg,4 次/d;或 400~500 mg,3 次/d;口服 10~14 d。万古霉素(口服剂)常用于复发性 CDAD,或对甲硝唑耐药或治疗效差的患者建议早期使用万古霉素,口服 125 mg,6 h/次;为降低复发率,推荐脉冲疗法,每 3 天 1 次,持续 2~3 周。对于重度 CDI 可选择静脉使用万古霉素。一项三期临床实验表示非达霉素治疗中、轻度 CDAD 与万古霉素疗效相似,但其复发率显著降低。另粪菌移植也被认为治疗难治性 CDI 感染有效,对于复发性 CDI 的治愈率高达 90% 以上。

使用抗生素治疗 CDI 时,若联合免疫抑制剂会增加预后不良风险,手术、并发症、病死率均升高,因此应用免疫抑制剂的风险和益处仍需权衡。对于糖皮质激素的使用,有个案报道其对严重的 CDAD 有治疗作用,就此看来仍可继续使用。

34. 炎症性肠病合并巨细胞病毒感染情况如何?如何治疗?

随着免疫抑制剂与生物制剂在炎症性肠病中的广泛应用,在疗效提高的同时各种机会性感染的风险也随之增加,巨细胞病毒(CMV)感染就是常见的机会性感染。研究显示重症 UC 患者 CMV 感染率 21%~34%,而激素难治的 UC 患者 CMV 感染率约为 33%~36%。当炎症性肠病患者出现难以解释的症状恶化时,应考虑到合并 CMV 感染的可能。

确诊有 CMV 感染的患者,可静脉或口服更昔洛韦治疗。如在免疫调节剂治疗过程中发现 CMV 感染,亚临床或轻症感染可继续使用免疫调节剂。如出现严重的系统性 CMV 感染,则必须停止免疫调节剂治疗,开始更昔洛韦抗病毒治疗。

35. 炎症性肠病患者关节病变的类型及如何治疗?

炎症性肠病患者关节病变包括外周型和中央型。外周型关节炎较多见,占 88.30%,常累及单个大关节,亦可同时累及多个关节,呈非对称性。起病急,病程短,少有后遗症,但可复发,结肠切除后关节炎完全消失。中央型关节炎指强直性脊柱炎和骶髂关节炎,二者可同时或者单独发病,较少见。强直性脊柱炎以男性多见,属于 HLA-B27 相关性关节炎。脊柱炎的自然病程与 UC 无关,可出现于结肠炎前后或同时,但直、结肠切除后,脊柱炎并不消退。骶髂关节炎患者可无症状或有腰骶部疼痛,多经 X 线检查发现,但极少进展至强直性脊柱炎。

药物选择方面,合并关节病变的炎症性肠病常用的药物有 SASP、激素、AZA、MTX 和英夫利昔单抗。

36. 炎症性肠病患者并发坏疽性脓皮病如何治疗?

坏疽性脓皮病是一种少见的炎症性非感染性皮肤病,以慢性、复发性的皮肤溃疡为主要表现,局部疼痛明显,约 50% 的坏疽性脓皮病患者并发系统疾病,如炎症性肠病、类风湿关节炎、副蛋白血症、血液恶性疾病、慢性活动性肝炎等。治疗上,糖皮质激素为一线用药,重用泼尼松 $0.5\sim1mg/(kg \cdot d)$,激素控制不理想的患者可使用免疫抑制剂、TNF-α 单抗以及静脉应用人血丙种球蛋白等,炎症性肠病患者并发坏疽性脓皮病也可口服使用柳氮磺吡啶。

37. 炎症性肠病合并原发性硬化性胆管炎患病情况、如何治疗及随访?

原发性硬化性胆管炎(PSC)是炎症性肠病最常见且最特异的肝胆合并症。PSC 患者中 70.0%～80.0% 合并炎症性肠病,炎症性肠病患者 1.4%～7.5% 在病程中出现 PSC,其中 UC、CD 患者 PSC 的患病率分别为 2.0%～7.5%、1.4%～3.4%,合并 PSC 的炎症性肠病中 70%～90% 为 UC,尤其是青年男性,且广泛结肠受累的 UC 患者更易合并 PSC,全结肠炎者为 5.5%,远端结肠炎者仅为 0.5%。PSC 多见于 30～50 岁人群,男女比例为 2:1,典型特征为肝内外胆管炎症及进展性纤维化,最终可致肝硬化、肝衰竭,可由内镜下逆行胰胆管造影、磁共振胰胆管成像检查诊断。

目前无有效的药物可以阻止 PSC 的病程进展,熊去氧胆酸 $13\sim15\ mg/(kg \cdot d)$ 对改善肝功能有益,但对疾病的预后无影响,最终需要进行肝移植。PSC 是炎症性肠病患者发生结直肠癌的危险因素,从诊断确立开始,需每年复查肠镜。

38. 炎症性肠病患者并发静脉血栓的风险如何? 如何防治?

炎症性肠病患者血栓性疾病的患病率为 6.2%,是一般人群的 3～3.6 倍。血小板与内皮细胞功能和相互作用改变,凝血因子水平升高,纤溶活性下降等导致炎症性肠病患者存在高凝状态,血栓栓塞主要发生于静脉循环,也可发生于动脉循环。炎症性肠病患者的静脉系统血栓形成风险较高,深静脉血栓形成和肺栓塞是血栓栓塞症最常见的类型。其中 CD 患者深静脉血栓的发病率为 31.4/10 000 人年,肺栓塞的发病率为 10.3/10 000 人年;UC 患者深静脉血栓的发病率是 30.0/10 000 人年,肺栓塞的发病率为 19.8/10 000 人年。实践中,建议对活动性炎症性肠病患者进行预防性血栓治疗,在轻度至中度血栓事件中予抗凝治疗,严重的大量血栓形成可考虑溶栓治疗。常用的药物有肝素、低分子肝素、华法林、阿司匹林及中药等,在抗凝和溶栓治疗时应评估胃肠道和全身出血的风险。

2017 年 UC ECCO 共识建议所有重度活动期 UC 应予低分子肝素抗血栓治疗,2016 年 CD ECCO 共识建议所有的 CD 住院患者及病情较重的门诊患者都应该考虑进行抗血栓形成的预防治疗。炎症性肠病患者的静脉血栓栓塞的治疗要遵循已有的抗血栓治疗方案。

39. 炎症性肠病合并骨质疏松如何治疗?

骨质疏松是炎症性肠病的常见并发症,有研究显示炎症性肠病患者骨质疏松和骨量减少的发病率分别为 15%～45% 和 17%～70%。其可能的原因有糖皮质激素的使用、肠道炎症、遗传因素和营养不良(维生素 D 和钙的缺乏)等。

骨质疏松(GIOP)可从 4 方面进行预防。①严格掌握激素的使用适应证,避免滥用。②选择合适的剂量、用法和疗程,一旦病情控制,即应减量或停用。③预防性使用抗骨质疏松的药物,而不是等出现严重的 GIOP 临床表现再行治疗。美国风湿病学会(American College of Rheumatology, ACR)建议正在应用激素治疗(相当于强的松≥5 mg/d)的患者,如果治疗≥3 个月即可使用抗骨质疏松的药物。2010 年,ACR 更新了 GIOP 的防治指南,更加强调在计划使用糖皮质激素时,即需要采取措施对 GIOP 进行预防,具有循证医学证据的二磷酸盐为首选药物(如:唑来膦酸钠),还应及时补充钙剂和维生素 D;活性维生素 D 对 GIOP 有一定的防治作用,普通维生素 D 对小剂量和中等剂量糖皮质激素引起的骨丢失也有一定作用,但后者对大剂量糖皮质激素引起的骨质疏松不具备防治效果。维生素 D 的使用应达到治疗剂量,800~1 000 IU/d,国人建议剂量为600~800 IU/d,此外还应考虑到维生素 D 的吸收可能受到激素的干扰,其使用剂量可以酌情增加。钙三醇(1,25-(OH)2D3)的日用量为 0.25~0.5 μg/d。④定期检测 BMD,中国 GIOP 诊治指南指出:对于长期应用糖皮质激素治疗的患者应每 6~12 个月检测 BMD;糖皮质激素的疗程定义是:小于 3 个月为短期,3~6 个月为中短期,超过 6 个月为长期。

2015 年 ECCO 肠外表现共识指出:为预防炎症性肠病患者骨质疏松,应进行负重锻炼、戒烟,每日保证足够的钙摄入(1 g/d);接受全身激素治疗的患者应该预防性补充钙和维生素 D。

骨质疏松的治疗要区别对待。

(1) 一般性治疗和基础药物治疗

一般性治疗包括补充适量的营养,富含蛋白质、维生素 D 和钙盐。改善生活方式,禁烟,减少饮酒量,适当的负重体育运动,防止肌肉萎缩。基础药物治疗包括钙剂(如碳酸钙0.6 g qd/bid)和维生素 D(维生素 D_3 800~1 000 IU/d,或阿法迪三、钙三醇 0.25~0.5 μg/d),对于长期应用相当于强的松 15 mg/d 以下剂量的激素患者可以保持骨量。治疗过程中需监测血钙、尿钙水平,调整剂量。

(2) 特殊药物治疗

二磷酸盐为防治 GIOP 的首选药物,可抑制骨吸收,降低骨的代谢转换率,促进破骨细胞凋亡。由于在应用激素的极早期即有破骨细胞增多、功能增强所致的骨量丢失,所以早期使用二磷酸盐有可能逆转这些病变。临床对照研究表明:唑来膦酸对 GIOP 的预防和治疗效果是肯定的,此外还有学者报道对 GIOP 患者使用阿仑膦酸钠治疗的前瞻性研究,治疗12 个月后用 18 氟标记的 PET 定量分析其腰椎骨代谢转换率较治疗前有明显下降。以往认为性激素补充治疗适用于长期服用低、中剂量激素的绝经后妇女,可阻止骨丢失,增加脊柱和髋关节的 BMD。但在 2010 年 ACR 更新的"GIOP 防治指南"中,该治疗因循证医学证据不足未得到认可。其他治疗药物还包括特立帕肽(teriparatide),最近有一项 18 个月及额外延长 36 个月的临床研究,发现特立帕肽(10 mg/d)比阿仑膦酸钠(10 mg/d)更有效增加腰椎和髋关节的 BMD,减少新发椎体骨折风险。

2015 年 ECCO 肠外表现共识有关骨质疏松的部分指出:炎症性肠病持续活动的患者应积极控制疾病活动,减少激素长期使用,以减少骨质流失,对于绝经后妇女或者既往有自发骨折病史的患者,应规律使用二磷酸盐或其他抗骨质疏松药物。

总之,糖皮质激素在临床上的应用极为广泛,其引起骨质疏松症的风险常常容易被忽略。短期或小剂量应用糖皮质激素应及时给予钙剂和维生素 D 制剂,要定期检测骨密度的水平,必要时加用抗骨质疏松的药物如二磷酸盐或特立帕肽。

40. 炎症性肠病合并贫血如何处理?

WHO 贫血定义为:血红蛋白浓度非妊娠女性低于 120 g/l,孕妇低于 110 g/l,男性低于 130 g/l。贫血是炎症性肠病的常见并发症之一,发生率在 6.2% ~73.7% 之间。缺铁性贫血(iron-deficiency anemia,IDA)是最常见的炎症性肠病相关贫血,其他贫血原因包括:维生素 B_{12}/叶酸缺乏、慢性病性贫血、服用药物(巯基嘌呤、硫唑嘌呤等)、地中海贫血等疾病。

引起炎症性肠病患者铁缺乏的主要原因有慢性肠道失血,含铁丰富的食物摄入减少,CD 患者十二指肠和上段空肠铁吸收障碍等。

典型 IDA 的诊断是根据病史、典型的低色素性贫血形态学改变以及缺铁指标阳性,并排除其他病因。

参照 2015 年 ECCO 炎症性肠病贫血共识,预防 IDA 的措施有:①所有炎症性肠病患者每 3 个月监测血红蛋白、铁蛋白、转铁蛋白饱和度、CRP;②因贫血程度和炎症性肠病疾病活动度有良好相关性,故为预防贫血,应积极控制病情;③预防 IDA 的目标是保持血红蛋白、铁蛋白在正常范围;④考虑到 IDA 补铁治疗后再次出现 IDA 非常快,也很常见,所以一旦铁蛋白低于 100 μg/l 或血红蛋白低于 120 g/l(女性)、130 g/l(男性),就应该启动静脉补铁治疗。

炎症性肠病患者只要出现 IDA 就应该补铁治疗,治疗缺铁性贫血的目标是使血红蛋白和储存铁恢复正常。关于治疗时间和方式是由症状、严重程度、血红蛋白的动态下降程度、并发症和治疗风险决定的。补铁可以静脉注射、口服或肌肉注射。

(1)静脉补铁治疗

在一般人群中,静脉补铁治疗缺铁性贫血的疗效已被许多研究证明,静脉补铁比口服补铁迅速有效,有较好的安全性,无胃肠道负担,不良反应少,因此,静脉补铁的优势使它可以广泛应用。

2015 年 ECCO 炎症性肠病贫血共识推荐,静脉补铁治疗在下列情况的一线治疗:①炎症性肠病处于活动期;②铁缺乏患者不能耐受口服铁剂;③严重贫血患者(血红蛋白水平< 10 g/dl);④需要接受促红细胞生成素治疗。

临床上常用的静脉补铁药物有 5 种:葡萄糖酸亚铁、低分子右旋糖酐铁、蔗糖铁、羧基麦芽糖铁、超顺磁性氧化铁纳米颗粒。

(2)口服铁剂治疗

口服铁剂曾作为治疗首选,但炎症性肠病患者在口服铁剂时存在以下问题:①不耐受率高:口服铁剂常常发生胃肠道不良反应,包括恶心、腹胀、腹泻;②疗效不稳定;③疗程长;④口服铁剂有加重疾病活动度的潜在风险。以上不足削弱了口服补铁的依从性,制约在治疗时的应用。口服补铁主要适用于:①炎症性肠病处于缓解期;②轻度贫血患者;③既往对口服补铁没有出现不耐受。口服铁剂的种类很多,如硫酸亚铁、葡萄糖酸亚铁、枸橼酸铁、右旋糖酐铁和琥珀酸亚铁等。

(3)肌肉注射铁剂治疗

在 20 世纪 90 年代后期,肌肉注射补铁被推荐为更有效和更安全的替代口服和静脉补铁,但是,肌肉注射铁剂是痛苦的,可能导致局部皮肤铁质沉着症。此外,一些病例报告已经证实与肌肉注射右旋糖酐铁剂相关的严重和致命的过敏反应。由于没有明确的临床证据证明肌肉注射补铁会比口服或静脉注射毒性较小或更有效,现在这种补铁方法不应常规使用。

总之,在炎症性肠病中,贫血是相当常见的,特别是在克罗恩病中,它是一个非常困难的临床问题,因为缺铁、维生素 B_{12} 和(或)叶酸的缺乏,吸收不良、营养不良、肠切除、药物作用都可以出现,但临床以 IDA 最常见。由于贫血对患者的生活质量有相当大的影响,我们必须有一个彻底和全面的诊断和防治策略以帮助病人尽可能恢复正常的生活质量。

41. 克罗恩病(CD)出现纤维化狭窄的情况如何? 如何治疗?

CD 病变以肠道透壁性炎症为特征,导致大量细胞外基质的异常沉淀,从而导致肠壁各解剖层均发生纤维化而产生纤维化狭窄,并最终导致肠梗阻。CD 的急性期可能伴有充血水肿,加重原有的狭窄。有数据表明,40%以上的 CD 有程度不等的肠梗阻,且反复发生,80%的患者最终需要手术治疗。

鉴别纤维性狭窄还是炎症性狭窄将影响着患者治疗方式的选择。临床症状和血清学指标往往难以鉴别狭窄的性质,而 CT 肠道成像对明确狭窄的性质存在一定价值。小肠 CT 肠道成像中的纤维性狭窄表现主要包括缺乏黏膜强化的狭窄(由于纤维化和胶原沉积)、黏膜下层脂肪沉积和纤维脂肪增生等。炎症性狭窄主要表现为黏膜强化,肠壁增厚更加明显。有时在同一患者,甚至同一肠段中,炎症性狭窄和纤维性狭窄可以共存。目前磁共振肠道成像也越来越多地用于鉴别纤维性狭窄和炎症性狭窄。

因为 CD 的大部分治疗药物都不可逆转已经的肠壁纤维化反应,从而大部分患者需要选择外科手术或者内镜治疗。2012 年英国国家健康与临床优化研究所(NICE)指南提出了对 CD 肠道狭窄的处理建议:①若是单发、短段狭窄,可考虑内镜下扩张治疗;如果扩张治疗导致并发症或失败,应及时手术;②在作出狭窄处理决策时,应考虑以下因素:目前的药物治疗是否为最优化方案、既往肠切除的次数和范围、既往疾病复发速度、将来再次手术切除的可能性、短肠综合征的后果、患者的自身意愿(生活方式、文化背景等均可能影响治疗选择)。2015 年美国结肠和直肠外科医师学会(ASCRS)提出 CD 肠道狭窄的手术适应症:①内镜下扩张,适用于有症状、药物治疗无效的小肠或吻合口狭窄患者;②手术治疗适用于有症状的、药物和内镜治疗无效的小肠或吻合口狭窄患者;③内镜下无法充分观察的结肠狭窄患者应考虑手术切除。

在重度纤维化的情况下,唯一有效的治疗是手术切除狭窄的肠道。然而,切除纤维化组织并不能预防其余肠段再次发生纤维化,CD 患者往往必须忍受反复手术治疗,最终导致肠道变短,无法维持足够的功能。今后,针对 CD 肠道纤维化狭窄的特异性靶向治疗将加强进一步探索。

42. 单一治疗和联合治疗应如何选择?

目前,炎症性肠病可考虑西医或者中西医结合治疗。

(1) 西医药治疗

活动期的处理:①轻度 UC 的处理:可选用 SASP,0.75~1 g/次,3~4 次/d,口服;或用相当剂量的5-ASA 制剂。病变分布于远段结肠者可酌用 SASP 或 5-ASA 栓剂 0.5~1 g/次,2 次/d;也可用5-ASA 灌肠液 1~2 g,或氢化可的松琥珀酸钠盐灌肠液 100~200 mg,保留灌肠,1 次/晚。

必要时用布地奈德 2 mg,保留灌肠,1 次/晚。②中度 UC 的处理:可用上述剂量水杨酸类制剂治疗,反应不佳者,适当加量或改口服糖皮质激素,常用泼尼松(强的松)30～40 mg/d,分次口服。③重度 UC 的处理:一般病变范围较广,病情发展变化较快,作出诊断后应及时处理,给药剂量要足,治疗方法为:ⓐ如患者未曾使用过口服糖皮质激素的,可口服强的松龙 40～60 mg/d,观察 7～10 d,亦可直接静脉给药。已使用者,应静脉滴注氢化考的松 300 mg/d 或甲基强的松龙 48 mg/d。ⓑ肠外应用广谱抗生素控制肠道继发感染,如硝基咪唑及喹诺酮类制剂、氨苄青霉素或头孢类抗生素等。ⓒ应使患者卧床休息,适当输液,补充电解质,以防水盐平衡紊乱。ⓓ便血量大,Hb 90 g/L 以下和持续出血不止者应考虑输血。ⓔ营养不良、病情较重者可用要素饮食,病情严重者应予肠外营养。ⓕ静脉糖皮质激素使用 7～10 d 后无效者,可考虑环孢素静滴 2～4 mg/(kg·d)静脉滴注 7～10 d。由于药物免疫抑制作用、肾脏毒性及其他不良反应,应严格监测血药浓度。因此,从医院监测条件综合考虑,主张在少数医学中心使用。亦可考虑其他免疫抑制剂,如:他克莫司(FK506)。ⓖ如上述药物治疗疗效不佳,应及时内、外科会诊,确定结肠切除手术的时机与方式。ⓗ慎用解痉剂及止泻剂,以避免诱发中毒性巨结肠。ⓘ密切监测患者生命体征及腹部体征变化,及早发现和处理并发症。④其他治疗方法:ⓐ白细胞洗脱疗法:适合于重度 UC 患者,有条件单位可以开展。ⓑ益生元或益生菌治疗:适合于有菌群失调的 UC 患者,也可用于活动期 UC 的辅助治疗。ⓒ新型生物制剂治疗:如抗肿瘤坏死因子- α(TNF-α)单克隆抗体,适用于重症和顽固性(难治性)UC 的治疗,目前国内使用的制剂如英夫利昔,可减少中、重度 UC 患者的手术率,降低糖皮质激素用量,用药前需严格评估病情,排除潜在的活动性结核及各种感染,应用中应严密观察,注意各种不良反应。

缓解期的处理:症状缓解后,应继续应用 SASP 或 5-ASA 类药物进行维持治疗,时间至少 1 年或长期维持。SASP 的维持治疗剂量一般为口服 2～3 g/d,亦可用相当剂量的 5-ASA 类药物。糖皮质激素不宜用于维持治疗。6-硫基嘌呤或硫唑嘌呤等用于对上述药物不能维持或对糖皮质激素依赖者。

(2) 中西医结合治疗

①轻、中度患者可应用中医辨证或中药专方制剂治疗,或口服柳氮磺胺吡啶(SASP)或 5-氨基水杨酸(5-ASA)制剂,若无效可中西药物联合应用,对远段结肠炎可结合直肠局部给药治疗。以上治疗无效时可使用泼尼松口服治疗。②难治性 UC(激素依赖或激素抵抗)宜早期采用中西医结合内科综合治疗方案,必要时选用嘌呤类药物、甲氨蝶呤等免疫抑制剂,或选择英夫利昔静脉滴注。③重度 UC 建议采用中西医结合治疗,患者对口服泼尼松、氨基水杨酸类药物或局部治疗无效,或出现高热、脉细数等全身中毒症状者,应采用糖皮质激素静脉输注治疗 7～10 d。如无效,则应考虑环孢霉素或英夫利昔静脉滴注治疗,必要时转外科手术治疗。④维持治疗:当急性发作得到控制后,宜选用中药维持治疗,亦可配合小剂量的氨基水杨酸类制剂。

43. 什么是阶梯疗法？如何选择？

针对炎症性肠病治疗策略上的阶梯疗法包括:"升阶梯"(step-up)和"降阶梯"(top-down)治疗。选择"升阶梯"还是"降阶梯"治疗策略仍未达成一致共识。"升阶梯"治疗是依照 5-ASA——糖皮质激素——免疫抑制剂——生物制剂的顺序逐步使用,目前最为大多数学者和临床医师所接受。通常情况下,生物制剂应用的指征如下:中度至重度活动性炎症性肠病常规药物正规治疗无效者;激素依赖型、抵抗者,免疫抑制剂无效或不耐受者;CD 合并瘘管或肠外表现者。

"降阶梯"治疗是指对于一些炎症性肠病患者首先使用生物制剂,这样能早期抑制异常的全身或肠道免疫反应。在选择"降阶梯"治疗策略时,临床医师应对患者病情严重程度、发病情况、高危因素、并发症、禁忌症以及经济基础进行全面详细的衡量。目前比较公认的是,当患者出现以下高危因素时,可以考虑选择降阶梯治疗策略:发病年龄不足 40 岁;起病初期一线的 5-ASA 药物无效,需使用糖皮质激素者;CD 累及小肠或有瘘管及肛周病变者;镜下可见深溃疡等。

44. 重度溃疡性结肠炎患者转换治疗的时机如何判断?

2010 年美国胃肠病学会,实践规范委员会制订的《溃疡性结肠炎成人实践指南》提出静脉使用糖皮质激素 3～5 d 病情无明显改善应考虑转换治疗。

2012 年广州《炎症性肠病诊断与治疗的共识意见》指出重度溃疡性结肠炎在静脉用足量糖皮质激素治疗大约 5 d 仍然无效,应转换治疗方案。亦宜视病情之严重程度和恶化倾向,适当提早(:3 d)或延迟(7 d)。但应牢记,不恰当的拖延势必大大增加手术风险。

2017 年溃疡性结肠炎欧洲循证共识(第三版)认为需要转换治疗的时机判断是在静脉使用糖皮质激素后大约 3 d。

总之,何时考虑转换升级治疗,需要参照相关指南、共识,根据患者静脉使用激素后的治疗反应,及时作出判断。

45. 重度溃疡性结肠炎患者如何选择转换治疗方案?

根据 2012 年广州《炎症性肠病诊断与治疗的共识意见》,转换治疗方案有两个大选择:一是转换药物的所谓"拯救"治疗,依然无效才手术治疗;二是立即手术治疗。

(1)"拯救"治疗

环孢素(CsA):2～4 mg/(kg·d)、静脉滴注。该药起效快,短期有效率可达 60%～80%,可有效减少急诊手术率。使用期间需定期监测血药浓度(有效浓度 100～200 ng/ml),严密监测不良反应。有效者,待症状缓解改为口服继续使用一段时间,逐渐过渡到硫嘌呤类药物维持治疗。5～7 d 无效者及时转手术治疗。研究显示,以往服用过硫嘌呤类药物者对 CsA 短期及长期疗效,显著差于未使用过硫嘌呤类药物者。

英夫利昔:近年国外有一项安慰剂对照研究提示该药为"拯救"治疗的疗效。

(2)立即手术治疗

在转换治疗前应与外科医师和病人密切沟通,以权衡先予"拯救"治疗与立即手术治疗的利弊,视具体情况决定。对中毒性巨结肠者一般宜早期手术。

2017 年溃疡性结肠炎欧洲循证共识(第三版)有相似推荐:对于静脉激素无应答的患者,可考虑选择环孢素、英夫利昔、他克莫司或者手术。如果挽救治疗 4～7 d 内病情无改善,推荐行结肠切除术。

46. 溃疡性结肠炎(UC)维持治疗可以选择哪些药物? 维持多长时间?

UC 维持治疗的目的是维持无激素缓解,推荐所有患者接受维持治疗。激素不能作为维持治疗药物,维持治疗药物的选择视诱导缓解时用药情况而定。UC 维持治疗可以选择的常用药物有氨基水杨酸制剂、硫嘌呤类药物、抗肿瘤坏死因子制剂、维妥珠单抗。其他例如益生菌、甲氨蝶呤、中药等需要进一步研究。氨基水杨酸制剂维持治疗的疗程为3～5年或更长。对硫嘌呤类药物以及抗肿瘤坏死因子制剂维持治疗的疗程未达成共识,视患者具体情况而定。

47. 克罗恩病(CD)维持治疗可以选择哪些药物？维持多长时间？

CD 维持治疗药物的选择,视诱导缓解时用药情况和具体的病变部位而定。硫唑嘌呤、英夫利昔单抗、阿达木单抗、维妥珠单抗是 CD 维持缓解治疗有效的药物。甲氨蝶呤、布地奈德、赛妥珠单抗和那他珠单抗同样可以用于 CD 维持缓解的治疗。美沙拉嗪、omega3 脂肪酸的有效性仍有争议。肠内营养支持、细胞单采和自体干细胞移植的作用目前无有效证据。现有证据表明环孢素、抗结核杆菌药、CDP571 和益生菌(Lactobacillus GG、鼠李糖乳杆菌)对维持缓解治疗无效。使用硫唑嘌呤维持治疗疗程一般不少于 4 年,其他药物维持治疗的疗程未达成共识,视患者具体情况而定。

48. 溃疡性结肠炎采取手术治疗的时机如何把握？

UC 手术治疗有以下指征：①急性重症 UC,经内科积极治疗,临床症状仍持续恶化需考虑手术治疗,包括出现穿孔、中毒性巨结肠和严重的肠道出血等并发症。②慢性难治性 UC,对于内科治疗疗效欠佳或者是治疗药物出现严重不良反应者可考虑手术治疗。③UC 出现结肠的狭窄和梗阻,需考虑手术治疗。④UC 具有癌变倾向,需进行癌变监测,对于在监测过程中癌变或者高度怀疑癌变者,可以考虑手术治疗。⑤UC 合并严重的全身并发症非手术治疗效果不佳时,可考虑手术治疗。UC 的手术时机的选择需内科医师、外科医师和患者共同讨论决定。

49. 溃疡性结肠炎常用手术方式有哪些？

UC 手术方式的选择需根据患者的临床情况而决定。急诊手术常采用全结肠或结肠次全切除及回肠末端造瘘术。择期手术可选择的手术方式有：全结直肠切除、回肠造口术；全结直肠切除、回肠储袋肛管吻合术(ileal pouchanal anastomosis，IPAA)；全结肠切除、回肠直肠吻合术。IPAA 目前已成为 UC 患者最常用的手术方式。

50. 克罗恩病什么情况下需要采取手术治疗？

CD 是内科疾病,但由于慢性炎症的反复发作,可能导致肠道狭窄梗阻、肠瘘、穿孔、出血以及癌变等并发症,因此外科手术是 CD 不可缺少的手段之一,可以缓解患者的病情,提高生活质量。CD 手术治疗的主要适应症包括：内科药物治疗无效、纤维狭窄伴梗阻、消化道穿孔、脓肿形成、出血、癌变、内科治疗效果差的瘘管、儿童生长迟滞等。

51. 如何判断溃疡性结肠炎治疗临床有效和缓解？

根据 2012 年广州《炎症性肠病诊断与治疗的共识意见》。疗效评判标准应结合临床症状和内镜检查。

(1)缓解的定义

完全缓解是指完全无症状(大便次数正常且无血便或里急后重),伴随内镜复查见黏膜愈合(肠黏膜正常或无活动性炎症)。关于 UC 患者黏膜愈合的定义目前尚未达成一致共识。

(2)疗效评定

临床疗效评定:适用于临床工作,但因无量化标准,不适于科研。①缓解:临床症状消失,结肠镜复查见黏膜大致正常或无活动性炎症。②有效:临床症状基本消失,结肠镜复查见黏膜轻度炎症。③无效:临床症状、结肠镜复查均无改善。

改良的Mayo评分:适用于科研(见下表)。

评估溃疡性结肠炎活动性的Mayo评分系统

排便次数 a	内镜发现
0＝排便次数正常	0＝正常或无活动性病变
1＝比正常排便次数增加1～2次	1＝轻度病变(红斑、血管纹理减少、轻度易脆)
2＝比正常排便次数增加3～4次	2＝中度病变(明显红斑、血管纹理缺乏、易脆、糜烂)
3＝比正常排便次数增加5次或以上	3＝重度病变(自发性出血,溃疡形成)
便血 b	医师总体评价 c
0＝未见出血	0＝正常
1＝不到一半时间内出现便中混血	1＝轻度病变
2＝大部分时间内为便中混血	2＝中度病变
3＝一直存在出血	3＝重度病变

注:
- a:每位受试者作为自身对照,从而评价排便次数的异常程度。
- b:每日出血评分代表一天中最严重出血情况。
- c:医师总体评价包括其他3项标准:受试者对于腹部不适的回顾、总体幸福感以及其他表现(如:体检发现、受试者表现状态)。
- 评分≤2分,且无单个分项评分≥1分,为临床缓解;3～5分轻度活动;6～10分中度活动,11～12重度活动。
- 有效定义为Mayo评分相对于基线值的降幅≥30%及≥3分,而且便血的分项评分降幅≥1分或该分项评分为0分或1分

52. 如何判断溃疡性结肠炎治疗内镜应答和黏膜愈合?

根据最新的共识,UC内镜应答是指Mayo内镜亚评分下降≥1分,UC内镜严重程度指数(ulcerative colitis endoscopic index of severity,UCEIS)下降≥2分。

国际上对UC黏膜愈合的概念尚缺乏统一的定义。2007年,国际炎症性肠病组织提议,将黏膜愈合的概念定义如下:在肉眼观察下,肠黏膜无出血、糜烂、溃疡及易脆性。

内镜检查是评估内镜应答和黏膜愈合的金标准。

53. 如何判断克罗恩病治疗临床有效和缓解?

与药物治疗相关的疗效评价,可将CD活动指数(CDAI)作为疗效判断的标准(见右表):①疾病活动:CDAI≥150分为疾病活动期。②临床缓解:CDAI<150分作为临床缓解的标准。缓解期停用激素称为撤离激素的临床缓解。③有效:CDAI下降≥100分(亦有以≥70分为标准)。④复发:经药物治疗进入缓解期后,CD相关临床症状再次出现,并有实验室炎性反应指标、内镜检查及

表 Best CDAI 计算法

变 量	权 重
稀便次数(1周)	2
腹痛程度(1周总评,0～3分)	5
一般情况(1周总评,0～4分)	7
肠外表现与并发症(1项1分)	20
阿片类止泻药(0、1分)	30
腹部包块(可疑2分;肯定5分)	10
红细胞压积降低值(正常a:男40,女37)	6
100×(1－体重/标准体重)	1

注:a:红细胞压积参考值按国人标准;总分＝各分值之和,CDAI<150为缓解期,CDAI≥150为活动期,150～220为轻度,221～450为中度,>450为重度

影像学检查的疾病活动证据。进行临床研究时,则建议以 CDAI>150 分且较前升高 100 分(亦有以升高 70 分为标准)。

54. 如何判断克罗恩病(CD)治疗内镜应答和黏膜愈合?

克罗恩病治疗内镜应答的判断尚无统一共识,主要以结直肠镜检查评估 CD 治疗后结肠和回肠末段内镜应答情况。CDEIS(the Crohn's disease endoscopic index of severity)被视为评价 CD 内镜严重程度的金标准,具有可重复性,且与反映 CD 临床活动的指标——CD 疾病活动指数(CDAI)有良好的相关性。但其计算方法复杂。简化的 CD 内镜评分系统(simple endoscopic score for Crohn's disease, SES-CD)与 CDEIS 具有良好的相关性,但对其进行评估的研究尚少。Rutgeerts 评分系统用于评价回肠末段、回结肠切除术后新的回肠末端、吻合口病变严重程度。

CD 的黏膜愈合至今仍无统一的定义,一般定义为黏膜溃疡的完全愈合,内镜检查是评估黏膜愈合的金标准。

55. 什么是炎症性肠病的复发?

UC 复发是指自然或经药物治疗进入缓解期后,UC 症状再发,最常见的症状是便血,腹泻也多见,可通过结肠镜检查证实。临床研究要选取某一评分系统去定义。

CD 复发是指经药物治疗进入缓解期后,CD 相关临床症状再次出现,并有实验室炎性反应指标、内镜检查及影像学检查的疾病活动证据。2016 年 ECCO 共识建议以 CDAI>150 分且较前升高 70 分作为复发的标准。

56. 炎症性肠病复发的类型有哪些?

UC 复发的类型:复发可分为偶发(≤1 次/年)、频发(≥2 次/年)及持续型(UC 症状持续活动,不能缓解)。其中早期复发:经先前治疗达缓解期 3 个月内的任意时间复发。

UC 的复发率较高,可根据 5 年内复发次数将疾病病程进展分为 3 类:初诊后 5 年内无复发为惰性进展病程;初诊后 5 年内复发次数大于等于 2 次,但少于每年复发一次为中度进程;初诊后 5 年内至少每年复发 1 次为进展复发型病程。

CD 复发类型和早期复发的定义与对 UC 患者评定相同。

57. 炎症性肠病复发的高危因素有哪些?

(1)吸烟

研究发现吸烟会促使 CD 复发,一项包含 16 个回顾性研究的荟萃分析发现,与不吸烟的 CD 患者相比,吸烟的 CD 患者在术后更容易复发。而吸烟对 UC 复发的影响与之相反,戒烟反而可能增加 UC 复发率。吸烟对 CD 和 UC 复发的相反影响的机制目前尚不明确。

(2)非甾体类抗炎药(NSAIDs)

非甾体类抗炎药会增加炎症性肠病患者的复发率,可能机制有:抑制环氧酶,减少前列腺素的产生,包括前列环素(PGI_2)、前列腺素 E2(PGE_2)、血栓素 A2(TXA_2),而 PGE_2 具有抗炎效应;其次,NSAIDs 会增加肠黏膜通透性,同时 NSAIDs 会减弱环氧酶介导的血管舒张,从而影响愈合,加重炎症。

(3)含雌激素药物

包括口服避孕药及雌激素替代治疗药,研究发现含雌激素药物对炎症性肠病复发的影响结果不一致,原因可能是纳入研究的患者年龄、疾病类型、雌激素的剂量不一样。

（4）应激

应激会增加复发率,可能机制是应激会较少肠道黏液分泌,增加肠黏膜通透性。

（5）饮食

高糖、高脂肪、高蛋白饮食、酒精、硫磺等均可能通过不同机制增加复发风险。

（6）环境污染

环境污染通过多种机制引起复发,包括:污染物增加 TNF-α 分泌、损害肠黏膜。

（7）治疗不规范

炎症性肠病是慢性疾病,病情易反复,需要长期规律治疗,治疗不规范或自行停药均可能导致疾病复发。

58. 溃疡性结肠炎患者癌变的化学预防方法有哪些?

UC 的易反复、病程长等特点要求治疗的系统性和长期性,找到既能治疗 UC 又能预防结直肠癌的药物显得尤为重要。目前研究较多的药物有 5-ASA、叶酸、熊去氧胆酸（ursodeoxycholic acid，UDCA）、非甾体抗炎药（NSAIDs）、硫唑嘌呤及 TNF-α 单抗等。

5-ASA 已被证实对 UC 癌变具有确切的化学预防作用,且其预防作用存在剂量依赖关系。Tang 等报道>4.5g 剂量时减少 97.6% 的患癌风险。5-ASA 的化学预防机制可能如下:①抑制 COX-2/PGE2 通路;②影响细胞周期,诱导细胞死亡;③清除活性氧和氮代谢物,改善 DNA 复制保真度;④影响 TNF-α、TGF-β 和 NF-κB 通路;⑤抑制 Wnt/β-Catenin 通路;⑥激活过氧化物酶体增殖物激活受体（peroxisome proliferator-activated receptor-gamma，PPARγ）;⑦抗感染作用。

叶酸可维持正常 DNA 甲基化进程和 DNA 前体稳态水平,并可抑制结直肠黏膜上皮细胞的增殖。因此,叶酸可能对结直肠癌有化学预防作用。临床研究发现,当叶酸累积剂量大于或等于 1 400 mg、平均日剂量 1 mg/d 以上时,可使结肠癌发生率降低 89%。

UDCA 主要用于合并原发性硬化性胆管炎的 UC 治疗,UDCA 对 UC 癌变有无预防作用存在争议。长期服用 NSAIDs 可明显降低多种消化系统肿瘤动物模型的肿瘤发生率。目前临床上,COX-2 抑制药（塞来昔布、尼美舒利、罗非昔布等）在体外以及临床试验中已经显现出对结肠癌的化学预防效果。其是否对 UC 癌变有预防作用,尚缺乏确切证据。

硫唑嘌呤及 TNF-α 单抗是否能用作化学预防,出现了相矛盾的研究结果。

2017 年 ECCO 共识指出美沙拉嗪可以减少 UC 患者肠癌发病率。

59. 炎症性肠病患者出现异型增生如何治疗? 预后如何?

炎症性肠病患者并发肠上皮细胞异型增生和结直肠癌的危险性增高,溃疡性结肠炎发生结直肠癌危险与克罗恩病相当。炎症性肠病患者癌变的易患因素包括病程、病情、炎症严重程度、是否合并原发性硬化性胆管炎等。癌变的模式为"炎症——异型增生——癌",结肠镜监测筛查并随机活检仍是最主要的检测早期异型增生的手段,一旦发现异型增生,多数要考虑全结肠切除术。病程超过 8~10 年的患者应该接受结肠镜筛查监测。新的内镜技术和分子学方法可使异型增生监测更为方便并加深对炎症性肠病癌变的理解。

众多文献报道有 1％的炎症性肠病患者可能发生结直肠癌变,炎症性肠病患者已列入结直肠癌的高危人群,结直肠癌一直是患者最为担忧的远期并发症。异型增生作为癌前病变在炎症性肠病癌变过程中意义重大,是肠镜筛查监测中的重要观察指标,也是手术治疗的适应证。

UC 患者发生结直肠癌的危险增高已经得到共识,但癌变的危险程度多数文献报道差异很大,有报道认为病程 40 年以上的 UC 发生癌变的累积发生率高达 60％,但亦有相反报道认为 UC 癌变危险与普通人群相当。这种差异可能与研究设计标准不一致、地理环境差异、文献报道单位偏差有关。CD 与结直肠癌的相关性直到最近才得到足够重视,结肠型CD 患者结直肠癌危险高达 4.5 倍。

炎症性肠病的癌变几乎总是发生在既往或当前存在慢性炎症的部位,一般 90％以上癌变同时存在异型增生。异型增生常见于癌变邻近部位,但也可远离癌变部位,多发性常见,可发生于结肠任何部位,内镜下异型增生可分为平坦型和隆起型,后者也称为“异型增生相关的病变或肿块(dysplasia associated lesion or mass, DALM)”。腺瘤样 DALM 恶性程度低,可以内镜下治疗后随访监测,临床处理的关键问题是能否内镜下安全切除。非腺瘤样DALM 同时伴有恶性肿瘤的危险性高,需要进行手术切除治疗。炎症性肠病患者中大多数息肉样病变为炎性息肉,这些息肉并没有显著的恶变潜能,不需要切除,但多发炎性息肉可作为 CRC 危险的预测指标,提示既往有过严重的结肠炎性损伤,同时这些息肉也增加了内镜监测筛查的难度。

对于平坦型高度异型增生(high grade dysplasia, HGD)患者,有系统综述显示 42％的HGD 在手术时发现合并结直肠癌,还有部分为异时性结直肠癌。因此对这部分患者应该首选结肠切除。对于平坦型低度异型增生(low grade dysplasia, LGD)癌变的比例存在不同报道。2005 年 CCFA 共识建议与每位 LGD 患者讨论可能的危险,对于多灶性平坦 LGD或多次 LGD 阳性者强烈建议预防性全结直肠切除术;对于单灶性平坦 LGD 也推荐手术治疗,如选择非手术治疗者,应密集内镜随访(≤6 月)。2007 年一项 Meta 分析结果显示 LGD患者相对于无异型增生者患癌危险增加 9 倍,一旦出现 LGD 进展为 HGD,癌变危险增加12 倍。因此,近年来更加支持无论多灶性或单灶性 LGD,均应行结肠切除术。对于不确定型异型增生,往往伴随活动性炎症,与真正的异型增生很难鉴别。Ullman 等报道不确定型异型增生发展为 HGD 或结直肠癌的年进展率为 9.0％,CCFA 推荐每年 1 次内镜随访。对于 CD 伴异型增生者,2005 年 CCFA 共识意见认为与 UC 合并异型增生处理原则相同。

2017 年 UC ECCO 共识建议:①内镜下可见的异型增生的处理:息肉样异型增生可通过内镜下息肉切除术完整切除。部分非息肉样异型增生可通过内镜下处理。如果可以内镜下完整切除,且没有其他结肠肠段非息肉样病变及不可见的异型增生的证据,可继续进行肠镜监测。除此之外,非息肉样异型增生,无论任何级别程度,需行结肠切除术。病变附近息肉样异型增生考虑为散发性腺瘤,可按腺瘤常规处理。②内镜下不可见的异型增生的处理:如果在随机活检中发现异型增生,则建议由一名对炎症性肠病监测有经验的内镜医生重新检查,最好采用高清放大染色内镜,以判断病变是否可以完整切除并检查是否存在其他异型增生。如果在不可见异型增生的部位发现可见病灶,则按第①条处理;如果没有发现可见病灶,处理原则根据最初异型增生的程度;如果是 HGD 推荐结肠切除术。

参考文献

［1］Thomas A, Lodhia N. Mucosal healing and deep remission: a new treatment paradigm for inflammatory bowel disease. J S C Med Assoc,2015,110(4):134-135.

［2］王冬,张晓岚.内镜在炎症性肠病中的作用.临床荟萃,2016,31(8):852-855.

［3］王培,刘仁慧,王秀娟.糖皮质激素抵抗机制的研究进展.中国实验方剂学杂志,2011,17(6):283-286.

［4］李玥,钱家鸣.免疫抑制剂在炎症性肠病中的治疗新进展.中国医院用药评价与分析,2014,14(1):3.

［5］宋振梅,王晓娣.炎症性肠病的临床治疗新进展.医学与哲学,2013,34(4B):7-9.

［6］Baert F, Moortgat L, Van Assche G, et al. Belgian Inflammatory Bowel Disease Research Group; North-Holland Gut Club. Mucosal healing predicts sustained clinical remission in patients with early-stage Crohn's disease. Gastroenterology,2010,138:463-468.

［7］Colombel JF, Sandborn WJ, Reinisch W, et al. SONIC Study Group. Infliximab, azathioprine, or combination therapy for Crohn's disease. N Engl J Med, 2010, 362 (15): 1383-1395.

［8］Sandborn WJ, Feagan BG, Hanauer SB, et al. A review of activity indices and efficacy endpoints for clinical trials of medical therapy in adults with Crohn's disease. Gastroenterology, 2002, 122 (2): 512-530.

［9］邱云,郑青,冉志华.黏膜愈合在炎症性肠病中的临床应用.胃肠病学,2011,16(2):109-111.

［10］Reese GE, Nanidis T, Borysiewicz C, et al. The effect of smoking after surgery for Crohn's disease: a meta-analysis of observational studies. Int J Colorectal Dis,2008,23:1213-1221.

［11］Beaugerie L, Massot N, Carbonnel F, et al. Impact of cessation of smoking on the course of ulcerative colitis. Am J Gastroenterol,2001,96:2113-2116.

［12］Aslam M, Batten JJ, Florin THJ,et al. Hydrogen sulphide induced damage to the colonic mucosal barrier in the rat. Gut. ,1992,33:S69.

［13］Florin THJ. The sulfate content of foods and beverages. J Food Compost Anal, 1993,6:140-151.

［14］Ananthakrishnan AN, McGinley EL, Binion DG,et al. Ambient air pollution correlates with hospitalizations for inflammatory bowel disease:an ecologic analysis. Inflamm Bowel Dis,2011,17:1138-1145.

［15］Broomé U, Bergquist A. Primary sclerosing cholangitis, inflammatory bowel disease, and colon cancer. Semin Liver Dis, 2006,26:31-41.

［16］Itzkowitz SH, Yio X. Inflammation and cancer IV. Colorectal cancer in inflammatory bowel disease: the role of inflammation. Am J Physiol Gastrointest Liver Physiol,2004,287:G7-17.

［17］中华医学会消化病学分会炎症性肠病学组.炎症性肠病诊断与治疗的共识意见(2012 年·广州).中华内科杂志,2012,51(10):818-831.

［18］Dignass AU, Gasche C, Bettenworth D, et al. European consensus on the diagnosis and management of iron deficiency and anaemia in inflammatory bowel diseases. J Crohns Colitis, 2015,9(3):211-22.

［19］Amiot A, Peyrin-Biroulet L. Current, new and future biological agents on the horizon for the treatment of inflammatory bowel diseases. Therap Adv Gastroenterol,2015,8(2):66-82.

［20］Ungar B, Kopylov U. Advances in the development of new biologics in inflammatory bowel disease. Ann Gastroenterol, 2016, 29(3):243-8.

［21］宋杨达,刘思雪,钟英强.生物制剂治疗炎症性肠病的进展与风险.世界华人消化杂志,2016,24(19):2964-2973.

［22］Vuitton L, Peyrin-Biroulet L, Colombel JF et al. Defining endoscopic response and remission in ulcerative colitis clinical trials: an international consensus. Aliment Pharmacol Ther,2017,45(6):801-813.

[23] 钟敏儿,吴斌. 炎症性肠病外科治疗国内外共识与指南主要内容介绍及解读. 中国实用外科杂志,
2017,37(3):244-247.

[24] Rahier JF, Magro F, Abreu C, et al. Second European evidence-based consensuson the prevention di-
agnosisand management of opportunistic infectionsin inflammatory bowel disease. J Crohns Colitis,
2014,8(6):443-468.

[25] 雷蕾,张晓岚,尹凤荣. 机会性感染与炎症性肠病. 临床荟萃,2016,31(8):865-868.

[26] 孙清华,张金平,李东颖,等. 炎症性肠病机会性感染的诊治策略. 胃肠病学和肝病学杂志,2015,24
(12):1522-1526.

[27] 《药学与临床研究》编辑部. 2014 年美国上市新药选编. 药学与临床研究,2015,23(1):87-96.

[28] Jodorkovsky D, Young Y, Abreu MT. Clinical outcomes of patients with ulcerative ecolitisand coexis-
ting Clostridium difficile infection. Dig Dis Sci,2010,55(2):415-420.

[29] Goodhand JR, Alazawi W, Rampton DS. Systematic review:Clostridium difficile and inflammatory
bowel disease. Aliment PharmacolTher,2011,33(4):428-441.

[30] Schneeweiss S, Korzenik J, Solomon DH,et al. Infliximaband other immunomodulating drug sin pa-
tients with inflammatory bowel disease and the risk of serious bacterial infections. Aliment Pharma-
colTher, 2009, 30(3):253-264.

[31] Dallal RM, Harbrecht BG, Boujoukas AJ,et al. Fulminant Clostridium difficile:anunder appreciated
and increasing cause of death and complications. AnnSurg, 2002, 235(3):363-372.

[32] Sinh P, Barrett TA, Yun L. Clostridium difficile infection and inflammatory bowel disease:areview.
Gastroenterol Res Pract, 2011, 2011:1360-1364.

[33] Elliott B, Chang BJ, Golledge CL, et al. Clostridium difficile-associated diarrhoea. Intern Med
J,2007,37(8):561-568.

[34] Louie TJ, Miller MA, Mullane KM,et al. Fidaxomicin versus vancomycin for Clostridium difficile
infection. NEnglJMed,2011,364(5):422-431.

[35] Goodman MJ, Truelove SC. Intensive intravenous regimen for membranous colitis. Br Med J,
1976, 2(6031):354.

[36] 冯云,刘玉兰. 炎症性肠病的肠外表现的研究进展,胃肠病学和肝病学杂志,2015,24(6):631-640.

[37] 李攀,钱家鸣. 炎症性肠病与骨质疏松. 协和医学杂志,2010,10:191-195.

[38] 姜新,李卉,裴小平,等. 坏疽性脓皮病并发溃疡性结肠炎 1 例. 中国皮肤性病学杂志,2011,25(3):
223-224.

[39] 郑楠,赵亚娇,魏真真,等. 炎症性肠病相关肝胆疾病的机制探讨,医学综述,2016,22(4):740-743.

[40] 中华医学会肝病学分会. 原发性硬化性胆管炎诊断和治疗共识(2015). 临床肝胆病杂志. 2016,32(1):
23-31.

[41] 甘冠华,杨丽敏,王进. 炎症性肠病患者血栓形成机制及抗凝治疗现状. 世界华人消化杂志,2016,
24(2):236-241.

[42] Marcus Harbord, Rami Eliakim, Dominik Bettenworth, et al. Third European Evidence-based Consen-
sus on Diagnosis and Management of Ulcerative Colitis. Part 2:Current Management. Journal of
Crohn's and Colitis, 2017, 1(24).

[43] Gomollón F, Dignass A, Annese V, et al. 3rd European Evidence-based Consensus on the Diagnosis
and Management of Crohn's Disease 2016:Part 1:Diagnosis and Medical Management. Journal of
Crohn's and Colitis, 2017 ,11(1):3-25.

[44] 慢性乙型肝炎特殊患者抗病毒治疗专家委员会. 慢性乙型肝炎特殊患者抗病毒治疗专家共识:2015

更新. 中国肝脏病杂志,2015,7(1):115-122.

[45] 刘晓清,秦岭. 炎症性肠病合并病毒性肝炎治疗策略. 胃肠病学和肝病学杂志,2016,25(10):1091-1093.

[46] 中华医学会消化病学分会炎症性肠病学组. 炎症性肠病合并机会性感染专家共识意见. 中华消化杂志,2017,37(4):217-226.

四、中医的认识与治疗

1. 炎症性肠病的中医病因是什么?

中医认为,脾胃虚弱,运化失健为主的脏腑功能失调,是起病之源。脾胃虚弱为发病基础,《内经》云:"脾病者,虚则腹满肠鸣,飧泄食不化。"明·张介宾在《景岳全书·泄泻》云:"泄泻之本,无不由于脾胃",又云:"脾强者,滞去即愈,此强者之宜清宜利,可逐可攻也。脾弱者,因虚所以易泻,因泻所以愈虚,盖关门不固,则气随泻去,气去则阳衰,阳衰则寒从中生,固不必外受风寒,始谓之寒也。"指出本病与脾虚不运关系密切。

素体脾胃虚弱,或因长期饮食失调,劳倦内伤,久病缠绵,损伤脾胃,脾胃升降功能失调,运化失健,脾虚生湿,湿阻气机,郁而化热,湿热蕴肠,因此脾胃虚弱,运化失健为主的脏腑功能失调,是溃疡性结肠炎起病之源。脾胃功能障碍在炎症性肠病发病中具有重要地位,无论是外感湿热之邪,还是饮食、劳倦、久病耗伤,其结果皆表现为脾胃受损,脾胃升降功能失调,运化失健,湿浊内生,湿阻气机,郁而化热,湿热蕴肠,气血运行不畅,脂络受损而发为本病。湿热内蕴下痢日久,谷气下流,清浊不分,下走大肠,脾胃生化无源又可致脾气虚弱。脾主运化,胃主受纳,脾胃虚弱,升降功能失调,则不能受纳水谷和运化精微,以至水反成湿,谷反成滞,湿滞内停,清浊不分,混杂而下,造成泄泻。内外湿邪相互关联,外湿困脾,必致脾失健运;内湿停滞,又常易招致外湿侵袭,内外交困加重脾气虚弱。正如章虚谷所云:"湿土之气,同类相召,故湿热之邪,始虽外受,终归脾胃。"可见脾胃功能的失调与湿热致病关系密切,脾胃功能的失调是 UC 发病之本。先天禀赋不足,后天饮食失调,或劳倦内伤,或久病缠绵,均可导致脾胃虚弱。后天脾胃运化失调,并在脾胃虚弱的基础上感受外邪、饮食不慎或忧思恼怒引起肠道传导失司、气机不畅、通降不利,损伤肠膜脉络均可发为本病。

饮食所伤,情志失调,感受外邪,为发病之因。对于炎症性肠病的病因认为与饮食所伤、情志失调、感受外邪等因素有关,相关因素可以单独致病,更可能是多种病因相杂通过损伤脾胃功能而致病。

(1) 饮食所伤

饮食过量,或嗜食肥甘,湿热内蕴;或误食生冷不洁之物,损伤脾胃,致运化失职,水谷精华不能吸收,反停为湿滞,而发生泄泻。诚如《岳全书·泄泻》篇所说:"饮食不洁,起居不时,以至脾胃受伤,则水反为湿,谷反为滞,精华之气不能疏化,乃至合污下降而泻利作矣!"。饮食不节,如嗜食酒肉辛辣肥甘厚味,酿生湿热,湿蒸热郁,或因过食生冷,伤及脾胃,致中阳不足,虚寒内生,脾胃运化失司,水湿内停,壅滞肠中,腑气受阻,气血凝滞,与肠中腐浊之气相搏,发生泄痢。

(2) 情志失调

七情所伤而致肝脾不调。郁怒伤肝,肝失疏泄,木横乘土,脾胃受制,运化失常,或忧思气结,脾运不健,水谷难化,水湿内停,日久气机受阻,气滞血瘀可渐成下痢赤白。忧思恼怒,精神紧张,易使肝气郁结,横逆犯脾,脾失健运,湿滞肠胃,壅遏气血,损伤脉络,则化为脓血。《证因脉治》云："忧愁思虑则伤脾，脾阴既伤……气凝血泣，与稽留之水谷相胶固……而滞下之证作矣。"

（3）感受外邪

六淫皆与其发病有关，以暑、湿、寒、热较为常见，其中尤以湿邪最为多见，因脾恶湿而喜燥，外来湿邪，最易困阻脾土，脾失健运，水谷混杂而下。而湿邪致病，往往与寒暑热邪等相兼，亦可因素体体质不同，从寒化寒湿之邪或从热化湿热之邪，损伤脾胃，而致肠道传导功能紊乱，清浊混杂而下，故见腹痛、腹泻、黏液脓血便等症状。

2. 炎症性肠病的中医病机是什么？

炎症性肠病多在先天禀赋不足、脾胃功能失健的基础上感受湿热之邪，或是恣食肥甘厚味，酿生湿热，或寒湿化热客于肠腑，气机不畅，通降不利，血行淤滞，肉腐血败，脂络受伤而成内疡。脾胃虚弱、湿热蕴结是本病的基本病机。

本病病位在肠，但病机根本在脾，且与肝、肾、肺三脏密切相关。饮食、起居失常，以致脾胃受伤，脾胃不能输化精气，水反为湿，谷反为滞，合污下降而能泻痢。脾虚不及游溢，精华之气不能输化，水谷精微堆积，酿生"湿""热""瘀""毒"等邪，壅塞大肠，终致肠中脂膜腐败溃烂，化为脓血，相杂而下发为泻痢。本病发病与肾相关，脾的阳气与肾中真阳密切相关，命门之火能助脾胃腐熟水谷，帮助肠胃的消化吸收。若年老体弱或久病之后，损伤肾阳，肾阳虚衰，命火不足，则不能温煦脾土，运化失常而引起泄泻。"肾为胃之关"肾阳为阳之根本，脾胃腐熟水谷，游溢精气，有赖肾阳的温煦功能。肾气为气之根，脾气，肺气亏虚日久，必伤肾气，肾失丰藏，肾气不固，大便滑脱不禁。情志失调是炎症性肠病的病因之一，而情志与肝关系密切。脾虚肝木易乘之，长期的情志不遂，导致肝气郁结致木犯脾土，脾运失健，清浊不分，混杂而下，而成泄泻，甚至气郁化火，湿热化毒，而成脓血便。肺位于人之上焦，五脏六腑之华盖，主宣发肃降，通调水道；大肠为传导之官，变化出焉，传导糟粕。肺与大肠相表里，大肠的传导功能，依赖于肺气的宣发肃降，欲调整大肠的传导功能，亦要调整肺脏的宣降功能。本病与肺的密切关系还体现在痰这一病理因素上，正因为痰湿下流，阻滞大肠，致本病反复发作，缠绵难愈。而痰湿的久羁不去，势必酿热成毒，壅滞气机，损膜伤络，形成溃疡。疾病过程中可产生湿、瘀、痰等病理产物，使病情缠绵难愈。湿邪为主要病理因素，贯穿病程始终。六淫之邪，皆能使人发生泄利，以湿邪最为常见。脾恶湿而喜燥，湿邪最易困遏脾阳，脾失运化，肠胃功能失调，水谷相杂而下，清浊不分而泄。湿邪既可外感所得，又可自内而生。湿滞日久，或从热化，或从寒化。在活动期多有湿热内蕴肠腑，气滞血瘀，肉腐血败之病理变化，缓解期多有脾肾两虚，肺气失调，大肠不固，湿热留恋之候。整体的正虚与局部的邪实相因并见是本病的主要病机特点，总属本虚标实、寒热虚实夹杂之证。本病病理性质有寒、热、虚、实之分，并可互相转化。由于感邪的性质不同以及人体中气强弱有别，故本病的病理变化就有湿热和寒湿的区别。

3. 炎症性肠病的中医治疗原则是什么？

中医历代医家为本病的治疗提出了丰富的辨治思想和理论体系，并以此形成了独到的治疗方法。东汉张仲景的清利湿热法，《金匮要略·呕吐哕下利病脉证治第十七》中云："热利下重者，白头翁汤主之"，白头翁汤具有清热燥湿、凉血解毒的作用，并作为主治热利的专方,一直沿用至今。金元时期刘完素的开发郁结、行血调气法,对于痢疾的发生,认为内因为脾胃受湿、外因为风寒湿热,故提出"夫治诸痢者,莫若以辛苦寒药治之,或微加辛热佐之则可"的观点,并在此基础上总结出了"行血则便脓自愈,调气则后重自除"这一治痢要论,他所创制的芍药汤更是被沿用至今。明代喻昌的逆流挽舟法,认为表邪失于疏散,且机体抵抗力较弱,则邪由表入里,主张"下痢必从汗先解其外,后调其内"。他使用人参败毒散,扶助正气,使邪由里而出。他同时指出治疗本病应分清本虚标实,勿过用苦寒:"以少阳生发之气,传人土中,因而下陷,不先以辛凉举之,径以苦寒夺之,痢无止期矣"。明朝末期李中梓提出治泻九法,认为"脾土强者,自能胜湿""若土虚不能治湿,则风寒与热,皆得干之二为病"。他据此总结出了淡渗、升提、清凉、疏利、甘缓、酸收、燥脾、温肾、固涩9种方法,采取利小便实大便,益气升阳、升提脾胃之气;苦寒清热、通因通用;急者缓之、散者收之;燥湿运脾、补火助阳;收敛固涩、治疗滑脱的方法,为后世医家提供了治疗泄泻的法则。清代倪宗贤提出了治痢禁忌,认为"古今治痢,……惟清热一法无忌,余则犯四大忌"。即一忌温补:他认为若用温补之药,会使邪热旺盛、气血凝滞,日久导致正气虚、邪气盛;二忌大下:"譬如欲清壅塞之渠,而注狂澜之水,……无不岸崩堤塌矣";三忌发汗:他认为本病虽有表证,但并非外感表邪,而是热毒熏蒸所致,若发汗只会助长热邪,徒伤正气;四忌分利:他认为"痢因邪热胶滞,津液枯涩而成",若用利水之药,只能使津液更伤,使病情更加错综复杂、缠绵难愈。

现代中医研究者普遍认为,炎症性肠病以脾胃虚弱,湿热内蕴为主要病机特点,脾胃虚弱,运化失健为主的脏腑功能失调是起病之源。临床以正虚邪恋、虚实夹杂证多见,治疗总体以扶正祛邪、标本兼顾为原则,同时应注意分清缓急、标本、虚实、寒热。活动期的治疗方法主要为清热化湿、调气和血、敛疡生肌。缓解期的治疗方法主要为健脾益气,兼以补肾固本,佐以清热化湿。一般病程初期或急性发作期,病以标实为主,多为湿热蕴结,气机阻滞,肠络损伤,治宜重祛邪,以清热燥湿、调气和络止血为主;病程较长或缓解期,多为脾肾亏虚或肝脾不调、湿热留恋,治宜补益脾肾、固肠止泻,或抑肝扶脾,兼以清肠化湿。

4. 炎症性肠病的中医药治疗方法有哪些?

炎症性肠病的中医药治疗方法包括了口服汤剂、中成药、验方;外用灌肠、足浴、针灸等治法。口服汤剂主要根据炎症性肠病的病因病机进行辨证论治,主要治法:健脾益气,清肠化湿;调气行血、敛疮生肌;凉血化瘀、宁络止血。

(1) 健脾益气,清肠化湿

炎症性肠病以脾虚为发病之本,补脾、运脾自不待言。尤其在缓解期,补脾、运脾是主要治则;脾虚则肺弱,宣降失职则痰湿停聚,缓解期在健脾的基础上调肺化痰可增强疗效。不论活动期还是缓解期,湿热始终贯穿于整个发病过程,其差别仅在于邪势盛衰不同。活动期邪势壅盛,当以清肠化湿为主;待邪势稍减,正虚显露,初则脾虚与湿热共存,久则脾肾阳虚、寒热错杂,此时应根据正邪盛衰把握好扶正与祛邪的主次,做到补中有消、消中有补,不可见有虚证而妄用补涩,以致助邪留寇,反使病势迁延。

(2) 调气行血,敛疮生肌

湿热蕴结导致肠腑气滞血瘀是IBD的基本病机,刘完素在《素问病机气宜保命集》中明确指出:"行血则便脓自愈,调气则后重自除",说明了从气血调治的重要性。另一方面,溃疡性结肠炎患者常伴有肝郁脾虚或土虚木旺等肝脾不和的证候特点,肝主疏泄,握气血之枢机,肝气疏泄失职,则可导致和加重气血失调。临证调和气血多从肝论治。炎症性肠病肠黏膜糜烂溃疡之病理变化符合中医学"内痈""内疡"的特征,参用敛疮生肌之法予中药可加快黏膜修复。

(3)凉血化瘀,宁络止血

炎症性肠病以血便或黏液脓血便为主要症状特点,病机总属湿热伤络,络损血溢,正如《内经》所谓:"阴络伤则血内溢,血内溢则后血",治疗当清热凉血、宁络止血,如纯为便血者,则可按肠风的治疗经验用药。

5. 什么是辨证论治？溃疡性结肠炎如何辨证治疗？

辨证论治是中医认识疾病和治疗疾病的基本原则。所谓辨证,就是根据"四诊"所收集的资料,通过分析、综合,辨清疾病的病因、性质、部位,以及邪正之间的关系,概括、判断为某种性质的证。论治又称施治,是根据辨证的结果,确定相应的治疗方法。辨证和论治是诊治疾病过程中相互联系不可分离的两部分。辨证是决定治疗的前提和依据,论治是治疗的手段和方法。通过论治的效果可以检验辨证的正确与否。辨证论治是认识疾病和解决疾病的过程,是理论与实践相结合的体现,是理法方药在临床上的具体运用,是指导中医临床工作的基本原则。

参照2017年国家中医药管理局久痢(溃疡性结肠炎)中医诊疗方案,可分为以下7个证型。

(1)大肠湿热证

症舌脉:腹泻,便下黏液脓血,腹痛,里急后重;肛门灼热,小便短赤,口干,口苦;舌质红,苔黄腻,脉滑。

治法:清热化湿,调气行血。

推荐方药:芍药汤加减。黄连、黄芩、白头翁、木香、炒当归、炒白芍、生地榆、肉桂、生甘草等,或具有同等功效的中成药。

(2)脾虚湿蕴证

症舌脉:黏液脓血便,白多赤少,或为白冻,腹泻便溏,夹有不消化食物;脘腹胀满,肢体困倦,神疲懒言;舌质淡红,边有齿痕,苔薄白腻,脉细弱或细滑。

治法:健脾益气,化湿助运。

推荐方药:参苓白术散加减。党参、茯苓、炒白术、山药、炒薏仁、砂仁、白及、炒白芍、陈皮、桔梗、黄芪、木香、黄连、地榆、炙甘草等,或具有同等功效的中成药。

(3)寒热错杂证

症舌脉:下痢稀薄,夹有黏冻,反复发作,肛门灼热,腹痛绵绵;畏寒怕冷,口渴不欲饮,饥不欲食;舌质红,或舌淡红,苔薄黄,脉弦,或细弦。

治法:温中补虚,清热化湿。

推荐方药:乌梅丸加减。乌梅、黄连、黄柏、肉桂、干姜、党参、炒当归、制附片等,或具有同等功效的中成药。

(4)脾肾阳虚证

症舌脉:久泻不止,大便稀薄,夹有白冻,或伴有完谷不化,甚则滑脱不禁,腹痛喜温喜按;形寒肢冷,腰酸膝软;舌质淡胖,或有齿痕,苔薄白润,脉沉细。

治法:健脾补肾,温阳化湿。

推荐方药:理中汤合四神丸加减。党参、干姜、炒白术、甘草、补骨脂、肉豆蔻、吴茱萸、五味子、益智仁等,或具有同等功效的中成药。

(5)肝郁脾虚证

症舌脉:情绪抑郁或焦虑不安,常因情志因素诱发大便次数增多,大便稀烂或黏液便,腹痛即泻,泻后痛减;排便不爽,饮食减少,腹胀,肠鸣;舌质淡红,苔薄白,脉弦或弦细。

治法:疏肝理气,健脾和中。

推荐方药:痛泻要方合四逆散加减。炒陈皮、白术、白芍、防风、炒柴胡、炒枳实、党参、茯苓、山药、炙甘草等,或具有同等功效的中成药。

(6)热毒炽盛证

症舌脉:便下脓血或血便,量多次频,腹痛明显,发热;里急后重,腹胀,口渴,烦躁不安;舌质红,苔黄燥,脉滑数。

治法:清热祛湿,凉血解毒。

推荐方药:白头翁汤加减。白头翁、黄连、黄柏、秦皮、黄芩、金银花、白芍,赤芍、丹皮、生地黄、地榆等,或具有同等功效的中成药。

(7)阴血亏虚证

症舌脉:便下脓血,反复发作,大便干结,夹有黏液便血,排便不畅,腹中隐隐灼痛。形体消瘦,口燥咽干,虚烦失眠,五心烦热;舌红少津或舌质淡,少苔或无苔,脉细弱。

治法:滋阴养血,益气健中。

推荐方药:驻车丸合四物汤加减。黄连、阿胶、当归、白芍、生地黄、太子参、北沙参、麦冬、乌梅、石斛、山药、炙甘草等,或具有同等功效的中成药。

6. 克罗恩病常见哪些证型? 如何选方用药?

克罗恩病常见证型有大肠湿热证、湿瘀互结证、肝郁脾虚证、气血两虚证、脾肾阳虚证和阴精不足证6个证型。

(1)大肠湿热证

症舌脉:腹痛,腹泻,或有便血;肛门灼热,里急后重;身热,小便短赤;口干口苦,口臭;舌质红,苔黄腻,脉滑数。

治法:清热燥湿止痢。

方药:黄芩汤(《伤寒论》)合白头翁汤(《伤寒论》)。

参考处方:黄芩、黄连、白头翁、秦皮、苦参、当归、芍药、生甘草、大枣等。

(2)湿瘀互结证

症舌脉:腹部胀痛或刺痛,腹部积块,或便脓血;腹泻,肛门灼热,里急后重;小便频数;面色晦暗,形体消瘦;舌质紫暗或有瘀点,苔腻,脉弦滑。

治法:祛湿化瘀,消痈愈疡。

方药:薏苡附子败酱散(《金匮要略》)合芍药汤(《素问病机气宜保命集》)。

参考处方:薏苡仁、败酱草、黄芩、黄连、土茯苓、赤芍、当归、丹皮、红藤、乳香、没药等。

(3)肝郁脾虚证

症舌脉：腹部胀痛或隐痛，痛则欲便，便后痛减；大便稀溏，胸胁胀闷，情绪抑郁或焦虑不安；嗳气不爽，食少腹胀；舌质淡红，苔薄白；脉弦或弦细。

治法：疏肝理气，健脾化湿。

方药：痛泻要方（《景岳全书》）加味。

参考处方：陈皮、炒白术、炒白芍、防风、炒柴胡、炒枳实、党参、茯苓、黄芩、苦参、炙甘草等。

（4）气血两虚证

症舌脉：便血日久，大便稀溏，腹痛隐隐；面色苍白或萎黄，形体消瘦，头晕耳眩，四肢倦怠，气短懒言；纳谷不振，舌淡苔薄白，脉细弱或虚大无力。

治法：益气补血。

方药：八珍汤（《正体类要》）加减。

参考处方：党参、炒白术、茯苓、山药、当归、川芎、芍药、熟地黄、黄芪、土茯苓、炙甘草等。

（5）脾肾阳虚证

症舌脉：病久迁延，多在停用激素后出现，反复泄泻，甚则完谷不化；黎明腹痛，肠鸣即泻；形寒肢冷，喜温喜按，腰膝酸软；舌质淡胖，或有齿痕，苔薄白润，脉沉细。

治法：健脾补肾，温中止泻。

方药：四神丸（《证治准绳》）或附子理中丸（《太平惠民和剂局方》）加减。

参考处方：附子、党参、干姜、炒白术、补骨脂、肉豆蔻、吴茱萸、五味子、黄连、土茯苓、大枣、炙甘草等。

（6）阴精不足证

症舌脉：先天发育不良，身材矮小，形体消瘦；男子精少不育，女子经少经闭，性功能减退；遗精盗汗，耳鸣健忘，腰膝酸软，精神迟钝；舌体偏瘦，或舌红少苔，脉细无力。

治法：补益肝肾。

方药：六味地黄丸（《小儿药证直诀》）加减。

参考处方：熟地黄、山萸肉、山药、牡丹皮、茯苓、泽泻、女贞子、枸杞子、苦参、地榆等。

7. 中医药治疗溃疡性结肠炎与克罗恩病的着眼点有何不同？

溃疡性结肠炎和克罗恩病在中医学中尚无其完全相应的病名，但古代医籍中的"腹痛""泄泻""积聚""便血""肠澼"等病与其症状类似，近现代中医大家亦将其归属于这几种病证。中医学认为 UC 与 CD 发病均与感受外邪、饮食劳倦、情志内伤、脾胃虚弱等因素密切相关。UC 多在先天禀赋不足、脾胃功能失健的基础上感受湿热之邪；或是恣食肥甘厚味、酿生湿热；或寒湿化热客于肠腑、气机不畅、通降不利、血行瘀滞、肉腐血败、脂络受伤而成内疡。脾胃虚弱、湿热蕴结是本病的基本病机。疾病过程中可产生湿、热、瘀、痰等病理产物，使病情缠绵难愈。在活动期多有湿热内蕴肠腑、气滞血瘀、肉腐血败之病理变化，缓解期多有脾肾两虚、肺气失调、大肠不固、湿热留恋之候。CD 病位较广，病变较深，肠络受损，属于络病范畴。先天禀赋不足，脏腑功能失调是发病基础；感受外邪、饮食不节、情志失调等为发病诱因。在此基础上产生湿、热、瘀、毒等病理产物，使病情缠绵难愈，辨证丛生。湿热内蕴、气血壅滞、脾肾亏虚是本病的病机关键。两者病机不同，UC 以湿热为主，CD 以湿毒为主,治疗侧重点亦不同。两者临床症状亦有所侧重,UC腹泻程度较重,且血便较多见,治宜偏重涩肠止泻与止血以治其标。但CD腹痛程度较UC严重,治当加强行气活血以止痛。

8. 炎症性肠病活动期和缓解期的中医治疗有什么区别?

炎症性肠病活动期的主要病机为湿热蕴肠,气血不调。湿热壅滞肠道,气血运行不畅,肠络损伤为炎症性肠病活动期病机关键,血瘀为局部病理变化。湿热之邪客于肠道,与肠道气血相搏结,大肠传导失司,气血凝滞,脂膜血络损伤,血败肉腐,壅滞成脓,内溃而成疡,出现泄泻、脓血便等。炎症性肠病活动期可见腹泻、腹痛、里急后重,大便脓血相兼或血多脓少,便次频繁,肛门坠痛或灼热,兼见发热等全身表现,舌质红、苔黄腻、脉濡数等,符合湿热内蕴证临床表现。可见湿热壅滞肠道,气血运行不畅,肠络损伤为活动期的病机关键。而溃疡形成后,更加阻滞气血,致腹部疼挛疼痛,痛处固定不移,舌质紫暗,或有瘀斑、瘀点等。血既流出脉外则致瘀血,瘀结于内与湿热毒邪相结为患,留滞肠腑作乱,益加阻滞气血,大肠属六腑之一,以降为顺,以通为用,通降不利而致腹痛,腹泻,便血,疾病日久不愈,每致气血失和,脾络瘀滞,运化不良,形成恶性循环。治疗当以清肠化湿、活血化瘀、宁络止血为治疗大法,清肠化湿常用黄连、黄芩、黄柏、苦参、秦皮等苦寒之品,此类苦寒药物多集清热、解毒、燥湿于一体,善祛溃疡性结肠炎之标,故为临证首选。同时配伍清热凉血、活血止血类药物,如:地榆、槐花、白头翁、赤芍、侧柏叶、茜草、紫草、栀子等。

炎症性肠病缓解期的主要病机为脾虚湿恋,运化失健。缓解期邪势已衰,而正虚之候亦随之显露,临证常见脾肾两虚、肺气失调、大肠不固、湿热留恋之候。久病及肾、脾肾两伤,已成共识,而脾肺气虚、痰湿蕴肠的病机尚未得到足够的重视。肺与大肠相表里,大肠的传导功能,依赖于肺气的宣发肃降,欲调整大肠的传导功能,亦要调整肺脏的宣降功能。如肺气不调,可影响大肠的传导排泄功能,导致泄痢的发生。炎症性肠病缓解期脾肺气虚,以致痰湿下流,留滞大肠,痰湿久羁不去,势必酿热成毒,壅滞气血,损膜伤络,成痈溃疡。治疗以健脾为主,在健脾的基础上补肾调肺可增强疗效,临证多用桔梗、补骨脂、肉豆蔻、吴茱萸、五味子,取参苓白术散、四神丸之方意。因湿热贯穿疾病的始终,故缓解期亦应佐以清热祛湿之品。

9. 如何根据病情的轻、中、重结合中医辨证治疗?

掌握病情的轻重缓急对制订治疗方案和判断预后十分重要,大便次数日行4次以下,腹痛、腹胀不甚,病情较缓,属于轻症。轻、中度UC可予以中药治疗,采用清肠化湿,健脾益气之法。如便下脓血,或纯下鲜血,大便日行6次或以上,腹痛、腹胀较剧,或伴发热,属急症、重症。UC重症易出现中毒性巨结肠、肠穿孔、大出血、脓毒血症等并发症,究其病机系湿热内盛,热极化火成毒损伤肠络而致穿孔、出血,热毒内盛入血分而致中毒性巨结肠、脓毒血症。重度UC予中西医结合治疗。在使用氨基水杨酸类、激素、免疫抑制剂或生物制剂基础上,加用中医中药宁络凉血,在改善症状、降低手术率上发挥作用。两者结合可取长补短,使患者病情控制,及时缓解,减少西药副作用。如便血、脓血便明显者,中医治疗侧重于清热解毒,凉血止血,常用药物有黄连、黄芩、黄柏、苦参、丹皮、秦皮等;若腹胀、肠鸣明显,中医治疗则偏向于健脾疏肝或敛肝,疏肝常用药物有柴胡、青皮、香附、郁金等;敛肝药物有白芍、乌梅、木瓜等；腹泻次数多，则运用健脾益气，涩肠止泻法，常用石榴皮、益智仁、补骨脂、菟丝子等；腹痛明显者，治疗上可采用活血止痛的治法，常用徐长卿、延胡索等；如症状缓解，仍有脾虚症状者，加用健脾之品，如党参、山药等。

10. 如何根据病变部位选择中医治疗措施？

根据病变部位治疗是指确定病变范围以选择不同治疗方式。直肠、乙状结肠、左半结肠病变可单用中医中药或柳氮磺胺吡啶、5-氨基水杨酸制剂等西药口服治疗，加用西药栓剂或中药灌肠提高局部疗效。广泛结肠病变可采用中西药结合治疗方式，将整体治疗与肠道局部治疗、西医药治疗与中医药治疗相结合提高临床疗效；病变范围局限于直肠或左半结肠，可单用中药灌肠或配合中药口服治疗；如病变范围在广泛结肠，可采用中药口服治疗或配合中药灌肠治疗。根据病变部位，选择治疗体位，病位在直肠、乙状结肠和左半结肠（脾曲以远），取左侧卧位；广泛结肠取左侧卧位→平卧位→右侧卧位各 30 min，可使药液在肠道内保留较长时间。

11. 脓血便中医治疗优势是什么？

脓血便是 UC 的典型症状，多因外感湿热、饮食不节、嗜食肥甘、情志失调等导致脾胃损伤，湿热内蕴肠腑，壅阻气血，气血相搏，脂膜血络受损，血败肉腐为疡，腐败化为脓血，可伴有里急后重、身热、肛门灼热、口苦口臭、小便短赤、舌红、苔黄腻、脉数或滑数等，此属大肠湿热证。大便脓血多由湿、热、滞三者交阻阳明而成，有热所以便下窘迫而里急；有湿故见大便黏腻而腥臭；气滞所以欲便不得而后重。

治疗应采用清肠化湿，调气行血之法。临证如热重于湿，大便赤多白少或纯下血痢者，为热盛而伤及血分，治疗重在清热解毒，白头翁汤加味；白多赤少为湿重于热，乃湿盛而伤及气分，胃苓汤加减；湿热并重，下痢赤白相杂者，治疗当以清热化湿，行血理气为法，即所谓"调气则后重自除，行血则便脓自愈"。治当清热化湿，调气行血，方用芍药汤。中药可以迅速缓解脓血便症状，改善患者生活质量，是中医药的显著优势之一。

12. 血便中医如何治疗？

以血便为主要临床表现者，当分虚实，实证为湿热蕴肠，损伤肠络，络损血溢；虚证为湿热伤阴，虚火内炽，灼伤肠络，二者的病机关键均有瘀热阻络，迫血妄行。因湿热内蕴肠腑，壅阻气血，气血相搏，脂膜血络受损，血败肉腐为疡，腐败化为脓血，可伴有里急后重、身热、肛门灼热、口苦口臭、小便短赤、舌红、苔黄腻、脉数或滑数等。

治疗当清热凉血、宁络止血，方选地榆散、槐角丸加减，常用药物有地榆、槐花、白头翁、赤芍、侧柏叶、茜草、紫草、黄连、黄芩、栀子等。《伤寒论》曰："下利，脉数而渴者，今自愈；设不差，必清脓血，以有热故也。"治疗上"热利下重者，白头翁汤主之""下利，便脓血者，桃花汤主之"。刘河间指出："调气则后重自除，行血则便脓自愈"，以芍药汤加减。《景岳全书·痢疾》中说："凡治痢疾，最当察虚实，辨寒热，此泻痢中最大关系。"下痢日久，多为虚证。属脾阳不振，寒湿停滞于中焦者治宜温中理脾；属久痢不止，脾肾虚寒，关门不固者，治宜温补固涩；饮食生冷，损伤脾胃，水湿内停，可湿从寒化，而见泻下白冻伴有腹部冷痛等。若便血鲜红，病机乃风热与湿热壅遏肠道，损伤脉络，血渗外溢，发生便血。《圣济总录》论曰："肠风下血者，肠胃有风，气虚挟热。血得热则妄行，渗入肠间，故令下血"。《证治汇补》："或外风从肠胃经络而入害,或内风因肝木过旺而下乘,故曰肠风"。《杂病源流犀烛·诸血源流》:"肠风者,肠胃间湿热郁积,甚至胀满而下血也"。肠风治疗多取风药升之,乃因其热与风合之故,常加用炒当归、荆芥或荆芥穗、防风等养血祛风,和络止血;如治疗无效者,可参入《周慎斋遗书·肠风》治肠风下血不止方(白芷、乌梅)或《济生方》乌梅丸(乌梅、僵蚕),散收结合,风平火息,肠络自宁,血自归经。

13. 腹痛中医如何治疗?

炎症性肠病患者腹痛辨证当分虚实,实证的主要病机是湿热蕴肠,气血不调,肠络阻滞,不通则痛;虚证为土虚木旺,肝脾失调,虚风内扰,肠络失和。其病机与肝失疏泄有关,《血证论》曰:"木之性主于疏泄之,而水谷乃化"。生理上,肝主疏泄,有助脾的运化功能;病理情况下,情志所伤,肝气横逆,克伐脾土,导致肝脾不和,气机不畅,不通则痛,则可出现腹痛。久病必瘀,气虚、气滞、寒凝、热灼等诸邪与肠间气血凝滞,壅滞肠中,血败肉腐,内溃成疡。湿瘀不尽,伏于肠间,互为因果,经久而愈衍愈重。瘀血不去,新血不生,瘀血越甚,气血愈虚,病程迁延,缠绵难愈。如叶天士云:"初病湿热在经,久病瘀热入络""其初在经在气,其久入络入血"。治疗上可采用活血止痛、疏肝健脾等治法,常用徐长卿、延胡索等药物。

14. 常用口服方药有哪些?

炎症性肠病的常用口服方剂包括了芍药汤、白头翁汤、葛根芩连丸、黄芩汤、驻车丸、连理汤、槐花散、槐角丸、地榆散、清肠汤、黄土汤、平胃散、藿香正气散、胃苓汤、二陈汤、参苓白术散、补中益气汤、四君子汤、六君子汤、香砂六君子丸、炙肝散、理中丸、附子理中丸、四神丸、痛泻要方、四逆散、柴胡疏肝散、金铃子散、逍遥散、四物汤、归脾汤、桃红四物汤、少腹逐瘀汤、失笑散、木香槟榔丸、枳实导滞丸、乌梅丸、半夏泻心汤、真人养脏汤、桃花汤、炙肝散等方剂。常用药物包括了清热药,如:黄连、黄芩、黄柏、白头翁、败酱草、秦皮、白蔹、苦参、马齿苋、金银花、青黛等;理气药,如:木香、枳壳、陈皮、乌药;补益药,如:黄芪、党参、白术、山药、当归、白芍、干姜、炮姜、肉豆蔻、益智仁等;止血药,如:地榆、槐花、槐角、茜草、仙鹤草、侧柏叶、紫珠草、生地黄、旱莲草等;化瘀类,如:丹参、丹皮、赤芍、参三七等;化湿药,如:茯苓、薏苡仁、藿香、苍术、石菖蒲、砂仁等。

15. 中药灌肠常用哪些方药?

中药灌肠药物常用清热解毒、活血化瘀、生肌敛疡之品,主要的药物和方剂包括以下3类。

(1) 清热解毒类药物

青黛、黄连、黄柏、白头翁、蒲公英、秦皮、野菊花、败酱草和苦参等,汲取了五味消毒饮的方意。五味消毒饮出自《医宗金鉴·外科心法要决》,是为疔疮初起而设,方中金银花清热解毒、消散痈肿为主药;紫花地丁、紫背天葵为疗毒之要药,亦通用于疮痈肿毒;蒲公英、野菊花清热解毒、消散痈肿,为辅佐药。"五味消毒饮"方中所用药物,均为强有力的清热解毒药,诸药合用,其清热解毒之力更强,为有名的清热解毒方剂,可用于实热火毒所致的各种疔毒及疮痈疖肿。

(2) 活血化瘀类药物

蒲黄、丹参、参三七、地榆、槐花、仙鹤草、血竭等,汲取失笑散、丹参饮的方意,起活血祛瘀,散结止痛之功效。

（3）敛疮生肌类药物

珍珠、牛黄、冰片、琥珀、儿茶、白芨、赤石脂、枯矾、五倍子和诃子等,中成药如锡类散、云南白药等。汲取外科生肌散之意,其方具有解毒生肌功效,用于疮疖久溃,肌肉不生,久不收口。

16. 如何选用治疗溃疡性结肠炎的中成药?

治疗溃疡性结肠炎的中成药应根据患者的临床表现辨证施治,主要包括了:①香连丸:口服,每次3~6 g,每天2~3次;小儿酌减。适用于大肠湿热证。②参苓白术丸:口服,每次6 g,每天3次。适用于脾虚湿蕴证。③乌梅丸:口服,每次2丸,每天2~3次。适用于寒热错杂证。④固肠止泻丸(结肠炎丸):口服,每次4 g(浓缩丸)或每次5 g(水丸),每天3次。适用于肝郁脾虚证。⑤补脾益肠丸:口服,每次6 g,每天3次;儿童酌减;重症加量或遵医嘱。30天为一疗程,一般连服2~3个疗程。适用于脾虚泄泻证。⑥固本益肠片:口服,每次8片,每天3次。小儿酌减或遵医嘱。30天为一疗程,连服2~3个疗程。适用于脾虚或脾肾阳虚证。⑦虎地肠溶胶囊:口服,每次4粒,每日3次,4~6周为1个疗程。⑧灌肠剂有锡类散、云南白药、结肠宁药膏等。取结肠宁药膏5 g,溶于50~80 ml温开水中,放冷至约37℃时保留灌肠,每天大便后1次,4周为1个疗程。锡类散源于清代《金匮翼》,由牛黄、青黛、珍珠、冰片、人指甲、象牙屑、壁钱炭组成,具有清热解毒、化腐生肌等功效,临床报道广泛应用于溃疡性结肠炎的灌肠治疗。

17. 针灸治疗炎症性肠病的优势是什么? 怎么取穴治疗?

针灸是在针灸理论的指导下,以选定的特定腧穴作为治疗靶向,采用针刺、艾灸等具体方法进行治疗。因针灸治疗可调整肠道功能,提高机体免疫力,故是治疗UC的可选方法之一。近十年来的临床及实验研究,可以发现针灸治疗IBD的疗效确切。临床研究中针灸治疗疗法众多,有针法、灸法、温针灸、针灸结合中药、穴位埋线及注射等。腧穴方面主要选取足阳明胃经、足太阴脾经、足太阳膀胱经、任督脉穴位。实验研究取得了一定的成果,认为针灸治疗主要通过对细胞因子、黏附因子、环氧合酶、黏膜上皮细胞凋亡等免疫系统及相关基因的调节,保护结肠黏膜,调节肠道微生态,防止结肠纤维化,从而达到治疗目的。针灸是治疗IBD的中医特色之一,很多中医学者多年来致力于针灸的实验及临床研究,亦取得了较好的疗效。目前普遍认为药穴结合可调节机体免疫,调整肠道功能,促进溃疡愈合。

针灸多取胃经经穴,中医学认为本病病位在脾、胃、肠,而胃经属胃络脾。若脾胃失运、升降失司、清浊不分、混杂而下则致该病,故常选胃经经穴治疗,穴取天枢、足三里、上巨虚等。亦多取任脉经穴,任脉循行在胸腹正中,总任全身阴经,而该病主要是因脾气不健,湿浊内停肠胃所致。因此,历代多取该脉穴位治疗。常用穴主要是中脘、神阙、气海、关元等。临床上亦常选用足三阴经穴治疗该病,膀胱经背俞穴是脏腑经气输注之处,而督脉为诸阳之会。因此,刺激督脉穴与相关背俞穴,可以调整相应的脏腑功能,起到涩肠止泻(痢)之作用。常用脾俞、肾俞、大肠俞、胃俞、三焦俞、小肠俞、中膂俞、百会等穴。临床上亦常选用足三阴经穴治疗核病,足三阴经内属肝、脾、肾,外循胸腹,肠腑功能常与之关系密切,主要取阴陵泉、三阴交、隐白、公孙、然谷、照海、太冲等。

18. 中医外治方法有哪些？

中医外治主要包括了灌肠、足浴、针灸等方法。外用灌肠治疗主要用于病变部位发生在远端结肠和直肠,中药保留灌肠可以起到良好的治疗作用。灌肠给药既可使高浓度药液直接作用于局部病损,提高疗效,又能避免燥湿解毒药物苦寒败胃之弊,是活动期患者常用的重要治疗手段。中医针对结肠局部病变特点从"内疡"论治,多从清热解毒祛湿、化瘀敛疮生肌立法。人体是一个有机整体,双足通过经络系统与全身各脏腑之间密切相连,中药足浴方可以与内服药同用,增加疗效。足浴方应侧重调气行血,凉血止血,对热毒盛者加用清热解毒药。针灸治疗穴位多取中脘、气海、神阙等任脉经穴,脾俞、胃俞、大肠俞等背俞穴,以及胃经天枢、足三里、上巨虚和足三阴经三阴交、阴陵泉、太冲等经穴;局部取穴(中脘、关元)、远道取穴(足三里、上巨虚)等方法。治疗方法多用针法、灸法和针灸药结合,针刺讲究补泻手法,手法上泻法与补法相结合。

19. 什么叫中医序贯治疗？如何序贯治疗？

中医序贯治疗指在疾病过程中会出现证型的转化,应当根据证型的转化辨证论治,根据疾病的本质转换用药连续治疗。在炎症性肠病治疗中应当分为活动期与缓解期的治疗,在活动期病情缓解,进入缓解期后继续治疗,此即为序贯治疗。中医认为本病多在先天禀赋不足,脾胃功能失健基础上感受湿热之邪,或是恣食肥甘厚味,酿生湿热,或寒湿化热客于肠腑,气机不畅,通降不利,血行淤滞,肉腐血败,脂络受伤而成内疡。在活动期多有湿热内蕴肠腑、气滞血瘀、肉腐血败之病理变化,缓解期多有脾肾两虚,肺气失调,大肠不固,湿热留恋之候。根据这一发病特点和病机证治规律,采用西医病情分期和中医辨证结合的序贯治疗方案,即活动期从肠道湿热证辨治,缓解期从正虚邪恋证辨治,炎症性肠病活动期病机为湿热壅滞肠道,气血运行不畅,肠络损伤,治应清肠化湿,调气行血。正虚邪恋,湿热不清,病情反复是缓解期基本病机,应当序贯予以健脾补肾治疗,佐以清肠化湿至品。

20. 如何运用中医药改善激素依赖、激素抵抗和免疫抑制剂抵抗患者的病情？

激素依赖、激素抵抗的难治性溃疡性结肠炎,还有部分免疫抑制剂抵抗的患者临床症状不易缓解。激素抵抗的机制与靶细胞多药耐药基因过度表达及糖皮质激素受体功能缺陷,导致糖皮质激素信号途径受损有关。激素依赖的机制尚不明确,除了与激素抵抗有类似的机制外,基因易感性亦与激素依赖有关。免疫抑制剂抵抗的患者与巯基嘌呤甲基转移酶活性有关。难治性溃疡性结肠炎的发病机制均与先天免疫相关,因此我们认为难治性溃疡性结肠炎的关键病机为先天肾气不足,后天脾土失养,运化失健,水谷不化,积谷为滞,湿浊内生,蕴滞肠道,气血不调,肠络受损。脾胃运化失健,久泄及肾,脾肾两虚,湿浊留恋不化。湿邪稽留不化,久而瘀滞化热,湿热壅滞肠道,瘀热相搏与肠道,肠络受损成疡。刘完素《素问玄机原病式》指出:"诸泻痢皆属于湿,湿热甚于肠胃之内,而肠胃怫郁,以致气液不得宣通而成"。难治性溃疡性结肠炎病理特点是脾肾两虚,气血同病,寒热错杂,虚实并见,治疗难以取效,以致反复发作,缠绵难愈,出现激素抵抗和耐受,成为难治性溃疡性结肠炎。

治疗宜采用"温清并用、补泻兼施"的治疗原则,具体细化为:"清"指应重视清热化湿;"温"指 UC 多病程缠绵,日久及肾,出现脾肾阳虚,当佐以温肾之法;"补"指因脾虚失健为发病基础,当以健脾为本;"泻"指痢疾治疗应当因势利导,行气导滞。根据寒热的偏重不同,配伍加减清热及温肾之品。概而言之,应当重视健脾、补肾的基础,联合清热、温通的治法,根据血便的情况,配合化瘀止血、生肌敛疡之法。半夏泻心汤、乌梅丸等都是寒热并用的治泻痢方剂,可以加减运用于难治性溃疡性结肠炎的治疗。

21. 如何运用中西医结合提高重度溃疡性结肠炎的临床疗效,降低手术率?

重度患者因湿热内蕴,热极化火成毒,火毒之邪入血分则迫血妄行,腐肉成脓,瘀血内停,造成肠风下血等临床表现。重症 UC 易出现中毒性巨结肠、肠穿孔、大出血、脓毒血症等并发症,究其病机系湿热内盛,热极化火成毒损伤肠络而致穿孔、出血,热毒内盛入血分而致中毒性巨结肠、脓毒血症。

以发热为主要临床表现者,其病机为湿热化毒,以脓血便、便血为重度 UC 主要临床表现者,病机湿热蕴而成毒,热毒夹杂瘀热动血,迫血妄行。《圣济总录》论曰:"肠风下血者,肠胃有风,气虚挟热。血得热则妄行,渗入肠间,故令下血",以腹痛为主要临床表现者,主要病机是湿热蕴肠,气血不调,肠络阻滞,不通则痛;叶天士云:"初病湿热在经,久病瘀热入络","其初在经在气,其久入络入血",湿热使瘀血内生,气血瘀阻,不通则痛。伴有贫血表现者,多有气虚、血虚的特点。

治疗上重视中西医结合,在激素诱导重症缓解的基础上结合中药治疗,重视湿、热、瘀、毒这些病理因素,根据临床表现选用相应的药味。重度患者多以脓血便、血便为主,应在清肠化湿大法上配合凉血宁络、化瘀解毒的治法,如:凉血可加地榆、仙鹤草,甚者加用槐花、紫草、赤芍、丹皮等;方选黄连解毒汤、地榆散、槐角丸加减。如纯为便血者,多取风药升之,加用炒当归、荆芥或荆芥穗、防风等养血祛风,和络止血。热毒伤阴高热者,在扶正祛邪同用可合用金银花、石斛、生地等药。腹痛,排便不畅者,可根据通因通用的原则采用通导祛邪之法,加用制大黄。贫血者,加用益气补血生血之品。若腹泻、脓血便缓解,去白头翁、肉桂,改黄连为小剂量,加党参、茯苓、炒白术、山药顾护脾胃。通过中西医结合治疗,提高重度患者临床疗效,降低手术率。

重度患者如出现结肠扩张,腹痛、血便明显,应慎用灌肠治疗,防止灌肠诱发穿孔。同时密切观察患者病情变化,如出现中毒性巨结肠、肠穿孔、大出血等具有手术指征并发症时应及时外科治疗,以免贻误病情。

22. 中西医结合治疗的优势是什么?

中西医结合治疗方式做到了治疗措施的个体化,具有临床疗效好、复发率低、毒副作用小等特点,治疗手段更多样,形式更灵活。

炎症性肠病中西医结合可以提高临床缓解率,降低复发率。中西医结合治疗 UC 除讲究中医辨证论治,常与疾病的分级、分期、分段相结合,制订不同的治疗方案和给药途径。如根据疾病活动指数对疾病进行分级,对于活动指数为轻到中度之间的患者,可采用中药治疗。炎症性肠病活动期以控制炎症及缓解症状为主要目标,中医药治疗上以祛邪为主,常用清化湿热、通因通用、调气行血、消积导滞,同时注意祛邪不伤正,适当加入酸敛之剂。缓解期则以维持缓解、预防复发为首要任务,治疗以扶正为主,根据病位在脾、在肾之不同,气、血、阴、阳虚损之所异,或益气健脾、温阳补肾;或滋阴清热、养血活血,并且酌加清化湿热、化瘀消导之品,体现了辨病与辨证相结合的特点。此外,在口服用药整体治疗的基础上,针对局部病理改变,远端结肠炎如溃疡性直肠炎以及病变部位在乙状结肠以下者可加用栓剂纳肛;病变部位较高或广泛性结肠炎患者则加用灌肠治疗。

中西医结合治疗可以减少西医治疗药物的副作用。现代医学在本病的治疗方面多采用药物治疗,临床上多用水杨酸制剂类、激素类及免疫抑制剂类等,虽有一定的疗效,但其不良反应大、停药后复发率高、用药时间长、费用昂贵等。应用中西医结合治疗 UC,可明显减少西药的用量及疗程,降低相关药物毒性反应。进一步通过辨病论治,采用养阴益气,健脾补肾法,可减少使用激素和免疫抑制剂产生的副作用。健脾和胃法可减少抗生素等细胞毒类药物对胃肠道刺激症状。滋阴养血益肾法可补养肝血,减轻细胞毒类药物和免疫抑制剂对骨髓造血系统的的抑制。益气填精法可防止免疫抑制剂对机体正常免疫功能的过分抑制,增强免疫功能。肝功能轻度异常患者可加用保肝降酶类中药。

中西医结合治疗具有卫生经济学优势。通过对 UC 患者进行规范的中西医结合临床路径的治疗,发现其与既往经验治疗相比,住院费用、住院天数等方面有明显优势。在前瞻性研究中,中西医结合治疗患者平均住院日可缩短 2.6 d;与回顾性病例总费用对比,费用有明显减少。并有利于提高患者的满意度,进一步提高患者治疗依从性,从而起到良性循环的效果。

23. 中西医结合治疗的节点是什么?

西医治疗原则以控制急性发作,达到黏膜愈合,维持缓解,减少复发,防治并发症为主。选用药物大都为氨基水杨酸类、皮质类固醇类、免疫抑制剂类等抗炎药和生物制剂。中医药具有一套独特疾病诊断模式即"辨证"。中医以整体为中心,注重个体差异,治疗手段和处方变化不完全相同,强调辨证论治。在炎症性肠病治疗中应将中西医的的辨病与辨证相结合,根据不同的疾病模式联合运用。

(1) 根据病变程度选择

轻、中度 UC 及轻度 CD,可分别采用中医辨证或中药专方制剂治疗;或柳氮磺胺吡啶(SASP)、5-氨基水杨酸(5-ASA)制剂等西药治疗。如症状改善不明显、大便隐血持续阳性、结肠黏膜达不到愈合标准等,可采用中西医结合治疗以改善症状,促进结肠黏膜愈合。重度 UC 及中、重度 CD 建议采用中西医结合治疗。在使用氨基水杨酸类、激素、免疫抑制剂或生物制剂基础上,加用中医中药宁络凉血,清热化瘀,在改善症状、降低手术率上发挥作用。两者结合可取长补短,使者病情控制,及时缓解、减少西药副作用。

(2) 根据病变部位选择

根据病变部位治疗指确定病变范围以选择不同治疗方式。炎症性肠病累及直肠、乙状结肠、左半结肠病变,可单用中医中药或柳氮磺胺吡啶、5-氨基水杨酸制剂等西药口服治疗,加用西药栓剂或中药灌肠提高局部疗效。广泛结肠病变或累及小肠者可采用中西药结合治疗方式,将整体治疗与肠道局部治疗、西医药治疗与中医药治疗相结合提高临床疗效。

(3) 根据病情分期治疗

活动期治疗采用中西医结合方式,两者相互配合,相辅相成。尤其对于需要长期应用激素或水杨酸制剂患者,用中医中药口服和灌肠,整体与局部治疗相结合,可以减少西药用量,避免相关副作用,促进缓解,减少复发。缓解期可考虑中医药或西药维持治疗。

（4）难治性炎症性肠病的中西药结合治疗

难治性炎症性肠病（激素依赖或激素抵抗）宜早期采用中西医结合治疗方式，必要时选用嘌呤类药物、甲氨蝶呤等免疫抑制剂。临床上应用中药与肠道益生菌的联合应用，通过调节肠道内菌群平衡，改善肠道黏膜表面的酸碱平衡，增强肠上皮屏障功能，可提高缓解率。

24. 中西医结合常用治疗模式与选择？

中西医结合模式包括：中药口服＋西药口服；中药口服＋西药局部治疗；西药口服＋中药灌肠；西药局部治疗＋中药灌肠；中药与西药联合灌肠等多种模式。中西医结合时机常根据以下原则进行选择。

根据 UC 病变程度选择：轻、中度 UC，首先采用中医或西医治疗，如症状改善不明显、大便隐血持续阳性、结肠黏膜达不到愈合标准等，可采用中西医结合治疗；重度 UC 建议采用中西医结合治疗。根据病变部位选择：直肠、乙状结肠、左半结肠病变可单用中医或西医治疗；广泛结肠病变可采用中西药结合治疗。根据病情分期治疗：活动期治疗采用中西医结合方式；缓解期可考虑中医药或西药维持治疗。难治性 UC 的治疗：宜早期采用中西医结合治疗方式。肠外表现的治疗：目前针对肠外表现的西医治疗手段相对匮乏，可采用中西医结合的治疗方式。

中西医结合药物的选择：活动期治疗：轻、中度 UC 以中药口服、灌肠为主。若症状改善不著，大便隐血持续阳性，或结肠黏膜达不到愈合标准，可考虑加用磺胺类药物或 5-ASA 治疗。重度 UC 给药剂量要足，建议采用中西医结合治疗。在使用糖皮质激素的基础上结合清肠化湿、凉血解毒法治疗。缓解期治疗：除初发病例、轻度远端结肠炎患者症状完全缓解后，可停药观察外，所有患者完全缓解后均应继续维持治疗。对于各型处于缓解期的 UC，根据病情可以中药口服、灌肠治疗，也可以磺胺类药物或 5-ASA 维持量配合中药治疗。

25. 如何选择中西医结合治疗药物？

轻、中度 UC 以中药口服、灌肠为主。若症状改善不著，大便隐血持续阳性，或结肠黏膜达不到愈合标准，可考虑加用磺胺类药物或 5-ASA 治疗。重度 UC 一般病变范围较广泛，病情发展变化较快，做出诊断后应及时处理，给药剂量要足，建议采用中西医结合治疗。在使用糖皮质激素的基础上结合清肠化湿、凉血解毒法治疗。如便血甚，中医治疗侧重于清热解毒，凉血止血，常用药物有黄连、黄芩、黄柏、苦参、丹皮、秦皮等；若腹胀、肠鸣明显，中医治疗则偏向于健脾疏肝或敛肝，疏肝常用药物有柴胡、青皮、香附、郁金等，敛肝药物有白芍、乌梅、木瓜等；腹泻次数多，则运用健脾益气，涩肠止泻法，常用石榴皮、益智仁、补骨脂、菟丝子等。若无效，则应考虑环孢素或英夫利昔静脉滴注治疗，必要时应转外科手术治疗。待病情缓解后，以口服磺胺类药物或 5-ASA 配合中药灌肠巩固治疗，再逐渐减少西药用量，以中药口服维持。

UC 维持治疗方案的选择由病情类型及诱导缓解的药物所决定。除初发病例、轻度远端结肠炎患者症状完全缓解后，可停药观察外，所有患者完全缓解后均应继续维持治疗。维持治疗的时间尚无定论，可能 3～5 年甚至终生用药，诱导缓解后 6 个月内复发者也应维持治疗。对于各型处于缓解期的 UC,根据病情可以中药口服、灌肠治疗,也可以磺胺类药物或 5-ASA 维持量配合中药治疗。中医认为,脾气虚弱为 UC 发病的根本原因,健脾益气是本病巩固疗效、防止复发的根本大法。缓解期多成正虚邪恋之势,此时健脾益气、扶正固本是此治疗阶段的主要原则。故 UC 缓解期治疗以健脾益气为主,而在健脾益气的基础上辅以清化湿热、调气活血、敛疮生肌之品,既有效避免了余邪壅滞,又有利于维持缓解,防止本病复发。

26. 关于炎症性肠病的证治规律有哪些研究进展?

中医药治疗炎症性肠病具有其独特的优势,积极探索本病的证治规律,进一步拓宽用药思路,提高中医药对本病的疗效具有十分重要的意义。近年对本病的病因病机的认识在不断加深,本病多在先天禀赋不足、脾胃功能失健的基础上感受湿热之邪;或恣食肥甘厚味,酿生湿热;或寒湿化热客于肠腑,气机不畅,通降不利,血行瘀滞,肉腐血败,脂络受伤而成内痈。《景岳全书》曰:"凡里急后重者,病在广肠最下之处,而其病本则不在广肠而在脾肾""脾肾虚弱之辈,但犯生冷极易作痢""泄泻之本,无不由于脾胃"。脾胃虚弱为发病之本,感受外邪、饮食不节和七情内伤为发病诱因。炎症性肠病病机复杂,近年来多数医家认为其主要病理因素在于"湿、热、虚、瘀",多种因素兼夹致病,导致病情缠绵难愈。罗文纪等认为,凡感受外邪,饮食不节,或精神抑郁,过度劳累,或气滞、血瘀、痰饮,皆可损伤脾胃,因此脾气亏虚为发病之本,湿浊内阻为标,湿邪日久可壅滞气血,化腐成疮,日久则脾气虚弱或脾肾阳虚。临床表现为本虚标实、上寒下热,整体的正虚和局部的邪实并存,病程一般较长。谭丹认为,UC 以脾虚为发病的根本,在病变发展中有湿阻、气滞、血瘀、气虚、阳虚之不同,病机虽然复杂,但总以本虚标实、虚实夹杂为主。王蕊认为,脾虚日久,气虚不摄,膏脂下流是本病的主要病机,湿热贯穿本病始终。脾虚与湿热疫毒的胶结是本病的特点。

从近年来临床辨证分型证素分布研究来看,临床常见分型有湿热壅滞型、气滞血瘀型、肝郁气滞型、脾胃气虚型、脾肾阳虚型等证型,常用治法包括了清肠化湿、疏肝理气、活血化瘀、泄浊解毒、温补脾肾等法,治疗上主张分期论治,分活动期与缓解期辨证用药。常用治疗方剂有参苓白术散、四君子汤、理中汤、白头翁汤、乌梅汤、芍药汤、四神丸、痛泻要方、四逆散、少腹逐瘀汤、葛根芩连汤、半夏泻心汤等。

27. 近年来治疗炎症性肠病的专方专药有哪些研究进展?

临床上根据炎症性肠病的主要病机,创立成方或成药治疗,也可收到比较好的临床疗效,不少医家依托整体观念、辨证论治的思想,根据各自对炎症性肠病的认识以及自身临床实践经验,形成了独到的见解,运用代表自己特色的固定专方专药进行治疗,取得了较好的疗效。近年来关于专方专药的报道颇多,各家多以清肠化湿、补益脾肾、行气活血等立法,治疗手段包括中药口服、中药灌肠等。刘小芬等用自拟慢肠乐胶囊(黄连、党参、干姜、蒲公英、丹参、诃子等)治疗 213 例,总有效率为 91.55%。华根芳用佐肠口服液(黄芪、白术、白芍、细辛、肉桂、黄连、吴茱萸、白头翁、乌梅、补骨脂、木香、枳壳、大枣等)治疗 UC30 例,治愈 25 例,治愈率 83%。肖成应用四逆散加味治疗:柴胡 20 g,白芍 15 g,枳壳 15 g,甘草 10 g;湿热盛则加败酱草 20 g、红藤 30 g、苡仁 30 g;脾虚加党参 15 g、山药 20 g、炒白术 15 g;肾阳不足加四神丸。李鹏跃等自拟附子姜术汤(附子、干姜、白术、厚朴、木香、枳实、大黄等)治疗80例,总有效率96.2%。李永仪以加减乌梅汤(乌梅、炮姜、白术、黄连、诃子、党参等)治疗48例,治愈6例,显效2例,好转18例,总有效率为93.75%。蒋清华认为,UC多见肝郁脾虚、寒热错杂之证,故主张采用四逆散合连理汤加减治疗(党参20 g,白芍15 g,炒白术30 g,枳实、柴胡、木香、槟榔、干姜各10 g,黄连6 g,茯苓、地榆、当归各12 g,甘草6 g),疗效较好。焦君良等以溃结康胶囊(灵芝、忍冬藤、青黛、徐长卿、白花蛇舌草)治疗128例,治愈83例,好转41例;西药对照组104例用柳氮磺胺吡啶治疗,治愈47例,好转38例,两组疗效具有显著性差异(P<0.01)。官纯寿等以溃结康泰(大蒜、葛根等)治疗64例,总有效率93.74%;西药对照组56例口服柳氮磺胺吡啶加甲硝唑治疗,总有效率80.35%,两组有显著性差异(P<0.01),随防2~4年,治疗组复发率为18.18%,对照组为53.3%,两组远期疗效有显著性差异(P<0.01)。陈治水等创制的健脾灵片(黄芪、党参、炒白术、炮姜、白芍、黄连、元胡、广木香、儿茶、乌梅、炒当归、炙甘草),每次8片,每日3次口服,用于各种证型的UC,疗效显著。

28. 中医药治疗炎症性肠病的主要机制有哪些?

中医药主要从抗炎与免疫、抗自由基损伤、影响肠黏膜屏障、改善血液高凝状态、调节肠动力等方面对炎症性肠病发挥治疗作用。

(1)抗炎与免疫

UC病机复杂,越来越多的学者认同UC是一种自身免疫性疾病,即与免疫学因素最为密切。UC发病的免疫学机制,以免疫调节异常导致组织损伤持续放大学说最受关注。本病的发生可能是由始发以及持续存在的抗原刺激因素引起肠免疫系统过度反应和错误识别,肠道黏膜免疫活性细胞激活如中性粒细胞、巨噬细胞、NK细胞、肥大细胞、T及B淋巴细胞等,释放抗体、细胞因子、炎症介质和黏附分子,促炎与抗炎因子平衡被破坏,引起和放大黏膜的炎症,最终导致肠黏膜组织破坏和炎性病变。对这些环节的干预可能为中医药治疗UC机制之一:①影响花生四烯酸代谢及其衍生物脂质炎症介质的表达,减轻肠道炎症。②减少单核细胞趋化蛋白-1(MCP-1)、结肠黏膜粒-巨噬细胞集落刺激因子(GM-CSF)和粒细胞集落刺激因子(G-CSF)等趋化因子的表达。③减少ICAM-1和TNF-α的表达,减轻肠黏膜损伤,起到直接的抗炎作用,保护肠黏膜组织。④体外研究表明清肠化湿方能有效抑制体外培养DC细胞NF-κB的活化入核,降低DC表面CD40和MHCⅡ分子的表达,从而抑制DC的成熟与分化,下调抗原提呈功能。⑤细胞因子:芍药苷能降低UC大鼠血清促炎因子IL-2、IL-6水平,升高抗炎因子IL-10水平,促进抗炎和抑炎因子的平衡。姜黄素能下调UC大鼠肠黏膜IL-1β因子表达。⑥影响炎症相关信号通路与分子:川芎嗪可使PPARγ表达量明显升高、NF-κBp65及TNF-α表达量均下降。姜黄素能增高TNBS致UC大鼠结肠组织PPAR-γmRNA和蛋白表达,减低NF-κBmRNA和蛋白表达。痛泻要方对TNBS法UC大鼠模型结肠黏膜PPAR-γ基因和蛋白的表达量有上调作用。

(2)影响细胞凋亡及细胞周期

许多研究表明,细胞凋亡对于UC的组织损伤和免疫紊乱有着重要的影响。结肠上皮细胞所处细胞周期及细胞凋亡信号途径是研究重点。中医药可能通过影响细胞所处细胞周期及细胞凋亡,促进结肠上皮修复。①细胞凋亡:体外研究以LPS诱导Caco-2炎症细胞模型,大黄素能抑制 Caco-2 细胞炎症模型凋亡因子 Caspase-3 mRNA 和蛋白表达,抑制 Caco-2 细胞凋亡。复方黄柏液可显著升高 UC 大鼠血中性粒细胞凋亡率。②细胞周期:雷公藤多苷干预 UC 小鼠后,小鼠结肠上皮细胞处于 G0-G1 期细胞数量明显下降,S 期细胞数量明显增加。四神丸可明显降低 UC 大鼠结肠黏膜 G0-G1 期细胞数,促进结肠上皮细胞修复。③抗氧化损伤及 NO 自由基:黄芩苷干预可明显降低 UC 小鼠结肠 MDA 含量的增高,恢复 GSH 含量的降低,降低 MPO 活性,缓解 TNBS 诱导的小鼠结肠脂质过氧化损伤。参苓白术散可升高大鼠血清及结肠组织 SOD 水平,降低 MDA 水平。④影响肠黏膜屏障,修复肠黏膜:其一,保护机械屏障,促进黏膜修复:马齿苋多糖能增加结肠炎大鼠结肠黏蛋白分泌,促进结肠黏膜修复。清肠化湿方可增强 UC 大鼠结肠黏膜 Occludin、Claudin-1 的蛋白表达,及 Claudin-1mRNA 相对表达水平,减轻对 Claudin-1 蛋白的损伤,恢复正常的肠黏膜屏障功能。其二,是调节肠道菌群:黄芪多糖干预后,大鼠肠道内双歧杆菌、乳酸杆菌含量明显上升,肠球菌、肠杆菌含量下降,大鼠肠道菌群比例恢复正常,肝脏细菌易位得到有效的控制。清肠汤干预后大鼠肠道内大肠埃希菌数量明显减少。⑤抑制血小板活化,改善血液高凝状态:大量研究发现活动期 UC 患者血液呈高凝状态,并有发生血栓等并发症的可能。中医药通过抑制血小板活化,改善血液高凝状态,对治疗 UC 发挥了一定的作用。⑥纠正肠道动力紊乱:UC 患者多存在直肠肛门动力障碍,其便意感觉阈值、最大耐受量降低,餐后低振幅传导性收缩增加,从而导致腹泻、腹痛症状。

综上所述,对于中医药治疗炎症性肠病作用机制,进行了大量的研究,实验模型从整体动物和细胞两个层次模拟 UC,研究已深入到分子水平,涉及细胞生物学、分子生物学、分子免疫学等多学科领域。与现代医学相比,中医药治疗 UC 有其独特的优势,随着科学技术的发展和对发病机理认识的不断深入,中医药治疗 UC 作用机制研究也将不断得到突破。

29. 治疗炎症性肠病的中药新药研究现状如何?

探求中药(单味药、复方)药效物质基础已经成为当今中药新药研发的焦点问题。随着化学分离纯化手段的不断发展,中药活性成分的研究越来越多,中药的有效性本质在逐步地被揭示,如黄连、黄柏、白头翁等清热化湿解毒药,有较广的抗菌谱,对多种病菌有较显著的抑制作用,有解热、镇静、镇痛、抗炎、抗溃疡等作用,还可抑制肠管蠕动,显著改善炎症早期的毛细血管通透性和渗出水肿;活血化瘀药具有改善血液循环、改善血液高凝状态,抑制黏膜异型增生与组织纤维化及镇静、止痛、改善肠道运动等作用,有利于溃疡的修复与消除,改变机体免疫反应等多种效应。苦参的主要成分氧化苦参碱有细胞毒性作用和抗炎免疫调节功能,可以抑制 NF-κB 的活性和下调 NF-κB 的表达。由于中药化学成分相当复杂,要从分子角度阐明其药效物质在体内的吸收、分布、转化和排泄过程,赋予中医药现代科学内涵十分困难。研究采取的角度不同,产生了很多不同的思路和方法。如系统分离方法结合药效学实验研究、药味与药量加减拆方研究、中药血清药物化学研究、中药的配位化学研究、中药药效组分指纹图谱、生物活性筛选/化学在线分析技术、基因芯片技术等。近年来,我国的中药新药研发水平有了较大的提升,但毋庸讳言,虽然有"重大新药创制"专项等国家基金的支持,相对于日益提高的医药产业发展需求和公众获取新治疗手段的迫切性,当前中药新药研发的创新能力仍显落后,并已成为制约我国中药产业发展的主要瓶颈因素之一。中药新药研究的主导思想应当是创新中药,以化学与药理相结合、方剂与单药相结合、临床与基础相结合、中西医理论相结合为总目标,把中医药的成果转化为临床有效的新中药。国家为中医药创新提供了一个良好的政策环境,"重大新药创新"专项启动实施,中药关键技术、中药新药发现和评价技术等创新药物研究开发技术平台的构建,为中药现代研究及中药创新药物的研究与开发带来了难得的发展机遇。

(郑凯、张露、邢敬)

参考文献

［1］罗文纪,陈波.王福仁主任医师治疗溃疡性结肠胃炎临床经验.福建中医药,2006,37(2):22-23.

［2］谭丹.溃疡性结肠炎的辨证分型治疗浅析.中医药学刊,2001,12(6):55.

［3］王蕊.中医综合疗法治疗溃疡性结肠炎30例.湖北中医杂志,2005,27(12):23.

［4］许晓立,王凤仪.溃疡性结肠炎中医证素分布及组合规律的文献分析.亚太传统医药,2011,7(5):131-132.

［5］岳宏,王天芳,陈剑明,等.溃疡性结肠炎常见中医证候及证候要素的现代文献研究.北京中医药大学学报,2010,23(5):306-308.

［6］沈洪.溃疡性结肠炎治疗用药的几个特点.江苏中医药,2006,27(1):15-16.

［7］陈治水.溃疡性结肠炎的中医分型和治疗.沈阳部队医药,2009,22(2):141-143.

［8］刘小芬,严育斌.慢肠乐胶囊治疗溃疡性结肠炎213例.陕西中医,1996,17(1):15.

［9］华根芳.佐肠口服液治疗慢性溃疡性结肠炎.中国肛肠病杂志,1997,19:42.

［10］肖成.四逆散加味治疗慢性溃疡性结肠炎.内蒙古中医药,1998,1:26-27.

［11］李鹏跃,孟伟丽.自拟附子姜术汤治疗溃疡性结肠炎80例疗效观察.河南中医药学刊,1998,13(4):45.

［12］李永仪.加减乌梅汤治疗溃疡性结肠性48例.湖南中医药导报,1998,11:23.

［13］蒋清华.四逆散合连理汤加减治疗肝郁脾虚型慢性非特异性遗炼性结肠炎的临床观察.湖南中医学院学报,1999,19(2):1-42.

［14］缪春润,沈洪.沈洪教授治疗溃疡性结肠炎的经验.吉林中医药,2008,28(10):709-710.

［15］焦君良,要丽英,孟元勋,等.溃结康胶囊治疗溃疡性结肠炎的临床研究.中国中西医结合脾胃杂志,1999,7(3):174.

［16］官纯寿,林云华,杜光,等.溃结康泰治疗溃疡性结肠炎的临床研究.中国中西医结合脾胃杂志,1999,7(4):220.

［17］陈治水,聂志伟,孙旗立,等.健脾益气方健脾灵治疗慢性溃疡性结肠炎的疗效药理.世界华人消化杂志,1999,7:960-963.

［18］殷刚峰,卜平,朱海航.白头翁加味汤调节溃疡性结肠炎大鼠血清白介素-4和肠黏膜环氧合酶-2的研究.中国实验方剂学杂志,2009,15(12):84-86.

［19］肖军,贺文成,李瑾,等.复方黄柏液对大鼠TNBS结肠炎的治疗机制探讨.胃肠病学,2009,14(8):473-477.

［20］张爱红.沈洪教授用中医药治疗溃疡性结肠炎的临床经验.现代中西医结合杂志,2006,15(1):23-24.

［21］闫曙光,周永学,惠毅,等.乌梅丸拆方对TNBS诱导大鼠溃疡性结肠炎治疗作用的研究.中华中医药杂志,2012,27(4):890-895.

［22］郭珍,李燕舞,杜群,等.溃结灵对溃疡性结肠炎大鼠结肠黏膜COX-2蛋白表达和iNOS活力的影响.中药药理与临床,2012,28(5):144-146.

［23］冀润利,周静,王献坤.肠安康胶囊对大鼠溃疡性结肠炎结肠组织细胞凋亡的影响.山东医药,2009,49

(13):28-30.

[24] 孔梅,邢长永,王莺.溃结灵对溃疡性结肠炎大鼠 PMN 凋亡及 Bcl-2 基因表达的影响.中药材,2010, 33(8):1309-1312.

[25] 刘萍,程虹,吴东方.黄芩苷对小鼠实验性结肠炎的保护作用.中国医院药学杂志,2010,30(19):1623-1625.

[26] 杜立阳,刘清芳,程晓磊,等.青黛颗粒对溃疡性结肠炎大鼠结肠黏膜 MUC2 和 iNOS 基因表达的影响.世界华人消化杂志,2010,18(9):937-941.

[27] 肖成,胡连海,李国栋.灌肠方对溃疡性结肠炎大鼠结肠黏膜 ITF 和 MUC2 基因表达的影响.光明中医,2010,25(4):610-612.

[28] 贺海辉,沈洪,叶柏.溃疡性结肠炎活动期的病机与治法.南京中医药大学学报.2012,28(6):504-505, 512.

[29] 贺海辉,沈洪,顾培青.溃疡性结肠炎缓解期的防治.中国中西医结合杂志.2011,31(2):280-286.

[30] 赵海梅,刘端勇,汤菲,等.活血理肠丸治疗溃疡性结肠炎的药效学机制研究.辽宁中医杂志, 2010,37(1):169-171.

[31] 郝微微,温红珠,马贵同,等.人参皂苷 Rg1 对 DSS 诱导溃疡性结肠炎小鼠凝血功能的调节作用.中国中西医结合消化杂志,2013,21(5):238-242.

[32] 王臻楠,戴彦成,唐志鹏,等.参青方对三硝基苯磺酸诱导结肠炎大鼠肠道动力学的研究.中国中西医结合消化杂志,2009,17(1):15-17.

[33] 戴彦成,唐志鹏,王臻楠,等.参青方对三硝基苯磺酸诱导结肠炎大鼠结肠 SP 和 VIP 表达的影响.世界华人消化杂志,2009,17(3):253-258.

[34] 文颖娟,苗东东,张喜德,等.葛根芩连汤及其拆方对 UC 大鼠 MTL、VIP 的影响.中国中医基础医学杂志,2011,17(6):637-639.

[35] 郑凯,沈洪.国医大师徐景藩教授论治溃疡性结肠炎学术思想.中华中医药杂志.2013,28(8):2326-2328.

[36] 纪桂贤,王邦茂,方维丽.盐酸小檗碱对 DSS 诱导小鼠结肠炎 COX-2 表达的作用.中国误诊学杂志, 2011,11(36):8835-8837.

[37] 张亚利,唐志鹏,李凯,等.清肠栓对三硝基苯磺酸诱导结肠炎大鼠结肠黏膜地址素细胞黏附分子-1 表达的影响.世界华人消化杂志,2008,16(30):3381-3386.

[38] 殷刚峰,卜平,朱海航.白头翁加味汤调节溃疡性结肠炎大鼠血清白介素-4 和肠黏膜环氧合酶-2 的研究.中国实验方剂学杂志,2009,15(12):84-86.

[39] 肖军,贺文成,李瑾,等.复方黄柏液对大鼠 TNBS 结肠炎的治疗机制探讨.胃肠病学,2009,14(8):473-477.

[40] 闫曙光,周永学,惠毅,等.乌梅丸拆方对 TNBS 诱导大鼠溃疡性结肠炎治疗作用的研究.中华中医药杂志,2012,27(4):890-895.

[41] 郭珍,李燕舞,杜群,等.溃结灵对溃疡性结肠炎大鼠结肠黏膜 COX-2 蛋白表达和 iNOS 活力的影响.中药药理与临床,2012,28(5):144-146.

[42] 马建华,郑绘霞,赵玉泽,等.肠必清栓对 UC 模型大鼠肠黏膜内 COX-2NF-κB 及 TGF-β1 的影响.中华中医药学刊,28(8):1682-1685.

[43] 卢贺起,张玲,岳广欣,等.乌梅丸治疗溃疡性结肠炎方证相应的实验研究.中国中医基础医学杂志, 2010,16(8):677-679.

第二部分 疾病管理

一、健康教育

1. 健康教育的主要内容有哪些?

炎症性肠病是慢性疾病,治疗疗程长,易复发,单纯的药物治疗很难取得满意的疗效。中医治病强调整体观念,现代医学模式亦提倡生物-心理-社会模式。通过健康教育,可以为患者提供最佳治疗选择和康复指导,有效防止复发、提高生存质量、延长生命。确诊后,医生应对患者做身心综合评估,根据每一位患者的年龄、性别、文化程度、心理状态、生活环境和病情严重程度等,制订目标性的健康宣教计划。

(1)提高患者对疾病的认知度

告知患者炎症性肠病是什么样的疾病、主要症状有哪些;发病与哪些因素有关、如何预防病情加重和复发;诊断本病常用的检查方法、治疗方法以及疗程;中医药治疗的特色和优势;各种治疗方法所需要的医疗费用及预后情况。

(2)指导用药

指导患者了解本病治疗药物的种类、用法、疗程及疗效,根据患者个体差异选择适当的药物、给药方式及剂型,将服药过程中可能出现的不良反应和注意事项等向患者交代清楚,交代患者定期监测血常规及肝肾功能,减少或避免药物不良反应的发生,积极预治不良反应,使患者提高服药依从性,坚持服药,足程治疗,避免随意停药或更换药物。

(3)指导患者建立合理的生活习惯

饮食因素被认为是炎症性肠病发病的危险因素,饮食中的某些成分与发病和复发有一定关系。合理的饮食能够促进肠道自身愈合,辅助治疗,帮助缓解症状,防止复发。炎症性肠病患者总的饮食原则是高热能、高维生素、低蛋白、少油少渣膳食。应食用质软、易消化、少纤维及富有营养的食物,不宜吃生冷、油腻、辛辣刺激性食物,不宜吃过敏性食物。对急性发作期患者,应食无渣流食或半流饮食,禁食冷饮、水果及含纤维素多的蔬菜。病情严重者应禁食,并给予胃肠外营养,使消化道得以休息以利于减轻炎症而控制症状。除了建立合理的饮食结构,生活中还应避免受凉、防止肠道感染。避免过度劳累,进行适当的运动锻炼以强身健体,增强体质。培养兴趣爱好,修身养性,转移注意力。

(4)心理指导

炎症性肠病患者常因情绪紧张、敏感、抑郁、焦虑、易怒等负面情绪而导致疾病的发作或加重,症状可随患者情绪波动而改变;而疾病的发生和加重反过来又使得情绪和心态更加不稳,甚至两者间构成恶性循环。因此,积极调整心态,稳定情绪对病情改善是至为关键的。因此医护人员应与患者建立良好的医患关系,指导患者积极参加社会活动,增强与外界的交流联系,积极面对病情,培养乐观、豁达的心态。可指导患者家属对患者加强关心和支持,让患者感受到被认同感和被尊重感,增强患者的社会以及自我价值的认同,以乐观、平稳心态看待生活,对待疾病,树立战胜疾病的信心,促进病情向好的方向发展。

（5）随访教育

定期对患者进行随访,对患者的用药情况、临床疗效、生活质量等进行记录。随访时回答患者的疑问,评估最初疗效、长期疗效,调整管理计划、了解实施程度。

（6）病情自我管理

鼓励患者主动增加对本病的认知,养成合理的生活习惯,增强自我观察病情及发现病情变化的能力;记录患者日记,发现异常及时就诊,坚持用药,定期随诊。

2. 健康教育可以采取哪些形式?

（1）设立专病门诊

设立炎症性肠病专病门诊,由该领域专家负责诊疗,配备专职研究助理。建立患者个人健康档案,详细记录患者诊疗信息,提供免费健康咨询,定期随访,随时了解患者的病情变化和心理状态,及时给予患者就医和生活指导,解除患者疑问,及时通知患者复诊。

（2）制订健康教育宣传手册

免费给患者发放健康宣传手册,向患者介绍本病的病因、临床表现、并发症以及预后等知识,讲授情绪、精神、环境、家庭因素等与疾病发生、发展的关系。

（3）定期举办知识讲座

由专业医生主讲,讲课过程中尽量做到深入浅出,通俗易懂,贴近患者需求。医生和护士结合患者的病情、文化程度、社会经济状况、家庭背景、食物及药物过敏史、心理特点等有针对性地进行指导,解答患者的疑问。同时向患者介绍治疗成功的病例,鼓励患者树立战胜疾病的信心。

（4）成立病友俱乐部

由专业人员负责管理,定期组织患者进行健康知识及治疗体会交流,互助学习。定期开展具有娱乐性、趣味性的健康沙龙活动,让大家更全面地了解疾病防治知识及正确的健康生活方式。

（5）家庭教育

通过加强家庭支持,进行家属炎症性肠病疾病和药物相关知识宣传,鼓励家庭成员积极参对患者药物治疗干预,发挥家庭成员的支持与监督作用。医生可以根据情况,制订患者亲属情感关怀和支持的计划,让患者亲属协助患者建立良好的生活制度和饮食习惯,协助参与认知、情绪、行为干预治疗过程和治疗监控,为患者康复营造良好的情感环境。

（6）网络教育

建立炎症性肠病患者健康管理网站,进行疾病知识宣传,及时更新国内外诊疗进展,我们的医生及营养学家可以通过文字、图像、视频等方式与患者交流,随时解答疑问,定时定期给予在线疾病咨询。

（7）自我教育

充分调动患者的主观能动性,鼓励患者通过阅读报纸、杂志、专著、看电视节目、广播等多种渠道,增加对本病的认知,增强自我管理效能,积极配合治疗,坚持用药,定期随诊。积极参加社会活动,增强与外界的交流联系,以乐观、豁达的心态面对病情。

3. 什么是腹泻？炎症性肠病为什么以腹泻为主要消化道表现？

正常人排便次数为每周 3 次或 3 次/d,粪便含水量为 60%～80%,粪便量一般少于 200 g/d。当粪便稀薄(含水量超过 85%),且次数超过 3 次/d,排便量超过 200 g/d 时,则为腹泻。腹泻需与"假性腹泻"和大便失禁相区别。前者仅有排便次数增加而粪便量或含水量并不增加,通常见于胃肠运动功能失调或肛门直肠疾病;后者为不自主排便,一般由神经肌肉性疾病或盆底疾患所致。腹泻可分为急性腹泻和慢性腹泻两种,急性腹泻起病急,症状多在 2 周内自限;超过 1 个月者多属慢性腹泻。

患炎症性肠病时由于肠黏膜的完整性受到炎症、溃疡等病变的破坏而大量渗出体液,同时肠黏膜对水钠吸收障碍以及肠蠕动增加,均可引起腹泻,所以炎症性肠病患者常出现腹泻。

4. 什么是便秘？炎症性肠病会出现便秘吗？

便秘是指大便次数减少,一般每周少于 3 次,伴排便困难、粪便干结或排便不尽感,是临床上常见的症状。

炎症性肠病包括溃疡性结肠炎(UC)和克罗恩病(CD)。溃疡性结肠炎病变限于直肠或乙状结肠时,除可有便频外,偶有便秘,这是病变引起直肠排空功能障碍所致。克罗恩病一般不会出现便秘的症状,但当克罗恩病患者并发肠梗阻时可出现便秘表现。

5. 什么是血便？炎症性肠病患者为什么会出现血便？

血便是指解出带血的大便,或只解出血而没有粪便,主要是由于肠黏膜表面糜烂、浅溃疡形成所致。血便是 UC 活动期的重要表现,大便次数和便血的程度反映病情的轻重。根据改良 Truelove 和 Witts 疾病严重程度分型,轻度患者可无便血,或便血＜4 次/d,重度患者便血≥6 次/d,中度患者介于两者之间。克罗恩病患者粪便多为糊状,一般无血便,病变涉及下段结肠或肛门直肠者,也可出现黏液血便。

6. 大便带脓血就是溃疡性结肠炎吗？

大便脓血主要是因为黏膜炎症、溃疡、浸润性病变导致血浆、黏液、脓血渗出,见于各种肠道炎症疾病。大便带脓血伴大便次数增加,甚至可多达 10 次以上,伴发热,多为急性感染性腹泻,如细菌感染;粪便呈暗红色(或果酱样)多为阿米巴痢疾;大便便质稀,带有黏液脓血,并伴见里急后重的症状,见于慢性痢疾、结直肠癌等。因此大便带有脓血未必就是溃疡性结肠炎,需要结合便次、便质、全身情况及肠镜下表现和病理检查做出正确诊断。

7. 炎症性肠病为什么会出现腹痛？

腹痛为炎症性肠病最常见的症状,轻度 UC 患者可无腹痛,或轻至中度腹痛,多为左下腹或下腹的阵痛,亦可涉及全腹,有"疼痛-便意-便后缓解"的规律,常伴有里急后重。CD 腹痛多位于右下腹或脐周,间歇性发作,常为痉挛性阵痛伴腹鸣,常于进餐后加重,排便或肛门排气后缓解。腹痛的发生可能与肠内容物通过炎症、狭窄肠段,引起局部肠痉挛有关。

腹痛亦可由部分或完全性肠梗阻引起,此时伴有肠梗阻症状,若出现持续性腹痛和明显压痛,提示炎症波及腹膜或腹腔内脓肿形成。全腹剧痛和腹肌紧张,可能系病变肠段急性穿孔所致。

8. 什么叫里急后重? 溃疡性结肠炎为什么会出现里急后重?

即肛门坠胀感,常常感觉排便未净,排便频繁,但每次排便量甚少,且排便后未见轻松。"里急"即形容大便在腹内急迫,窘迫急痛,欲解下为爽;"后重"形容大便至肛门,有重滞欲下不下之感,该症状提示为肛门、直肠疾病,见于痢疾、直肠炎及直肠癌等。由于溃疡性结肠炎常常累及直肠,故会出现里急后重症状。

9. 为什么说炎症性肠病是终身性疾病?

2016 年欧洲循证共识提出,炎症性肠病是由于基因、环境因素相互作用所致的终身性疾病。炎症性肠病具有病程迁延、反复发作、缠绵难愈的特点,目前认为本病与自身免疫、遗传、感染、环境、神经精神等因素有关,但精确的病因尚不明确,短期内揭示其确切发病机制的可能性较小,因此也尚无治愈方法。西医主要通过抗炎和免疫抑制治疗本病,但复发率高、副反应大,患者仍可有明显的症状和高致残率。治疗上,除初发病例、轻度远段结肠炎患者症状完全缓解后,可停药观察外,所有 UC 患者完全缓解后均应继续维持治疗。维持治疗的时间尚无定论,可能 3~5 年甚至终生用药。应用激素或生物制剂诱导缓解的 CD 患者往往需继续长期使用药物,以维持撤离激素的临床缓解。因此,本病属于终身性疾病。

10. 克罗恩病患者为什么会出现肠腔狭窄和梗阻?

CD 的自然病程是慢性、长期逐渐递进、发展的过程,其早期病理学改变是黏膜水肿、浅表溃疡,慢性期则溃疡深在,黏膜下层增厚,黏膜隆起,淋巴管阻塞,非干酪样坏死性肉芽肿,肠壁增厚。随着病期推移,黏膜下层、肌层广泛的纤维组织增生,肠壁肥厚,纤维肉芽肿、局部瘢痕形成,肠腔狭窄,导致不同程度的肠内容物的通过不畅,常以肠狭窄的慢性不完全性肠梗阻为主,但也可发展为完全性肠梗阻。炎症可引起肠壁水肿、痉挛而导致可逆性肠腔狭窄;肠壁的纤维组织增生则可产生肠管不可逆性的狭窄;未受 CD 累及的肠管也可能受到炎性包块的压迫而出现狭窄。急性肠梗阻可由单一或多个狭窄导致。急性肠梗阻常常是由于急性炎症导致因而常可通过内科治疗得到解除。急性梗阻经内科治疗不能解除应及时手术。相反地,慢性肠梗阻则常由纤维狭窄性病变导致,因而常常需要手术解除。CD 肠梗阻还可能由手术后肠粘连、肿瘤等导致。肠梗阻在不同肠段的发生率不同,回肠为 44.0%,空肠为 35.0%,结肠为 17.0%,以小肠的肠梗阻最多。

11. 炎症性肠病为什么要防止肠道感染?

炎症性肠病是慢性非特异性肠道炎症,其病因和发病机制尚不明确,可能与环境、遗传、免疫失调等因素有关,感染也可能参与炎症性肠病发病。各种病原菌感染有可能作为一种始动因子,引起免疫反应,从而导致肠道炎症。感染性胃肠炎发作后 CD 危险性升高 4 倍,尤其是在发病后的 1 年。炎症性肠病可能是由于正常菌群的改变或对肠道微生物免疫耐受有缺陷而引起的。一方面,机体肠道内的致病菌增多,其分泌的肠毒素易增加肠上皮通透性,降低肠黏膜完整性,导致促炎症细胞因子大量产生,成为诱发或加重炎症性肠病的重要基础条件;另一方面,各致病菌所分泌的免疫抑制性蛋白易造成肠黏膜免疫机制失调,大大降低了肠黏膜上皮细胞的防御功能,加之某些致病菌的过度生长,易造成肠上皮细胞代谢紊乱,进而损伤上皮细胞,诱发肠道炎症反应。肠道感染可能是炎症性肠病发生、发展的始动力和持续因素。因此,即使是处于缓解期的患者也须保持环境清洁,注意个人卫生,避免不洁食物,防止肠道感染。

12. 什么样的饮食习惯易诱发炎症性肠病?

研究表明,高糖、高脂肪、高蛋白饮食与炎症性肠病的发病和复发有关。

(1) 蛋白质

蛋白质的主要来源是肉类、奶酪、牛奶、鱼、豆制品和蛋类等,这些食物可能与炎症性肠病发生有关联。法国一项长达 10 年的大样本随访研究显示,高蛋白的摄入特别是动物蛋白的摄入是 UC 发病的危险因素。研究认为,牛奶与 UC 患病有关,并指出牛奶过敏及乳糖不耐受是导致 UC 的原因之一。食物中肉类(含丰富的蛋白),尤其是红肉和加工后肉类的摄入,增加了 UC 复发的风险。Hou 等的系统评价结果也显示,过多摄入红肉、牛奶及奶制品是 UC 复发危险因素。

随着生活水平的提高,饮食中蛋白质比例增加,故摄入的含硫氨基酸(包括蛋氨酸、半胱氨酸、胱氨酸以及牛磺酸)明显增多。通过肠道细菌对含硫氨基酸的降解和发酵,产生多种含硫化合物,如硫化氢等积聚在肠道,这些物质会对结肠细胞产生一定的直接毒性作用,也可能间接地改变其蛋白功能和抗原性。硫化物对结肠细胞的毒性作用,可能是结肠炎形成的一个重要机制。

另外,由于非有机硫酸盐(包括二氧化硫、硫化氢、亚硫酸盐)在储存和储藏食物和饮料中作为防腐剂广泛的应用,如白葡萄酒、汉堡包、浓缩饮料、香肠、啤酒和红酒等,因此,这些食物和饮料也增加了 UC 发生的危险性。

在 Shoda 等的研究中发现,CD 的患病与动物或牛奶蛋白的摄入量呈正相关,与鱼类蛋白无关。牛奶中主要蛋白质是酪蛋白,它可引起胃肠道黏膜的变态反应。也有可能由于普通牛奶中含有的副结核分枝杆菌(普通牛奶加工无法将其灭活),而这种细菌已在多项研究被证明与 CD 患病相关。近期研究证明,人造奶油与 UC 患病有关,而红肉和奶酪与 CD 有联系。

(2) 脂肪

Reif 研究显示,UC 发病前的脂肪摄入增多,尤其是动物脂肪和胆固醇。脂肪摄入增多引起的结肠炎症性改变,也可能会影响胆固醇的吸收和分泌。由于高胆固醇血症形成的高凝状态可使血管痉挛,血管紧张度增加,影响黏膜血液供应,因而造成结肠黏膜损伤。欧洲一项多中心前瞻性队列研究表明,n-6 多不饱和脂肪酸摄入增多是 UC 发病的危险因素之一。Geerling 发现摄入过多的单不饱和脂肪酸、多不饱和脂肪酸可能会增加 UC 的发病概率。因此,脂肪摄入与 UC 发病有一定关系。

在一项对照研究中,D'Souza 等使用 FFQ 调查儿科病例的饮食类型,结果显示,肉类、高脂食物和甜食与 CD 发生密切相关。Shoda 等研究发现,CD 患病率随总脂肪、动物脂肪、n-6 多不饱和脂肪酸的摄入增加而上升,随着 n-3 脂肪酸的摄入增加反而降低。n-6 多不饱和脂肪酸中 $85\%\sim90\%$ 由亚油酸组成,主要来自红肉及人造黄油。Bamba 等的一项随机对照临床试验显示,高脂饮食明显阻碍 CD 病人病情缓解。

（3）糖类

西方国家普遍认为,糖摄入量的增加与炎症性肠病发病可能相关。许多调查显示高糖摄入与 UC 发病可能有关。Reif 通过对 UC 患者发病前食谱的调查,发现高蔗糖摄入可能会增加患病率。Bianchi Porro 研究发现,与正常饮食组相比,常吃含糖量高食物者患 UC 的风险性增高。Russel 在一项流行病学调查中发现,经常摄入含糖量高食物如可乐饮料和巧克力者与 UC 发病呈正相关。但是,高糖饮食导致 UC 的发病机制还不清楚。目前存在的假设是,过多摄入糖类物质,可能导致肠道细菌的过度繁殖,从而增加肠道黏膜通透性,增加 UC 发病的风险。

Sakamoto 等对 108 例 CD、126 例 UC 和 211 例对照组进行了患病前饮食的对比研究,结果提示糖、甜味剂、甜食的摄入与 CD 的患病呈正相关,甜食的高摄入可增加患 UC 的风险。

（4）其他

Mahmud 等发现,某些食物中含有无营养价值的微颗粒物质,如污染物、食品添加剂、防腐剂和抗凝物等,可增加炎症性肠病的患病率,这些物质可与肠内成分结合成为抗原而引起免疫反应,且在 CD 病人减少进食此类食物后疾病活动度和激素用量均减少。另一项研究则显示,UC 病人消耗过多的维生素 B_6,而冰箱食品、喜食油炸食物可能是炎症性肠病的潜在危险因素。

13. 炎症性肠病患者的健康饮食是什么?

合理的饮食能够促进肠道自身愈合,辅助性地治疗炎症性肠病,帮助缓解症状。本病患者饮食的总原则是以清淡、细软、易消化、无渣或少渣、低蛋白、低糖、低脂肪、高热量、高维生素、营养丰富。

鸡肉、鱼、虾等均可切成细丝或肉末,猪肉、牛肉等红肉应适量食用。患者须忌酒、碳酸饮料、咖啡、浓茶、巧克力、甜点等。膳食脂肪量要限制,应采用少油的食物和少油的烹调方法。饮食要新鲜卫生,尽量不食用冰箱食物及含较多防腐剂和添加剂的食物。辣椒、胡椒、葱、姜、蒜、洋葱等刺激性食物,芹菜、韭菜等粗纤维食物应避免进食。易引起肠道过敏及可疑不耐受的食物也不应进食。由于人的体质不同,对食物的过敏性感受也不同,牛奶、鸡蛋、未成熟番茄、花生、菠萝、海鲜、蚕豆及一些昆虫类食品等都具有致敏作用,有些人吃了这些食物易引起过敏、而有些人就不过敏,对某一食物某人是否过敏,就主要在于各人的体质,因人而异。同时应少食多餐,避免肠胃功能紊乱使本病复发或加重。

对急性期患者,应食无渣流质或半流饮食,如米汤、蒸蛋、藕粉和烂面条等;可选用含优质蛋白的鱼肉、瘦肉、蛋类制成软而少油的食物;禁食生冷,水果及蔬菜可将制成菜汤、菜泥、果汁、果泥等食用。病情严重者应禁食,并给予胃肠外营养,使消化道得以休息以利于减轻炎症而控制症状,待营养状况改善后逐渐增加口服食物。

选择食物时同时应结合患者的证型与体质因素,如湿热证患者慎食羊肉等温性食品,虚寒证患者避免进食生冷食物(如:生冷瓜果、冷饮、冷菜冷饭)等。同时可配合食疗,脾虚证的患者可服用薏仁粥,阴虚的病人可用百合粥,湿热类型的患者可服用砂仁、薏仁、南瓜等食物。

总之,饮食成分在炎症性肠病的发病和治疗中发挥作用。需要注意的是,不存在适合于所有炎症性肠病患者的单一饮食或进食计划。患者适合于吃哪种食物、不适合于吃哪种食物都必须是个体化的,除了应该根据患者的病程、病变部位和病情程度等而作调整外,患者也应该在日常生活中积累经验,如果某种食物可诱发或加重本病,就要尽量避免。当然,恢复和维持良好营养状况是治疗本病的重要原则,虽然炎症性肠病患者有很多饮食宜忌,但不能过度限制饮食,从而加重营养不良状况。

14. 什么样的生活方式易诱发炎症性肠病?

(1)饮食不节

研究表明,高糖、高脂肪、高蛋白饮食与炎症性肠病的发病和复发有关。某些食物中含有无营养价值的微颗粒物质,如污染物、食品添加剂、防腐剂和抗凝物等,可增加炎症性肠病的患病率,这些物质可与肠内成分结合成为抗原而引起免疫反应,且在 CD 病人减少进食此类食物后疾病活动度和激素用量均减少。冰箱食品、喜食油炸食物可能是炎症性肠病的潜在危险因素。实际上饮食对炎症性肠病的影响非常复杂,机制涉及食物的抗原效应、改变基因表达、调节炎症因子、影响肠道菌群成分,以及对肠通透性的影响。

(2)心理障碍

炎症性肠病患者常常表现为敏感、内向、悲观、抑郁、焦虑、易怒、被动,情绪不稳定,对各种刺激情绪反应强烈,适应环境的能力较差。上述心理问题,在一定程度上导致了本病的发生和恶化,反过来病情的复发和恶化又使得患者情绪和心态更加不稳定,甚至两者间构成恶性循环。有学者认为焦虑及抑郁与炎症性肠病的诱发、活动、复发及恶化有关,也是影响治疗恢复的最大障碍。精神心理因素可能是通过改变脑-肠轴功能、兴奋植物神经系统、促进多种神经递质释放及增加免疫细胞活性、改变细菌和黏膜交互作用等途径导致炎症性肠病的发生及发展。因此,积极调整心态,稳定情绪对病情改善是至为关键的。

(3)吸烟

吸烟是日常生活方式中影响炎症性肠病发病最常见的因素,也是目前研究最多的因素。多数研究一致认为吸烟对 UC 有保护作用,但增加了 CD 的患病风险。有研究认为吸烟与 UC 的严重程度无关,但以前吸烟的患者,若在发病后戒烟,较不戒烟者有容易复发的趋势。Mahid 等的荟萃分析显示,吸烟会降低 UC 的发病风险,吸烟者的 UC 发病率较不吸烟者低 42%,已戒烟者的 UC 发病风险反而比从不吸烟者高。吸烟对 UC 影响的机制非常复杂,涉及的物质有尼古丁、一氧化碳、自由基等,作用的靶点有:黏液层、细胞因子生成、巨噬细胞功能及微脉管系统等。

(4)过度劳累

炎症性肠病的发病与机体免疫功能紊乱密切相关。生活不规律、过度疲劳等可以影响机体免疫功能,导致免疫力下降。中医认为,过度劳累,可以耗伤人体正气,容易受到外邪侵袭,可以诱发疾病的发生。劳倦思虑伤脾,房劳过度伤肾,运动劳役过度伤形气,脾、肾、气之伤,即可致运化失司,脾胃不充,大肠虚弱,而风寒湿热之邪,得以乘虚而入,致阴阳失调、气机失常而诱发罹患本病。

(5)服用药物

有资料表明口服避孕药、非甾体类抗炎药均可促进 UC 发生。①口服避孕药:荟萃分析发现,口服避孕药会增加 UC 发病的风险,且发病风险随着服药的时间延长而增加,停止服药后风险下降。②非甾体类抗炎药：对胃肠道的损伤效应已广为人知，但是关于 NSAIDs 对 UC 发病或复发的影响，目前还缺乏足够的高质量的研究。多数回顾性、非对照研究认为 NSAIDs 会增加 UC 的发病率及复发率。NSAIDs 在 UC 中的确切作用还需要更多的前瞻性、随机、对照、双盲研究来证实。

15. 炎症性肠病患者如何调节自己的生活方式？

炎症性肠病除了需要药物治疗外，合理的生活方式也是控制疾病的重要方面。虽然炎症性肠病是终身性疾病，但如果能找到适当的生活方式，但患者仍然可以拥有完整的生活。

（1）合理饮食

UC 患者饮食的总原则是以清淡、细软、易消化、无渣或少渣、少纤维、高热量、高维生素、营养丰富、低蛋白、低糖、低脂肪。患者须忌酒、碳酸饮料、巧克力等甜食，刺激性、粗纤维食物应避免进食，易引起肠道过敏及可疑不耐受的食物也不应进食。饮食新鲜卫生，少食多餐，避免暴饮暴食。对活动期患者，应食无渣流食或半流饮食，禁食冷饮、水果及含纤维素多的蔬菜。病情严重者应禁食，并给予胃肠外营养。

（2）调节心理

积极调整心态，稳定情绪对病情改善是至为关键的。对此的最好办法是让患者尽可能多地了解疾病。患者最好可以建立自己的社会支持力量，包括来自家庭成员，病友及医生，健康网站等。患者要以乐观，平稳心态看待生活，对待疾病，促进病情向好的方向发展。注意劳逸结合，生活有序，保持充足的睡眠。保持情绪稳定愉快，避免不良刺激，避免精神过度紧张。患者可以看电视或阅读等，以分散注意力，解除思想顾虑。精神神经症状较重时，可以配合柴胡、合欢皮、茯神、百合或甘麦大枣汤等方药以解郁安神，或服用抗抑郁药、镇静剂之类，如黛力新、百忧解、安定、舒乐安定等。

（3）增强体质，慎防感染

避免过度劳累导致体质虚弱，而适当的运动锻炼可以强身健体，愉悦心神，增强体质，对疾病的预防有很好的作用。太极拳、太极剑、气功等传统非竞技体育项目节奏和缓，可以避免体力过度消耗，是不错的选择。肠道感染与食物中毒导致的急性胃肠炎是复发的重要原因。因此，患者须保持环境清洁，注意个人卫生，避免不洁食物，防止肠道感染。

（4）其他

患者在生活中应多学习疾病相关知识，知道如何通过自己的症状判断病情变化，知道何时应该去医院就诊。出门前应做好准备工作，知道哪里可以找到厕所。如果需要长期出差或旅行，应该和医生商量，学习在旅途中疾病发作的应对方法。

16. 炎症性肠病患者如何调节心理？

炎症性肠病反复发作，迁延终生，并有癌变风险，需要长期随访，严重影响了患者的生存质量，给患者带来严重的心理负担。患者对健康状态的担忧和对癌变、手术、药物副作用的恐惧，会造成患者以忧虑和抑郁为主的心理障碍。医护人员应该从多方面着手，改善患者的心理障碍。

（1）建立良好的医患关系

在治疗过程中，医护人员应该热情耐心、态度和蔼，关心体贴患者，学会倾听。在与患者交流时,不要轻易地打断患者的谈话,鼓励患者讲出其内心的感受,了解患者精神、心理方面的因素,这样就能够使患者对医护人员产生信任感,建立良好的医患关系,从而提高治疗依从性。

（2）心理疏导

了解患者产生心理障碍的原因,根据患者心理状态有针对性地进行心理疏导。强调心情开朗、情绪稳定对疾病康复的重要性,同时向患者介绍治疗成功的病例,鼓励和引导患者以积极的心态面对现实,以乐观豁达的胸怀解决问题,帮助其建立起战胜疾病的信心。

（3）自我调节

指导患者进行自我调节,使患者学会正确应对生活中遇到的问题,学会自我减轻愤怒、紧张、悲伤、恐惧等不良情绪的影响,提高患者自我调控情绪的能力及心理应急能力,纠正不良行为。如常用的方法有:加强与外界的沟通,把内心的不快向人倾吐,使不良情绪得以宣泄,求得心理的平衡。也可以多练习书法、栽培花草、练气功和太极拳以及其他有规律的适度的运动,使思想得到放松。

（4）音乐疗法

音乐疗法主要是用音乐营造出与患者相匹配的环境,使之能够更加舒缓心情,配合心理治疗,增加临床效果。音乐通过特殊的物理特性、不同的频率配合适当的声音,与患者生理节奏达到共鸣,焦虑、抑郁是情绪的外在表现,而音乐是自我表现和情绪释放的一种形式,而音乐提供了情绪宣泄的一种出口,使得患者能够发现自我,达到心理调节的目的。

（5）催眠疗法

是指催眠师运用心理学手段在受术者头脑中唤起的一种特殊意境,这种意境能使人的心理对生理的控制力量发挥到最高水平。催眠疗法可以减轻心理压力,矫正不良习惯,缓解焦虑、抑郁等情绪状态,提高患者的总体心理健康水平。在药物治疗的同时应用催眠治疗,有助患者病情的缓解。

（6）认知行为疗法

认知行为治疗是一组治疗方法的总称,这组方法强调认知活动在心理或行为问题的发生和转归起着非常重要作用,并且在治疗过程中既采用各种认知矫正技术,又采用行为治疗技术,治疗具有积极性、指导性、整体性和时间短等特点。

（7）家庭及社会支持

许多患者性格内向、自卑、悲观、对人际关系敏感,内心渴望被关怀和同情。因此患者亲属及朋友的参与对该病的治疗十分重要。医生可以根据情况,制订患者亲属情感关怀和支持的计划,让患者亲属协助患者建立良好的生活制度和饮食习惯,协助参与认知、情绪、行为干预治疗过程和治疗监控,为患者康复营造良好的情感环境。

（8）抗焦虑药的应用

对焦虑抑郁情绪较明显的患者可以根据情况适当应用一些抗焦虑药物治疗。可以适当给予患者抗焦虑药物,如阿普唑仑、艾司唑仑、多虑平、氟西汀、帕罗西汀。对于伴有躯体化症状和焦虑、抑郁的患者也可以使用氟哌噻吨美利曲辛。

17. 如何指导炎症性肠病患者进行自我管理?

自我管理是指通过患者的行为改善来保持和增进其自身健康,监控和管理自身疾病的症状和征兆,减少疾病对自身社会功能、情感和人际关系的影响,并持之以恒地治疗自身疾病的一种健康行为。是用于慢性疾病管理的有效方法之一,患者根据医务人员传授的知识和技能,充分认识疾病,发挥主观能动性,从而更好地配合治疗,提高治疗的依从性,改变健康状况,提高生活质量。研究发现,对于某些病人而言,自我管理是比用药更经济、更有效地治疗手段。

炎症性肠病病因不明,病程长且症状反复发作,长期患病的状态可对病人的生理、情感、社会功能甚至人生观等方面产生影响,而良好的自我管理可以改善症状、缓解疾病对个体产生的负面影响,提高生活质量。具体包括生活管理、情绪管理、服药管理、情绪管理、疾病自我监测、家庭支持等。

自我管理教育内容:①学习疾病相关的基础知识,如炎症性肠病是什么样的疾病、如何预防病情加重和复发、治疗方法以及疗程、各种治疗方法的特色和优势、预后情况等。②建立健康生活方式,平衡膳食、适度运动、戒酒等,避免进一步加重病情的危险因素。③熟知自己目前所服药物的种类、名称、用法、疗程、疗效及不良反应,知道如何预防和早期发现不良反应,坚持遵从医嘱服药,避免随意停药或更换药物。④学会病情自我监测,记录患者日记,通过观察自己腹痛、腹泻、脓血便等症状早期判断自己的病情变化,及时就诊,复查肠镜,学习如何处理紧急情况。⑤自我情绪管理,积极了解和面对病情,不胡乱猜想,经常参加社会活动,增强与外界的交流联系,学习如何宣泄内心负性情绪,必要时求助心理医生。⑥家庭支持也是自我管理的重要内容。家人应为患者提供疾病相关信息,关心与爱护患者,充分理解和尊重患者,经常给予患者肯定、支持和鼓励,帮助缓解压力和解除不良情绪,帮助护理,监督病人准时服药,提醒就诊,尽量为病人提供物质帮助以解决其实际问题和困难。

参考文献

[1] Magro F, Gionchetti P, Eliakim R, et al. Third European Evidence-Based Consensus on Diagnosis and Management of Ulcerative Colitis. Part 1: Definitions, diagnosis, extra-intestinal manifestations, pregnancy, cancer surveillance, surgery, and ileo-anal pouch disorders. Journal of Crohn's and Colitis, 2017, 1(39).

[2] 胡祥. 克罗恩病致肠梗阻的手术术式选择. 中华普外科手术学杂志(电子版), 2010, 4(4):358-362.

[3] 钱群, 艾中立. 克隆病与肠梗阻. 临床外科杂志, 2000, 8(2):72-73.

[4] Jantchou P, Morois S, ClavelChapelon F, et al. Animal protein intake and risk of inflammatory bowel disease: the E3N prospective study. Am J Gastroenterol, 2010, 105(10):2195-2201.

[5] Solc P, Mokr Z. Various tolerances to cow's milk and their manifestations in gastrointestinal diseases. CasLekCesk, 1966, 105(34): 915-921.

[6] Jowett SL, Seal CJ, Pearce MS, et al. Influence of dietary factors on the clinical course of ulcerative colitis: a prospective cohort study. Gut, 2004, 53(10):1479-1484.

[7] Tilg H, Kaser A. Diet and relapsing ulcerative colitis: take off the meat? Gut, 2004, 53(10): 1399-1401.

[8] Hou JK, Abraham B, El-Serag H. Dietary intake and risk of developing inflammatory bowel disease: a systematic review of the literature. Am J Gastroenterol, 2011, 106(4):563-573.

[9] Magee EA, Richardson CJ, Hughes R, et al. Contribution of dietary protein to sulfide production in

the large intestine: an in vitro and a controlled feeding study in humans. Am J Clin Nutr, 2000, 72: 1488-1494.

[10] Magee EA, Edmond LM, Tasker SM, et al. Associations between diet and disease activity in ulcerative colitis patients using a novel method of data analysis. Nutr J, 2005, 4:7.

[11] Shoda R, Matsueda K, Yamato S, et al. Epidemiologic analysis of Crohn disease in Japan: increased dietary intake of n-6 polyunsaturated fatty acids and animal protein relates to the increased incidence of Crohn disease in Japan. Am J Clin Nutr, 1996, 63(5):741-745.

[12] Feller M, Huwiler K, Stephan R, et al. Mycobacterium avium subspecies paratuberculosis and Crohn's disease: a systematic review and meta-analysis. Lancet Infect Dis, 2007, 7(9): 607-613.

[13] Maconi G, Ardizzone S, Cucino C, et al. Pre-illness changes in dietary habits and diet as a risk factor for inflammatory bowel disease: a case-control study. World J Gastroenterol, 2012, 16(34): 4297-4304.

[14] Reif S, Klein I, Lubin F, et al. Pre-illness dietary factors in inflammatory bowel disease. Gut, 1997, 40(6): 754-760.

[15] Simopoulos AP. Essential fatty acids in health and chronic disease. Am J Clin Nutr, 1999, 70(3 Suppl): 560S-569S.

[16] Tjonneland A, Overvad K, Bergmann MM, et al. Linoleic acid, a dietary n-6 polyunsaturated fatty acid, and the etiology of ulcerative colitis: a nested case-control study within a European prospective cohort study. Gut, 2009, 58(12):1606.

[17] Geerling BJ, Dagnelie PC, Badart-Smook A, et al. Diet as a risk factor for the development of ulcerative colitis. Am J Gastroenterol, 2000, 95(4): 1008-1013.

[18] D'Souza S, Levy ED. Dietary patterns and risk for Crohn's disease in children. Infamm Bowel Dis, 2008, 14(3): 367-373.

[19] Bamba T, ShimoyamaT, Sasaki M, et al. Dietary fat attenuates the benefits of an elemental diet in active Crohn's disease: a randomized, controlled trial. Eur J Gastroenterol Hepatol, 2003, 15(2): 151-157.

[20] Bianchi Porro G, Panza E. Smoking, sugar, and inflammatory bowel disease. Br Med J (Clin Res Ed), 1985, 291(6500): 971-972

[21] Russel MG, Engels LG, Muris JW. et al. Modern life in the epidemiology of inflammatory bowel disease: a case-control study with special emphasis on nutritional factors. Eur J Gastroenterol Hepatol, 1998, 10(3): 243-249.

[22] Sakamoto N, kono S, Wakai K, et al. Dietary risk factors for inflammatory bowel disease:a muticenter case-control study in Japan. Inflamm Bowel Dis, 2005, 11(2):154-163.

[23] Mahmud N, Weir DG. The urban diet and Crohn's disease: is therea relationship? Eur J Gastroenterol Hepatol, 2001, 13(2): 93-99.

[24] 李亚红, 刘军英, 张欣, 等. 流行病学调查探讨炎症性肠病的危险因素. 胃肠病学和肝病学杂志, 2007 (4): 381-383.

[25] Mahid SS, Minor KS, Soto RE, et al. Smoking and inflammatory bowel disease: a meta-analysis. Mayo Clin Proc, 2006, 81(11):1462-1471.

[26] Godet PG, May GR, Sutherland LR. Meta-analysis of the role of oral contraceptive agents in inflammatory bowel disease. Gut, 1995, 37(5):668-673.

[27] Cornish JA, Tan E, Simillis C, et al. The risk of oral contraceptives in the etiology of inflammatory

bowel disease：a meta-analysis. Am J Gastroenterol，2008，103(9)：2394-2400.

[28] Feagins LA，Cryer BL. Do non-steroidal anti-inflammatory drugs cause exacerbations of inflammatory bowel disease? Dig Dis Sci，2010，55(2)：226-232.

[29] Kefalakes H，Stylianides TJ，Amanakis G，et al. Exacerbation of inflammatory bowel diseases associated with the use of nonsteroidal anti-inflammatory drugs：myth or reality? Eur J Clin Pharmacol，2009，65(10)：963-970.

二、检 查 管 理

1. 如何根据炎症性肠病级联化原则选择检查项目？

世界胃肠病组织(WGO)2010年炎症性肠病诊疗指南中首次对炎症性肠病的诊断采用级联化原则。即根据各个国家和地区资源的情况分为有限、一般和丰富3类，选择不同的诊断方法。因此，其原则性和实用性兼备，对全球具有普遍适用的意义。

(1) 对于资源有限的地区

如比较偏远贫穷的地区，在临床表现的基础上可行以下检查：①粪便检查除外感染，大便隐血；②全血细胞计数(CBC)，血清白蛋白；③高危人群需检查人类免疫缺陷病毒(HZV)和结核杆菌(TB)；④情况允许行纤维乙状结肠镜检查或结肠镜检查；⑤如果无法行内镜检查而钡剂检查可行，则行小肠钡餐检查或钡灌肠。

(2) 对于资源允许的地区

①粪便检查除外感染；②粪便隐血试验，粪便白细胞(如果行内镜检查则无此必要)；③CBC，血清白蛋白，血清铁蛋白，C-反应蛋白(CRP)；④高危人群需检查HIV和TB；⑤情况允许行纤维乙状结肠镜或结肠镜检查；⑥如果无法行内镜检查而钡剂检查可行，则行小肠钡餐检查或钡灌肠；⑦腹部超声；⑧腹部CT。

(3) 资源丰富的地区

①粪便检查除外感染；②CBC，血清白蛋白，血清铁蛋白，CRP；③高危人群需检查HIV和TB；④结肠镜检查；⑤腹部超声；⑥腹部MRI，因无放射性而优于腹部CT；⑦结核高发区行下消化道内镜检查时行结核杆菌培养；⑧如无法确定是否有小肠病变，可行小肠钡餐检查；⑨如果怀疑结肠瘘管形成但横断面成像不能明确，或结肠镜检查不完全者可行钡灌肠；⑩行上述检查仍不可明确诊断CD者，可行胶囊内镜检查。

2. 重度溃疡性结肠炎活动期能否行肠镜检查？

肠镜检查是一项侵入性检查，有一定风险，重度UC的急性活动期，肠壁存在广泛、严重的炎症，若操作不当，极易引发肠壁损伤，造成出血和穿孔等并发症，故此时一般不应做结肠镜检查，如若必须做，在充分评估病情及做好抢救准备和监护后，方可由有经验的内镜专家进行操作，评估病情。2012年我国《炎症性肠病诊断与治疗的共识意见》指出，重度UC活动期患者以腹部X线片了解结肠情况及有无穿孔，缓做全结肠镜检查，以策安全，但为诊断和鉴别诊断，可行不作常规肠道准备的直肠乙状结肠有限检查和活检，操作要轻柔、少注气。2017年ECCO共识认为乙状结肠镜检查可确诊重度结肠炎并有助于排除感染，特别是巨细胞病毒(CMV)感染。在进行乙状结肠镜检查前行磷酸盐灌肠是安全的。不推荐急性重度结肠炎患者行全结肠镜检查，尤其是使用了皮质类固醇的患者。

3. 怀孕期间可以做肠镜检查吗？

怀孕期间最好避免内镜检查或者无需镇静实施检查(如乙状结肠镜检查替代结肠镜检查)。因在内镜操作过程中，母体在镇静麻醉后的低通气、低血压状态，以及妊娠子宫对下腔静脉的压迫,均会导致子宫血供减少;而胎儿对母体的缺氧和低血压尤为敏感,一旦发生上述情况,均会导致胎儿宫内缺氧,甚至死亡。风险还来自于药物、电离辐射暴露潜在的致畸性和早产可能。因此,孕妇接受肠镜检查的风险较大。

肠镜检查时机:2015年第二版 ECCO 共识指出,乙状结肠镜/结肠镜检查在妊娠期间通常认为是安全的,但仅应在有较强指征时采用,并且尽可能在怀孕中期进行。2015年多伦多妊娠管理共识建议,应优化怀孕期间药物治疗,尽量避免有创检查,对可疑患者或突然加重的妊娠女性,建议采用纤维乙状结肠镜或结肠镜检查(强烈推荐,极低质量证据)。内镜检查易引起的自发性流产、死胎、穿孔、医源性妊娠终止、早产,故一般推荐在怀孕4~6个月之间进行。

术前肠道准备:尚无研究评估聚乙二醇等渗液对孕期女性导泻的安全性,磷酸钠备肠可导致体液和电解质异常,须谨慎应用。孕期女性接受乙状结肠镜检查前,可用生理盐水清洁肠道。

肠镜操作准则:检查时间和辐射暴露应尽量最小,内镜操作过程应与产科和产科麻醉专家配合进行。操作时患者的体位应取骨盆左倾或左侧卧位,以避免腔静脉受压。止血措施被认为是安全的,应遵循相关注意事项。镇静开始之前和内窥镜检查后应予确认胎心的存在,使用镇静药应避免过度用药。应尽可能使用最可靠的药物以及最小的剂量以达到预期的效果。2012美国消化内镜协会(ASGE)怀孕及哺乳期女性内镜操作指南建议:无论何时,使用以下药物:动物研究未发现对胎儿致畸,但无临床对照研究证实者;动物研究发现对胎儿有不良作用,但临床对照研究未发现对胎儿致畸者;现有麻醉药物的标准浓度应用,对任何妊娠期女性均未发现有致畸作用。ASGE 指南还建议根据胎龄和现有医疗资源,个体化检测胎心:对妊娠24周前女性,在镇静前和内镜检查后,经多普勒超声检查确保胎心存在;对妊娠24周后女性,在内镜操作前后,应同时监测胎心和子宫收缩情况。尽可能在内镜操作前、中、后,由有资质的医生全程监测胎心和宫缩情况。

肠镜操作禁忌:胎盘早剥、临近分娩、胎膜早破和未经控制的子痫患者。

4. 肠道准备(肠道清洁)对结肠镜检查有何重要性?

结肠镜检查是结直肠疾病诊断以及对部分结肠疾病进行治疗的重要方法之一。肠道的清洁度直接影响结肠镜检查的结果,肠镜检查前肠道准备不足将会导致粪便遮蔽病变、污染镜面、影响内镜进镜和观察,是内镜检查常见的漏诊和失败原因。甚至可因视野不清、肠腔走向不明而导致肠穿孔、出血等严重并发症。有效的清洁肠道是结肠镜检查成功的关键,清洁的肠道为顺利插镜、观察结肠黏膜、准确取得活检组织标本、经结肠镜切除息肉等治疗活动顺利进行提供了基本条件,且术后局部感染率低。

理想的肠道准备应排空结肠内所有有形成分和大部分液体,不引起结肠黏膜的改变且不引起患者的不适及明显的电解质变化。

肠道清洁度的评判标准:目前已发表的肠道准备评分量表有 Boston 量表、Aronchick 量表、Ottawa 量表和 Harefield 量表,各有优点及局限性。根据2013年《中国消化内镜诊疗相关肠道准备指南(草案)》,目前多采用国际上公认的 Boston 或 Ottawe 肠道准备评分量表,二者均将结肠分成3段(直肠-乙状结肠、横结肠-降结肠、升结肠-盲肠)进行评分。Boston 评分按照"最差——清洁"分为4级(0~3分),总分0~9分;Ottawe 评分按照"清洁——最差"分为 5 级(0～4 分),并加入全结肠内的液体量评分(少量、中量、大量,分别为 0、1、2 分),总分0～14 分。

5. 常用肠道准备的药物有哪些? 各有什么特点?

肠镜检查前肠道准备的方法比较多,疗效存在差异,选择清肠效果好、对身体健康影响小及适应范围广的肠道准备方式很重要。目前临床上常用的肠道清洁剂各具特点,口服肠道清洁剂的选择需要综合考虑患者的基础疾病、接受程度、诊疗目的、制剂优缺点及用药史等因素,并予以针对性的治疗。理想的结肠镜肠道准备方法应该具有以下特点:①能短时间内排空结肠的粪便;②不引起结肠黏膜的改变;③不会引起患者不适,依从性好;④不导致水电解质的紊乱;⑤价格适中,理想的清洁肠道时间不应超过 24 h,内镜诊疗最好于口服清洁剂结束后 4 h 内进行(无痛结肠镜检查建议在 6 h 后进行)。

目前临床上常用的肠道清洁剂以下几类。

(1) 聚乙二醇电解质散剂(PEG)

PEG 作为容积性泻剂,能有效增加肠道体液成分,刺激肠蠕动,引起水样腹泻,达到清洗肠腔的目的,该药含无机盐成分,保证了肠道与体液之间的水电解质交换平衡,不容易出现电解质紊乱,且准备时间短,不需要饮食限制。在内镜检查前 4～6 h,服用 PEG 等渗溶液 2～3 l,每 10 min 服用 250 ml,2 h 内服完。如有严重腹胀或不适,可放慢服用速度或暂停服用,待症状消失后继续服用,直至排出清水样便,可以不再继续服用。对于无法耐受一次性大剂量 PEG 清肠者,可考虑分次服用法,即一半剂量在肠道检查前 1 d 晚上服用,一半剂量在检查当天提前 4～6 h 服用。PEG 常见的不良反应是腹胀、恶心和呕吐,罕见过敏反应(如:荨麻疹)。特殊人群(如:电解质紊乱、晚期肝病、充血性心力衰竭和肾衰竭患者)服用该溶液是安全的,也是孕妇和婴幼儿肠道准备的首选药物。

(2) 硫酸镁

硫酸镁是肠道准备清洁剂,因其服用水量少,可随后增加饮水量,患者依从性好,价格便宜,国内应用也较为普遍。高渗的硫酸镁溶液将水分从肠道组织吸收到肠腔中,刺激肠蠕动而排空肠内容物。在内镜检查前 4～6 h,硫酸镁 50 g 稀释后一次性服用,同时饮水量约 2 000 ml,大多数患者可以完成充分的肠道准备。但硫酸镁对肠道刺激大,容易引起腹痛难忍,腹泻剧烈,对体弱者及幼儿慎重使用。镁盐有引起肠黏膜炎症、溃疡的风险,造成黏膜形态改变的可能性,不推荐确诊及可疑的炎症性肠病患者服用,慢性肾脏疾病的患者也不宜使用。

(3) 磷酸钠盐

国内现有制剂为辉灵,主要成分为磷酸氢二钠和磷酸二氢钠,是一种高渗性清肠剂,主要作用是将水分从肠道组织吸收到肠腔中,与 PEG 相比,肠道清洁效果相似,但是口服磷酸钠盐溶液剂量较少(1 500 ml),患者依从性好,腹胀、恶心和呕吐等胃肠道不良反应少,在镁盐、PEG 无效或不可耐受的情况下可以选用。建议分 2 次服用,每次标准的剂量为药液 45 ml 加入 750 ml 水稀释,建议在可耐受的情况下多饮水,直至出现清水样大便。但因磷酸钠盐制剂是高渗性溶液,在肠道准备过程中可伴有体液和电解质紊乱,因此在老年人群、慢性肾病、电解质紊乱、心力衰竭、肝硬化或服用血管紧张素转换酶抑制剂的患者中慎用。

(4) 中草药

此类药物有多种,如番泻叶、蓖麻油等,目前临床使用不多。番泻叶大剂量服用容易引起腹痛、腹胀、呕吐等不良反应。且番泻叶药液呈棕黄色,影响肠道清洁效果的观察,不推荐使用。

（5）其他肠道清洁剂

① 复方匹克硫酸钠:属刺激性泻药,直接作用于肠黏膜而促进肠道平滑肌的收缩,并增加肠腔内液体分泌,产生温和的缓泻效果,与镁盐组成复方制剂可用于肠道准备,国内即将上市。

②甘露醇:甘露醇溶液也用于结肠镜前肠道准备,属高渗性泻剂,可于 30 min 内口服 10%甘露醇溶液 1 000 ml,但因其肠镜下电凝或电切会引起气体爆炸风险,目前已不建议用于结肠镜治疗。

临床常用内镜检查肠道清洁剂特点

种　类	特　点	清洁效果	耐受性	安全性	费　用
聚乙二醇	等渗	+++	++	+++	++
硫酸镁	高渗	++	++	++	+
磷酸钠	高渗	+++	++	+	++
匹克磷酸钠	高渗	++	+++	++	/
甘露醇	高渗	++	+	++	+
中　药	抑制吸收	+～++	++	+++	+

注:+～+++依次为清洁效果(差～好),耐受性(差～好),安全性(差～好),费用(便宜～较贵)。"/"为国内未上市。

6. 肠镜检查前饮食有哪些要求?

国内外指南关于肠镜检查前的饮食要求均建议患者在内镜检查前 1 d 开始低纤维饮食,以提高肠道准备的清洁度。但对于饮食限制的时间不建议超过内镜检查前 24 h。

但在临床实践中,为了保证有效肠道清洁,又防止限制饮食所致的不良反应,医生或护士通常会根据不同的肠道准备方法、检查方式、病人病情等采用不同的饮食指导,检查前 1 周,保持大便通畅。对于大便比较规律的患者无需严格饮食限制,既往有便秘的患者可多食用蔬菜、水果等含纤维素多的食物,或服用缓泻通便的药物(如:乳果糖、小麦麸等)。

常规的结肠镜检查前 2～3 d 进食低渣饮食,检查前 1 d 晚上进无渣流食,如藕粉、粥、牛奶、蛋羹等,忌食蔬菜、水果等粗纤维食物。检查当天直到检查结束前通常不进食。但这种方法由于缺少能量及营养物质的补充,使受检者的耐受性明显下降,特别是体质差或有基础疾病的老年人,可饮用适量白糖水补充能量。

7. 肠道准备不理想的影响因素有哪些?

不充分的结肠镜检查肠道准备会增加检查时间、并发症和漏诊。多个研究发现导致肠道准备不充分的因素包括:既往曾有肠道准备不理想经历、合并多种用药(如能导致便秘的阿片类药物、三环类抗抑郁药)、门诊病人、肥胖、年龄较大、男性、糖尿病、脑卒中、肝硬化、痴呆、帕金森病、便秘、依从性较差、服用肠道准备药物剂量不够、肠道准备的时间错误以及肠镜检查前预约时间过长。

8. 灌肠及促动力药对于肠道准备有何价值?

对于普通的患者,常规的肠道准备即可达到满意的肠道清洁效果,联合灌肠或促动力药物并不能提高口服肠道清洁剂的肠道准备效果。2013年《中国消化内镜诊疗相关肠道准备指南》以及2013年《结肠镜检查肠道准备欧洲胃肠内镜学会指南》均不推荐肠道准备中常规使用灌肠或促动力药物。但对于慢性便秘患者,其肠道处于一种特别的状态,肠道内粪便量多而且粪便质地常偏硬,肠蠕动明显减弱,常规的肠道准备方法往往不能获得令人满意的肠道清洁效果。重复的肠道准备不仅给患者带来不便和痛苦,并且延误疾病的诊断治疗,浪费医疗资源。老年人肠道功能降低,肠蠕动差,易出现便秘或排便费力,因此肠道彻底清洁亦较为困难。目前针对此类患者,为达到满意的肠道清洁效果,可以考虑口服清肠药联合灌肠或联合胃肠促动力药物。

(1)联合灌肠

①清洁灌肠法:是由肛门直肠灌入液体,达到软化粪便、刺激肠蠕动、促进排便、清洁肠道的目的。常用的灌肠液为乳果糖40~50 g加入250 ml生理盐水中,在服用清肠药前1~2 d灌肠,具体剂量及灌肠次数应根据患者便秘程度。②结肠灌注机灌肠法:结肠灌注是通过结肠灌注机连接肛管后将经过净化后的温水对整个大肠进行清洁的一种治疗、保健方法,且不需要服用清肠药。结肠灌注机具备压力保护系统和温度保护系统,使用过程中恒温、匀速。李平等观察肠道清洁有效率为95%。结肠灌注具有不需控制饮食,避免口服泻剂所致的频繁腹泻和大量饮水导致的腹胀、腹痛、呕吐及可能引起的水电解质紊乱等不良反应;避免清洁灌肠需多次插管给病人带来的不适。其缺点主要是费用高,需专人操作,耗时,但对糖尿病、年老体弱、不耐受口服泻剂者、需急查结肠镜者也不失为一个很好的肠道准备途径。操作护士需熟练掌握仪器的性能、操作要点、适应症及禁忌症。禁忌症包括:严重心脏病、人工肛门、严重内痔及活动性出血等。

(2)联合促动力药

关志华等认为,老年人胃肠道功能降低,肠蠕动差,易发生便秘或排便费力,所以肠道彻底清洁较为困难在服用导泻剂(20%硫酸镁)的同时服用莫沙比利,一方面可促进肠道推进性运动,缩短肠道准备时间,避免肠道内液体被吸收而达不到清洁效果;另一方面肠道蠕动增加,可起到机械性洗涤作用,因而可以增加硫酸镁清洁度。刘超等人认为对功能性疾病导致便秘倾向患者进行结肠镜检查肠道准备,联合莫沙比利和聚乙二醇相比单用聚乙二醇,可以缩短患者首次大便时间,并能提高肠道准备效果,且不增加不良反应,但对肠道清洁效果无影响,可能的作用机制为莫沙比利促进了患者的结肠运动。任玲等认为结肠镜检查前1 d及当天大剂量伊托必利(前1 d早中晚及当天上午各服用150 mg)能够安全有效地改善肠道准备效果。其作用的途径为:①结肠镜检查前1 d服用大剂量的促胃肠动力药,患者多有1~3次排便,减少了肠道积存的粪便,缓解了检查当天肠道清洁的负担;②改善了肠道动力,促进了肠道蠕动,加速结肠内粪便转运。

9. 什么情况下选择钡灌肠、小肠钡剂造影检查? 有哪些注意事项?

临床上,钡剂灌肠和小肠钡剂造影,以及相关检查不能进行活体组织检查、对病灶不能直接观察描述,因此对于肠道疾病的诊断和鉴别诊断帮助有限,已不作为肠道疾病的首选辅助检查。但 X 线检查因其可以灵活地显示脏器的局部和全貌,并可检查胃肠道形态与功能,加之方法简便,费用经济,在临床上仍有一定的应用价值。对于炎症性肠病患者来说,主要应用于:①评估上消化道至远段小肠的情况;②对内镜无法检查到的部位、结肠镜未达全结肠或需描述狭窄长度者,可行钡剂灌肠,但严重病例不推荐。

临床应用上主要注意按照适应症选择检查患者,并且一般不做为炎症性肠病患者的首选检查,并且对于肠镜检查存在禁忌的患者,需严密评估病情,对疑有中毒性巨结肠、肠道穿孔或窦道、消化道出血者慎行造影检查,必要时可采用碘剂或碘油取代钡剂造影。另该类检查需要注意的是检查前流质饮食,及检查前必要的肠道清洁,需要予以相应的润肠剂以排空肠道粪便。

总而言之,消化道钡剂造影检查目前有一定的临床应用价值,但是目前不作为检查的首选,也不推荐患者选择该检查明确诊断或者随访,临床应用中需要临床医生严格掌握适应症。

10. 什么情况下选择小肠镜检查?

对于炎症性肠病患者来说,小肠镜主要用于 CD 患者的小肠检查,但并不是首选的检查项目,用于其他检查(CTE、MRE 或者胶囊内镜)阴性但仍高度怀疑小肠病变者。

目前小肠镜检查主要有气囊辅助式小肠镜(BAE)和螺旋外套管式小肠镜(SE)。气囊辅助式小肠镜包括单气囊小肠镜(SBE)和双气囊小肠镜(DBE)。DBE 比放射学检查在发现小肠病变上具有更高的敏感性,其最主要的优势是可以取活检以及采取一些治疗措施。SBE 具有观察范围大、图像清晰、视野控制自如等优点。SE 主要通过外套管顺时针旋转使肠壁持续套叠,研究显示,SE 在操作时间上远短于 BAE,治疗方面与 BAE 相似。

2016 年 CD ECCO 共识指出,确诊为 CD 且怀疑小肠有累及的患者中 43%~60%并不需要传统内镜来进行评估,器械辅助式小肠镜(DAE)诊断率在各项研究中结果不一致,但最近的前瞻性研究提示双气囊小肠镜 DBE 的敏感性优于 MRI,然而 DAE 为侵入性操作,对技术的要求较高,因此适用于特殊病灶需要组织学诊断,或在需要内镜治疗,例如狭窄的内镜扩张、取出滞留胶囊、内镜止血时更为实用。2017 年 UC ECCO 共识指出,对于 UC 诊断困难者(直肠赦免、症状不典型、倒灌性回肠炎),应在回结肠镜检查基础上考虑加作小肠检查,以排除 CD。

小肠镜检查的禁忌证包括:①有胃镜检查禁忌证者;②急性肠梗阻、急性腹膜炎、急性胰腺炎、急性胆道感染等;③腹腔广泛粘连;④严重心、肝、肾功能不全。

11. 什么情况下选择 CTE 检查?

CT 小肠造影(CT enterography, CTE)具有普及度高、成像速度快(<5 s)、空间分辨率高等优点,可进行多平面重建。近年国内外学者报道 CTE 可清晰观察肠道本身及肠道周围的病变情况,可作为炎症性肠病诊断中的重要检查方法。

高分辨 CTE 检查能清晰地显示肠壁的厚度、有无水肿,可准确评估小肠壁周围及系膜的状况,能发现脓肿、肠瘘、穿孔等并发症。2016 年 ECCO 共识指出,断层扫描技术可作为内镜的补充,检出病灶并对炎症、梗阻及瘘管型 CD 进行分级。CT 可以根据肠壁厚度、肠壁强化程度、梳状征、肿大淋巴结等判断狭窄部位的炎症活动度。CT 是疑诊 CD 肠外并发症患者的首选影像学检查方法,对于检出脓肿、瘘管等穿透性的并发症有较高的准确性,临床上高度怀疑有腹腔脓肿时,更多采用 CT 的方法来进行诊断。

小肠 CT 检查先行常规平扫,随后进行多期动态增强扫描,并在感兴趣区采用高分辨薄层扫描(≤5mm 层厚),并在工作站上进行多平面重建、最大密度投影和容积重建技术重建,多平面重建较其他两种重建技术更能清楚显示病灶,然后在进行多期动态增强扫描,其可定量分析肠壁强化的程度和形式,从而鉴别肠壁增厚的良恶性,评价小肠 CD 的炎症活动性及并发症。扩张良好的小肠炎性肠病,多层 CT 可以发现轻度的肠壁和肠系膜的增厚、水肿、小肠系膜小动脉增粗及增多、系膜淋巴结肿大等。

CTE 可通过发现小肠病灶来弥补常规结肠镜检查的不足提高诊断性率,且与小肠镜在发现病变部位上相当。临床常规结肠镜检查联合 CT 小肠造影检查可对 CD 患者的病情做出有效而全面的评估,尤其对于小肠病变的发现以及疾病的活动性评价方面,CTE 具有重要价值。但 CTE 有电离辐射(可显著增加癌症风险),且对早期病变的显示有一定局限性,不能进行动态成像。

12. 什么情况下选择 MRI 小肠造影(MRE)检查?

MRI 小肠造影(MR erterography,MRE)技术具有安全、无创、分辨率高、无电离辐射等优点,并能很好显示肠壁、肠外表现及并发症,在炎症性肠病的诊断和鉴别方面越来越受到重视。

MRI 小肠造影能直观显示小肠肠壁、肠内肿块、肠腔外结构及其他腹腔内脏器与小肠关系等,具有较高的软组织对比度,且可多平面成像、对对比剂增强的敏感性高,能够显示肠腔内外的结构以及肠道动态信息,为病变类型、浸润范围及活动度提供准确的影像学判断依据,又无射线辐射,尤其适用于儿童、青少年及妊娠期妇女的检查,并可用于长期随访观察病变进展。对于临床上同时伴有甲状腺疾病以及碘剂过敏者,也可考虑采用该项检查。研究发现用增强 MRE 可以区别轻、中度及重度的纤维化,其敏感性为 0.94,特异性为 0.89。对于需要手术的患者,此项检查对于手术前评估及手术方案制定尤为重要。

MRI 小肠造影成功的必要条件是小肠肠腔充分充盈扩张,可通过口服法 MRE 造影剂或插管法小肠灌肠造影检查,前者在检查前以均匀速度在 30～45 min 内口服 2.5% 等渗甘露醇溶液 1 500～2 000 ml;后者则需预先插入小肠导管至十二指肠-空肠曲后注入对比剂使小肠充盈。近年来的一些研究结果发现在显示 CD 活动性炎症方面口服法与插管法两者具有相近的敏感度,因此对于能主动配合的患者采用口服法更为合适,可减少插管的痛苦。

MRI 可进行多平面成像和动态成像,但与 CT 一样对早期病变的显示有一定局限性。MRE 能全面显示小肠、结肠、肛周受累情况,准确评估肠壁、肠外改变和并发症,对肠外并发症如瘘管、窦道、脓肿等的显示显著优于传统检查,并有助于评估疾病活动度,可为炎症性肠病的临床评价和治疗方案选择提供更多信息。CT 和 MRE 敏感性相似,但 MRE 无电离辐射,对于需要经常复查的病例,MRE 可能更为适用。

13. 什么情况下选择腹部超声检查?

随着超声诊断仪器的发展、新技术的应用,经腹肠道超声检查具有无创、简便、直观、准确的优势,在炎症性肠病的临床诊治过程中得到重视。文献报道超声检查对于 CD 病情活动性判断的敏感度、特异度分别达 84％和 92％,与 CT、MRE 相似。超声检查可以在治疗过程中反复使用,无放射性,对肠管壁的厚度、结构层次及回声情况的观察具有优势。

经腹肠道超声对于确定病变范围、判断狭窄部位、诊断肠外并发症等方面有较高敏感性和特异性。使用造影增强的腹部超声可以增加敏感度和特异性,一般可在回盲部、乙状结肠、升结肠、降结肠获得良好的图像,近段回肠和空肠很难检查,横结肠解剖位置多变以及直肠的区域,对超声检查也是很大的挑战。活动期 CD 及 UC 患者,超声声像图特征明显,与正常的肠管具有显著区别。而缓解期的 CD 或 UC,因患者肠壁增厚不明显,较难发现病变肠段,部分可能显示出肠壁层次分界欠清、回声偏低,故超声诊断率下降。但对于病史诊断明确者,通过治疗前后超声声像的对照,能够起到很好的评估疗效的作用。

2016 年 ECCO 共识指出,经腹肠道超声有助于在术前检出小肠严重狭窄导致的梗阻近侧段的肠道扩张,有经验的 B 超医师发现此类病灶的敏感性为 79％,特异性为 92％。造影增强的腹部超声对判断狭窄部位的活动度也有一定价值。经腹肠道超声对于穿透性的并发症也有较高的准确性,在一项系统回顾中,以外科手术作为判断瘘管诊断的标准,发现腹部超声的敏感性为 74％,特异性为 95％。超声检查不仅可以观察肠黏膜的病变,还可以观察到肠外和腹腔病变,如 CD 患者合并脓肿、肠系膜淋巴结肿大、腹腔积液等,对于诊断和调整患者的治疗方案具有指导意义。

14. 什么情况下需要定期查血常规?

炎症性肠病是一类炎性改变引起的疾病,且大部分患者均有慢性反复发作性病程,患者定期监测血常规,有助于判断有无急性和(或)慢性炎症反应、贫血、血小板增多等,对于疾病的诊断分级和治疗具有重要意义。

贫血在 UC 患者中很常见,大约 21％的 UC 患者合并贫血;CD 患者全血细胞检查中最常见的表现是贫血和血小板增多。炎症性肠病患者最常见的贫血类型有缺铁性贫血、慢性病贫血或二者均有。维生素 B_{12}、叶酸缺乏、溶血性贫血以及药物所致贫血不常见,但有时也应该考虑。2017 ECCO 共识指出,所有 UC 患者应当进行贫血筛查,筛查应该包括完整的血细胞计数、血清铁蛋白和 CRP 水平检测。贫血的检查包括红细胞分布宽度、平均红细胞体积、网积红细胞计数、全血细胞计数、铁蛋白、转铁蛋白饱和度和 CRP 水平。

此外,炎症性肠病患者由于病情活动及长期口服药物对骨髓造血功能可能产生影响。使用硫唑嘌呤等药物时需严密监测血常规变化,尽早发现可能造成的骨髓功能抑制。开始使用药物时建议每周复查一次血常规,由于药物起效需要剂量积累,因此使用药物的第一个月复查需频繁,若病情平稳,复查时间可逐步延长至每两周,再逐步延长至每月复查。

15. 如何选择实验室检查帮助判断病情有无复发?

炎症性肠病病情反复时,患者体内处于明显的炎症活动状态,因此炎症性指标会出现异常,其中 ESR、CRP、粪钙卫蛋白较常用,敏感性高,但是特异性比较差,需要结合临床症状、体征、内镜及其他实验室指标加以判断。

ESR 是反映炎症的间接指标,且对肠道炎症并不特异,受多种因素影响,例如:年龄、性别、贫血、红细胞增多、妊娠。ESR 半衰期长,炎症水平变化时其变化较慢,所以并不能准确反映机体炎症活动度,但仍是炎症性肠病临床上常用的实验室指标。

CRP 是一种急性期蛋白,半衰期短(19 h),CRP 在活动性 UC 及 CD 中均升高,是目前临床上常用的反映炎症性肠病活动性的指标。同样 CRP 特异性不高,在感染、自身免疫性疾病及恶性肿瘤中亦升高。

粪钙卫蛋白是一种肠道炎性标志物,主要来源于中性粒细胞,有少一部分来源于单核细胞和反应性的巨噬细胞。其能与钙离子结合,且在粪便中极稳定,含有抑制细菌和抑制真菌的特性。活动期炎症性肠病患者粪钙卫蛋白显著升高,可用于监测病情活动度,评估对治疗的反应,预测复发风险,而且与内镜及病理组织学活动度一致。但其特异性不高,在其他疾病中亦见升高,如肠道肿瘤、息肉、非甾体类扰炎药相关性肠病、显微镜下结肠炎等。

其他的指标还有:粪便标志物(粪乳铁蛋白、粪髓过氧化物酶、粪 S100A12 等),血清促炎因子(TNF-α、IFN-β、IL-1β、IL-6、IL-8 等),血小板计数,血清白蛋白等。

16. 判断结核活动的实验室检查指标有哪些? 什么情况下选用?

在炎症性肠病诊断之前须排除肠结核。2017 年 ECCO 指出,在 UC 初诊和生物制剂使用前均应行结核筛查。判断结核活动的实验室检查指标包括:结核分枝杆菌聚合酶链反应、γ 干扰素释放试验、结核菌素 PPD 皮试、血清 PPD 抗体检测、TB 培养、胸片检查肺部 TB 等。

(1) 结核分枝杆菌聚合酶链反应(tuberculosis polymerase chain reaction,TB-PCR)

可以直接检测标本中的结核杆菌 DNA,可以辅助诊断肠结核(intesfinal tuberculosis,ITB),PCR 在肠结核的诊断中敏感性一般,但特异性很高。国内报道其敏感性可达 60% 以上,印度和韩国报道其敏感性为 21.6%～45.0%,而特异性均高达 80% 以上。研究发现肠结核与 CD 肠黏膜 TB-PCR 检测阳性率无明显差异,与非肠结核非 CD 的其他肠道病变肠黏膜 TB-PCR 也无明显差异,提示 TB-PCR 对 ITB 与 CD 的鉴别诊断意义有待进一步研究。

(2) γ 干扰素释放试验(interferon gamma release assay,IGRA)

作为诊断结核分枝杆菌感染的新方法成为研究的热点,越来越多的研究者使用结核感染酶联免疫斑点实验(T cell spot test-TB,T-SPOT. TB)检测结核杆菌,T-SPOT. TB 是一种 γ-干扰素(interferon-gamma)在外周血的释放试验对结核进行诊断的方法,机体感染结核分枝杆菌后,体内存在特异的效应 T 淋巴细胞,其在体外再次受到结核杆菌特异抗原的刺激时,会分泌释放 γ-INF,通过检测 γ-INF 的水平或计数分泌 γ-INF 的外周血单核细胞,可以了解机体在感染结核分枝杆菌后的免疫应答状态,从而发现结核分枝杆菌的潜伏感染,辅助诊断结核病。对于 IGRA 是否可以区分潜伏和活动性结核,目前尚无统一的研究结果,目前研究认为 T-SPOT. TB 被认为是诊断 ITB 的一个重要方法,其阴性预测值和准确度高达 94.2% 和 76.5%,它的敏感度和特异度达 87.5% 和 86.0%。

(3) 结核菌素试验

用从结核杆菌培养液提取的结核蛋白衍生物做皮内试验称 PPD(pure protein derivative)实验。结核杆菌试验阳性对本病诊断有帮助,但效价低。PPD 实验强阳性提示体内有结核杆菌感染。但阴性不能排除肠结核的可能。

(4) 抗酿酒酵母抗体(anti-saccharomyces cerevisiae antibody,ASCA)

ASCA 是酵母菌细胞壁甘露聚糖的血清反应性抗体,被认为是特异性的 CD 血清标记物。Kim 等报道,肠结核患者血清 ASCA-IgG 阳性率为 7%,明显低于 CD 患者的 49%,提示 ASCA-IgG 在肠结核和 CD 的鉴别诊断中具有一定价值。ASCA 及 IGRA 同时对两种疾病进行鉴别诊断的研究中发现,在 ASCA 阳性、IGRA 阴性时,其诊断 CD 的特异性和阳性预测值(PPV)均>90%;ASCA 阴性、IGRA 阳性时,其诊断 ITB 的特异性和 PPV 均为 90%。由此可见,联合 ASCA 及 IGRA 可以安全有效的鉴别 ITB 和 CD,但是此研究结果还需要大量的研究进一步证实。

17. 什么情况下需要检测乙型肝炎病毒(HBV)?

HBV 感染者通常分为以下 3 种情况:慢性活动性 HBV、HBV 携带者、既往感染过 HBV 者。鉴于免疫抑制治疗对 HBV 的影响,美国肝病研究学会强调在 HBV 感染流行区(患病率>2%)需要接受免疫抑制治疗的患者,包括诊断炎症性肠病的患者,均被推荐进行 HBV 感染的筛查。确诊炎症性肠病时即可筛查,筛查指标包括 HBsAg、HBsAb 及 HBcAb。

2017 年 ECCO 共识建议,所有的 UC 患者均应在初诊时检测 HBV 血清学指标(HBsAg、抗 HBsAb、抗 HBcAb)。对于 HBsAg 阳性的患者,应当加测 HBV-DNA。免疫抑制剂极少引起 UC 患者潜在 HBV 感染再激活,对于这类患者需要每 2~3 个月监测 HBV-DNA,若 HBV-DNA 持续阴性则不推荐使用抗病毒药物。

2017 年 ECCO 共识同时建议,UC 患者应当接受 HCV-Ab 的检测,如果检测结果阳性还需要加测 HCV-RNA。免疫抑制剂使用并不会加重 HCV 的感染,除非该患者同时合并 HBV 或 HIV 感染。但免疫抑制剂可能增加治疗 HCV 药物的肝脏毒性作用。

18. 需要做哪些检查排除肠道感染性疾病?

肠道感染性疾病常有流行病学史,如不洁饮食、疫区居住史、出国旅行或长期应用抗生素等。可发生在各年龄组,病程一般不超过 4 周。症状多在 1~2 周内消散,其病因主要为志贺菌、沙门菌、大肠杆菌、结核杆菌、难辨梭状芽孢杆菌、空肠弯曲菌、巨细胞病毒、血吸虫、隐孢子原虫或溶组织内阿米巴感染等,经抗生素治疗后少有复发;但慢性感染者可迁延不愈,持续数月甚至数年,除慢性血吸虫和溶组织内阿米巴感染所致的肝脏肿大或肝脓肿外,肠道感染性疾病肠外表现较为少见。对于不能确诊的炎症性肠病及确诊炎症性肠病后不能排除肠道感染的患者需要相关检查排除感染性疾病。

(1)结肠镜检查

UC 病变多从直肠开始,呈连续性分布。感染性结肠炎病变分布不均匀,溃疡大小不一,形态多变。溃疡间的黏膜可能正常或呈发炎的颗粒状。特异性的表现有助于感染性结肠炎的诊断,阿米巴结肠炎早期可见隆起性、灰黄色、针头帽大小的点状坏死或浅溃疡,晚期可见烧瓶状溃疡;血吸虫肠病患者可见血吸虫结节;伪膜性肠炎时肠黏膜表面覆有黄白或黄绿色伪膜等。

(2)组织病理学检查

黏膜活检进行组织病理学检查是鉴别诊断感染性结肠炎和 UC 的可靠手段。在感染性结肠炎急性期。黏膜隐窝多数正常,固有膜和隐窝上皮以中性粒细胞浸润为主;在感染性结肠炎恢复期,常见嗜中性粒细胞浸润的隐窝炎,固有膜内大量浆细胞和上皮内淋巴细胞浸润,可伴有隐窝结构破坏,这就与 UC 很难鉴别,但组织活检示病原体阳性有助于感染性结肠炎的确诊,如发现阿米巴滋养体或包囊、血吸虫卵等。

(3) 粪便微生物检查

连续 3 次以上采用显微镜检查新鲜粪便或留取粪便进行微生物培养对于感染病原体的诊断非常重要,如粪便中发现阿米巴滋养体和包囊可确诊阿米巴感染;发现血吸虫卵或尾蚴可确诊血吸虫病肠炎;粪便培养志贺菌属阳性可确诊细菌性痢疾等。通过聚合酶链反应(PCR)等基因诊断技术来检测粪便培养物或活检组织中微生物的 DNA,可对致病微生物作出快速检测。但当 UC 并发感染时也可在其粪便中检测到病原体,应抗感染治疗后观察疗效并随访予以鉴别。2017 年 ECCO 共识提出:如结肠炎有复发时推荐进行微生物检测,其中包括艰难梭菌和巨细胞病毒感染。ECCO 指出在每次疾病发作均应检测艰难梭菌,对难治性患者或重度患者也应进行粪便微生物的检测。重症、免疫功能受损的患者可能发生 CMV 的激活,虽然 CMV 激活不会导致疾病复发,但 CMV 感染与难治性或重度发作疾病有关,因此在接受免疫治疗的患者更应进行相应检查。相较于血液中 CMV 的 PCR 检测,一般更推荐使用组织学或免疫组化的方法检测 CMV。偶尔少见的细胞核内包涵体并不一定有临床意义,多个核内包涵体才有助于诊断。

(4) 血清学监测

有助于协助部分感染性腹泻病的病原学诊断,但价值有限。核周型抗中性粒细胞胞浆抗体(pANCA)对 UC 的诊断有较高的特异性,而研究显示单纯阿米巴结肠炎患者 pANCA 阳性率仅为 14.2%,其他感染性结肠炎患者 pANCA 均为阴性。在阿米巴结肠炎患者血清中检出阿米巴抗体的阳性率可高达 80%~90%。酶联免疫吸附测定(ELISA)目前仍为血吸虫病诊断的首选试验。

(5) 分子生物学诊断技术的应用

粪便提取物检测轮状病毒和诺如病毒特异性基因有助于诊断,还可用于致泻病原体特异性独立基因检测。

(6) 部分 CD 患者需要与结核感染相鉴别

除了对患者病灶的活组织检查外,由于肠道 TB 多发生在原有结核感染的基础之上,因此需要行常规的胸部 X 线摄片、胸部 CT 及肾脏、肝、脾的 B 超检查、大便的结核菌涂片、PPD、结核抗体、γ-IFN 等检查。

(7) 炎性指标

ESR、CRP 都是反映炎症活动水平的指标。2017 年 UC ECCO 共识中指出,ESR、CRP 鉴别 UC 和感染性肠病或其他原因导致肠道炎症的特异性不强。2016 年 CD ECCO 共识也表明没有任何一项炎性指标在鉴别 UC 及感染性肠病方面有较高的特异性,疑诊为 CD 以及患者病情加重时需行粪便检查,以排除其他诊断的可能性或肠道重叠感染艰难梭菌。

在鉴别诊断困难时,除连续多次进行粪便检测(每周 3 次以上)、粪培养行 ELISA 或 PCR、多点活检(尤其是凹陷部位)外,还可使用抗生素进行试验性治疗,不但可鉴别炎症性肠病与感染性肠道疾病,还可改变重症感染患者的预后。

19. 重度或难治性溃疡性结肠炎患者检查有什么特殊性?

重度活动性 UC 检查的特殊性:以常规的腹部 X 线平片了解结肠情况及有无穿孔,缓做全结肠镜检查,以策安全。但作为诊断和鉴别诊断,可行不做常规肠道准备的直肠乙状结肠有限检查和活检,操作轻柔,少注气。为了解有无合并艰难梭菌和(或)CMV 感染,艰难梭菌感染可行粪便艰难梭菌毒素试验(酶联免疫测定 ToxinA/B),CMV 感染可行肠镜下活检 HE 染色找巨细胞包涵体及免疫组化染色,以及血 CMV-DNA 定量。

临床上将激素治疗无效和激素依赖的 UC 统称为难治性 UC,需通过免疫调节剂和(或)英夫利昔单抗等生物制剂来缓解症状,甚至需要手术治疗切除结肠。存在以上情况时,需要注意的是:①诊断是否明确;②是否合并其他情况,导致治疗困难。因此检查上需要:①重新进行内镜检查及病理学诊断;②建议全消化道检查加以评估,首先行小肠 CT;③检查艰难梭菌及巨细胞病毒,明确是否合并感染。

20. 什么情况下需要综合复查?

①炎症性肠病患者经过内科治疗,病情控制良好后,临床上需要药物减量维持;②患者经过积极内科治疗,疗效欠佳,或者药物减量后复发的患者,需要进一步明确病情。;③患者病程长,病情反复发作或者需要评估病情,以及有无癌变;④炎症性肠病未定型患者,需要进一步明确诊断;⑤长期使用药物治疗,需要检测血常规、肝肾功能等相关指标评估药物不良反应。

21. 综合复查应检查哪些项目?

炎症性肠病患者由于病情活动及长期口服药物对肝肾功能及骨髓造血功能可能产生影响,因此复查时应包括全结肠镜检查、血常规、尿常规、大便常规、生化、免疫相关检查、肿瘤标志物、CRP、ESR、胸片、腹部 B 超、大便细菌培养＋药敏,CD 患者建议小肠 CT 或者MR 检查。对于使用免疫抑制剂或者 IFX、阿达木单抗等生物制剂的患者需要排除结核和病毒性感染;使用环孢素等药物需要检测血药浓度;使用硫唑嘌呤等药物需要注意其可能造成的骨髓功能抑制,严密监测血常规变化,开始使用药物时建议每周复查一次血常规,由于药物起效需要剂量积累,因此使用药物的第一个月复查需频繁,若病情平稳,复查时间可逐步延长至每两周,再逐步延长至每月复查。

对于使用美沙拉嗪制剂的患者,由于药物大部分在肠道黏膜直接发挥治疗作用,只有很少的部分吸收入血后经过肝脏代谢,再由肾脏排泄,因此对于绝大部分炎症性肠病患者来说 5-ASA 制剂长期使用是安全的,在病情控制良好的情况下,只需要择期复查,(例如:血常规、肝肾功能、ESR、CRP、大便常规等指标)。

22. 为什么出现肛周病变时要进行肠镜检查?

肛门周围病变是 CD 的常见并发症,包括肛门直肠周围瘘管、脓肿形成及肛裂等病变,见于部分患者,有结肠受累者较多见。有时这些病变可为 CD 的首发或突出的临床表现。

CD 患者在确诊时 4%~10% 的患者有肛周瘘管,肛瘘也有可能是诊断时的主诉。文献报道有 14%~26% 的 CD 患者合并瘘管形成,包括内瘘和外瘘;而肛周瘘管的发生率在25%~80%。在以人群为基础的研究显示,发生率为 21%~23%,肛周瘘管的 1 年累积发生率为 12%,5 年是 15%,10 年是 21%,20 年高达 26%。患病率因疾病部位而变化,12%

的孤立回肠病变患者发现有肛周瘘管，15％的回结肠病变伴有肛周瘘管，41％不累及直肠的结肠病变伴有肛周瘘管，92％累及直肠的结直肠病变伴有肛周瘘管。在某教学医院的202 例 CD 患者中，有高达 54％的人有肛周并发症。

肛周病变时应警惕 CD 的发生，肛周疾病可能先于肠道症状或和肠道症状同时出现。因此有肛周病变的患者应行肠镜检查，排除 CD 可能。

参考文献

［1］中华医学会消化病学分会炎症性肠病学组.炎症性肠病诊断与治疗的共识意见（2012 年·广州）.中华内科杂志,2012,51(10):818-831.

［2］Annese V , Daperno M , Rutter MD , et al. European evidence based consensus for endoscopy in inflammatory bowel disease. J Crohns Colitis, 2013, 7 (12): 982-1018.

［3］van der Woude CJ, Ardizzone S, Bengtson MB, et al. The second European evidenced-based consensus on reproduction and pregnancy in inflammatory bowel disease. J Crohns Colitis, 2015, 9 (2):107-124.

［4］Nguyen GC, Seow CH, Maxwell C. The Toronto Consensus Statements for the Management of Inflammatory Bowel Disease in Pregnancy. Gastroenterology, 2016, 150(3):734-757.

［5］Qureshi WA, Rajan E, Adler DG, et al. ASGE Guideline：Guidelines for endoscopy in pregnant and lactating women. Gastrointest Endosc, 2005, 61(3):357-62.

［6］Rex DK, Bond JH, Winawer S, et al. U. S. Quality in the technical performance of colonoscopy and the continuous quality improvement process for colonoscopy:recommendations of the U. S. Multi-Society Task Force on Colorectal Cancer. Am J Gastroenterol, 2002, 97(6):1296-308.

［7］Rex DK, Petrini JL, Baron TH, et al. ASGE/ACG Taskforce on Quality in Endoscopy. Quality indicators for colonoscopy. Am J Gastroenterol, 2006, 101:873-85.

［8］Chokshi RV, Hovis CE, Colditz GA, et al. Prevalence of missed adenomas in patients with inadequate bowel preparation on screening colonoscopy. Gastrointest Endosc, 2012, 75:1197-1203.

［9］Sim JS, Koo JS. Predictors of Inadequate Bowel Preparation and Salvage Options on Colonoscopy. Clin Endosc, 2016, 49(4):346-349.

［10］Hassan C, Bretthauer M, Kaminski MF,et al. Bowel preparation for colonoscopy：European Society of Gastrointestinal Endoscopy (ESGE) guideline. Endoscopy, 2013, 45(2):142-50.

［11］Saltzman JR ,Cash BD,Pasha SF,et al. Bowel preparation before colonoscopy. Bowel preparation before colonoscopy. Gastrointest Endosc, 2015, 81(4):781-94.

［12］中华医学会消化内镜学分会.中国消化内镜诊疗相关肠道准备指南（草案）.中华消化内镜杂志,2013,30(9):481-483.

［13］李平,曹艳,兰丽,等.结肠透析机用于肠道准备的疗效观察及护理.重庆医学,2011,40(15):1550-1551.

［14］关志华,李淑荣,范冬梅.老年病人结肠镜检查术前肠道准备的两种方法对比观察.医药论坛杂志,2008,29(9):72-74.

［15］杨靖,钟志强,肖丽英.甘露醇及合用莫沙必利对结肠镜检查前肠道清洁效果的对照分析.现代消化及介入诊疗,2008,13(1):56-57.

［16］刘超,李延青.莫沙比利和聚乙二醇在肠镜检查前肠道准备中的联合应用价值研究.中华消化杂志,2012,29(1):32-35.

[17] 任玲,顾立扬,李海燕,等.伊托必利在改善便秘患者结肠镜前肠道准备中的作用.中华消化杂志, 2013,33(2):93-96.

[18] Dr. Charles N. Bernstein, Prof Michael Fried, Dr. J. H. krabshuis, et al. 2010 年世界胃肠病学组织关于炎症性肠病诊断和治疗的实践指南. Chin J Gastroenterol, 2010, 15(9):548-558.

[19] 童锦禄,华静,冉志华.炎症性肠病的基础和临床研究进展.胃肠病学,2009,14(12):715-717.

[20] Annese V, Daperno M, Rutter MD, et al. European evidence based consensus for endoscopy in inflammatory bowel disease. J Crohns Colitis, 2013, 7 (12): 982-1018.

[21] Hara AK, Leighton JA, Sharma VK, et al. Imaging of small bowel disease:comparison of capsule endoscopy, standard endoscopy, barium examination, and CT. Radiographics, 2005, 25(3): 697-711; discussion 711-718.

[22] Parente F,Moheni M,Mafino B,et al. Are colonoscopy and bowel ultrasound useful for assessing response to short-term therapy and predicting disease outcome of moderate-to-severe forms of ulcerative colitis? A prospective study. Am J Gastroenterol, 2010, 105(5):1150,1157.

[23] Martinez MJ,Ripolles T,Paredes JM,et al. Assessment of the extension and the inflmatory activity in Crohn'S disease:comparison of ultrasound and MRI. Abdom Imaging, 2009, 34(2):141-148.

[24] Dietrich CF. Significance of abdominal ultrasound in inflammatory bowel disease. Dig Dis,2009,27(4): 482-493.

[25] 徐晓蓉,徐辉雄,刘畅,等. 肠道超声对炎症性肠病诊断和活动性评估的前瞻性研究.胃肠病学及肝病学杂志.2013,22(10):1013-1016.

[26] 赵海明,赵正兰,罗玉明,等.人巨细胞病毒感染与难治性溃疡性结肠炎相关性的系统评价.世界华人消化杂志,2014,22(36):5721-5731.

[27] Gomollón F, Dignass A, Annese V, et al. 3rd European Evidence-based Consensus on the Diagnosis and Management of Crohn's Disease 2016:Part 1:Diagnosis and Medical Management. J Crohns Colitis, 2017, 11(1):3-25.

[28] Fernando Magro, Paolo Gionchetti, Rami Eliakim, et al. Third European Evidence-Based Consensus on Diagnosis and Management of Ulcerative Colitis. Part 1:Definitions, Diagnosis, Extra-intestinal Manifestations, Pregnancy, Cancer Surveillance, Surgery, and Ileo-anal Pouch Disorders. Journal of Crohn's and Colitis, 2017, 1-39.

[29] Hall EJ,Brenner DJ. Cancer risks from diagnostic radiology. Br J Radiol, 2008, 81(965): 362-378.

[30] Rimola J, Planell N, Rodriguez S, et al. Characterization of inflammation and fibrosis in Crohn's disease lesions by magnetic resonance imaging. Am J Gastroenterol, 2015, 110(3):432-40.

[31] Griffin N, Grant LA, Anderson S, et al. Small bowel MR enterography: problem solving in Crohn's disease. Insights Imaging, 2012, 3(3): 251-263.

[32] Panes J,Bouzas R,Chaparro M,et al. Systematic review:the use of ultrasonography,computed tomography and magnetic resonance imaging for the diagnosis, assessment of the activity and abdominal complicationsofcrohn'sdisease. Aliment Pharmacol Ther, 2011, 34(2): 125-145 .

[33] 韩麦,吕愈敏,裴斐,等.肠结核与克罗恩病的临床鉴别及肠黏膜结核分枝杆菌聚合酶链反应检测的意义.胃肠病学和肝病学杂志, 2009,18(9):820-822.

[34] Li Y, Zhang LF, Liu XQ, et al. The role of invitrointerferon γ-release assay in differentiating intestinal tuberculosis from Crohn's disease in China. J Crohns Colitis, 2012, 6(3): 317-323.

[35] Kim YS, Kim YH, Kim WH, et al. Diagnostic utility of anti-Saccharomyces cerevisiae antibody (ASCA) and interferon-γ assay in the differential diagnosis of Crohn's disease and intestinal tuberculosis.

ClinChimActa，2011，412(17-18)：1527-1532.

[36] Lok AS，McMahon BJ. Chronic hepatitis B：update 2009. Hepatology，2009，50(3)：661-662.

[37] 朱明明,冉志华. 炎症性肠病的鉴别诊断. 胃肠病学，2011，16(1)：1-6.

[38] Charpentier C，Salleron J，Savoye G，et al. Natural history of elderly-onset inflammatory bowel disease：a population-based cohort study. Gut，2014，63(3)：423-32.

三、治疗管理

1. 炎症性肠病患者什么时候需要住院治疗?

多数轻度、中度炎症性肠病可在门诊治疗,只在病情恶化或门诊治疗无效时收住院。如病情严重(每天大便 6 次以上,腹痛剧烈或大便出血多)、系统毒性症状(体温超过 38℃,心率加快,体重比发病前下降 10%,红细胞压积小于 30%,白蛋白小于 30 g/l 或血沉超过 30 mm/h)及明显脱水或出现代谢紊乱,应住院治疗。对怀疑有中毒性巨结肠、肠穿孔、下消化道大出血、梗阻或结肠癌的病人需尽早住院外科汇诊。

2. 炎症性肠病什么情况下选用局部治疗? 什么情况下选用全身治疗?

局部治疗:部分 UC 的患者可采用局部治疗,对病变局限在直肠或直肠乙状结肠者,强调局部用药(病变局限在直肠用栓剂,局限在直肠乙状结肠用灌肠剂),口服与局部用药联合应用疗效最佳。轻度远段结肠炎可视情况单独局部用药或口服与局部联合用药;中度远段结肠炎应口服与局部联合用药;对病变广泛者口服与局部用药联合应用也可提高疗效。CD 一般不采用局部治疗。

全身治疗:轻、中度 UC 尤其是广泛结肠型,需要口服美沙拉嗪全身治疗,或者联合美沙拉嗪局部治疗。对于重度 UC,首选静脉激素全身治疗。CD 病情更为复杂多变,局部治疗效果差,一般都采用激素、免疫抑制剂或生物制剂全身治疗。

3. 炎症性肠病局部治疗的方法有哪些?

局部治疗主要用于 UC,参照 2017 年 ECCO 共识。

(1) 活动期 UC

直肠炎:对于轻、中度活动期直肠炎首先推荐 1 g/日美沙拉嗪栓剂。美沙拉嗪泡沫或灌肠液也可以选择,但是栓剂对于直肠病变效果更好、耐受性更佳,局部美沙拉嗪比局部激素治疗更有效。美沙拉嗪口服联合局部美沙拉嗪应用,或美沙拉嗪口服联合局部激素的联合治疗方案优于单药治疗。

左半结肠炎:轻、中度活动期左半 UC 可以先用≥1 g/日美沙拉嗪灌肠液联合≥2.4 g/日美沙拉嗪口服,联合治疗比单独口服、局部应用美沙拉嗪、局部使用激素更有效;局部美沙拉嗪比局部激素治疗更有效。

广泛结肠炎:轻、中度活动期广泛型 UC 可以先用≥1 g/日美沙拉嗪灌肠液联合≥2.4g/日美沙拉嗪口服。

(2) 缓解期 UC

美沙拉嗪直肠栓剂是直肠炎维持治疗的一线疗法,也是左半结肠炎的可选方案。对于直肠局部治疗来说,3 g/周的剂量分次使用足以维持缓解。

研究表明,中药局部治疗有效,可推荐使用。中药灌肠治疗:①锡类散 1.5 g 加 100 ml 生理盐水,保留灌肠,1 次/日。②康复新液 50 ml 加 50 ml 生理盐水,保留灌肠,1 次/日(本品也可口服,10 ml/次,3 次/日)。③结肠宁灌肠剂,取药膏 5 g,溶于 50～80 ml 温开水中,保留灌肠,1次/日。④中药复方保留灌肠,可辨证选用敛疮生肌(冰片、儿茶、珍珠粉等)、活血化瘀(三七粉、生蒲黄等)、清热解毒燥湿(青黛、苦参、黄柏等)类药物。中药栓剂治疗:针对 UC 或直、乙状结肠炎,病变位置偏下,脓血便、里急后重明显者,可给予肛门栓剂治疗。药物选择与灌肠药类似,清热解毒中成药如野菊花栓,用法:1粒,纳肛,1~2次/日。

4. 炎症性肠病是否需要个体化治疗?

炎症性肠病在发生和进展过程中就存在着个体化差异,因人而异的治疗方案,灵活的治疗措施,已逐渐被应用于临床。治疗炎症性肠病首先必须把握治疗的原则和方向,在确立 UC 或 CD 诊断的基础上进行个体化治疗。

UC 处理的原则性意见:①确定 UC 的诊断:从国情出发,强调认真排除各种有因可查的结肠炎;对疑诊病例可按 UC 治疗,进一步随诊,建议先不用糖皮质激素。②掌握好分级、分期、分段治疗的原则:如诊断标准所示,分级指按疾病的严重度,采用不同药物和不同治疗方法;分期指疾病分为活动期和缓解期,活动期以控制炎症及缓解症状为主要目标,缓解期应继续维持缓解,预防复发;分段治疗指确定病变范围以选择不同给药方法,远段结肠炎可采用局部治疗,广泛性结肠炎或有肠外症状者则以系统性治疗为主。UC 治疗原则和方法与远段结肠炎相同,局部治疗更为重要,优于口服用药。③参考病程和过去治疗情况确定治疗药物、方法及疗程,尽早控制发作,防止复发。④注意疾病并发症,以便估计预后、确定治疗终点及选择内、外科治疗方法。注意药物治疗过程中的不良反应,随时调整治疗。⑤判断全身情况,以便评估预后及生活质量。⑥综合性、个体化处理原则:包括营养、支持、心理及对症处理;内、外科医师共同会诊以确定内科治疗的限度和进一步处理方法。

CD 处理的原则性意见:①CD 治疗的目标与 UC 同为诱导和维持缓解,防治并发症,改善患者生活质量。②在活动期,诱导缓解治疗方案的选择主要依据疾病的活动性、严重度、病变部位及对治疗的反应与耐受性而决定。在缓解期必须维持治疗,防止复发。出现并发症应及时予以相应治疗。③与 UC 相比,CD 有如下特点:疾病严重程度与活动性判断不如 UC 明确,临床缓解与肠道病变恢复常不一致;治疗效果不如 UC,疾病过程中病情复杂多变。因而,必须更重视病情的观察和分析,更强调个体化的治疗原则。④尽管相当部分 CD 患者最终难以避免手术治疗,但 CD 术后复发率高,因此 CD 的基本治疗仍是内科治疗。应在 CD 治疗过程中慎重评估手术的价值和风险以及手术范围,以求在最合适的时间施行最有效的手术。⑤所有 CD 患者必须戒烟。注意营养支持、对症及心理治疗的综合应用。⑥对重症患者均应采用营养支持治疗,可酌用要素饮食或全胃肠外营养,以助诱导缓解。

5. 氨基水杨酸类药物的不良反应有哪些? 如何监测及预防?

SASP 不良反应包括:①最常见的不良反应有:恶心、厌食、体温上升、红斑及搔痒、头痛、心悸。②下面所列的不良反应较少见,且可能与剂量有关:血液系统反应:红细胞异常(如:溶血性贫血、巨红细胞症)、紫绀。胃肠道反应:胃痛及腹痛。中枢神经系统反应:头晕、耳鸣。肾脏反应:蛋白尿、血尿。皮肤反应:皮肤黄染。③下列反应可能与剂量无关:血液系统反应:骨髓抑制如伴有白细胞、粒细胞、血小板减少。胃肠道反应:肝炎、胰腺炎。中枢神经系统反应:周围神经病变、无菌性脑膜炎。皮肤反应:出疹、荨麻疹、多形性红斑/Stevens-johnson 综合征、脱落性皮炎、表皮坏死溶解综合征、光敏感性。肺部反应:肺部并发症

（纤维性肺泡炎伴有：呼吸困难、咳嗽、发热、嗜酸粒细胞增多症）。其他过敏反应：眶周水肿、血清病、LE 综合征、肾病综合征。男性生殖功能紊乱：曾报道使用柳氮磺吡啶治疗的男性出现精液缺乏性不育，停止用药可逆转此反应。

大约有 15% 的患者服用 5-ASA 后发生不良反应，但不良反应的发生与用药剂量无关。主要包括：①肾毒性，主要是急慢性间质性肾炎，肾功能异常，建议起始治疗时和每 3 个月检查 1 次血肌酐水平，以后可每年 1 次，肾功能恶化时须停用；②免疫过敏源性急性胰腺炎，非常罕见，由 5-ASA 引起，一旦发生可换用 4-ASA 灌肠剂治疗，仍然安全和良好耐受；③5-ASA 的过敏反应，通常必须换用激素或者其他药物；④有研究报道，5-ASA 治疗 CD 时增加 EB 病毒感染；⑤最常见的不良反应是腹泻、头痛、恶心、呕吐、皮疹等。

文献报道，柳氮磺吡啶不良反应发生率为 10%～45%，不良反应的发生与剂量有关，严重的特异质反应也有报道。美沙拉嗪不耐受的情况较少发生，其严重的不良反应非常少见，其中肾毒性值得关注。5-ASA 不含 SASP 致不良反应的关键成分磺胺吡啶，可有效减少磺胺吡啶所致的头痛、恶心、呕吐及白细胞减少等不良反应。严格掌握氨基水杨酸类药物的适应症和禁忌症。用药前详细询问患者的过敏史和用药史，用药过程中应密切观察，监测血常规及血生化指标，发现不良反应，立即停药，及时对症治疗，避免发生严重不良后果，保证用药安全。

6. 激素的副作用有哪些？为何不能用于维持治疗？

激素常见不良反应有 6 种。

（1）库欣综合征

糖皮质激素可引起脂质代谢和水代谢紊乱，主要表现为满月脸、水牛背、向心性肥胖、痤疮、紫纹、高血压、继发性糖尿病等。

（2）诱发加重感染

糖皮质激素抑制机体的防御功能，可诱发感染或使体内潜在感染病灶扩散，以真菌、结核杆菌、葡萄球菌、变形杆菌、绿脓杆菌和各种疱疹病毒为主。

（3）消化系统并发症

此类药物能使胃酸、胃蛋白酶分泌增加，抑制胃黏液分泌，从而加重或诱发胃、十二指肠溃疡，甚至导致消化道出血或穿孔。也有少数可能导致脂肪肝、胰腺炎。

（4）运动系统并发症

此类药物可引起骨质疏松、肌肉萎缩、伤口愈合迟缓，其中骨质疏松多见于儿童、老人和绝经期妇女，特别严重的可导致自发性骨折。

（5）精神神经症状

此症多在使用激素数日后发生，偶有在注射激素一次后发生。可见欣快感、激动或加重精神分裂症，甚至有自杀者。大剂量还可诱发癫痫发作或惊厥。故有精神病倾向、精神病患者应禁用或慎用。

（6）停、撤药引发的不良反应

①肾上腺皮质萎缩或功能不全：长时间应用糖皮质激素可使内源性糖皮质激素分泌减退，甚至导致肾上腺萎缩、肾上腺功能不全。②反跳现象：长期应用糖皮质激素类药物，症状已完全控制、缓解，但因突然停药或减量过大过快，可见原发病复发或恶化现象称为反跳

现象。多由患者对激素产生依赖，体内激素浓度突然下降所致。③停用综合征：指突然停撤药后出现一些原来没有的临床症候群，如肌痛、关节痛、情绪低落等状态。

激素（包括布地奈德）对于维持缓解不够有效，并且糖皮质激素的长期使用伴随着难以接受的副作用，尤其是骨质疏松。故目前，国内外的指南、共识均不推荐激素用于维持治疗。

7. 硫嘌呤类药物有哪些不良反应？如何监测和处理？

硫唑嘌呤有以下不良反应：①骨髓抑制（白细胞、血小板、全血细胞减少）；②恶心、呕吐、上腹痛；③感染（特别是结核、病毒性肝炎）；④胰腺炎；⑤肝脏损伤；⑥肿瘤风险；⑦其他。6-硫唑嘌呤不良仅应有：①恶心，呕吐；②胆管炎；③胰腺炎；④小肠溃疡；⑤肝细胞坏死。

监测：硫嘌呤类的不良反应经常发生在开始服用药物的前3个月，因此前3个月需要密切监测。建议开始服药的前4周内每周检查一次血常规、肝肾功能；第4~8周，每2周检查一次；第9周开始，每6~8周检查一次，至少每3个月检查一次；如果剂量调整，调整后的1~2周检查一次。有条件的可监测6-巯代鸟嘌呤核苷酸（6-thioguanine nucleotides，6-TGN）浓度及硫嘌呤甲基转移酶（thiopurine methyl transferase，TPMT）。

处理：当白细胞计数下降$<3.0\times10^9/l$，转氨酶升高超过正常上限2倍以上或出现胰腺炎等情况时，应该停用此类药物。同时观察，必要时给予升白细胞药物、保肝降酶药物等治疗。

8. 甲氨蝶呤有哪些不良反应？如何监测和处理？

甲氨蝶呤有以下不良反应：①早期有恶心、呕吐、腹泻等胃肠道反应，食欲减退常见，偶见假膜性或出血性肠炎等；②特异性过敏或超敏反应（包括皮疹和肺炎等）；③肝毒性；④骨髓抑制，主要表现为白细胞减少和血小板减少；⑤对妊娠的影响：甲氨蝶呤可以导致闭经和精子减少或缺乏并致畸，因此禁用于准备生育的女性和男性，3~6个月以上才能怀孕；⑥对肿瘤发生的影响：长期服用有潜在的导致继发性肿瘤的危险。

监测：与硫唑嘌呤相似，应定期监测血常规及肝肾功能，开始服药时每周检查1次，1个月后每月检查1次。

处理：转氨酶升高超过正常上限2倍，应当暂停使用甲氨蝶呤；出现胃肠道反应，给药间隔2~3 d给予叶酸5 mg；使用甲氨蝶呤的患者最好在停止用药6个月之后再备孕。

9. 环孢素A有哪些不良反应？如何监测？

环孢素A（CsA）的不良反应有肝肾毒性、神经系统不良反应、胃肠道不适、齿龈增生、高血压、闭经、皮疹、多毛等。儿童可出现惊厥。

监测：考虑到环孢素A的有效浓度范围很窄（100~200 ng/ml），故使用时需严密监测血药浓度，定期检测肝肾功能和监测血药浓度以调整用药剂量。并定期复查肝肾功能。

10. 他克莫司有哪些不良反应？如何监测？

与CsA类似，他克莫司亦存在不良反应，如肾毒性、神经系统毒性、感染、高血压、头痛、恶心、失眠、腿痛性痉挛、感觉异常等。震颤为最常见的不良反应，发生率高于CsA；主要副作用为肾毒性，肾功能损害发生率为35%~42%；肝毒性远小于CsA；条件感染的发生率少于 CsA。他克莫司可诱发糖尿病,甚至引起酮症酸中毒,多发生在开始用药后不久。由他克莫司引起的血糖升高一般可逆,且与剂量有关;适当减量有可能不发生糖尿病,停药血糖迅速恢复正常。

监测:使用中亦需要监测血药浓度,定期复查肝肾功能及血糖。

11. 沙利度胺有哪些不良反应? 如何监测?

沙利度胺不良反应主要有:周围神经病变、嗜睡、皮疹及致畸性。周围神经病变是最常见的中断沙利度胺继续治疗的原因,且研究发现该副作用的发生与日剂量无关,而与药物累计剂量有关。研究显示外周神经炎出现在沙利度胺使用 3~10 个月,出现神经损伤后需及时停药,一般在 2 个月以后可逐渐恢复正常。嗜睡、皮疹、白细胞降低等副作用均较轻微,且停药后恢复较快。

监测:在 ECCO 2014 年关于儿童 CD 患者的药物治疗指南建议,在用药过程中每 6 个月进行神经系统及精神学评估以监测其安全性。

12. 生物制剂的安全性如何? 如何判断机会性感染?

(1) 生物制剂安全性

目前生物制剂的安全性备受关注,抗肿瘤坏死因子制剂不良反应包括感染、输液反应、自身免疫、淋巴瘤或其他恶性肿瘤、神经脱髓鞘病变和神经系统障碍(包括多发性硬化、脊髓炎、视神经炎和格林巴利综合征)、增加严重心衰患者的死亡率等。适应症选择恰当时,抗肿瘤坏死因子制剂相对安全。英夫利昔单抗临床应用时间较早,获得了较系统完善的临床疗效及不良反应的观察结果。在最新的关于药物安全性研究中,维多珠单抗的药物安全性较高,发生感染的风险低。那他珠单抗在欧盟未获得批准使用,因为 1 例 CD 患者使用后发生了进行性多灶性白质脑病和多发性硬化症。

感染是使用抗肿瘤坏死因子制剂过程中需要关注的问题。针对英夫利昔单抗药物上市后监测结果显示,在 CD 患者中,英夫利昔单抗使用增加了感染的风险。活动期的脓毒症(如脓肿)是绝对的禁忌症,因为有引起严重败血症的风险。单独使用生物制剂可以造成机会感染风险翻倍,尤其是结核菌感染风险增加。然而,在整合素抑制剂的临床使用中并未观察到患者机会感染风险增加。

英夫利昔单抗的输液反应(输注时间 2 h)是罕见的,可采用减缓输液速度、使用抗组胺药、对乙酰氨基酚或皮质类固醇等措施减轻。过敏性反应也有相关报道。迟发型反应可能发生,如关节僵硬和疼痛,发热、肌痛、乏力等,尤其易发生于与初次治疗用药间隔 1 年以上的患者。推荐在外周血给予氢化可的松预处理,但是即使这样,随着时间的推移应答缺失也比较常见。长程的联合使用免疫抑制(激素、硫唑嘌呤、抗肿瘤坏死因子)治疗,会增加机会感染和肝脾 T 细胞淋巴瘤的风险。所以,在抗肿瘤坏死因子使用过程中,做好患者筛选以及密切的监测随访,有利于减少抗肿瘤坏死因子以及免疫抑制剂不良反应的发生。

(2) 机会性感染的判断

机会感染被定义为正常免疫状态下致病性较低的病原体在机体免疫功能异常时使机体进行性地受到感染。炎症性肠病患者遭受机会感染并非是因为患者本身存在免疫缺陷,而是因为治疗原发病的药物造成患者免疫抑制。

机会感染涉及的病原体包括细菌感染、病毒感染、真菌以及寄生虫感染等。其中与 UC 较为相关的病原体有：艰难梭菌、结核分枝杆菌、肺炎球菌、EBV、CMV、HSV、阿米巴原虫等。合并肠道艰难梭菌、EBV、CMV 或阿米巴原虫感染有时在临床症状或肠镜表现中与原发病并不能完全鉴别，因此推荐临床医师定期对高危患者进行机会感染筛查，以便及早发现与治疗。

由于有感染增加的风险，对存在发热，咳嗽，全身症状或其他原因不明疾病的患者，应进行机会性感染的筛查，如结核、真菌，如果有可能的话，还应参考感染病学专家的意见。2017 ECCO 共识：使用生物制剂会显著增加 UC 患者体内潜在结核的再激活风险。潜在结核的诊断需结合病史、胸片、PPD、γ 干扰素释放试验，并且需要将患者所在地域的结核患病率和国家推荐指南纳入考虑。在 UC 初诊和生物制剂使用前均应行结核筛查。γ 干扰素释放试验可作为 PPD 的补充检测，尤其在 BCG 接种人群中更有检测优势。

与抗 TNF 单抗治疗相关的病毒感染中乙肝病毒再激活常见，带状疱疹的再激活是抗 TNF 单抗治疗最常见的相关病毒感染，可表现为重症感染，原发性水痘感染可呈不典型感染症状。2017 ECCO 共识推荐，所有的 UC 患者均应在初诊时检测 HBV 血清学指标（HBsAg、抗 HBAbs、抗 HBcAb）。对于 HBsAg 阳性的患者，应当加测 HBV-DNA。

因此当临床工作中发现患者疾病复发，除重新评估疾病严重程度与范围外，也需要考虑到机会感染发生的可能性。一旦患者确认存在机会感染，需降级原抗炎治疗方案并进行积极抗感染治疗，直至机会感染完全清除。近年来，一些新型生物制剂已被证实具有较强的抗炎作用和较低的机会感染风险，我们强烈期待这些新型生物制剂能尽早为国内患者带来福音。

13. 生物制剂是否可以用于维持治疗？

大量的研究已证实生物制剂具有迅速诱导并长期维持黏膜愈合的作用。采用生物制剂进行维持治疗可提高长期缓解率。同时实现临床症状与内镜表现缓解，与维持较长的缓解期有关。ACT 1 与 ACT 2 研究中，采用 IFX 治疗的患者，如 8 周时出现黏膜愈合，在 30 周时出现临床缓解的可能性增加 4 倍。

维持治疗方案的选择由以下因素决定：疾病范围、疾病过程（发作频率与强度）、以前维持治疗方案的失败情况与副作用、最近复发的严重程度、最近复发时的诱导缓解方案、维持治疗方案的安全性及预防肿瘤发生。2017 ECCO 共识声明，对于对抗- TNF 有应答的患者，继续使用抗 TNF 药物维持缓解，合用或不合用硫嘌呤类药物都是可行的。对于既往使用抗- TNF 药物治疗失败的患者，维多珠单抗是有效的。对维多珠单抗有应答的患者，可以使用维多珠单抗维持缓解治疗。2016 ECCO 共识声明，如果对于未经治疗的患者，使用抗肿瘤坏死因子和硫唑嘌呤的联合疗法已经使得病情获得缓解，推荐使用同样的方案进行维持。如果已经使用抗 TNF 治疗单一疗法获得了病情缓解，推荐继续使用抗 TNF 单一治疗。对于已经使用维多珠单抗获得缓解的患者推荐继续使用维多珠单抗。

目前仍无可靠证据用以指导缓解 UC 的生物制剂用法。没有病例观察研究以及前瞻性试验可供参考。在近期的一项荟萃分析中，抗 TNF、抗整合素对 UC 维持缓解及临床应答方面均优于安慰剂，然而这些生物制剂孰优孰劣尚无定论，需要进一步的研究。有研究显示，所有的抗肿瘤坏死因子药物在维持 CD 临床缓解中，效果均优于安慰剂，英夫利昔单抗和阿达木单抗在黏膜修复中也有作用。

14. 使用英夫利昔什么情况下需要检测抗体？疗效不佳时如何处理？

临床实践中对抗肿瘤坏死因子(TNF)药物失去响应是一种常见问题。抗 TNF 药物的药代动力学相当复杂,许多因素可以影响血液和组织中的药物浓度。其中,药物免疫源性导致了抗药抗体的产生和血药浓度的下降是一个重要因素。抗英夫利昔单抗体(ADA)与副反应的发生和治疗无应答有关。一些最新数据认为,抗药抗体测定对于抗 TNF 长期治疗是否有效有一定提示意义。

所有抗- TNF 制剂的血清药物浓度与临床结局均有关于剂量反应关系的报道。治疗药物检测正在快速地被采用以利于优化治疗结局,尤其是在维持治疗期间。一项有关 247 例患者(42 例为 UC 患者)的回顾性综述显示,大于 2/3 的患者在治疗过程中根据 IFX 或阿达木单抗的谷浓度或抗抗体浓度指导治疗决策。一篇近期包含 13 项有关抗药物抗体和 IFX 谷浓度的文献表明,抗药物抗体浓度与炎症性肠病患者的临床失应答有关,但是这种关系在 UC 患者中不明显。

2016 ECCO 共识建议,对于明确的对抗 TNF 治疗反应的缺失可以首先通过剂量优化来解决。增加剂量或缩短用药间期是等效的策略。如果剂量优化无效,建议换用不同的抗 TNF 治疗。但同时指出,在临床应用中应尽量避免使用了一种 anti-TNF 药物后中途更换为另一种 anti-TNF 药物,因为这样会增加药物无应答的可能性(对一种抗 TNF 制剂治疗失应答者,对其他生物制剂应答率也低)。如果条件允许,可通过检测血清抗 TNF 治疗通量水平和抗药物抗体水平来优化治疗策略。

15. 服用补铁剂应注意哪些事项？

炎症性肠病患者在口服铁剂时存在以下问题:①不耐受率高:口服铁剂常常发生胃肠道不良反应,包括恶心、腹胀、腹泻;②疗效不稳定;③疗程长;④口服铁剂有加重疾病活动度的潜在风险:胃肠道吸收铁的量是有限的,不吸收的铁会暴露在肠黏膜表面,有研究发现口服铁剂会损害患者肠黏膜,动物实验亦发现,肠道内的铁剂会加重病情、诱发癌变和改变肠道菌群。

考虑到以上问题,2015 年炎症性肠病患者铁缺乏和贫血的诊断和管理 ECCO 共识指出,每日补铁量不应超过 100 mg,大剂量口服补铁耐受性差、不良反应多。

16. 什么情况下需要手术治疗？如何避免手术？

UC 外科手术治疗:①绝对指征:大出血、穿孔、癌变以及高度疑为癌变。②相对指征:ⓐ积极内科治疗无效的重度 UC,合并中毒性巨结肠内科治疗无效者宜更早行外科干预;ⓑ内科治疗疗效不佳和(或)药物不良反应已严重影响生存质量者,可考虑外科手术。

CD 外科手术治疗:尽管相当部分 CD 患者最终难以避免手术治疗,但术后复发率高,CD 的治疗仍以内科治疗为主。因此,内科医师应在 CD 治疗全过程中慎重评估手术的价值和风险,并与外科医师密切配合,力求在最合适的时间施行最有效的手术。外科手术指征如下:①CD 并发症:ⓐ肠梗阻,由纤维狭窄所致的肠梗阻视病变部位和范围行肠段切除术或狭窄成形术。短段狭窄肠管(一般指<4cm)可行内镜下球囊扩张术。炎性狭窄引起的梗阻,如药物治疗无效可考虑手术治疗。ⓑ腹腔脓肿,先行经皮脓肿引流及抗感染,必要时再

行手术处理病变肠段。ⓒ瘘管形成，肛周瘘管处理如前述。非肛周瘘管（包括肠皮瘘及各种内瘘）的处理是一个复杂的难题，应由内外科密切配合进行个体化处理。ⓓ急性穿孔，需急诊手术。ⓔ大出血，内科治疗（包括内镜止血）无效、出血不止危及生命者，需急诊手术。ⓕ癌变。②内科治疗无效：ⓐ激素治疗无效的重度 CD；ⓑ内科治疗疗效不佳和（或）药物不良反应已严重影响生存质量者，可考虑外科手术。外科手术时机：需要手术的 CD 患者往往存在营养不良、合并感染，部分患者长期使用激素，因而存在巨大手术风险。内科医师对此应有足够认识，以避免盲目的无效治疗而贻误手术时机、增加手术风险。而围手术期的处理十分重要。

炎症性肠病的治疗目标：治疗的目标是控制疾病，重塑健康。因此，在 UC 治疗中外科手术不是最后的选择，应经常考虑患病的结肠是否值得保留，若无保留必要，则应手术；在 CD 治疗中，外科手术则应尽量推迟。在很多情况下，内镜治疗是处理炎症性肠病并发症以及术后并发症的一个有效措施。掌握内镜下治疗炎症性肠病的适应证以及了解有关风险，可以为病人提供合理的治疗选择，有可能延迟甚至避免手术。

避免手术的另一方面就是对病人加强健康宣教。健康教育的内容重点应放在饮食、药物和并发症相关知识方面。正确的饮食方式、合理用药及积极预防并发症，对炎症性肠病患者控制疾病、预防复发和降低并发症发生率至关重要。有研究发现，CD 患者半素食饮食和常规饮食相比，可以明显降低复发率。炎症性肠病目前的主要治疗方法是药物治疗，服药依从性好的患者复发率显著低于依从性差的患者；患者对药物知识知晓率较低，尤其是药物的不良反应。Ediger 等的研究发现，有 13% 的患者是由于担心药物不良反应而随意停药或减量。因此，医护人员应加强饮食和药物方面知识的宣教，医护人员对于并发症的知识宣教往往较晚，很多是在并发症出现后才进行相关知识的宣教。这提示我们应尽早对患者进行疾病知识的全面宣教，尤其是并发症预防知识，以减少其发生率，从而避免病情加重而必须手术。

17. 微生态制剂对炎症性肠病的治疗有益吗？

炎症性肠病患者肠道微生态的研究已经到达了一个重要的里程碑，近十年基因组学相关性研究结论认为导致机体对肠道微生态产生异常免疫反应的基因位点与发病密切相关。炎症性肠病的病原学研究伴随着肠道微生物群构成的变化，进一步说明肠道微生物与黏膜免疫系统间相互作用的改变导致炎症性肠病发生。微生态制剂分为益生菌、益生元和合生元。

益生菌是指"以适当剂量服用时对宿主（人或动物）健康有益的活体微生物制剂"，国内外已开发生产的微生态制剂主要有口服液、片剂、颗粒冲剂、胶囊、微胶囊等剂型。迄今为止，已发现的益生菌大体上可分为 3 大类：第一类为专性厌氧的双歧杆菌属，其中已经应用的有 5 种：长双歧杆菌、婴儿双歧杆菌、青春双歧杆菌、两歧双歧杆菌、短双歧杆菌；第二类为厌氧的乳杆菌属：嗜酸乳杆菌、短乳杆菌、十酪乳杆菌和保加利亚乳杆菌等；第三类为兼性厌氧的球菌属：乳酸乳球菌等。此外，还有一些酵母菌亦可归入益生菌的范畴。目前作为益生菌的主要菌种有乳酸杆菌、双歧杆菌、粪链球菌、酵母菌、地衣芽胞杆菌、枯草杆菌等。国内已被批准上市的产品有：丽珠肠乐、整肠生、美常安、金双歧、思连康、培菲康等。

（1）益生菌在 UC 中的作用

①诱导缓解：尚无确切证据显示益生菌能增加常规药物诱导 UC 缓解疗效的作用。②维持缓解：大肠杆菌 Nissle 在 UC 维持缓解方面并不比现行标准 5-ASA 差,没有证据表明任何其他的益生菌有助于 UC 患者维持缓解。

目前有关益生菌在 UC 治疗中的效果最有力的证据是在储袋炎中的治疗,研究表明,IPAA 患者服用含 8 种不同菌株的益生菌制剂 VSL♯3,只有 10% 的患者发生储袋炎,而安慰剂组的储袋炎发病率达 40%。抗生素诱导储袋炎缓解后服用 VSL♯3 至 9 个月时,用药组复发率只有 15%,而安慰剂组复发率达 100%。

（2）益生菌在 CD 中的作用

目前尚无证据证明益生菌能诱导 CD 缓解或维持缓解。

益生元是指一类不易消化的食品配料,可作为底物被肠道正常菌群利用,能选择性刺激结肠内一种或几种细菌生长或增加活性,对宿主健康有益。多数为寡糖,常见的有菊粉、低聚果糖、低聚半乳糖、异麦芽低聚糖、大豆低聚糖、焦糊精和乳果糖等,天然存在于许多高纤维食物中,包括某些水果、蔬菜和谷物。益生元能刺激利用糖类细菌（包括双歧杆菌和乳酸菌）的生长和活性,促进有机酸的释放。这些有机酸产生抗菌的环境,抑制肠道病原体的生长。益生元还可以通过增加与健康有益的细菌活性,来改善人体肠道微生物的生态平衡。

益生元在炎症性肠病中的有效性研究主要局限于体外及动物模型（DSS 和 TNBS 诱导的结肠炎）。人体内的研究往往采用的患者例数较少,且结果并不一致,部分显示无效,有的显示益生元能改善患者症状,降低粪钙卫蛋白及疾病活动性。现有的指南、共识尚无益生元治疗炎症性肠病的推荐意见。

合生元是指益生菌和益生元的混合制品,或再加入维生素和微量元素等。其既可发挥益生菌的生理性细菌活性,又可选择性地增加该菌的数量,使益生菌作用更显著持久。但目前国内外关于合生元的研究还较少,其在炎症性肠病中的治疗作用还待进一步的研究。

18. 什么是粪菌移植？

粪菌移植（fecal microbiota transplantation，FMT）,其定义是,将健康人粪便中的功能菌群,移植到患者胃肠道内,重建具有正常功能的肠道菌群,实现肠道及肠道外疾病的诊疗。粪菌液治疗方法,也称为粪便移植（fecal transplantation）、粪菌治疗（fecal bacteriotherapy）和肠菌移植（intestinal microbiota transplantation）。

粪菌移植的故事首先可追溯到 1958 年,美国科罗拉多大学医学院外科医生 Eiseman 及其同事,报道了对 4 名患有严重伪膜性肠炎的患者实施粪便移植的结果。在那个年代,伪膜性肠炎的死亡率为 75%,抗生素相关性腹泻的主要原因被认为是金黄色葡萄球菌感染。他们采用抗生素、氢化可的松、益生菌等治疗,这 4 名患者仍腹泻严重,甚至出现休克。无奈之下,医生最终和患者及家属商议,决定用患者健康家属的大便制成粪水对患者进行灌肠。结果,其中 3 名垂危的患者在几天之内奇迹般的康复出院,另 1 名患者在住院期间死于与肠道感染无关的其他疾病。然而,在之后的 20 年,几乎没引起人们重视该疗法。自 1978 年以后,难辨梭状芽孢杆菌感染被认为是腹泻和伪膜性肠炎的主要原因,并与抗生素的使用密切相关,用粪菌液治病的方法因此逐渐得到重视。迄今,已经有大量临床研究报道利用粪菌移植治疗多种疾病、包括伪膜性肠炎、慢性便秘、炎症性肠病、难辨梭状芽孢杆菌感染等胃肠道疾病,以及代谢综合征、自身免疫性疾病、肠道过敏性疾病、老年性疾病等。然而,粪菌移植发展最快的是在最近5年,2011年初,Nature Medicine杂志发表专题将粪菌移植推到了前所未有的高度。

中国传统医学有用人粪治疗疾病的记载。300—400年间,东晋时期,葛洪《肘后备急方》(也称《肘后方》)记载,用人粪清治疗食物中毒、腹泻、发热并濒临死亡的患者。述"饮粪汁一升,即活",可见有奇效。《肘后备急方》是中国第一本急症医学书籍,也是世界上最早记录青蒿作为疟疾患者的"救命草"的文献。用人粪便治疗多种消化道急危重症的应用,在明朝几乎达到极致。李时珍所著《本草纲目》(1596年出版),记载用人粪治病的疗方多达20多种。鉴于粪菌移植的关键原理,是移植供者粪便中健康的菌群,所以,发酵粪便的上清液、新鲜粪汁和小儿粪,都可理解为含有粪便菌群。以此逻辑和询证方法,可以判断,最早用人粪便治疗人的疾病文献记载,可能是《肘后备急方》。也就是说,人粪便移植或者粪菌移植至少有1700年的历史。

迄今为止,FMT的发展尚处于起步阶段,其具体作用机制尚不清楚。目前普遍被接受的观点认为,FMT主要是功能菌群移植,利用健康人群的肠道菌群重建肠道微生态环境的稳态,以达到治病的目的。不过最近有新的观点认为,FMT的作用机制可能是一种冲击治疗,通过一次性大量植入外源性健康菌群,冲击患者肠道内紊乱菌群,在供体健康菌群的诱导下,促进受体肠道菌群恢复正常。

19. 粪菌移植治疗炎症性肠病有效吗?

炎症性肠病目前发病机制仍不清楚。有研究认为CD的发病可能与副结核分枝杆菌和侵袭性大肠杆菌等特殊细菌感染有关。但UC病例中尚未分离出特异性的感染源。另一种假说认为,炎症性肠病因具有遗传倾向性的宿主受到肠道内非致病性共生菌抗原的长期刺激,肠道发生持续的免疫系统超敏反应,导致肠道内环境失衡和致肠道菌群的紊乱所致。研究表明,患者肠道内菌群多样性下降约30%~50%。

但到目前为止,FMT用于治疗炎症性肠病的报道很少。自1989年首次成功治愈一例严重的UC患者以来,共报道9例UC患者经FMT治疗,6周内痊愈且无反复。经13年的随访和结肠镜检查,其中6例无复发,2例仅有轻微的慢性炎症。报道FMT用于治疗CD的仅有1例,在常规泼尼松和柳氮磺胺吡啶治疗无效后尝试FMT治疗,3 d内得到有效缓解,但在第18个月复发。此外在ACG 2012年会上的报告显示,8例UC患者经结肠内镜下行FMT治疗后,以粪便灌肠作为维持治疗,结果7例的粪便频次和腹痛有明显改善。但个体的缓解程度差异较大,其中伴随难辨梭状芽孢杆菌感染的病例3例、最新诊断为UC且刚开始使用抗生素的病例1例以及那些肠道能更好地滞留灌肠剂的患者,FMT治疗的效果更明显。

FMT可以有效地治疗UC,但是可能需要经过多次FMT来维持疗效。另外FMT可能对因使用抗生素或因肠道内感染所致肠道菌群紊乱的结肠炎更有效。目前FMT对炎症性肠病的治疗还处于起步阶段,需要大量的临床对照试验来验证。

20. 尼古丁可用于治疗溃疡性结肠炎吗?

1976年,Samuelsson运用流行病学研究发现,UC病人中吸烟者较少。1982年,Harries 等研究发现 UC 多为不吸烟人群。UC 易发人群依次为戒烟者、不吸烟者和目前仍吸烟者。1989 年，Chakins 对吸烟与炎症性肠病的关系作了回顾性研究，表明不吸烟者和戒烟者患 UC 的危险性较吸烟者高。

尽管大量的证据表明吸烟与 UC 存在负相关，但 Reif 等报道，在 UC 发病率较高的犹太人中并不存在这种关系。因此，有人认为，这种关系不是普遍的，其中有遗传因素，甚至吸烟的影响可能是次要的。

1987 年，Motley 等研究了 138 例 UC 患者，其中 107 例（69.5%）是戒烟以后发病的，戒烟第 1 年发病人数最多，前 3 年发病数可达 52%。一项包括 288 例 UC 患者的研究中，不吸烟男性发病较戒烟男性发病时间提前，50% 的不吸烟者在 25 岁左右发病，戒烟者大都在 42 岁以后发病。Rudra 等对 30 例吸烟的 UC 患者进行问卷，有一半人认为每天吸烟 20 支以内，症状可缓解 6 周以上。Green 的研究显示，吸烟确能抑制该病的症状，且肠镜下可见病变黏膜和组织病理方面的改善。Russell 研究认为，炎症性肠病患者中吸烟者的主诉较不吸烟者少，住院率较低，但结肠切除率吸烟与不吸烟患者之间无明显差异，缓解率也无明显差异。

吸烟对 UC 的影响机制是否与烟草中的主要成分尼古丁有关，这个问题虽有研究涉及，但尚无明确结论。因为尼古丁对于人体其他方面的较大危害，不推荐采用尼古丁干预 UC。吸烟可影响细胞免疫和体液免疫，烟瘾重的人抑制性 T 淋巴细胞亚群水平升高，唾液中和肠液中 IgA 水平下降，对十二烷基硫酸盐（lauryl sulphate）和紫外线照射的皮肤反应性下降。另外，尼古丁影响肠动力，可降低平滑肌的张力，这一作用部分通过促使非肾上腺素能和非胆碱能神经系统释放一氧化氮。Pulian 等用能渗入皮肤的尼古丁斑片治疗活动性 UC。其尼古丁的血清浓度仅为每日吸烟 20 支者的 1/3。治疗 6 周后，尼古丁组的有效率为 17/35，对照组为 9/37。尼古丁皮肤渗入法治疗可能是有效的，但这种治疗的应用要严格加以限制，尤其不可应用于不吸烟患者。

21. 哪些患者需要维持治疗？

UC 目前尚无彻底治愈的药物疗法。因此，活动性 UC 患者在第一阶段诱导缓解有效后，应继续进行第二阶段维持缓解治疗，即治疗应顺序进行，先治疗急性与活动性病变，后进行维持治疗。

一般而言，所有 UC 患者均推荐维持治疗，尤其是左半结肠炎和广泛结肠炎，2017 年 ECCO 共识推荐：所有患者接受维持治疗，对部分病灶局限于直肠的患者，间歇治疗是可以接受的。目前有证据表明，维持疗法可能降低结、直肠癌的危险。因此，UC 患者应正规接受氨基水杨酸、硫唑嘌呤或生物制剂等维持治疗，并配合中药维持治疗，以减少复发危险。

CD 病情严重性比 UC 更难评估，基本上确诊的所有患者均需要维持治疗。一般可根据病变部位（回肠、回结肠、结肠或其他）、疾病类型（炎症性、狭窄性或瘘管性）及疾病活动性进行评估。2016 年 ECCO 共识指出：局部病变的 CD，系统激素治疗后出现缓解，可使用硫唑嘌呤或甲氨蝶呤维持治疗，部分患者不需维持治疗；广泛病变的 CD，诱导缓解后均应维持治疗。

22. 什么情况下需要调整用药？

炎症性肠病具有慢性、反复发作与持续性的特点。因此，在活动性病变启动诱导缓解

（或黏膜愈合）治疗前，即应制订一个患者可接受的个体化顺序（序贯）方案，进行比较长期地维持缓解或预防复发的治疗。当原定方案治疗无法达到预期，需要调整用药。

氨基水杨酸类适用于轻、中度结肠炎症性病变，开始时以药物进行诱导缓解，用药 4～8 周后应予评估疗效，如有效继续以氨基水杨酸类进一步维持缓解。如无效，应调整为按中度以上 UC 使用激素治疗途径。

激素联合硫嘌呤类药物适用于中度以上 UC 或 CD 病患者，约 34% 中度 UC 患者需要使用激素才能控制症状。先以泼尼松（龙）或相当剂量其他传统激素制剂进行诱导缓解后（一般 2～4 周，也可能为 8 周），继用硫嘌呤类药物，如硫唑嘌呤（AZA）（应确定为激素抵抗患者），临床上往往换以静脉输注激素，但并无证据表明可有改善作用，也无证据表明给予第 3 或第 4 周期激素治疗（往往有的患者用药时间达 1 年或更长）最终有效。需长期反复应用激素，且间隔时间较短的患者，可推荐合并使用硫嘌呤类免疫抑制剂，如常用的 AZA [1.5～2.5 mg/(kg·d)]。1～2 周后应进行评估，如对 AZA 无效应，应改用其他方案治疗。

目前环孢素 A（CySA）主要用于激素治疗无效（抵抗）或依赖性的重症/难治性 UC 患者，作为硫嘌呤疗法的桥梁，起到挽救患者生命作用，可能使部分患者免于手术治疗。MTX 目前主要适用于对硫嘌呤类药 AZA 与 MP 无效应或不耐受的中度以上 CD 患者。近年有回顾性研究显示 MTX 对 AZA 或 MP 抵抗或不耐受 UC 患者的临床改善或缓解率可高达 78%。

经其他传统药物（氨基水杨酸、抗生素、激素或免疫抑制剂）治疗无效的中、重度/难治性活动性 UC 患者可调整为 IFX 方案。IFX（5 mg/kg）静脉输注可作为中、重度急性活动性 UC 经其它传统疗法无效患者，进行长期免疫抑制疗法之前的挽救性治疗；也用于肠外表现患者的治疗：如脊椎关节病、坏疽性脓皮病。如果经 2 次输注 IFX 无效应，或治疗效应时间很短，或经济上无法承受时，均应停止 IFX 治疗。如治疗过程中，效应减弱可试将每 8 周 1 次的输注剂量增为 10 mg/kg，或仍以 5 mg/kg 剂量输注，但治疗周期缩短为每 4～6 周 1 次。

轻、中度左半结肠炎（远端结肠炎）患者，宜首选局部（直肠内给药）治疗方式，起效快、副作用小，可免一天多次服药麻烦。美沙拉嗪局部联合口服制剂可能取得更佳诱导与维持缓解疗效。一般局部制剂副作用或不良反应较全身用药小。

23. 炎症性肠病患者应如何减药？

炎症性肠病具有反复发作、顽固不愈的特征。一项丹麦的大宗病例长期随访资料显示 77% 的患者在 25 年内均呈慢性复发病程，其间任一时段均有近 50% 为慢性活动；CD 则更胜一筹，几无治愈可言。由于慢性活动，并发症增加而致残，因此特别强调诱导缓解后长期维持、甚至终身用药。关于是否停药、何时考虑停药，Beaugerie 的 Meta 分析强调，至少应维持用药 3～4 年以上才可考虑停药，但仍应密切观察有否复发，酌情长期用药。新的治疗目标强调无激素的缓解，黏膜愈合，降低复发率、住院率和手术率，对维持缓解的要求更高，更需长期监测和维持治疗。维持治疗的药物与疾病特征和诱导缓解的用药有关，顽固病例多需考虑免疫抑制剂或生物制剂维持。

糖皮质激素不能作为维持治疗药物，应当在诱导缓解后缓慢减量，快速减量可能导致炎症性肠病早期的复发。推荐每周减 5 mg，直至 20 mg/d，然后以每周 2.5 mg 的速度减量。在糖皮质激素治疗过程中,应密切关注及判断需要转换治疗的时机及选择合适的转换治疗方案。

2012年广州共识指出,UC患者由氨基水杨酸制剂或激素诱导缓解后以氨基水杨酸制剂维持治疗,剂量为原诱导缓解剂量的全量或半量,疗程为3～5年或更长;激素依赖和氨基水杨酸不耐受者选择硫嘌呤类药物维持缓解,剂量与诱导缓解相同;IFX诱导缓解后继续IFX维持治疗。对硫嘌呤类药物及IFX维持治疗的疗程未有共识,视患者情况而定。CD患者激素依赖是维持治疗的绝对指征,使用AZA维持撤离激素缓解有效的患者,疗程一般不少于4年。AZA不能耐受者,可试换用6-MP。硫嘌呤类药物无效或不耐受,可换用MTX。

IFX推荐在第0、2、6周给予5 mg/kg作为诱导缓解;随后每隔8周按相同剂量给药作维持治疗。在使用IFX前,正在接受激素治疗时应继续原来治疗,在取得临床完全缓解后将激素逐步减量至停用。因为尚无足够的临床资料提出何时停用IFX,目前暂推荐维持治疗1年,当撤离激素后临床症状缓解伴黏膜愈合及C反应蛋白(creactiveprotein, CRP)正常者,可以考虑停用IFX。

24. 中药如何煎煮?

中药在煎煮时,应注意煎药用具、煎药水量、煎药的火候及煎药的方法。

(1) 煎药用具

以砂锅、瓦罐为好,搪瓷罐次之,忌用铜铁锅,以免发生化学反应,影响疗效。

(2) 煎药用水

以水质洁净新鲜为宜,自来水、井水、纯净水、蒸馏水均可。

(3) 煎药火候

有文火、武火之分。文火是指温度上升及水液蒸发缓慢的火候。武火是指温度上升及水液蒸发迅速的火候。

(4) 煎药方法

先将药材浸泡30～60 min,用水量以高出药面为宜。一般中药煎煮两次,第二次加水量为第一次的1/3～1/2,两次煎液去渣滤净混合后分2次服用。煎煮的火候和时间,要根据药物性能而定。一般来讲,解表药、清热药宜武火煎煮,时间宜短,煮沸后煎3～5 min即可;补益药需用文火慢煎,时间宜长,煮沸后再续煎30～60 min。某些药物因质地不同,需要特殊方法来煎煮。

先煎:介壳类、矿石类药物(如:磁石、代赭石、生石膏、龙骨、牡蛎、海蛤壳、瓦楞子、龟板、鳖甲等),因质地坚硬,有效成分难溶于水,应打碎先煎,煎煮后20～30 min再下其他药物,以使有效成分充分析出。

后下:一些气味芳香的药物,久煎其有效成分易于挥发而降低药效,需在其他药物煎沸5～10 min后放入(如:薄荷、青蒿、砂仁、白豆蔻等)。此外,有些药物虽不属芳香药,但久煎也能破坏其有效成分(如:钩藤、大黄、番泻叶等)亦属后下之列。

包煎:一些黏性强、粉末状或带有绒毛的药物,宜先用纱布袋装好,再与其他药物同煎,以防止药液混浊或刺激咽喉引起咳嗽及沉于锅底,加热时引起焦化或糊化(如:滑石、青黛、旋覆花、车前子、蒲黄等)。

另煎：又称另炖或单煎，主要是指某些贵重药物，为了更好地煎出有效成分，应单独另煎2～3 h，煎液可以另服，也可以与其他煎液混合服用（如：人参、西洋参、鹿茸等）。

烊化：胶质、黏性大而且易溶的药物（如：阿胶、龟胶、鹿角胶、蜂蜜、饴糖等），易黏锅煮焦，且黏附其他药物，影响煎出率，使用时应单独加温溶化与药液兑服，或加入煎好的药汁中溶化后服用。

冲服：散剂、丹剂、水丸、自然药汁，以及某些贵重药物或芳香药，需要冲服（如：三七粉、白芨粉、姜汁、鲜地黄汁等）。

煎汤代水：某些药物为了防止与其他药物同煎使煎液混浊，难于服用，宜先煎后取其上清液代水再煎煮其他药物（如：灶心土等）。此外，某些药物质地轻，用量多，体积大，吸水量大（如：玉米须、丝瓜络等），也须煎汤代水用。

25. 服用中药注意监测哪些不良反应？

中草药在本病的治疗方面有着悠久的历史和卓越的成效，但同时需要重视中草药潜在的肝毒性问题。药物性肝损伤是指在药物使用过程中，因药物本身或（和）其代谢产物、由于特殊体质对药物的超敏感性、耐受性降低所导致的肝脏损伤。可能会引起药物性肝损伤的治疗炎症性肠病的常见中药有柴胡、半夏、川楝子、补骨脂、首乌藤、黄药子、丁香、姜半夏、苦参、青黛、地榆等。

药物所致的肝损伤没有特异性，其临床表现与常见肝病相似，可出现急性肝细胞损害、胆汁淤积、胆管损害、肝硬化、爆发性肝衰竭、肝脏肿瘤等各种病理变化，停药后，多数肝脏损害是可逆的。急性药物性肝损伤可表现为：乏力、纳差、厌食、腹胀、恶心呕吐、尿黄、肝区不适等，少数可有皮疹、发热，严重者出现肝昏迷，消化道大量出血或伴肾衰竭甚至死亡。慢性药物性肝损伤常有纳差、乏力，肝硬化患者可出现消瘦、腹泻、腹水、脾大与消化道出血等，体征上可有巩膜皮肤黄染、肝脏肿大伴有压痛等。

临床医生应重视配伍精准、个体差异、中病即止，提高用药安全性，并且要积极宣传和普及中药知识和中药常见的不良反应，指导患者按医嘱用药。服用以上可能会导致药物性肝损伤的药物者，应定期监测肝功能，一旦出现肝功能损伤，应停用和防止再使用引起肝损伤的药物，而且也应尽可能避免使用与致病药物在生化结构和（或）药物作用属于同一类的药物。

26. 什么情况下需要防止并发症？如何防治并发症？

炎症性肠病患者的并发症和患者的病变部位及病情严重程度等因素有关，因为部分发生并发症的患者需手术进行治疗，所以并发症的监测较为重要。对于炎症性肠病且发生并发症的患者提倡根据患者实际情况进行治疗，若发生严重性并发症或穿孔、癌变等现象则需外科干预。

重度 UC 患者易出现并发症，判断病情可参照美国 2004 年颁发的成人 UC 实践指南（ACG）、Hanauer 标准、Truelove and Witts 标准以及中华医学会消化病学分会炎症性肠病协作组等提出的标准和建议，评估和监测可参照 Kumar 等制定的活动指数评分依据。

大部分重度 UC 发病急骤，病情凶险，不少患者需外科手术切除全结肠方可缓解，所致中毒性巨结肠、感染、穿孔和出血等严重并发症可致死。各医院治疗效果也有差异，内外科之间的合作尤为重要。目前的发病机制目前尚不清楚。初发和复发患者的发病诱因有明显差异,初发患者发病诱因以应激因素为主,临床上需密切观察监测。复发患者的诱因则主要为服药依从性差。因此对于复发患者,需加强患者的治疗依从性教育;针对初发患者,应尽早发现诱因,明确诊断,规范治疗。

CD 可能并发瘘管、腹腔脓肿、肠狭窄和梗阻、肛周病变(肛周脓肿、肛周瘘管、皮赘、肛裂等)、消化道大出血、穿孔等,临床上当患者病情活动、出现病情变化时,应考虑到这些并发症的可能,积极规范治疗,内外科协作,达到长期的黏膜愈合、无激素缓解是防止并发症发生的关键因素。

癌变也是炎症性肠病的并发症之一,也是对患者造成重大精神压力的并发症。该并发症的监测与防治在后续问题中另外阐述。

27. 为什么有些患者治疗后复查肠镜显示黏膜愈合,但仍有腹泻症状? 如何处理?

临床观察以及学者研究发现:虽然 UC 经治疗后复查肠镜已达到黏膜愈合标准,但是仍有很多患者具有明显的腹泻、便血等症状。美国学者研究发现:部分内镜下无活动的患者其症状(便血、腹泻等)仍十分严重。对于不同的黏膜愈合标准(内镜积分≤1,或=0,或=0且病理阴性),大量患者仍有便血、腹泻等严重症状。钙卫蛋白是炎症活动的重要指标。对于符合不同的黏膜愈合标准(内镜积分=0,或=0且病理阴性)且粪钙卫蛋白≤150 $\mu g/g$ 的患者,部分仍有便血、腹泻等症状。其中便频更为突出。由此可以得出结论:黏膜愈合不等于症状消失;炎症控制也不等于症状消失。这是因为炎症性肠病和肠易激症状有许多共同的发病机制,都涉及以下多个方面:精神压力、焦虑、沮丧、节食、脑肠轴紊乱、肠黏膜屏障受损、抗体及微生物毒素、免疫系统活化、肠神经变化、肠微生态失调,最终导致内脏高敏感及动力障碍。所以虽然 UC 治疗后复查肠镜已黏膜愈合,仍有可能有腹泻等症状。

对于这类患者,需要中西医结合,标本兼治,以整体观念为中心,注重调肝运脾和调气和血。既促进临床缓解,着眼黏膜愈合,又要注重个体化治疗,通过辨证论治,不断调整治疗方案,达到病情的全面治愈。

28. 炎症性肠病对患者的生育能力有影响吗?

(1) 疾病的活动性对生育能力的影响

2015 年第二版 ECCO 共识声明:目前并无证据证明 UC 或缓解期 CD 影响患者生育能力,但活动期 CD 可能降低生育能力。CD 可能降低生育能力的机制包括:①诱导输卵管和卵巢的炎症和肛周疾病导致性交困难;②外科手术干预导致输卵管粘连。

(2) 外科手术对生育能力的影响

研究表明,女性 UC 患者诊断前后的生育率与正常人群相差无几,但在接受 IPAA 治疗后,生育率显著下降。另有调查显示,接受 IPAA 治疗的女性患者的不孕发生率(12 个月试孕后仍未能受孕)提高了 3 倍,从术前的 15% 增至术后的 48%。外科手术后生育能力低下可能的原因包括骨盆术后输卵管积水、伞部损伤、输卵管堵塞等。2015 第二版 ECCO 共识指出,盆腔手术可能导致男性阳痿或射精问题。接受 IPAA 后,部分男性患者会发生逆行射精或勃起功能障碍,但总体性功能影响不大。骨盆及腹部手术可增加炎症性肠病女性患者生育力低下的风险。与开放性外科手术方法比较,经腹腔镜回肠袋肛门吻合术可以降低不孕的发生率。

（3）其他影响生育能力的因素影响

炎症性肠病患者生育力的因素还包括疾病的系统性影响（疲劳、贫血），缺乏性欲和性活动，同时可能包括身体形象问题和性交困难。药物对男性患者的生育能力也有一定影响。男性患者因服用柳氮磺胺吡啶而导致精子活力下降，超过 60% 是可逆的。

生育能力是在炎症性肠病患者治疗中一个值得注意的问题。关于此类患者不孕症发生危险方面，尚需要进一步的讨论，以更正之前存在的错误观念，为患者带来更多的福音。

29. 妊娠对炎症性肠病有影响吗？

炎症性肠病多发生在年轻人，尤其是女性高发，约半数患者在诊断时年龄＜35 岁，1/4 患者是在患病以后开始妊娠，因此与妊娠的关系引起了国内外学者的高度重视，也引起了患者的高度担忧。对于实行计划生育政策的我国，显得更为现实和有重大的临床意义。

妊娠对 UC 的影响，主要取决于妊娠前 UC 是否处于活动状态。Hanan 等经较大样本调查发现，75% 的患者妊娠前疾病处于静止期，妊娠期间继续保持在静止期；51% 妊娠前疾病处于活动期的患者，妊娠期间疾病仍将保持中、重度活动性。即使是予以积极治疗，妊娠过程中疾病多数仍然会处于活动期。然而，妊娠期或产褥期初次发病的 UC 女性，情况就大不一样。一旦发病，UC 病情主要为重型或暴发型。据 Abramson 等报道，5 例初发的 UC 孕妇中，4 例在分娩或流产后死于暴发型 UC。尽管这种情况比较少见，但也应予以高度重视。

妊娠对 CD 的影响与 UC 相似。据统计，妊娠前疾病处于静止期，妊娠期间 CD 的复发率为 9%～39%，而且，复发大多数发生在妊娠的前 3 个月和产褥期。可能与内源性皮质醇激素下降有关。妊娠前疾病处于活动期的女性中，约 2/3 的患者在妊娠期病情继续处于活动期。妊娠期间初发 CD 与初发 UC 的女性患者相似，病情大都比较严重，甚至威胁患者生命。

大多数患者不会因妊娠而增加疾病复发率，如果是在疾病活动期发生妊娠，那么 1/3 患者疾病会减轻，1/3 患者病情不变，1/3 患者病情加重。Riis 等发现妊娠对炎症性肠病没有显著的不良影响，共入选 580 例妊娠妇女，403 例在患病前妊娠，177 例在患炎症性肠病后妊娠，经 10 年随访，CD 患者妊娠与无妊娠相比，疾病经过并无显著不同。值得注意的是 UC 和 CD 随访几年后发现，其复发率降低，但原因尚不明了。目前尚无研究结果显示，妊娠对炎症性肠病疾病过程存在长期的不利影响，也没有因炎症性肠病需要终止妊娠的证据。还有的认为，分娩次数增加与 CD 手术治疗的危险性降低相关。这可能与妊娠前后激素水平的变化对纤维化和狭窄的形成有抑制作用有关。此外，母体针对胎儿 HLA Ⅱ 类抗原的反应似乎可诱导免疫耐受或免疫抑制，从而有利于病情的控制。

30. 炎症性肠病患者可以怀孕吗？下一代患炎症性肠病的概率有多少？

炎症性肠病通常会影响女性的生育。但近年来，炎症性肠病研究领域的进展使许多女性患者成功妊娠。患者的生育应考虑两方面因素：一是妊娠对患者疾病的影响；二是疾病对妊娠及下一代的影响。

（1）妊娠对炎症性肠病的影响

妊娠期炎症性肠病疾病复发的比例与非妊娠期相似(26%～34%)。疾病复发还常与妊娠早期中断药物治疗或者分娩后母亲重新吸烟有关。UC 患者若妊娠时疾病处于活动期,预后更差。在疾病复发方面,妊娠对 CD 的影响与 UC 相似。目前尚无研究显示妊娠对炎症性肠病疾病进程存在长期的不利影响,也没有仅仅因为病史而需要终止妊娠的证据。仅对于某些特殊的炎症性肠病患者,如接受甲氨蝶呤或沙利度胺这些对胎儿有不利影响药物的治疗者,需要采用药物手段终止妊娠。

妊娠也不会改变炎症性肠病病程,相反,妊娠可以降低疾病复发率,减少患者对手术的需求。有研究显示,对于经产的女性患者,其妊娠后 3 年的疾病复发率较妊娠之前降低。还有研究显示,分娩次数增加与 CD 手术治疗风险降低相关。这可能与妊娠前后激素水平的变化对纤维化和狭窄形成有抑制作用有关。妊娠后免疫状态的改变也是作用机制之一。

(2)炎症性肠病对妊娠的影响

患者本人的生育能力与正常人无异,不育的原因更多是患者因病而不愿生育,担心对孩子有影响或者得不到医师的肯定建议。炎症性肠病对妊娠的影响与妊娠期炎症性肠病疾病活动有关。如果在患病静止期或缓解期受孕,患者发生流产、死胎、胎儿畸形、新生儿并发症的危险并不增加。妊娠期间疾病处于活动期与早产、新生儿低出生体重和胎儿死亡有关。妊娠期活动性炎症性肠病可使围产期不良转归发生危险明显升高。CD 女性患者如果妊娠期吸烟,则新生儿低出生体重及胎儿死亡风险大幅度升高,而吸烟不会额外增加 UC 妊娠妇女的早产风险。但鉴于妊娠期吸烟可增加一般女性早产风险,因此,炎症性肠病女性在妊娠期间均应戒烟。

(3)下一代患炎症性肠病的概率

炎症性肠病有遗传倾向,父母患有炎症性肠病的儿童,其炎症性肠病发生风险增加,尤其是 CD 患者;在 CD 患者中母亲患病更容易遗传给下一代;家族史是炎症性肠病发病中最重要的预测因素。一项丹麦学者进行的研究显示,UC 和 CD 患者的后代罹患炎症性肠病的风险较普通人升高 2～13 倍。另一项研究提示,患者的一级亲属患 CD 和 UC 的比例分别为 5.2%和 1.6%。如果父母双方都患有炎症性肠病,子女的患病率高达 36%。

31. 炎症性肠病患者合适的怀孕时期是什么?

对于炎症性肠病患者,应进行有计划的妊娠,最合适的怀孕时期为疾病缓解期,建议患者于缓解期受孕非常重要。研究表明,于缓解期及轻度活动期受孕,大多数患者在妊娠期没有复发及出现并发症。

ECCO 2015 年欧洲循证共识(第二版)认为:如炎症性肠病患者于疾病缓解期受孕,则妊娠期间复发率几乎等同于非妊娠女性;如于活动期受孕,则怀孕期间疾病持续性活动的风险增加;怀孕对炎症性肠病的进程有一定影响。如受孕时处于疾病缓解期,则妊娠期间复发率约为 1/3,与非怀孕患者的复发率相似。Bortoli 等的回顾性对照研究发现,若受孕时病情处于 CD 和 UC 缓解期,约 70%～80%的 UC 患者和 70%的 CD 患者在妊娠期间将处于缓解状态,这与未妊娠的炎症性肠病患者相同,即使病情复发也仅为轻度,而且药物的控制效果良好。与此相反,如果女性怀孕时处于疾病活跃期,大约 1/3 将经历炎症性肠病持续活跃,另 1/3 病情将恶化,而其余的 1/3 病情将会有改善。有研究显示,受孕时病情处于活动期,约 50%～70%的 UC 患者和 67%的 CD 患者在妊娠期间会出现病情加重或呈慢性活动状态,并且在孕期前 2 个月可观察到更高的复发率。

妊娠对病程的影响取决于怀孕时疾病的状态。怀孕可能对炎症性肠病的总体进程起到积极的影响,随着分娩次数增加,对外科手术的需求逐渐减少。此外,较之无生育史的女性,有孕史的 CD 女性需要手术切除的较少,且手术的间隔更长。多因素分析显示,女性 CD 患者怀孕后的复发率较怀孕前降低,但一些特殊的混杂因素如吸烟等未纳入研究或剔除。一项小型的回顾性研究证实,炎症性肠病患者的生活质量在怀孕期间提升了 50%。这些发现可能与怀孕对免疫系统的影响有关。

因此,女性怀孕前病情获得缓解是十分重要的。当炎症性肠病处于缓解期时,妊娠是安全的,并会带来有利的结果。

32. 药物对炎症性肠病患者的生育能力有影响吗?

(1)氨基水杨酸类

氨基水杨酸类药物适用于治疗轻、中度 UC 和维持缓解,在治疗 CD 的疗效是有限的。5-氨基水杨酸(5-ASA)、柳氮磺胺吡啶(SASP)对女性炎症性肠病患者的生育力的负面影响尚未见报道。一项包括了 642 例服用 5-ASA 妊娠患者的 Meta 分析显示:先天性畸形、死胎、流产、早产或低出生体质量率与对照组相比没有统计学差异。SASP 可致男性生育力降低甚至不育,可能与 SASP 导致可逆的精液异常(精子缺乏、运动性减弱和形态异常)有关。其机制可能为破坏精子的成熟和氧化应激。停用柳氮磺胺吡啶两个月后精子质量可恢复。SASP 对精子的不良影响考虑与磺胺吡啶有关,当停药或调整 SASP 为 5-ASA 后,精子穿卵力以及其他生育指标会有所改善,故其属于可逆转影响。鉴于精子的平均寿命为 120 d,建议考虑生育的男性患者提前 3~4 个月停用 SASP 或改用 5-ASA。大多数氨基水杨酸类药物被 FDA 评为 B 级,可少量通过胎盘,目前普遍认为常规剂量的氨基水杨酸制剂包括柳氮磺胺吡啶在孕期使用是安全的,动物和人类实验数据和近期 Meta 分析均没有说明有致畸作用。对于服用较大剂量 5-ASA 的妊娠安全性仍需进一步研究。

(2)糖皮质激素

目前没有发现糖皮质激素对女性的生育力有不良影响,对男性的生育力影响尚不明确。

(3)免疫抑制剂

硫唑嘌呤(AZA)/6-巯基嘌呤(6-MP)用于在 UC 和 CD 激素依赖性或难治性患者的维持治疗。硫唑嘌呤并不影响男性生育能力,有研究显示受孕前男性患者口服 AZA 3 个月并没有影响精子质量,与受孕失败和生育力受损无明显相关。甲氨蝶呤(MTX)可导致精子减少,但可在停药后数月内改善。但 MTX 仍禁用于有生育计划的男性患者。

(4)生物制剂

英夫利昔单抗(IFX)有增加精液量及降低精子活性的趋势。据报道,小部分男性患者中 IFX 显示出对精子运动力的影响,但是精液浓度却增加,其机制尚不明确。可能是由于英夫利昔单抗可对抗 TNF-α 对精子质量的副作用。据报道,10 例使用 IFX 的男性患者,配偶怀孕后,胎儿 9 例存活,1 例流产,无先天畸形的报道。其他生物制剂对男性生育能力的影响目前缺乏相关数据。

33. 准备怀孕的炎症性肠病患者可以停药吗？

育龄期炎症性肠病患者常担忧自身疾病和病情进展会影响生育，对治疗药物的安全性亦产生疑虑。毫无疑问，面对患者的种种担心，医师的建议在很大程度上影响了患者的态度和选择。此外，医师对患者病情的认识和控制程度、药物的选用等对妊娠是否成功亦起关键作用。炎症性肠病患者切不可因为备孕而擅自停用药物，这样做可能会导致病情复发。

炎症性肠病治疗药物对男性生育力的影响：柳氮磺吡啶(SASP)可致男性不育，可能与SASP导致精子数目、运动和形态异常有关。SASP对精子的不良影响多与磺胺吡啶有关，且是可逆转的。当停药或调整SASP为5-氨基水杨酸(5-ASA)后，精子穿卵力以及其他生育指标会有所改善。鉴于精子的平均寿命为120 d，建议男性炎症性肠病患者在考虑生育时提前4个月停用SASP或改用5-ASA。除SASP外，有报道称甲氨蝶呤(MTX)亦可导致可逆性的精液缺少。在有关男性备孕前服用MTX的研究中，目前尚未发现MTX有致男性生育力下降以及胎儿畸形的风险。为避免MTX对精液的影响，亦推荐备孕者应至少提前4个月停用MTX。有关激素与生育安全的大规模临床研究未提示激素会影响精子质量和生育力，男性患者在备孕期可短期使用激素以控制病情。对于硫唑嘌呤/6-巯基嘌呤(AZA/6-MP)的安全性则存在争议。多项研究发现备孕期服用AZA/6-MP的男性炎症性肠病患者发生妊娠不良事件(流产、早产、先天缺陷、新生儿感染等)的风险与备孕期未服用者相比并无明显差异。但有报道发现备孕期服用AZA/6-MP的54例男性患者发生胎儿先天性畸形的风险有所增加。然而，目前尚无结论性证据表明备孕期患者应停用AZA/6-MP。Mahadevan等对10例使用英夫利西单抗(IFX)治疗的男性患者进行自身对照研究，发现使用IFX后精子正常形态的比例以及精子动力均下降。推测IFX可能会导致男性精子数目、活力以及形态学的改变，但这些改变是否会对男性生育力造成影响仍未确定。目前并不建议使用IFX的男性患者在考虑生育时停用IFX，中断治疗所导致的潜在病情加重会影响后续的治疗效果。

炎症性肠病治疗药物对女性生育力的影响：总体而言，女性炎症性肠病患者不孕症的发生率约为8%～12%，与普通女性相似。但重度活动期CD或经历过手术的CD患者不孕症的发生风险增高。治疗药物如SASP、激素和AZA对女性患者生育力的不利影响尚未见报道，目前认为上述药物不会导致不孕症的发生。MTX有明确致畸作用，在准备生育时即应避免使用。目前关于生物制剂以及手术与女性患者生育力方面的研究甚少，具体影响暂未明确。

《2015年多伦多妊娠期炎症性肠病管理共识意见》指出，原本使用美沙拉嗪、硫唑嘌呤和生物制剂的患者应当在备孕和怀孕期继续使用上述药物控制疾病，而如果之前是使用甲氨蝶呤的患者，则不推荐继续使用该药，可停用甲氨蝶呤并更换为其他安全性较高的药物3个月后再开始备孕。患者可借鉴该共识意见备孕，而不要擅自停药。

34. 炎症性肠病患者怀孕后应如何选用药物？

ECCO指南已明确提出，CD活动期或病情加重所导致的妊娠不良事件远多于绝大部分药物本身所致的不良反应，除MTX和沙利度胺外，CD患者在妊娠期间仍需继续维持原有药物治疗。对 UC 患者亦同样应掌握上述原则。总而言之，在妊娠前和妊娠期间及时有效地控制炎症性肠病病情，取得并维持疾病缓解是保证患者妊娠成功的关键。目前已有足够的证据支持妊娠患者的最大危险因素为疾病活动度，而非积极的药物治疗可能带来的妊娠不良后果。根据美国食品药物管理局（FDA）对妊娠期药物使用的安全性分级，除 MTX 和沙利度胺外，多数炎症性肠病治疗药物均是安全的。

理论上 SASP 有致神经管缺陷、唇腭裂等畸形发生的风险，但临床未见相关报道。目前普遍认为妊娠期间服用常规剂量 5-ASA 是安全的，对于服用较大剂量 5-ASA 的妊娠安全性仍需进一步研究。此外，氨基水杨酸会影响叶酸的吸收，而叶酸在神经管发育中起有重要作用，建议妊娠患者在服用 SASP/5-ASA 时，每日需补充 2 mg 叶酸。

抗生素的应用中，临床应用最普遍的甲硝唑在 FDA 分级中为 B 级，应用较安全。有关妊娠早期服用甲硝唑的临床对照研究显示，早产和胎儿先天性畸形的发生率并未明显增加。关于环丙沙星妊娠安全性的证据有限，目前有研究提示喹诺酮类药物是安全的，但分级 C 级。妊娠期间应避免应用影响胎儿骨骼发育的四环素类，以及干扰叶酸代谢的磺胺类药物。

激素似乎对唇腭裂可产生轻微的影响，但更多研究表明其对妊娠是安全的。此外，激素对控制中、重度炎症性肠病病情所带来的获益高于药物潜在的危害。目前有限的临床资料提示妊娠期间使用布地奈德是安全的。

基于动物研究证实 AZA/6-MP 有胎儿致畸的风险，以及临床报道显示 AZA/6-MP 可能会导致流产、低出生体重儿的发生风险增高，FDA 将其安全性归为 D 级。现已普遍认为炎症性肠病疾病活动度对胎儿的影响大于药物本身的影响，而且有效的临床资料提示妊娠期间使用 AZA 不会增加妊娠不良事件的发生风险。ECCO 指南亦明确指出 AZA 是安全的，且耐受性良好，建议妊娠期间继续使用。

MTX 属 FDA 分级的 X 级，具有明确的致畸作用，尤其是妊娠早期的暴露，致畸风险更高。根据 MTX 的药代动力学，建议患者在计划妊娠前至少 3 个月时停药，以使 MTX 在组织内全部代谢。沙利度胺同样具有胎儿致畸作用，应禁忌使用。环孢素的 FDA 分级为 C 级，其证据多来自于器官移植和风湿疾病方面的研究，目前尚未发现环孢素有致畸作用。

IFX 和阿达木单抗均属 IgG1 单克隆抗体，在妊娠早期几乎不通过胎盘，妊娠中晚期会通过胎盘进入胎儿循环，其是否对胎儿免疫系统产生影响尚不清楚。Schnitzler 等对 35 例应用 IFX 和 7 例应用阿达木单抗的炎症性肠病妊娠患者进行研究发现，与未使用者相比，妊娠不良事件的发生风险未明显增加。目前有限的临床资料提示生物制剂对妊娠可能安全，其长期安全性还有待进一步研究。

35. 炎症性肠病孕妇生产方式如何选择？

炎症性肠病孕妇的生产方式主要取决于产科指征，2015 年第二版 ECCO 共识指出，剖宫产的适应症为累及直肠/肛周的活动期炎症性肠病，回肠肛门袋或回肠直肠吻合术后的女性是剖宫产的相对适应征，但仍应坚持个体化原则。2015 多伦多妊娠期炎症性肠病共识建议，对于接受回肠储袋肛管吻合术（IPAA）的妊娠女性，建议在咨询妇产科和外科医生的情况下，考虑行剖宫产手术，以降低肛门括约肌损伤风险（有条件推荐，极低质量证据）；对于伴有活动性肛周疾病的 CD 妊娠女性,推荐剖宫产而非阴道分娩,以降低肛周损伤风险(强烈推荐,极低质量证据);对于接受剖宫产的妊娠女性,推荐在住院期间以抗凝药预防血栓形成(强烈推荐,极低质量证据)。

重建性直肠结肠切除术后回肠肛管吻合术(restorative proctocolectomy with ileoana-lanastomosis,IPAA)是 UC 患者的标准外科术式。IPAA 术后患者高度依赖于完整的肛门括约肌及盆底肌的功能,以维持大便的自主排泄。有研究显示,相较于剖宫产女性,阴道分娩女性的肛门直肠测压显著降低,并且肛肠超声可见更多的肛门括约肌的缺陷。另有研究表明,女性在 IPAA 手术后易发生尿失禁,而阴道分娩后尿失禁的风险增加。因此,IPAA术后的女性,建议选择行剖宫产手术。重症 UC 或需要生物治疗的炎症性肠病患者,有IPAA 手术高风险,应谨慎考虑分娩方式,但并不是剖宫产的绝对指征。

荟萃分析显示,与普通人群相比,炎症性肠病患者(特别是 CD)行剖宫产可能性更大(OR:1.5,95%CI:1.26~1.79;P<0.001),而 UC 组和对照组的剖宫产率无明显差异。可能与保护肛周括约肌功能有关,亦可能与阴道分娩产伤导致肛周疾病加重有关。既往无肛周直肠疾病的女性患者进展为肛周病变的可能性较低,从产科的角度可以考虑阴道分娩。研究表明,非活动性肛周疾病患者能够耐受必要时的会阴侧切术。但应尽量避免行会阴侧切,以免增加肛周感染的风险。

36. 哺乳对炎症性肠病病情有影响吗? 哺乳期炎症性肠病患者用药注意事项有哪些?

研究显示,炎症性肠病患者哺乳不单独影响疾病的活动,确诊炎症性肠病的患者哺乳率明显下降,同时炎症性肠病女性哺乳与不哺乳对疾病的复发无明显差异,因此在患者自身条件允许下,产妇是可以哺乳的。

哺乳期患者在用药方面需要注意,目前研究初步表明,5-氨基水杨酸制剂、糖皮质激素类药物、硫嘌呤类药物以及抗 TNF 药物在母乳中含量极低,因此母乳喂养是安全的,而沙利度胺和甲氨蝶呤在哺乳期间是绝对禁忌,使用环孢素、甲硝唑、和环丙沙星治疗期间不提倡母乳喂养。

炎症性肠病患者哺乳期用药建议

药物分类	药 物	母乳检测
氨基水杨酸类	SASP,巴柳氮,美沙拉嗪	低水平检出
氨基水杨酸类	奥沙拉秦	
抗菌药物	甲硝唑	
抗菌药物	环丙沙星	
糖皮质激素	泼尼松龙,布地奈德	可检出
免疫抑制剂	硫唑嘌呤,6-巯基嘌呤	非常低水平检出
叶酸拮抗剂	氨甲喋呤	
生物制剂	英夫利昔单抗	不能检出
生物制剂	阿达木单抗	非常低水平检出

参考文献

［1］中华医学会消化病学分会炎症性肠病学组.炎症性肠病诊断与治疗的共识意见(2012年·广州).胃肠病学,2012,17(12):763-781.

［2］薛林云,欧阳钦.世界胃肠病组织推荐的炎症性肠病全球实践指南.国际消化病杂志,2010,30(4):195-199.

［3］Thomas A, Lodhia N. Mucosal healing and deep remission: a new treatment paradigm for inflammatory bowel disease. J S C Med Assoc,2015,110(4):134-135.

［4］Richter JM, Kushkuley S, Barrett JA, et al. Treatment of new-onset ulcerative colitis and ulcerative proctitis: a retrospective study. Aliment Pharmacol Ther, 2012, 36(3):248-256.

［5］Tong JL, Huang ML, Xu XT, et al. Once-daily versus multiple-daily mesalamine for patients with ulcerative colitis: a meta-analysis. J Dig Dis,2012,13(4):200-207.

［6］吴铁镛.溃疡性结肠炎的规范化治疗.中国临床医生,2011,39(7):7-9.

［7］吕超智.柳氮磺吡啶的不良反应及其防治措施.医药导报,2012,31(4):537-538.

［8］范治国.溃疡性结肠炎的药物治疗研究进展.中国药房,2013,24(46):4387-4389.

［9］李建文,朱雁.浅谈糖皮质激素的不良反应.北方药学,2014,11(1):87.

［10］赵篇陶,黄慈波.糖皮质激素的合理使用.临床药物治疗杂志,2010,8(1):23-28.

［11］郑家驹.难治性溃疡性结肠炎与克罗恩病的治疗方案.医学新知杂志,2011,21(4):240-243.

［12］刘长伟.溃疡性结肠炎的诊断治疗.中国卫生产业,2012,9(21):190.

［13］袁耀宗,顾于蓓.生物制剂在炎症性肠病中的临床应用.内科理论与实践,2013,8(1):1-4.

［14］蒋蔚茹.炎症性肠病的认识与治疗进展.上海医药,2010,31(5):207-210.

［15］史佩剑,魏烈.生物制剂治疗炎症性肠病的研究进展.实用医学杂志,2011,27(12):2106-2107.

［16］郑家驹.炎症性肠病的药物治疗.胃肠病学,2012,17(12):756-762.

［17］陈治水,王新月.溃疡性结肠炎中西医结合诊疗共识.中国中西医结合消化杂志,2010,18(6):416-419.

［18］胡品津,钱家鸣,吴开春,等.我国炎症性肠病诊断与治疗的共识意见(2012年·广州).内科理论与实践,2013,8(1):61-75.

［19］Elizabeth Paine,练磊,沈博.炎症性肠病合并狭窄及瘘管形成的内镜治疗.中国实用外科杂志,2013,33(7):554-557.

［20］朱迎,林征,丁霞芬,等.炎症性肠病患者疾病知识与需求调查分析.中华护理杂志,2014,49(1):66-70.

［21］朱迎,林征,丁霞芬,等.炎症性肠病患者服药依从性影响因素及干预措施的研究进展.护理学杂志,2013,28(7):88-91.

［22］王英德.炎症性肠病的药物治疗现状及进展.医学与哲学,2014,35(2B):7-10.

［23］Scaldaferri F, Pizzoferrato M, Gerardi V, et al. The gut barrier: new acquisitions and therapeutic approaches. J Clin Gastroenterol,2012,46 Suppl:12-17.

［24］Kleessen B, Kroesen AJ, Buhr HJ, et al. Mucosal and invading bacteria in patients with inflammatory bowel disease compared with controls. Scand J Gastroenterol, 2002,37(9):1034-1041.

［25］Hegazy SK, El-Bedewy MM. Effect of probiotics on pro-inflammatory cytokines and NF-kappaB activation in ulcerative colitis. World J Gastroenterol,2010,16(33):4145-4151.

［26］Cui HH, Chen CL, Wang JD, et al. Effects of probiotic on intestinal mucosa of patients with ulcerative colitis. World J Gastroenterol, 2004,10 (10):1521-1525.

［27］Wang Y, Parker CE, Bhanji T, et al. Oral 5 - aminosalicylic acid for induction of remission in ulcerative colitis . Cochrane Database Syst Rev,2016,4:CD000543.

［28］Ouaka-Kchaou A, Gargouri D, Kochlef A, et al. Acute pancreatitis secondary to long-term 5 - aminosalicylic acid therapy in a patient with ulcerative colitis: a case-report. Tunis Med, 2014, 92(6):423.

［29］Andreu-Balester JC, Gil-Borás R, Garcia-Ballesteros C, et al. Epstein-Bar virus is related with 5 - aminosalicylic acid, tonsilectomy, and CD19（+）cells in Crohn's disease. World J Gastroenterol, 2015, 21(15): 4666-4672.

［30］Loftus EV, Kane SV, Bjorkman D. Systematic review: short-term adverse effects of 5 - aminosalicylic acid agents in the treatment of ulcerative colitis. Aliment Pharmacol Ther, 2004,19(2):179-189.

［31］Ransford RA, Langman MJ. Sulphasalazine and mesalazine: serious adverse reactions re-evaluated on the basis of suspected adverse reaction reports to the Committee on Safety of Medicines. Gut,2002,51 (4):536-539.

［32］Lichtenstein GR, Feagan BG, Cohen RD, et al. Serious infection and mortality in patients with Crohn's disease: more than 5 years of follow-up in the TREAT registry. Am J Gastroenterol,2012, 107(9):1409-1422.

［33］Ford AC, Peyrin-Biroulet L. Opportunistic infections with anti-tumor necrosis factor-α therapy in in ammatory bowel disease: meta-analysis of randomized controlled trials. Am J Gastroenterol, 2013, 108(8):1268-1276.

［34］Luthra P, Peyrin-Biroulet L, Ford AC. Systematic review and meta-analysis: opportunistic infections and malignancies during treatment with anti-integrin antibodies in in ammatory bowel disease. Aliment Pharmacol Ther,2015,41(12):1227-1236.

［35］Rutgeerts P, Van Assche G, Vermeire S. Optimizing anti-TNF treatment in inflammatory bowel disease. Gastroenterology, 2004,126(6):1593-1610.

［36］Colombel JF, Loftus EV, Jr, Tremaine WJ, et al. The safety profile of infliximab in patients with Crohn's disease: the Mayo clinic experience in 500 patients. Gastroenterology,2004,126(1):19-31.

［37］Shah SC, Colombel JF, Sands BE, et al. Mucosal healing is associated with improved long-term outcomes of patients with ulcerative colitis: a systematic review and meta-analysis. Clin Gastroenterol Hepatol,2016,14(9):1245-1255. e8.

［38］Marcus Harbord, Rami Eliakim, Dominik Bettenworth, et al. Third European Evidence-Based Consensus on Diagnosis and Management of Ulcerative Colitis. Part 2: Current Management. Journal of Crohn's and Colitis, 2017,1 - 24.

［39］Cholapranee A, Hazlewood GS, Kaplan GG, et al. Systematic review with meta-analysis: comparative efficacy of biologics for induction and maintenance of mucosal healing in Crohn's disease and ulcerative colitis controlled trials. Aliment Pharmacol Ther,2017,45(10):1291-1302.

［40］Cote-Daigneault J, Bouin M, Lahaie R, et al. Biologics in inflammatory bowel disease: what are the data. United European Gastroenterol J, 2015, 3(5):419-428.

［41］Baert F, Noman M, Vermeire S, et al. Influence of immunogenicity on the long-term efficacy of infliximab in Crohn's disease. N Engl J Med, 2003, 348(7):601-608.

［42］Baert F, Kondragunta V, Lockton S, et al. Antibodies to adalimumab are associated with future inflammation in Crohn's patients receiving maintenance adalimumab therapy: a post hoc analysis of the Karmiris trial. Gut, 2016, 65(7):1126-1131.

［43］Yanai H，Lichtenstein L，Assa A，et al. Levels of drug and antidrug anti-bodies are associated with outcome of interventions after loss of response to in iximab or adalimumab. Clin Gastroenterol Hepatol，2015，13(3):522 - 530.

［44］Nanda KS，Cheifetz AS，Moss AC. Impact of antibodies to infliximab on clinical outcomes and serum infliximab levels in patients with inflammatory bowel disease (IBD): a meta-analysis. Am J Gastroenterol，2013，108(1):40-47.

［45］Strong S，Steele SR，Boutrous M. Clinical Practice Guideline for the Surgical Management of Crohn's Disease. Dis Colon Rectum，2015，58(11) :1021-1036

［46］Tursi A，Brandimarte G，Papa A，et al. Treatment of relapsing mild-to-moderate ulcerative colitis with the probiotic VSL#3 as adjunctive to a standard pharmaceutical treatment: a double-blind, randomized, placebo-controlled study. Am J Gastroenterol，2010，105 (10):2218-2227.

［47］Matthes H，Krummenerl T，Giensch M，et al. Clinical trial: probiotic treatment of acute distal ulcerative colitis with rectally administered Escherichia coli Nissle 1917 (EcN). BMC Complement Altern Med，2010，10:13.

［48］Guslandi M，Mezzi G，Sorghi M，et al. Saccharomyces boulardii in maintenance treatment of Crohn's disease. Dig Dis Sci，2000，45(7): 1462-1464.

［49］Garcia Vilela E，De Lourdes De Abreu Ferrari M，Oswaldo Da Gama Torres H，et al. Influence of Saccharomyces boulardii on the intestinal permeability of patients with Crohn's disease in remission. Scand J Gastroenterol，2008，43(7):842-848.

［50］Lindsay JO，Whelan K，Stagg AJ，et al. Clinical, microbiological, and immunological effects of fructo-oligosaccharide in patients with Crohn's disease. Gut，2006，55(3):348-355.

［51］Benjamin JL，Hedin CR，Koutsoumpas A，et al. Randomised, double-blind, placebo-controlled trial of fructo-oligosaccharides in active Crohn's disease. Gut，2011，60(7):923-929.

［52］Bamba T，Kanauchi O，Andoh A，et al. A new prebiotic from germinated barley for nutraceutical treatment of ulcerative colitis. J Gastroenterol Hepatol，2002，17(8):818-824.

［53］Timmerman HM，Koning CJ，Mulder L，et al. Monostrain, multistrain and multispecies probiotics—A comparison of functionality and efficacy. Int J Food Microbiol，2004，96(3):219-233.

［54］Borody TJ，Khoruts A. Fecal microbiota transplantation and emerging applications. Nat Rev Gastroenterol Hepatol，2011，9(2):88-96.

［55］Eiseman B，Silen W，Bascom GS，et al. Fecal enema as an adjunct in the treatment of pseudomembranous enterocolitis. Surgery，1958，44(5):854-859.

［56］Palmer R. Fecal matters. Nat Med，2011，17(2):150-152.

［57］Borody TJ，George L，Andrews P，et al. Bowel-flora alteration: a potential cure for inflammatory bowel disease and irritable bowel syndrome. Med J Aust，1989，150(10):604.

［58］Borody TJ，Warren EF，Leis SM，et al. Bacteriotherapy using fecal flora: toying with human motions. J Clin Gastroenterol，2004，38(6):475-483.

［59］Aroniadis OC，Brandt LJ. Fecal microbiota transplantation: past, present and future. Curr Opin Gastroenterol，2013，29(1):79-84.

［60］Ohkusa T，Kato K，Terao S，et al. Newly developed antibiotic combination therapy for ulcerative colitis: a double-blind placebo-controlled multicenter trial. Am J Gastroenterol，2010，105 (8): 1820 - 1829.

［61］Rahimi R，Nikfar S，Rezaie A，et al. A meta-analysis of broad-spectrum antibiotic therapy in patients with active Crohn's disease. Clin Ther, 2006,28(12):1983-1988.

[62] Harries AD, Baird A, Rhodes J. Non-smoking: a feature of ulcerative colitis. Br Med J (Clin Res Ed), 1982, 284(6317):706.

[63] Calkins BM. A meta-analysis of the role of smoking in inflammatory bowel disease. Dig Dis Sci, 1989, 34(12):1841-1854.

[64] Motley RJ, Rhodes J, Ford GA, et al. Time relationships between cessation of smoking and onset of ulcerative colitis. Digestion, 1987, 37(2): 125-127.

[65] Rudra T, Motley R, Rhodes J. Does smoking improve colitis. Scand J Gastroenterol Suppl, 1989, 170:61-63.

[66] Green JT, Rhodes J, Ragunath K, et al. Clinical status of ulcerative colitis in patients who smoke. Am J Gastroenterol, 1998, 93(9):1463-1467.

[67] Russel MG, Nieman FH, Bergers JM, et al. Cigarette smoking and quality of life in patients with inflammatory bowel disease. South Limburg IBD Study Group. Eur J Gastroenterol Hepatol, 1996, 8 (11):1075-1081.

[68] Pullan RD, Rhodes J, Ganesh S, et al. Transdermal nicotine for active ulcerative colitis. N Engl J Med, 1994, 330(12):811-815.

[69] Colombel JF, Keir ME, Scherl A, et al. Discrepancies between patient-reported outcomes, and endoscopic and histological appearance in UC. Gut, 2016,pii: gutjnl-2016-312307.

[70] Spiller R, Major G. IBS and IBD- separate entities or on a spectrum. Nat Rev Gastroenterol Hepatol, 2016,13(10):613-621.

[71] Hanan IM. Inflammatory bowel disease in the pregnant woman. Compr Ther, 1993, 19(3):91-95.

[72] Langholz E, Munkholm P, Davidsen M, et al. Course of ulcerative colitis: analysis of changes in disease activity over years. Gastroenterology,1994,107 (1): 3-11.

[73] Beaugerie L. Stopping IBD drugs: which and when. 18th United european gastroenterology week syllabus of the postgraduate teaching program, 2010: 207-211.

[74] Woude CJ, Ardizzone S, Bengtson MB, et al. The second European evidenced-based consensus on reproduction and pregnancy in inflammatory bowel disease. J Crohns Colitis,2015,9(2):107-124.

[75] Ørding Olsen K, Juul S, Berndtsson I, et al. Ulcerative colitis: female fecundity before diagnosis, duringdisease, and after surgery compared with a population sample. Gastroenterology, 2002,122 (1):15-19.

[76] Baird DD,NarendranathanM,Sandler RS. Increased risk of preterm birth for women with inflammatory bowel disease. Gastroenterology, 1990, 99(4):987-994.

[77] Hudson M,FlettG,Sinclair TS, et al. Fertility and pregnancy in inflammatory bowel disease. Int J Gynaecol Obstet, 1997, 58 (2):229-237.

[78] Olsen KO, Joelsson M, Laurberg S, et al. Fertility after ileal pouch-analanastomosis in women with ulcerative colitis. Br J Surg, 1999, 86 (4):493-495.

[79] Waljee A,Waljee J,Morris AM, et al. Three fold increased risk of infertility: a meta analysis of infertility after ileal pouch analanastomosis in ulcerative colitis. Gut, 2006, 55(11):1575-1580.

[80] Oresland T, Palmblad S, Ellström M, et al. Gynaecological and sexual function related to anatomical changes in the female pelvis after restorative proctocolectomy. Int J Colorectal Dis, 1994,9(2):77-81.

[81] Dubinsky M, Abraham B, Mahadevan U. Management of the pregnant IBD patient. Inflamm Bowel

Dis, 2008, 14(12):1736-1750.

[82] Castiglione F, Pignata S, Morace F, et al. Effect of pregnancy on the clinical course of a cohort of women with inflammatory bowel disease. Ital J Gastroenterol, 1996,28(4):199-204.

[83] Nwokolo CU, Tan WC, Andrews HA, et al. Surgical resections in parous patients with distal ileal and colonic Crohn's disease. Gut,1994,35(2):220-223.

[84] Bush MC, Patel S, Lapinski RH, et al. Perinatal outcomes in inflammatory bowel disease. J Matern Fetal Neonatal Med,2004,15(4):237-241.

[85] Heetun ZS, Byrnes C, Neary P, et al. Review article: reproduction in the patientwith inflammatory bowel disease. Aliment PharmacolTher, 2007,26(4):513-533.

[86] Orholm M, Fonager K, Sorensen HT. Risk of ulcerative colitis and Crohn's diseaseamong offspring of patients with chronic inflammatory bowel disease. Am J Gastroenterol, 1999,94(11):3236-3238.

[87] Waljee A, Waljee J, Morris AM, et al. Threefold increased risk of infertility: a meta-analysis of infertility after ileal pouch analanastomosis in ulcerative colitis. Gut,2006,55 (11): 1575-1580.

[88] Beyer-Berjot L, Maggiori L, Birnbaum D, et al. A total laparoscopicapproach reduces the infertility rate after ileal pouch-anal anastomosis: a 2 - center study. Ann Surg, 2013,258(2):275-282.

[89] Pabby V, Oza SS, Dodge LE, et al. In Vitro fertilization is successful in women with ulcerative colitis and ileal pouch anal anastomosis. Am J Gastroenterol, 2015,110 (6): 792-797

[90] Riis L, Vind I, Politi P, et al. Does pregnancy change the disease course? A study in a European cohort of patients with inflammatory bowel disease. Am J Gastroenterol, 2006,101 (7):1539-1545.

[91] Ananthakrishnan AN, Zadvornova Y, Naik AS, et al. Impact of pregnancy on health-related quality of life of patients with inflammatory bowel disease. J Dig Dis,2012,13 (9):472-477.

[92] Di Paolo MC, Paoluzi OA, Pica R, et al. Sulphasalazine and 5 - aminosalicylic acid in long-term treatment of ulcerative colitis: report ontolerance and side-effects. Dig Liver Dis, 2001,33 (7): 563-569.

[93] Rahimi R, Nikfar S, Rezaie A, Abdollahi M. Pregnancy outcome in women with inflammatory bowel disease following exposure to 5 - aminosalicylic acid drugs: a meta-analysis. Reprod Toxicol, 2008,25 (2): 271-275.

[94] Birnie GG, McLeod TI, Watkinson G. Incidence of sulphasalazine-induced male infertility. Gut, 1981,22 (6): 452-455.

[95] Akbari M, Shah S, Velayos FS, et al. Systematic review and meta-analysis on the effects of thiopurines on birth outcomes from female and male patients with inflammatory bowel disease. Inflamm Bowel Dis, 2013,19 (1): 15-22.

[96] Coelho J, Beaugerie L, Colombel JF, et al. Pregnancy outcome in patients with inflammatory bowel disease treated with thiopurines: cohort from the CESAME Study. Gut,2011,60(2): 198-203.

[97] Sussman A, Leonard JM. Psoriasis, methotrexate, and oligospermia. Arch Dermatol,1980 ,116(2): 215-217.

[98] Mahadevan U, Terdiman JP, Aron J, et al. Infliximab and semen quality in men with inflammatory bowel disease. Inflamm Bowel Dis, 2005,11 (4): 395-399.

[99] Katz JA, Antoni C, Keenan GF, et al. Outcome of pregnancy in women receiving infliximab for the treatment of Crohn's disease and rheumatoid arthritis. Am J Gastroenterol,2004,99 (12):2385-2392.

[100] Abramson D, Jankelson IR, Milner LR. Pregnancy in idiopathic ulcerative colitis. Am J Obstet Gynecol, 1951,61(1): 121-129.

[101] Riis L, Vind I, Politi P, et al. Does pregnancy change the disease course? A study in a European co-

hort of patients with inflammatory bowel disease. Am J Gastroenterol, 2006, 101 (7): 1539-1545.

[102] Birnie GG, McLeod TI, Watkinson G. Incidence of sulphasalazine-induced male infertility. Gut, 1981, 22(6): 452-455.

[103] Mahadevan U. Fertility and pregnancy in the patient with inflammatory bowel disease. Gut, 2006, 55 (8): 1198-1206.

[104] Francella A, Dyan A, Bodian C, et al. The safety of 6 - mercaptopurine for childbearing patients with inflammatory bowel disease: a retrospective cohort study. Gastroenterology, 2003, 124(1): 9-17.

[105] Teruel C, Lopez-San Roman A, Bermejo F, et al. Outcomes of pregnancies fathered by inflammatory bowel disease patients exposed to thiopurines. The American journal of gastroenterology, 2010, 105 (9): 2003-2008.

[106] Norgard B, Pedersen L, Jacobsen J, et al. The risk of congenital abnormalities in children fathered by men treated with azathioprine or mercaptopurine before conception. Aliment Pharmacol Ther, 2004, 19(6): 679-685.

[107] Mahadevan U, Terdiman JP, Aron J, et al. Infliximab and semen quality in men with inflammatory bowel disease. Inflamm Bowel Dis, 2005, 11(4): 395-399.

[108] Khosla R, Willoughby CP, Jewell DP. Crohn's disease and pregnancy. Gut, 1984, 25(1): 52-56.

[109] Willoughby CP, Truelove SC. Ulcerative colitis and pregnancy. Gut, 1980, 21 (6): 469-474.

[110] Beaulieu DB, Kane S. Inflammatory bowel disease in pregnancy. World J Gastroenterol, 2011, 17 (22): 2696-2701.

[111] Vermeire S, Carbonnel F, Coulie PG, et al. Management of inflammatory bowel disease in pregnancy. J Crohns Colitis, 2012, 6(8): 811-823.

[112] Diav-Citrin O, Shechtman S, Gotteiner T, et al. Pregnancy outcome after gestational exposure to metronidazole: a prospective controlled cohort study. Teratology, 2001, 63(5): 186-192.

[113] Caro-Paton T, Carvajal A, Martin de Diego I, et al. Is metronidazole teratogenic? A meta-analysis. Br J Clin Pharmacol, 1997, 44(2): 179-182.

[114] Loebstein R, Addis A, Ho E, et al. Pregnancy outcome following gestational exposure to fluoro-quinolones: a multicenter prospective controlled study. Antimicrob Agents Chemother, 1998, 42 (6): 1336-1339.

[115] Gluck PA, Gluck JC. A review of pregnancy outcomes after exposure to orally inhaled or intranasal budesonide. Curr Med Res Opin, 2005, 21(7): 1075-1084.

[116] Nguyen GC, Seow CH, Maxwell C. The toronto consensus statements for the management of inflammatory bowel disease in pregnancy. Gastroenterology, 2016, 150(3): 734-757.

[117] Qureshi WA, Rajan E, Adler DG, et al. ASGE Guideline: Guidelines for endoscopy in pregnant and lactating women. GastrointestEndosc, 2005, 61(3): 357-362.

[118] Remzi FH, Gorgun E, Bast J, et al. Vaginal delivery after ileal pouch-anal anastomosis: a word of caution. Dis Colon Rectum, 2005, 48(9): 1691-1699.

[119] Ong JP, Edwards GJ, Allison MC. Mode of delivery and risk of fecal incontinence in women with or without inflammatory bowel disease: questionnaire survey. Inflamm Bowel Dis, 2007, 13(11): 1391-1394.

[120] Cornish J, Tan E, Teare J, et al. A meta-analysis on the influence of inflammatory bowel disease on pregnancy. Gut, 2007, 56(6): 830-837.

［121］Beniada A，Benoist G，Maurel J，et al．Inflammatory bowel disease and pregnancy：report of 76 cases and review of the literature．J Gynecol Obstet Biol Reprod（Paris），2005，34（6）：581-588.

［122］吴小平，姚雪洁．炎症性肠病及其治疗药物对生育、妊娠和哺乳的影响．胃肠病学，2012，17（12）：750-755.

［123］Mayberry JF，Lobo A，Ford AC，et al．NICE clinical guideline（CG152）：the management of Crohn's disease in adults，children and young people．Aliment Pharmacol Ther，2013，37（2）：195-203.

［124］Dignass AU，Gasche C，Bettenworth D，et al．European consensus on the diagnosis and management of iron deficiency and anaemia in inflammatory bowel diseases．J Crohns Colitis，2015，9（3）：211-222.

［125］Rahier JF，Magro F，Abreu C，et al．Second European evidence-based consensuson the prevention diagnosisand management of opportunistic infectionsin inflammatory bowel disease．J Crohns Colitis，2014，8（6）：443-468.

［126］Wasan SK，Baker SE，Skolnik PR，et al．A practical guide to vaccinating the inflammatory bowel disease patient．Am J G astroenterol，2010，105（6）：1231-1238.

［127］中华医学会消化病学分会炎症性肠病学组．英夫利昔治疗克罗恩病的推荐方案．中华消化杂志，2011，31（12）：822-824.

［128］Schnitzler F，Fidder H，Ferrante M，et al．Outcome of pregnancy in women with inflammatory bowel disease treated with antitumor necrosis factor therapy．Inflamm Bowel Dis，2011，17（9）：1846-1854.

四、生存质量管理

1. 什么是炎症性肠病的健康相关生存质量？

世界卫生组织生存质量研究组对健康相关生存质量（health-related quality of life，HRQOL）的定义是：不同文化和价值体系中的个体对与他们的目标、愿望、标准以及所关心的事情有关的生存状况的体验。具体来说，生存质量评价基本上包括生理功能、心理功能、角色活动、社会适应能力和对健康状况的总体感受等。所谓生理功能反映的是个体活动能力和体力，主要包括躯体活动受限，自我照料能力和体力下降。心理功能主要是指情绪反应（焦虑、抑郁、紧张等）和认知功能（时间地点定位、注意力、记忆力、思维能力等），因为疾病和环境因素（无力承担治疗费用、药物不良反应、与家人关系等）都会给病人带来不同程度的心理变化。角色活动是指疾病给病人造成工作、学习、家务活动的影响，出现工作能力下降甚至停止工作或学习退步等。在这个定义之下，生存质量主要指个体的主观评价，这种对自我的评价根植于其所处的文化及社会环境之中。

健康相关生存质量指疾病及其随后的治疗对患者功能带来的改变，它反映了健康状况对患者行为态度的影响，已成为现代临床疗效必不可少的评测手段之一，对疾病的治疗决策有重要意义。欧美一些发达国家已将健康相关生存质量广泛应用于临床试验、卫生政策的制定、卫生资源效益的评价等，主要涉及癌症、心脑血管病、老年病及其他慢性病生命质量的测评，人群和患者的健康状况评价，临床治疗方案的评价与选择，预防性干预及保健措施的效果评价，并影响着卫生资源配置与利用的决策。炎症性肠病患者病程长，症状反复发作，疾病往往将伴随其一生，长期的疾病对患者的生理、情感、社会能力和人生观等方面产生影响。

2. 如何评估炎症性肠病患者的生存质量？

炎症性肠病患者生存质量的评估方法，主要有访谈法、观察法、主观报告法、症状定式检查法、标准化量表法5种，其中标准化量表法是目前国内外广为采用的方法。按照测试目的、量表内容和适用范围，量表可分为普适性量表和疾病专用量表。普适性量表有1970年MC Ewen建立的诺丁汉健康调查表、1981年Marilyn Bergner研制并修订的疾病影响程度量表、1990年Ware研制的SF-36量表，1995年世界卫生组织制定的WHO生存质量量表，John等研制的健康质量指数量表（Quality of Well-Being scale，QWB）。其中国内最常用的是翻译成中文的SF-36量表，分生理功能、生理角色功能、疼痛、社会功能、心理健康、情绪角色功能、活力、总体健康……等11个方面。炎症性肠病的专用量表有许多版本，其中以加拿大学者Gordon等1989年设计的炎症性肠病问卷（（Inflammatory bowel disease questionnaire，IBDQ）量表应用最广，其量表的信度和效度评价最为完整，该量表包括32个定性和半定量的问题，测量炎症性肠病患者生活的4个方面：肠道症状[B]（10个问题）、全身症状[S]（5个问题）、情感能力[E]（12个问题）、社会能力[SF]（5个问题）。其他量表还有炎症性肠病患者关注评分表（rating form of inflammatory bowel disease patients concerns，

RFIPC)等。炎症性肠病专用量表,能有效反映该类疾病对病人生存质量的影响,但也存在局限,不同的疾病不能进行同等的评价,不同的地区文化传统,风俗习惯不同,有时需要建立不同的量表。

研究表明,普适性量表和疾病特异量表在研究炎症性肠病患者健康相关生存质量时是相互补充而非相互替代的。目前大多数研究都主张联合使用普适性表和疾病特异量表,以更好地发现健康相关生存质量的重要改变,避免遗漏一些影响生存质量意料之外的因素。

3. 炎症性肠病患者生存质量影响因素有哪些?

炎症性肠病患者的生存质量,不仅和疾病本身相关,而且与患者的年龄、心理、应对方式及社会因素等均有关。心理与生存质量关系将在后面的问题中详细阐述。

(1)疾病相关因素

腹泻腹痛:不少患者由于持续的腹泻,尤其处于活动期者,严重时大便一日十几次,稍有增加腹压的动作就出现排便,严重影响了日常的生活和工作。肠道功能对生存质量的影响很大,特别是大便失禁问题。大便失禁程度最可能影响生存质量胃肠道维度得分。腹痛则是炎症性肠病患者的另一常见主诉,疼痛可影响生存质量的4个领域:生理领域、独立性领域、社会关系领域和环境领域。

疲乏:临床所见疲乏是患者常有的症状之一。Kinash RG 对炎症性肠病患者缓解期的疲乏的发生率和严重程度进行了评估,并进一步运用 IBDQ 与多维度的疲劳问卷(MFI)研究了疲乏与患者生存质量关系。结果显示:有 40% 的炎症性肠病患者(n=80)承受着疲乏的折磨,IBDQ 的分值与 MFI 的分值呈负相关(r=0.735,P<0.001)。说明炎症性肠病患者的疲乏对生存质量产生了负性影响。

(2)年龄

年龄作为一个独立因素影响患者生存质量。其总的趋势是年龄越大,生存质量越好,25~34 岁组患者的生存质量最低,其中心理、社会方面的生质存量影响较大,而以35~49 岁组生存质量最高。可能一方面由于年轻患者的情感仍比较脆弱,对于要面临长期患病这一事实难以接受;另一方面 25~34 岁的患者正是事业的起步和发展的黄金时期,也正值婚恋、组建家庭、生育儿女的最佳年龄,因此该年龄段患者在工作、生活中所受的打击和影响可能会最多,思想负担较重,表现出较悲观的心理和行为,从而对其生活质量产生较显著的影响。

(3)应对方式

应对是个体对现实环境变化有意识、有目的和灵活调节的行为。应对的主要功能是调节应激事件的作用,包括改变对应激事件的评估,调节与事件有关的躯体或情感反应。炎症性肠病往往是伴随患者终身的慢性病,患者必须学习应对慢性、反复发作的各种症状和并发症。包括处理可能使症状恶化的生活压力,而尽量维持缓解期,以及控制由于对恶化期的无能为力感所引起的焦虑。良好的应对方法将使患者能更好地去适应这种疾病。患者的良好应对方式有可能改善他们的生存质量。Dianne S 等研究认为对疾病有良好应对能力的患者往往有更好的依从性,也可能对患者的免疫系统有更好的调节作用,针对情绪的应对方式在炎症性肠病患者的健康、功能及自我感觉方面起着重要的作用。所谓针对情绪的应对方式指病人在思想上或行动上的目的是为了减轻情感上的压力。良好的应对方式将使患者更好地适应这种疾病,提高患者的生存质量。

（4）社会因素

炎症性肠病患者除了生理方面的问题,还要面对无数的社会、经济方面的问题。Decker 研究表示,由于糖皮质激素治疗引起的副作用,如满月脸、多毛症、痤疮、失眠、体重增加和结肠切除等原因,会引起患者相应的情绪问题,包括孤独感、无助感,由于不能控制正常生理功能而产生害怕别人的反应、犯罪感和自责感等,从而害怕与人交往,导致许多患者在日常生活、旅行及饮食方面改变了他们原有的习惯。另有研究表明,有较好社会支持的人们可能因此对疾病的抵抗力增强,或能更好地应对疾病的恶化期;反之,社会支持需要得不到满足的人,则更易患病,病程延长或病情加重。因此患者除需要物质上的帮助,更需要家人、朋友及医务人员情感上的尊重、支持和理解。医护人员除了提供情绪支持及资讯支持,疏导患者的顾虑外,还应鼓励患者的单位、家属、朋友从情感上和实际行动上多关心、安慰、理解患者,使患者充分感受到社会和家庭的支持和理解,同时指导患者在有困难时,应学习接受和寻求他人的支持和帮助。

4. 病情分期与生存质量的关系如何?

目前,有关活动期和缓解期对生存质量的影响意见尚未统一。Hjortswang H 等在运用 SF-36 和总体幸福感量表对 300 名 UC 患者的生存质量进行研究后,指出患者的健康相关生存质量在心理因素和社会因素方面受到主要的影响,生理方面所受的影响较少,且活动期病人的生存质量并不比缓解期患者低。Seong Won 等研究表明,UC 患者的生存质量和病人的症状关系密切,而与患者疾病是否在活动期等因素关系甚微,改善患者生存质量的关键是要缓解他们的症状。我国学者李如源等研究则发现活动期患者的生存质量在各维度得分及总得分均明显低于缓解期。缓解期患者生存质量各维度得分亦有不同程度下降,特别是情感功能下降最明显,提示缓解期患者的的生存质量亦受损。刘振邦等人研究结果与上述一致,认为活动期患者的生存质量各维度得分均低于缓解期患者,缓解期患者的生存质量在生理维度方面与正常人群差异不明显,但在心理、社会维度方面的生存质量比正常人群低。

5. 病情严重程度与生存质量的关系如何?

病情的严重程度是影响患者生存质量的关键因素。疾病严重程度与生存质量呈负相关,重度患者会出现反复腹痛、腹泻、便血等肠道症状,伴贫血及发热等全身表现,无法从事正常的工作、学习及生活,在肠道症状、全身症状、社会功能、情感维度得分均明显低于轻、中度患者。我国刘振邦等研究结果提示:病情重的炎症性肠病患者在生存质量的各个领域低于病情轻的患者。国外 Gibson PR 等研究表明梅奥指数越高,患者的生存质量越差,同样证实疾病严重程度和生存质量呈负相关。我国高永健等研究证实 IBDQ 不仅可有效区分疾病是否活动,而且与疾病严重程度呈负相关。进一步对疾病分级和生存质量进行相关分析,提示肠道症状、全身症状与病情相关性较好,而社会能力的相关系数较低,情感能力最低。

6. 怎样提高炎症性肠病患者的生存质量?

（1）心理指导

倾听患者的问题,通过介绍治疗成功的病例,增强患者与疾病抗争的信心,并和患者家属进行交流,取得家庭的配合和帮助。让患者保持良好的心理状态,避免情绪的焦虑和抑郁,避免精神紧张,保持乐观的情绪。Lena Oxelmark 等用心理干预措施观察了 44 例炎症性肠病患者的 IBDQ 积分情况,结果显示干预后 6 个月和 12 个月 IBDQ 总分并无显著差异,但在情感维度上有显著差异,提示心理干预可改善情感功能。Grootenhuis MA 等研究表明,对炎症性肠病青少年患者进行心理教育干预(给予疾病相关信息、教育患者如何放松、提高社会能力及如何积极思考等),对提高青少年炎症性肠病患者的 HRQOL 有积极影响。

(2)技术指导

可根据个体的文化素质、性格差异采取不同的教育方式,将炎症性肠病的病因、临床表现、治疗方法等内容印制成书面材料,让患者认真阅读,以利于付诸行动;对 UC 患者出院后自行灌肠治疗技术给予指导及评估,告知患者保留灌肠的相关注意事项。并对药物治疗的注意事项给予指导,炎症性肠病患者服药时间长、不良反应大,应注意定期复查血常规、肝功能、肾功能等;不良反应过大时应注意调整用药。

(3)生活指导

须指导患者如何注意饮食和营养,食用富含维生素及铁质的食物(如:动物肝脏、木耳、蘑菇等);避免进食冷饮、水果、多纤维素蔬菜及其他有刺激性和不易消化的食物;不宜饮食乳制品和鱼虾等,以免引起肠胀气或导致疾病复发。

生活要有规律,避免各种压力来源,参加适宜的活动。Bernstein CN 等研究表明身体锻炼可以减轻炎症性肠病疾病活动性,提高患者生存质量。

7. 炎症性肠病患者常见的心理问题有哪些? 常用的评估工具有哪些?

临床观察研究发现炎症性肠病患者存在多种心理健康问题,焦虑、抑郁的发生率高于其他慢性疾病及正常人群。心理因素在炎症性肠病发生发展中的作用仍有待研究,但多数学者认为心理因素会加重炎症性肠病症状。情绪对结肠功能的影响表现为:失望、抑郁等消沉情绪可使结肠推进性蠕动增强,黏液分泌增加,非推进性收缩减弱,出现腹泻;焦虑、愤怒等对抗性情绪可使结肠收缩增强,蠕动减弱,可致肠痉挛、便秘。因此,医护人员在炎症性肠病患者的治疗和护理中应重视心理因素的评估,尤其是患者焦虑、抑郁水平的评估。

(1)汉密尔顿焦虑量表(Hamilton anxiety scale,HAMA)

由 Hamilton 于 1959 年编制,HAMA 是一种医生用焦虑量表,这是最经典的焦虑量表,在所有同类量表中,它的使用历史最长,用得最多,临床和研究工作也最为熟悉。上海市精神卫生中心曾证实该量表具有较好的信效度,量表包括 14 项内容。

使用方法:应由经过训练的两名评定员进行联合检查,采用交谈与观察的方式,检查结束后,两评定员各自独立评分。在评估心理或药物干预前后焦虑症状的改善情况时,首先在入组时评定当时或入组前 1 周的情况,然后在干预 2～6 周后再次评定来比较焦虑症状严重程度的变化。

HAMA

症 状	打 分
1 焦虑心境	
2 紧张	
3 害怕	
4 失眠	
5 认知功能	
6 抑郁心境	
7 躯体性焦虑:肌肉系统症状	
8 躯体性焦虑:感觉系统症状	
9 心血管系统症状	
10 呼吸系统症状	
11 胃肠道症状	
12 生殖泌尿系统症状	
13 植物神经系统症状	
14 会谈时行为表现	

评分标准:HAMA所有项目采用0~4分的5级评分法,各级的标准为:0分——无症状;1分——轻;2分——中等;3分——重;4分——极重。按照我国量表协作组提供的资料,总分超过29分,可能为严重焦虑;超过21分,肯定有明显焦虑;超过14分,肯定有焦虑;超过7分,可能有焦虑;小于7分,便没有焦虑症状。一般来说,HAMA总分高于14分,提示被评估者具有临床意义的焦虑症状。

(2)汉密尔顿抑郁量表(Hamilton depression scale,HAMD)

由Hamilton于1960年编制,是临床上评定抑郁状态时应用得最为普遍的量表。本量表有17项、21项和24项等3种版本,这里介绍的是24项版本。其使用方法同HAMA。

HADA

症 状	打 分
1 抑郁心境	
2 有罪感	
3 自杀	
4 入睡困难*	
5 睡眠不深*	
6 早醒*	
7 工作和兴趣	
8 迟缓	
9 激越	
10 精神性焦虑	

续表

症　状	打分
11 躯体性焦虑	
12 胃肠道症状	
13 全身症状*	
14 性症状*	
15 疑病	
16 体重减轻*	
17 自知力*	
18 日夜变化*	
19 人格解体或现实解体	
20 偏执症状	
21 强迫症状*	
22 能力减退感	
23 绝望感	
24 自卑感	

评分标准:HAMD 大部分项目采用 0～4 分的 5 级评分法:0 分——无,1 分——轻度,2 分——中度,3 分——重度,4 分——很重。少数项目(带"*"号条目)评分为 0～2 分的 3 级评分法:0 分——无,1 分——轻、中度,2 分——重度。对于 24 项版本,总分超过 35 分可能为严重抑郁;超过 20 分,可能是轻或中度的抑郁;如小于 8 分,则没有抑郁症状。

(3) Zung 抑郁自评量表((self-rating depression scale,SDS)

Zung 氏抑郁自评量表(SDS)由美籍华裔教授 Zung 编制于 1965 年,因使用简便,应用颇广,是目前精神医学界最常用的抑郁自测量表之一。读者应根据过去一周内自身的情况作答,并按照表中分值计算出总分。将总分乘以 1.25 后为最后得分。最后得分在 50 分以下为正常,50～59 分提示轻度抑郁,60～69 分提示中度抑郁,70 分以上提示重度抑郁。

Zung 抑郁自评量表

评定项目	很少有	有时有	大部分时间有	绝大多数时间有
1. 我觉得闷闷不乐,情绪低沉	1	2	3	4
2. 我觉得一天中早晨最好*	4	3	2	1
3. 我一阵阵哭出来或觉得想哭	1	2	3	4
4. 我晚上睡眠不好	1	2	3	4
5. 我吃得跟平常一样多*	4	3	2	1
6. 我与异性密切接触时和以往一样感到愉快*	4	3	2	1
7. 我发觉我的体重在下降	1	2	3	4
8. 我有便秘的苦恼	1	2	3	4
9. 我心跳比平常快	1	2	3	4
10. 我无缘无故地感到疲乏	1	2	3	4

续表

评定项目	很少有	有时有	大部分时间有	绝大多数时间有
11. 我的头脑跟平常一样清楚*	4	3	2	1
12. 我觉得经常做的事情并没有困难*	4	3	2	1
13. 我觉得不安而平静不下来	1	2	3	4
14. 我对将来抱有希望*	4	3	2	1
15. 我比平常容易生气激动	1	2	3	4
16. 我觉得做出决定是容易的*	4	3	2	1
17. 我觉得自己是个有用的人,有人需要我*	4	3	2	1
18. 我的生活过得很有意思*	4	3	2	1
19. 我认为如果我死了,别人会生活得好些	1	2	3	4
20. 平常感兴趣的事我仍然照样感兴趣*	4	3	2	1

注:评定采用1~4分制计分,按上述1~4顺序评分,部分带"*"项目按上述4~1分顺序评分。

（4）Zung 焦虑自评量表(self-rating anxiety scale，SAS)

Zung 氏焦虑自评量表(SAS)由美籍华裔教授 Zung 编制于 1971 年。从量表构造的形式到具体评定的方法,都与抑郁自评量表(SDS)十分相似,是一种分析病人主观症状的相当简便的临床工具。适用于具有焦虑症状的成年人,具有广泛的应用性。按照中国常摸结果,SAS 标准分的分界值为 50 分,其中 50~59 分为轻度焦虑,60~69 分为中度焦虑,70 分以上为重度焦虑。

Zung 焦虑自评量表

评定项目	很少有	有时有	大部分时间有	绝大多数时间有
1. 我感到比往常更加神经过敏和焦虑	1	2	3	4
2. 我无缘无故感到担心	1	2	3	4
3. 我容易心烦意乱或感到恐慌	1	2	3	4
4. 我感到我的身体好像被分成几块,支离破碎	1	2	3	4
5. 我感到事事都很顺利,不会有倒霉的事情发生*	4	3	2	1
6. 我的四肢抖动和震颤	1	2	3	4
7. 我因头痛、颈痛、背痛而烦恼	1	2	3	4
8. 我感到无力且容易疲劳	1	2	3	4
9. 我感到很平静,能安静坐下来*	4	3	2	1
10. 我感到我的心跳较快	1	2	3	4
11. 我因阵阵的眩晕而不舒服	1	2	3	4
12. 我有阵阵要昏倒的感觉	1	2	3	4

续表

评定项目	很少有	有时有	大部分时间有	绝大多数时间有
13. 我呼吸时进气和出气都不费力*	4	3	2	1
14. 我的手指和脚趾感到麻木和刺痛	1	2	3	4
15. 我因胃痛和消化不良而苦恼	1	2	3	4
16. 我必须时常排尿	1	2	3	4
17. 我的手总是很温暖而干燥*	4	3	2	1
18. 我觉得脸发烧发红	1	2	3	4
19. 我容易入睡，晚上休息很好*	4	3	2	1
20. 我做噩梦	1	2	3	4

注：评定采用 1~4 分制计分，按上述 1~4 分顺序评分，部分带"＊"项目按上述 4~1 分顺序评分。

（5）综合医院焦虑抑郁量表（hospital anxiety and depression scale，HADS）

HADS 是一种广泛应用于综合医院临床诊疗的自评量表，是用于评估综合医院或基层保健单位患者的焦虑抑郁状态的可靠工具之一。HADS 由焦虑和抑郁两个分量表组成，项目评分为 0~3 分，焦虑和抑郁总分范围均为 0~21 分，一般认为超过 7 分有焦虑或抑郁症状，国内以 9 分作为筛选的临界值较为可靠。

综合医院焦虑情绪测定

我感到紧张（或痛苦）
□几乎所有时候（3分）　□大多数时候（2分）　□有时（1分）　□根本没有（0分）

我感到有点害怕，好像预感到有什么可怕的事情要发生
□非常肯定和十分严重（3分）　　□是的，但并不十分严重（2分）
□有一点，但并不使我苦恼（1分）　□根本没有（0分）

我的心中充满烦恼
□大多数时间（3分）　□常常如此（2分）　□时时，但并不经常（1分）　□偶尔如此（0分）

我能够安闲而轻松地坐着
□肯定（0分）　　□经常（1分）　　□并不经常（2分）　　□根本没有（3分）

感到一种令人发抖的恐惧
□根本没有（0分）　□有时（1分）　　□很经常（2分）　　□非常经常（3分）

我有点坐立不安，好像感到非要活动不可
□确实非常多（3分）　□是不少（2分）　□并不很多（1分）　□根本没有（0分）

我突然有恐惧感
□确实很经常（3分）　□时常（2分）　　□并非经常（1分）　□根本没有（0分）

综合医院抑郁情绪测定

我对以往感兴趣的事情还是有兴趣

☐ 肯定一样(0分)　　　　　☐ 不像以前那样多(1分)
☐ 只有一点儿(2分)　　　　☐ 基本上没有了(3分)

我能够哈哈大笑,并看到事物有趣的一面

☐ 我经常这样(0分)　　　　☐ 现在已经不大这样了(1分)
☐ 现在肯定是不太多了(2分) ☐ 根本没有(3分)

感到愉快

☐ 根本没有(3分)　　☐ 并不经常(2分)　　☐ 有时(1分)　　☐ 大多数时间(0分)

我好想感到人变迟钝了

☐ 几乎所有时间(3分)　☐ 经常(2分)　　☐ 有时(1分)　　☐ 根本没有(0分)

我对自己的外表(打扮自己)失去兴趣

☐ 肯定(3分)　　　　☐ 经常(2分)　　　☐ 并不经常(1分)　☐ 根本没有(0分)

我怀着愉快的心情憧憬未来

☐ 差不多是这样做的(0分)　☐ 并不完全是这样做的(1分)
☐ 很少这样做(2分)　　　　☐ 几乎从来不这样做(3分)

我能欣赏一本好书或一段好的广播或电视节目

☐ 常常(0分)　　　　☐ 有时(1分)　　　☐ 并非经常(2分)　☐ 根本没有(3分)

---

8. 关于炎症性肠病患者心理健康状况,现存指南有哪些建议?

ECCO 2013 年发表的炎症性肠病管理指南涉及心理问题的内容有以下表内几个方面。

UC 相关指南

ECCO 发表的 UC 相关指南中,有关心理因素的声明和建议

---

1. 没有确凿的证据表明焦虑、抑郁和心理社会应激等因素是 UC 发病的危险因子(EL2);
2. 心理因素可能对 UC 疾病进程产生一定影响,心理应激和抑郁是疾病复发的危险因素(EL3)。抑郁与患者低水平生活质量有关(EL3),焦虑与患者治疗依从性差有关(EL4)。
3. 心理压力和心理障碍在活动期溃疡性结肠炎患者中更为常见,但在缓解期患者中不常见(EL3)。
4. 对于疾病活动期或缓解期伴有腹痛的患者,临床医生应特别注意评估他们的抑郁状况(EL2)。
5. 应该将患者精神心理状况和健康相关生活质量纳入到临床实践的定期随访的内容中(EL3)。通过自我管理和病人咨询两种方式相结合,患者的疾病控制可以得到提高和改善(EL1b)。
6. 内科医生应该对患者进行焦虑、抑郁筛查,并且在必要时给予额外的心理护理和心理治疗(EL2)。患者应该被告知患者协会的存在(EL5)。
7. 心理治疗适用于心理障碍和低生存质量的患者(EL1)。
8. 应该根据不同心理困扰选择心理治疗的方法,且最好由专家(心理治疗师、身心医学专家、精神科医师)制定。精神治疗药物应当附上适应症状说明(EL5)。

注:EL 表示证据等级

CD 相关指南

ECCO 发表的 CD 相关指南中,有关心理因素的声明和建议

1. 心理障碍似乎是疾病发生发展的结果,而不是造成疾病的原因,这一结论并不单单特定于 CD(EL1)。心理困扰的程度与疾病严重程度有关(EL2)。
2. 心理因素与 CD 病因之间的关系尚未经证实(EL3),但对疾病的进程有一定影响(EL1)。
3. 抑郁和长期感知的压力似乎是导致疾病复发的危险因素(EL1),现在还不清楚是否急性事件会导致疾病复发(EL1),大多数患者认为压力会对他们的疾病产生影响(EL2)。
4. 内科医生应对患者的心理状况进行评估,必要时应给予心理护理或心理治疗。在炎性肠病中心应该给予患者整体身心照护(EL2)。
5. 患者应该被告知患者协会的存在(EL2)。
6. 应该将患者精神心理状况和健康相关生活质量纳入到临床实践的定期随访的内容中(EL1)。
7. 心理治疗适用于有心理障碍的患者(如:抑郁、焦虑),因伴随精神困扰生存质量降低者,以及疾病适应不良的患者(EL1)。
8. 应该根据不同心理困扰选择心理治疗的方法,且最好由专家(心理治疗师、身心医学专家、精神科医师)制定。精神治疗药物应当附上适应症状说明(EL5)。

注:EL 表示证据等级

2017 年 ACG 炎症性肠病指南也推荐对炎症性肠病患者进行焦虑和抑郁筛查(低证据级别)。

9. 常见心理干预措施有哪些?

根据炎症性肠病管理指南的要求,医护人员应该对炎症性肠病患者进行心理状况的评估和筛查,对有焦虑、抑郁等心理障碍的患者进行有效的心理干预。心理干预指在心理学理论指导下有计划、有步骤地对一定对象的心理活动、个性特征或行为问题施加影响,使之朝向预期目标变化的过程。20 世纪末,行为治疗的理论和技术兴起,使心理干预成为富有成效的治疗手段。常见的心理干预方法有以下 4 种。

(1) 行为治疗

根据行为学习及条件反射理论,首先对患者的病理心理及其有关功能障碍进行行为学方面的确认、检查以及环境影响因素的分析,然后确定操作化目标和制订干预的措施,对个体进行反复训练、矫正和消除不良行为,并建立一种新的条件反射和行为。

(2) 认知疗法

是通过认知和行为技术来改变患者不良认知的一类心理治疗方法的总称,它遵循教育和学习原理,吸收了行为矫正技术,对患者进行指导训练。认知过程对行为起着重要的决定作用,是决定患者的情绪、动机和行为的关键。其原则是通过修正患者有意识的思想来修正患者的情绪和行为,其重点在于信念、知觉、思维等内部思想的改变。矫正其对人疾病错误、扭曲的认知,从而改善其心理、行为。

(3) 集体疗法

包括医患之间、患者及家庭之间的交流。国外许多城市都建立了病友俱乐部等组织,实质是集体疗法的一种模式。通过交流达到减少不良情绪,改善不良行为的效果。同时加强对家属的宣传工作,使他们明白自己的言行及情绪对患者的影响,学会控制自己的不良情绪,并帮助督促、观察、安慰患者,强化心理干预的效果。

(4) 音乐心理干预

音乐心理干预作为一门新兴的心理治疗法,其主要是用音乐营造出与患者相匹配的环

境,使之能够更加舒缓心情,配合心理治疗,增加临床效果。音乐通过特殊的物理特性、不同的频率、配合适当的声音,与患者生理节奏达到共鸣。焦虑、抑郁是情绪的外在表现,而音乐是自我表现和情绪释放的的一种形式,音乐提供了情绪宣泄的一种出口,使得患者达到自我心理调节的目的。

目前临床较多的是根据患者自身情况提供个体化综合心理干预。例如认知疗法联合音乐治疗;音乐疗法联合穴位按摩;心理疏导联合健康指导等。

10. 心理因素与炎症性肠病发病的关系如何?

曾经有许多医生认为炎症性肠病是精神心理性疾病,但现在这种观点已被大多数学者否定,但目前仍有学者认为紧张可诱发炎症性肠病。临床研究发现许多炎症性肠病患者都具有内向、内省、离群、严谨、悲观、抑郁、焦虑、多疑、紧张、情绪不稳定、易怒,对各种刺激情绪反应强烈,而激动之后又难以平复的个性特点。许多炎症性肠病患者常常伴有自主神经功能紊乱表现,病情复发或恶化,每与精神紧张、内心冲突和焦虑不安等因素有关。上述个性和心理问题,在一定程度上促发本病的复发和恶化。其机制是通过改变下丘脑-垂体-肾上腺轴、细菌和黏膜间相互作用、增加黏膜肥大细胞的活性、多种激素生成或释放增加以及植物神经系统的兴奋等途径,导致炎症性肠病的发生或复发,其中中枢性的促肾上腺皮质激素释放因子(corticotrophin releasing factor, CRF)起着重要的作用。心理应激通过一系列的神经免疫、内分泌机制,一方面导致肠道运动亢进,肠血管平滑肌痉挛,组织缺血,肠黏膜的通透性增加,使正常情况下不引发免疫反应的抗原可以进入结肠固有层与免疫细胞相互作用,加剧应激诱导的免疫炎症反应,造成肠黏膜的损害;另一方面使机体免疫力下降,削弱肠道黏膜的屏障功能,二者共同作用最终导致炎症性肠病的发生。而炎症性肠病引起的反复腹痛、腹泻等腹部不适的症状可导致患者产生焦虑和抑郁情绪,二者互为因果,形成恶性循环,使炎症性肠病反复发作,难以痊愈。

Mittermaier 等对 60 例炎症性肠病患者进行为期 18 个月的追踪性研究中发现:伴有焦虑、抑郁情绪影响炎症性肠病患者的 HRQOL,并可能引起炎症性肠病病情的恶化。美国著名炎症性肠病学家 Joseph B. Kirsner 认为,心理因素对炎症性肠病的发生发展及其病变的严重性有重要的影响。

11. 心理因素与炎症性肠病病情严重程度的关系?

精神心理因素可以引起胃肠道功能紊乱。除已知的肠易激综合征、功能性消化不良与精神心理因素密切相关外,炎症性肠病患者中约 74% 认为精神心理因素对他们的疾病过程有影响,显著高于其他疾病患者。越来越多的研究报道了关于精神心理因素在炎症性肠病中的作用,发现心理应激与疾病的恶化及复发有关。

炎症性肠病患者最常见的心理异常是不同程度的焦虑、抑郁,其个性特质很可能是继发于长期的疾病,这些共同的个性和心理问题不会直接引起炎症性肠病的发生,而是会导致疾病恶化及反复发作。持续地处于焦虑、抑郁状态,可能会加重患者的肠道症状。Bitton 等对 60 名炎症性肠病患者经过 1 年的追踪研究,结果显示:除年龄、性别和患者过去疾病复发的次数的影响,更多近期的引起患者压力感的生活事件将引起疾病的提前恶化。大多数研究者认为炎症性肠病症状的出现和加重可能与患者的精神心理因素有关,但精神心理因素也可以是本病反复发作的继发表现。

12. 心理因素与炎症性肠病患者生存质量的关系如何？

心理的异常与炎症性肠病患者的 HRQOL 相关。Turnbull 等研究发现，炎症性肠病患者的精神疾病是健康相关生活质量低下的一个重要且独立的预测因素。精神心理异常经治疗后，HRQOL 亦得到改善，从另一个方面证明了此观点。近来有多项研究均发现抑郁、焦虑等精神症状与受损的 HRQOL 有关。Mittermaier 等对 60 例炎症性肠病患者进行为期 18 个月的追踪性研究中发现：焦虑、抑郁是影响生存质量的独立因素，并均与生存质量呈负相关。情绪影响炎症性肠病患者的生存质量，并可能引起病情的恶化。我国刘振邦等研究显示，炎症性肠病患者的焦虑、抑郁水平是影响生存质量的独立因素，并均与患者的生存质量的各个维度呈负相关，这与 Mittermaier 等的研究结果相同。精神心理因素在炎症性肠病患者 HRQOL 中的重要作用尚不十分明确，可能作用如下：持续地处于焦虑、抑郁状态，可能会加重患者的肠道症状，减低患者疼痛阈值，从生理领域影响患者的健康相关生存质量；同时焦虑、抑郁以及孤独感、情绪多变等情绪问题又会使患者不能正常地完成生活、工作和学习，或完成得不仔细，并同时会与亲戚、朋友逐渐疏远，社交活动减少，从社会领域方面影响患者的生存质量。

13. 哪些患者需要进行心理治疗？

炎症性肠病由于其病程长、患者生存质量下降等因素，焦虑及抑郁通常伴随疾病而存在。因此，除了药物治疗外，心理干预成了炎症性肠病治疗的重要组成部分。早前的一些研究发现女性患者的心理问题更加突出，因此疾病的复发率高于男性，针对女性患者，我们应多予关注其心理状态。国外有研究调查表明，炎症性肠病患者中自觉压力较大的更乐意接受心理治疗，其比例较类风湿性关节炎患者高出 2～3 倍。心理治疗包括两方面：精神疗法和药物治疗。对于炎症性肠病患者，予汉密尔顿焦虑量表、汉密尔顿抑郁量表、Zung 焦虑自评量表、Zung 抑郁自评量表或综合医院焦虑抑郁量表等对患者精神情绪状态进行评估。若发现存在焦虑、抑郁倾向，可给予心理治疗。当然，最好的治疗方案应由消化科和精神科医生共同制订。

14. 心理治疗的方法有哪些？

心理治疗的方法包括精神疗法和药物治疗。精神疗法的目的主要是帮助患者控制不良情绪的影响，保持心理平衡，学会自我调节。

（1）健康教育

向患者介绍炎症性肠病的病因、临床表现、并发症以及预后等知识，讲授情绪、精神、环境、家庭等因素与疾病发生、发展的关系，强调心情开朗、情绪稳定对疾病康复的重要性，同时向患者介绍治疗成功的病例，鼓励其建立起战胜疾病的信心。

（2）松弛疗法

对焦虑烦躁的炎症性肠病患者除定期进行心理咨询外，可应用各种松弛疗法，如练习书法、栽培花草、听轻音乐、练气功和太极拳以及其他有规律的适度的运动，使其情绪得到缓解，思想得到放松；对悲观抑郁的患者，可以诱导其说出内心的痛苦，使其得以宣泄，求得心理的平衡。

（3）应对技巧培养

指导患者进行自我调节,使患者学会正确应对生活中发生的不幸事件,学会自我减轻愤怒、紧张、悲伤、恐惧等不良情绪的影响,提高患者自我调控情绪的能力及心理应急能力,帮助患者纠正不良行为。常用的方法有:①回避法:在日常生活中看到看不惯的事情,尽量避开不去看和想;②转移法:遇到不顺心的事情,设法转移情绪(如:运动、参加娱乐活动等);③释放法:可把内心的不快向人倾吐;④升华法:遇到刺激,化愤慨为动力,激励自己进取;⑤借用森田疗法理论:让其接纳症状,顺其自然,不予关注,鼓励患者像正常人一样去生活。

（4）催眠疗法

催眠师运用心理学手段在受术者头脑中唤起的一种特殊意境,这种意境能使人的心理对生理的控制力量发挥到最高水平。催眠疗法可以减轻心理压力,矫正不良习惯,缓解焦虑、抑郁等情绪状态,提高患者的总体心理健康水平。在药物治疗的同时应用催眠治疗,有助于患者病情的缓解。具体方法:选择安静的环境,去掉或松开紧束身体的物件(如:发卡、领扣、腰带、护膝、护踝、鞋带等),以最舒服的姿势平躺或静坐,闭目养神,深呼吸,按自己的意念完全放松全身的每块肌肉,由催眠师进行催眠。

（5）认知行为疗法

认识行为治疗是一组治疗方法的总称,这组方法强调认知活动在心理或行为问题的发生和转归中起着非常重要的作用,并且在治疗过程中既采用各种认知矫正技术,又采用行为治疗技术,治疗具有积极性、指导性、整体性和时间短等特点。此法被认为是最佳的提高患者生存质量、减轻抑郁、焦虑的心理疗法。

15. 哪些患者需要使用精神类药物?

国内对炎症性肠病患者精神类药物的使用经验尚不充分,国外一项针对精神类药物治疗炎症性肠病伴精神障碍的系统分析报告表明,虽然炎症性肠病常存在心理问题,但尚不能把精神类药物治疗作为炎症性肠病的常规治疗,需要更多的随机对照试验来说明精神类药物的有效性。国内有文献提出对于中度以上焦虑、抑郁患者,可考虑给予精神类药物,可减轻患者疼痛、焦虑、抑郁和失眠等。

16. 精神类药物应如何使用?

虽然精神类药物可以改善炎症性肠病患者的躯体和精神症状,但目前的临床研究尚无足够的证据来确切的说明其有效性。目前临床上一线的抗抑郁药主要包括两类,选择性5-羟色胺再摄取抑制剂(SSRI)和去甲肾上腺素再摄取抑制剂(SNRI)。他们的临床药理作用主要是选择性阻断突触前膜5-羟色胺(5-HT)、去甲肾上腺素(NE)的再摄取,能增强人的中枢神经系统5-HT和NE神经递质的活性,从而发挥抗抑郁作用。SSRI的代表药物有:氟西汀、帕罗西汀、舍曲林、氟伏沙明、西酞普兰和艾司西酞普兰;SNRI的代表药物有:文拉法辛和度洛西汀。传统的三环类、四环类抗抑郁药和单胺氧化酶抑制剂由于不良反应较大,应用明显减少。

治疗时应该掌握以下原则:①个体化治疗;②剂量逐步递增,尽可能采用最小有效量,使不良反应减至最少,以提高服药依从性;③足量足疗程治疗;④尽可能单一用药,如疗效不佳可考虑转换治疗、增效治疗或联合治疗,但需要注意药物的相互作用;⑤治疗前知情告知;⑥治疗期间密切观察病情变化和不良反应并及时处理;⑦可联合精神疗法增加疗效;⑧积极治疗炎症性肠病。

参考文献

[1] Kinash RG, FisherDC, Lukie, BE, et al. Coping pattern and related characteristics in patients with inflammatory bowel disease. Rehabilitation Nursing, 1993, 13 (1): 12-19.

[2] 刘振邦,周薇,胡石奇,等. 炎症性肠病患者生存质量及其影响因素的调查. 中华全科医学,2011,9(1): 90-92.

[3] 解亚宁. 简易应对方式量表的信度和效度的初步研究. 中国临床心理学杂志,1998,6(2):114-1151.

[4] Smolen DM, Topp R. Coping methods of patients with inflammatory bowel disease and prediction of perceived health, functional status, and well-being. Gastroenterology Nurse, 1998, 21 (3): 112-118.

[5] Decker JW. The effects of inflammatory bowel disease on adolescents. Gastroenterology Nursing, 2000, 23 (2): 63-66.

[6] Joachim G. An assessment of social support in people with inflammatory bowel disease. Gastroenterology Nurs, 2002, 25(6):246-251.

[7] 周薇,尤黎明,李瑜元. 炎症性肠病患者生存质量与其应对方式和社会支持的相关性. 护理学杂志, 2006,21(11):9-11.

[8] Boise L, Heagerty B, Eskenazi L. Facing chronic illness: The family support model and its benefits. Patient Educ Couns, 1996, 27(1): 75-84.

[9] Seong Won Han, Elaine Mccoll, John Roger Barton, et al. predictors of quality of life in ulcerative colitis the importance of symptoms and illness representations. Inflammatory Bowel Dis,2005,11(1): 24-34.

[10] 李如源,杨雪松,穆尔扎·别克,等. 炎症性肠病健康相关生活质量研究评价. 中华消化杂志,2012,32 (1):24-26.

[11] Gibson PR, Vaizey C, Black CM,et al. Relationship between disease severity and quality of life and assessment of health care utilization and cost for ulcerative colitis in Australia: A cross-sectional, observational study. J Crohns Colitis, 2014, 8(7):598-606.

[12] 高永健,钱家鸣,朱峰,等. 炎症性肠病患者生存质量问卷调查研究. 中国全科医学,2012,15(17):1974-1976.

[13] Oxelmark L,Magnusson A,Lofberg R,et al. Group-based intervention program in inflammatory bowel disease patients: Effects on quality of life. Inflamm Bowel Dis, 2007, 13(2): 182-190.

[14] Grootenhuis MA, Maurice-Stam H, Derkx BH,et al. Evaluation of a psycho-educational intervention for adolescents with inflammatory bowel disease. Eur J Gastroenterol Hepatology, 2009, 21(4):430-435.

[15] Packer N,Hoffman-Goetz L,Ward G. Does physical activity affect quality of life, disease symptoms and immune measures in patients with inflammatory bowel disease? A systematic review. J Sports Med Phys Fitness, 2010, 50(1):1-18.

[16] 刘凤芹,楚更五,李子华,等. 心理因素与溃疡性结肠炎. 中国健康心理学杂志,2001,9(4):307-308.

[17] 王宪军,彭海银. 溃疡性结肠炎患者心理健康状况的分析. 四川精神卫生,2006,19(4):227.

［18］邓长冰,夏冰.炎症性肠病(第一版).北京:人民卫生出版社,1998:75-78.

［19］Farraye FA,Melmed GY, Lichtenstein GR,et al. ACG Clinical Guideline: Preventive Care in Inflammatory Bowel Disease. Am J Gastroenterol,2017,112(2):241-258.

［20］Mittermaier C, Dejaco C, Waldhoer T, et al. Impact depressive mood on relapse in patients with inflammatory bowel disease: a prospective 18-month Follow-up Study. Psychosomatic Medicine, 2004, 66(1):79-84.

［21］Bitton A,Sewitch MJ,Peppercorn MA,et al. Psychosocial determinants of relapse in ulcerative colitis: a longitudinal study. AM J Gastroenterol, 2003, 8(10):2203-2208.

［22］Turnbull GK, Vallis TM. Quality of life in inflammatory bowel disease:The interaction of disease activity with psychosocial function. Am J Gastroenterology, 1995, 90(9):1450-1454.

［23］Pallis AG, Vlachonikolis IG, Mouzas IA. Assessing health related quality of life in patients with inflammatory bowel disease, in Crete, Greece. BMC Gastroenterology, 2002,2: 1.

［24］Bennebroek Evertsz' F, Bockting CL, Stokkers PC,et al. The effectiveness of cognitive behavioral therapy on the quality of life of patients with inflammatory bowel disease: multi-center design and study protocol (KL! C- study). BMC Psychiatry, 2012,12: 227.

［25］Höie O, Wolters F, Riis L,et al. Ulcerative colitis: patient characteristics may predict 10 – yr disease recurrence in a European-wide population-based cohort. Am J Gastroenterology, 2007,102(8): 1692-1701.

［26］Miehsler W, Weichselberger M, Offerlbauer-Ernst A, et al. Which patients with 炎症性肠病 need psychological interventions? A controlled study . Inflammatory Bowel Dis, 2008, 14(9):1273-1280.

［27］Antonina A Mikocka-Walus, Deborah A Turnbull, Nicole T Moulding, et al. Antidepressants and inflammatory bowel disease: a systematic review . Clinical Practice and Epidemiology in Mental Health, 2006, 2:24-33.

［28］李强,鞠应东,王倩,等.抗抑郁药及心理疗法在溃疡性结肠炎治疗中的作用.山东医药,2005,45(18):56.

五、护 理 管 理

1. 对炎症性肠病护理时应注意评估哪些内容？

护理评估是护理工作程序的第一步,并贯穿整个护理工作中。通过对病人整体的评估,了解和掌握病人现存的或潜在的健康问题,对于护理人员选择恰当的治疗和护理方案、促进患者康复具有重要意义。

(1)患病及治疗经过

①患病经过:患病的起始时间,有无精神刺激、劳累、饮食失调、感染等诱因,主要症状及其特点,例如:对于主诉为腹痛的炎症性肠病病人,应询问疼痛的部位、性质、程度和时间等。②检查及治疗经过:既往检查、治疗经过及效果,患者依从性如何;询问用药史,包括药物种类、剂量和用法;有无特殊的饮食医嘱。

(2)心理-社会状况

①疾病知识:病人对疾病的性质、过程、预后及防治知识的了解程度。②心理状况:病人的性格、精神状态。患病对病人日常生活、工作的影响。有无焦虑、抑郁、悲观等负面情绪及其程度。炎症性肠病常伴有腹泻、腹痛、便血,给病人带来不适和痛苦,特别是症状迁延不愈、反复发作时,易使病人产生不良情绪。对于炎症性肠病患者而言,心理因素可使症状加重,故应注意评估病人的心理状态,以便有针对性地给予心理疏导和支持。③社会支持系统:包括病人的家庭成员组成、家庭经济、文化、教育背景、对病人的关怀和支持程度、医疗费用来源或支付方式、出院后的继续就医条件、居住地区的初级卫生保健设施等资源。这些都可能是病人压力来源,影响生活质量的因素。

(3)生活史

①个人史:出生地和生活地、职业与工作条件、经济情况、有无疫水接触史和疫源地逗留史。这些因素与某些肠道疾病的发病关系密切,应注意鉴别。②生活方式:日常生活是否有规律,包括学习、活动、休息与睡眠;生活或工作负担及其承受能力,睡眠的质量;有无定时排便的习惯及条件。这些因素在炎症性肠病的发生和发展过程中起重要作用。③饮食方式:平时饮食习惯及食欲,每天餐次,进食时间是否规律;食物品种组成以及数量,有无特殊的饮食喜好或禁忌;有无食物过敏或食物不耐受;有无烟酒嗜好,吸烟年数及每天支数,饮酒年数及饮酒量。这些因素与炎症性肠病的发病或复发有着密切联系。

(4)身体评估

①一般状态:病人的生命体征、精神、营养状况。ⓐ生命体征:例如大量腹泻引起机体失水,血容量不足时可引起心率、呼吸、血压的改变,应注意监测;ⓑ精神:观察病人精神状态,是否感觉乏力,没有精力;ⓒ营养状况:病人体质指数、皮下脂肪厚度、皮肤色泽和弹性、毛发光泽度有无异常。炎症性肠病患者由于肠道吸收障碍、营养摄入减少、药物副作用等,常伴有体重减轻或消瘦,以及各种微量元素缺乏,可出现贫血、骨质疏松等营养问题。②腹部检查:腹部外形有无膨隆或凹陷;肠鸣音是否正常;有无腹肌紧张、压痛、反跳痛;疼痛部位、程度;有无移动性浊音。检查时应先听肠鸣音、血管杂音,然后叩诊和触诊,以免触诊后

引起肠鸣音变化。腹部检查有助于及时发现其他疾患和并发症。

（4）实验室及其他检查

实验室及其他检查能为患者整体护理评估带来更精确的信息,主要包括血液检查、粪便检查、内镜检查等,为整体护理提供科学依据,例如血液检查能够帮助识别患者是否存在贫血、炎性反应及其程度。

2. 腹泻患者应注意哪些护理问题及措施?

炎症性肠病患者多存在腹泻,腹泻时肠蠕动增加,肠黏膜吸收水分功能发生障碍,胃肠内容物迅速通过胃肠道,水分不能在肠道内被及时的吸收。又因肠黏膜受刺激,肠液分泌增加,进一步增加了粪便的水分。持续严重的腹泻,可使机体内的大量水分和胃肠液丧失,导致水、电解质和酸碱平衡紊乱。长期腹泻者还会存在营养不良。

对于溃疡性结肠炎患者,腹泻为主要症状,黏液脓血便是本病活动期的重要表现,腹泻多与炎症导致肠黏膜对水钠吸收障碍以及结肠运动失常有关,粪便中的黏液或脓血为炎症渗出和黏膜糜烂及溃疡所致。排便次数和便血程度客观反映病情程度,护理工作应注意几项。

（1）观察病情

观察病人腹泻的次数、性质,腹泻有无伴随症状(如:发热、腹痛等),同时监测粪便检查结果。

（2）活动与休息

腹泻严重、全身症状明显的病人应卧床休息,注意腹部保暖。可用热水袋热敷腹部,以减弱肠道运动,减少排便次数,并有利于腹痛等症状的减轻。

（3）肛周皮肤护理

排便频繁时,因粪便的刺激,可使肛周皮肤损伤,引起糜烂及感染。故应选择使用柔软便纸,便后最好用温水清洗肛周,保持清洁干燥,可以涂无菌凡士林或抗生素软膏以保护肛周皮肤。

（4）用药护理

炎症性肠病患者使用药物减轻症状、控制病情,应注意药物的疗效及不良反应(如:应用柳氮磺吡啶(SASP)时,病人可出现恶心、呕吐、皮疹、粒细胞减少及再生障碍贫血等)。应嘱病人餐后服药,服药期间定期复查血象;应用糖皮质激素者,要注意激素不良反应,不可随意停药,防治反跳现象;应用免疫制剂时可出现骨髓抑制的表现,应注意监测血常规。

（5）饮食护理

指导病人食用质软、易消化、少纤维素又富含营养、有足够热量的食物,以利于吸收,减轻对肠黏膜的刺激并供给足够的热量,以维持机体代谢的需要。避免食用冷饮、多纤维的蔬菜及其他刺激性食物,忌食牛乳和乳制品。急性发作期病人,应进食流质或半流质饮食,病情严重者应禁食,或遵医嘱给予肠内肠外营养支持,以改善全身状况。同时监测血红蛋白、血清电解质和血清蛋白的变化,了解营养状况的改变。

3. 腹痛患者应注意哪些护理问题及措施?

溃疡性结肠炎轻度或缓解期病人多无腹痛,活动期有轻.中度腹痛,大多伴有里急后重,为直肠炎症刺激所致,但若并发中毒性巨结肠或腹膜炎,则腹痛持续且剧烈。克罗恩病患者腹痛症状常见,与肠内容物通过炎症狭窄肠段而引起局部肠痉挛有关。应注意以下护理问题。

（1）疼痛观察

严密观察病人腹痛性质、部位以及伴随症状。注意腹痛性质改变,注意是否发生大出血、肠梗阻、中毒性巨结肠、肠穿孔等并发症。例如出现腹部绞痛、腹部压痛及肠鸣音亢进或消失,应考虑是否并发肠梗阻。

（2）减轻焦虑

疼痛是一种主观感觉,对疼痛的感受既与疾病的性质、病情有关,也与病人对疼痛的耐受性和表达有关。后者的主要影响因素有病人的年龄、个性、文化背景、情绪、注意力和周围人们的态度;疼痛对患者的生活、工作、休息睡眠、社交活动产生影响。反复发作的疼痛易使病人精神紧张、情绪低落,而这种情绪又可使疼痛加剧。因此,医护人员应多与病人及家属沟通,取得病人及家属配合,有针对性地对病人进行心理疏导,以减轻病人紧张恐惧心理,稳定情绪,增强对疼痛的耐受性。

（3）非药物性缓解疼痛的方法

非药物干预是对慢性疼痛的主要处理方法,能减轻病人的焦虑、紧张,提高其疼痛阈值的控制感。常用方法:①行为疗法:深呼吸、冥想、音乐疗法、生物反馈等。②局部热疗法:对疼痛局部进行热敷。

4. 便血患者应注意哪些护理问题及措施?

溃疡性结肠炎患者多存在血便,因肠道持续性免疫性炎症反应导致肠黏膜广泛充血糜烂及溃疡。黏膜的缺损导致血便,常伴腹泻。便血程度及排便次数反映病情严重程度,护理工作应注意:①观察病情:观察病人血便的次数、色泽,血量多少,是否伴腹泻、发热、腹痛,有无头晕、黑矇、心慌、出冷汗等,监测血压、血常规。②活动与休息:便血严重、全身症状明显的病人应卧床休息,可用热敷腹部,有利于常伴随的腹痛等症状的减轻。③用药护理:便血严重有输血指证者予输血支持治疗,伴低蛋白血症者补充人血白蛋白。注意患者有无输血反应。

5. 炎症性肠病患者如何进行正确粪便采集?

正常粪便是由已消化和未消化的食物残渣、消化道分泌物、大量细菌和水分组成。炎症性肠病患者需要借助粪便标本的检验结果协助评估患者消化系统功能,协助鉴别诊断。根据检验目的的不同,其标本留取方法与检验结果密切相关。粪便标本分为 4 种:常规标本、细菌培养标本、隐血标本和寄生虫或虫卵标本。留取标本前应根据检验目的不同向患者介绍粪便标本留取的方法及注意事项;向患者说明正确留取标本对检验结果的重要性;教会患者留取标本的正确方法,确保检验结果的准确性。

（1）目的

①常规标本:用于检查粪便的性状、颜色、细胞等。②培养标本:用于检查粪便中的致病菌。③隐血标本:用于检查粪便肉眼看不见的微量血液。④寄生虫或虫卵标本:用于检查粪便中的寄生虫、幼虫以及虫卵计数检查。

（2）用物

①常规标本：检便盒（内附棉签或检便匙），清洁便器。②培养标本：无菌培养瓶，无菌棉签，消毒便器。③隐血标本：检便盒（内附棉签或检便匙），清洁便器。④寄生虫或虫卵标本：检便盒（内附棉签或检便匙），透明胶带及载玻片（检查蛲虫），清洁便器。

（3）步骤方法

项　　目	步　骤　方　法
常规标本	（1）嘱患者排便于清洁便器内 （2）用检便匙取中央部分或黏液脓血部分约 5 g，置于检便盒内送检
培养标本	（1）嘱患者排便于消毒便器内 （2）用无菌棉签取中央部分粪便或黏液脓血部分 2～5 g 置于培养瓶内，塞紧瓶塞送检
隐血标本	同常规标本
寄生虫及虫卵标本 （1）检查寄生虫卵 （2）检查阿米巴原虫 （3）检查蛲虫	嘱患者排便于便器内，用检便匙取不同部位带血或黏液粪便 5～10 g 送检 因阿米巴原虫在低温环境下失去活力难以查到，应将便器加热至接近人体的体温，便后连同便器立即送检，防止阿米巴原虫死亡 蛲虫常在午夜或清晨爬到肛门处产卵，嘱患者睡觉前或清晨未起床前，将透明胶带贴在肛门周围处。取下并将已沾有虫卵的透明胶带贴在载玻片上，立即送检

（4）注意事项

①采集培养标本时，如患者无便意时，用长无菌棉签蘸 0.9% 氯化钠溶液，由肛门插入 6～7 cm，顺一个方向轻轻旋转后退出，将棉签置于培养瓶内盖紧瓶塞。②采集隐血标本时，嘱患者检查前 3 天禁食肉类、动物肝、血和含铁丰富的药物、食物、绿叶蔬菜，三天后收集标本，以免造成假阳性。③采集寄生虫标本时，如患者服用过驱虫药或作血吸虫孵化检查，应该留取全部粪便。④检查阿米巴原虫，在采集标本前几天，不应给患者服用钡剂、油质或含金属的泻剂，以免金属制剂影响阿米巴原虫卵或包囊的显露。⑤患者腹泻时的水样便应盛于容器中送检。

6. 炎症性肠病患者肠镜前、后应做好哪些护理工作？

（1）检查前的护理

①心理护理：肠镜检查是一项侵入性的操作，大多数患者检查前会出现紧张、恐惧心理。护士需向患者解释肠镜检查的目的及检查的步骤；术中配合的方法与可能出现的不适；耐心倾听并解答患者心中的疑问；还可请病房内其他已行肠镜检查的患者现身说法，让患者听听他人的感受，减轻患者的焦虑情绪。②饮食准备：检查前 2～3 d 吃少渣饮食，检查前 1 d 进无渣饮食，晚 8 时后禁食。糖尿病患者、老年人或不能耐饥饿者可适当饮用含糖水及饮料。③肠道准备：清洁肠道是检查成功的先决条件，肠道的清洁度是影响结肠镜检查成败的关键因素之一。检查前给予患者复方聚乙二醇电解质散一盒溶于 500 ml 水，30 min 喝完，再喝 2 000～3 000 ml 水。以结肠内粪便的量和肠黏膜清晰度判断清洁效果。优：全结肠无粪渣或仅有少量稀粪水，结肠黏膜显示清晰；良：肠道内有少量粪渣及多量稀粪水，能用吸引器吸除，黏膜显示尚清晰；差：结肠有较多粪渣或粪块，黏膜显示欠清晰或无法进行检查。若肠道准备不满意需要在术前应用温水清洁灌肠，直到患者大便呈清水样为止。

④测量血压、脉搏、呼吸:正常可去肠镜室检查。⑤护送患者:护送患者至肠镜室并将其介绍给肠镜室医护人员,可减轻因陌生的人和环境而加重患者的心理压力,以免影响即将进行的检查。为消除极度紧张的情绪,必要时可遵医嘱在术前应用镇静药地西泮 10 mg,654-2 解痉剂 10 mg 肌内注射。

(2)检查后的护理

①病情观察:检查完毕,接患者回病房的同时向肠镜室的医护人员详细了解术中情况,并对患者提出的疑问作正确、适当的解答。对疑诊是恶性肿瘤的患者,应征得家属同意后或等病理结果确定后再适时告知患者。术后应监测生命体征,观察患者有无腹痛、腹胀、黑便、面色苍白、出冷汗等症状,发现异常立即汇报值班医生,并配合医生做好相应的处理。在临床上大多数患者主诉腹胀不适,此时应详细解释引起腹胀的原因,并指导其取舒适体位休息,待肛门排气后,不适会减轻或消失。②饮食护理:术后患者腹胀好转可进食温热的流质或半流质食物,行活检者,3d 内进软食,忌生、冷、硬、刺激性食物,禁吸烟、饮酒、喝浓茶和浓咖啡,以防诱发创面出血,并注意观察大便颜色。

7. 需手术治疗的患者,手术前、后做好哪些护理工作?

(1)术前护理

① 心理护理:由于本病病程长,反复发作,症状复杂,难以治愈,长期治疗所致的经济负担,再加上对手术的恐惧心理,病人往往出现焦虑、忧郁、悲观、对治疗失去信心等心理问题,不利于手术顺利进行和术后恢复。因此,护理人员应向患者及家属解释精神因素对疾病的影响,强调保持情绪稳定的重要性,多与病人沟通,消除患者的顾虑,帮助其调整心态。由于手术只是针对并发症,改善生活质量,并不能治愈本病,且有一定的再手术率,术前向患者解释清楚,帮助患者正确的认识疾病和手术的目的。护士应经常主动与病人沟通,耐心倾听病人的主诉和抱怨,与之建立一种良好的相互信任的护患关系。

② 用药指导:术前应用甲硝唑、柳氮磺胺吡啶(SASP)或 5-氨基水杨酸(5-ASA)等药物,可缓解病情,为手术创造有利的条件,并对降低手术并发症发生率有帮助,应用此类药物时应注意其副作用的存在,必要时给予对症处理。应用激素治疗的患者应督促患者规律用药,护士需反复强调不能随意停药。用药期间观察药物不良反应,常见的有满月脸,电解质紊乱,骨质疏松,加重消化道出血、肠穿孔、感染等。指导患者防止受凉感冒、外伤及感染。

③ 营养支持:低蛋白血症、营养不良可增加术后并发症的发生率,根据病人消化道梗阻及营养情况,术前给予完全胃肠外营养(TPN)治疗;无梗阻情况者,嘱进低渣半流或流质饮食。以瘦肉、鱼、鸡、蛋作为主要来源;多吃果汁、菜汁、肉汤以补充多种维生素和矿物质;建议不食用易胀气的食物(如:黄豆、番薯),腹泻及脂肪吸收不良者应限制脂肪和纤维素的摄入。

④ 肠道准备:无肠梗阻者,可口服聚乙二醇、硫酸镁等清洁肠道;有肠梗阻者,术前应禁食一段时间,术前晚及术日晨清洁灌肠。

(2)术后护理

① 引流管的护理:术后引流管的观察和护理,可预防或及时发现腹腔感染、出血、肠瘘等并发症。一般术后 3d 左右拔除尿管,施行直肠肛管切除者因可能损伤盆腔神经而适当

延长停留尿管时间,术后肠道功能恢复后即可拔除胃管。及时观察引流液的量、色、质。如果腹腔引流管 12 h 引流量超过 300 ml,颜色鲜红,说明有活动性出血;如引流黄色浑浊肠液样物提示有肠瘘的可能。

② 饮食护理:术后禁食,行 TPN 营养支持,配合生长激素皮下注射,有助于纠正低蛋白血症。待肠道功能恢复后拔除胃管,逐步过渡为普食。各种食物应易于消化;禁食煎炸食品,禁食浓烈刺激性食物(如:辣椒、酒类);主食选用精细的面粉及优质大米,避免粗制的粮食(如:玉米面、全麦粉),以免增加肠道负担,加重损害,蔬菜也可选用土豆、胡萝卜等低纤维食物;贫血的患者可多吃动物血、香菇、黑木耳以补充铁;补充营养应循序渐进,进食 4～6 次/d。适当补充叶酸、维生素 B_{12} 等多种维生素及微量元素。研究表明应用要素饮食(完全胃肠内营养),在给患者补偿营养同时,还能控制病变的活动性,特别适用于有局部并发症的小肠克罗恩病。

③ 并发症预防:ⓐ 短肠综合症:主要表现为腹泻及消瘦,手术切除肠段范围应适度,术后坚持药物治疗,加强饮食护理,延缓复发,避免多次手术。短肠综合症的患者需要长期的营养支持。ⓑ 营养不良:主要表现为乏力、消瘦、贫血。术后给予全胃肠外营养,肠功能恢复后经口进食,加强饮食指导,贫血者可输注全血或红细胞。ⓒ 肠瘘:全身情况较差,低蛋白血症、贫血、脏器功能障碍及长期使用激素是一原因;另一原因就是吻合口附近仍有感染或炎症病变,主要表现为腹腔引流管引流出浑浊肠液、发热、腹痛等。因此,预防肠瘘护理上要加强营养支持,术后延迟进食以利肠道充分休息,同时加强腹腔引流管的护理。

8. 灌肠治疗应如何护理?

(1) 准备

①病人:排便,根据病情选择不同卧位。②环境:关闭门窗,调节室温,遮挡病人。③用物:治疗盘内放治疗碗、肛管、血管钳、注洗器、中药汤剂浓煎约为 120 ml,量杯盛灌肠药液(38～40℃)、温开水、弯盘、橡胶单、治疗巾、小枕、卫生纸、液状石蜡、棉签。

(2) 灌肠方法

①灌肠液温度:与肠腔温度接近,一般在 39～40℃ 为宜。②灌肠液剂量:灌肠液剂量 120 ml。③灌肠时间:晚睡前灌肠。④方法与体位:向病人解释、嘱其排尿、取左侧卧位、暴露臀部、下垫橡胶单、治疗巾。抬高臀部 10 cm、连接、润滑肛管前端、排气、夹管、显露肛门、肛管插入直肠 20～30 cm,液面距肛门不超过 30 cm,根据患者的耐受情况,调节灌肠速度为 80～100 滴/分,同时观察病情,灌肠结束后,取左侧卧位 30 min,平卧位 30 min,右侧卧位 30 min,后可取舒适体位。可根据病变部位,选择体位,病位在直肠、乙状结肠和左半结肠(脾曲以远),取左侧卧位,广泛结肠,取左侧卧位、平卧位和右侧卧位各 30 min。可使药液在肠道内保留较长时间。⑤肛管插入深度:一般选用 14～16 号肛管。理想的插管深度为结肠镜所观察的病变部位稍上位置,一般插入 20～30 cm 为宜。

(3) 注意事项

①肛门、直肠、结肠等手术后的病人,排便失禁者不宜作保留肛管。②拔管后轻揉肛门,尽量保留药液 1 h 以上。③如出现脉速、面色苍白、出冷汗、剧烈腹痛等不良反应,应立即停止灌肠,给予及时处理。

9. 有哪些中医护理技术对炎症性肠病患者有帮助？

（1）中药灌肠治疗

常用药物：一般将敛疮生肌、化瘀止血与清热化湿类药物配合应用；敛疮生肌类：珍珠、牛黄、冰片、琥珀、儿茶、白芨、赤石脂、枯矾和诃子等；化瘀止血类：蒲黄、丹参、三七、地榆、槐花、仙鹤草、血竭和云南白药等；清热化湿类：青黛、黄连、黄柏、白头翁、秦皮、败酱草和苦参等。灌肠方法如上。

（2）中药外敷治疗

脓血便者：取黄连、吴茱萸、木香适量分别研末，混合均匀，装入布袋或取适量醋调后，外敷脐部，纱布固定。2～3 d/次。

伴有腹痛者：①热证：取五倍子、黄柏、吴茱萸适量分别研末，混合均匀，装入布袋或取适量醋调后，外敷脐部，纱布固定。1～2 d/次。②寒证：取丁香、肉桂、吴茱萸适量分别研末，混合均匀，装入布袋或取适量醋调后，外敷脐部，纱布固定。1～2 d/次。

（3）针灸治疗

①常规针灸治疗：常用取穴有：脾俞、天枢、足三里、大肠俞、气海、关元、太冲、肺俞、神阙、上巨虚、阴陵泉、中脘、丰隆。②耳针：取大肠、小肠、腹、胃、脾、神门。每次选3～5穴，毫针浅刺；也可用王不留行籽贴压。③中医穴位埋线：取脾俞、大肠俞、八髎、关元、阿是穴、天枢、足三里、阴陵泉等，每次选3～5个穴位。肝脾不和加肝俞；久病伤肾阳虚五更泻加肾俞、命门。④隔药灸治疗技术：取穴天枢（双）、气海、关元等穴，患者仰卧位将药饼（配方：附子10 g，肉桂2 g，丹参3 g，红花3 g，木香2 g。每只药饼含药粉2.5克，加黄酒3克调拌成厚糊状，用药饼模具按压成直径2.3 cm，厚0.5 cm大小）放在待灸穴位，点燃艾段上部后置药饼上施灸。主要适用于脾胃虚弱型者。

10. 如何对炎症性肠病患者进行心理护理？

炎症性肠病患者容易出现心理障碍。许多患者都具有内向、悲观、抑郁、焦虑、多疑、紧张、情绪不稳定等心理特点，应积极做好心理护理，采用积极方式化解负性情绪：①回避法：对于日常生活中遇到的各种不顺心事件，在住院期间都暂时搁置，出院后再行处理；②转移法：设法通过参加各种娱乐活动、锻炼等转移情绪；③释放法：即把内心的不快向人倾吐，或以记日记的方式宣泄愤懑；④升华法：遇到困难，化愤慨为动力，激励自己进取，或对困难一笑置之；⑤聆听讨论法：本法适用于集体治疗，护士可指导患者编写小故事，与病友一起分享。

11. 如何指导炎症性肠病住院患者订餐？

住院炎症性肠病患者大多数处于疾病急性期状态，应根据炎症性肠病急性期的饮食原则和疾病状态给予正确的订餐指导，并且注意评估病人食欲及营养状态，病情严重者，遵医嘱给予肠内肠外营养支持。

腹泻严重时指导病人以流质饮食为主（如：米汤、菜汁、藕粉、面汤等），少量多餐。既避免刺激肠道，增加肠道负担，又补充因腹泻丢失的水分。

病情好转时，可指导病人将饮食从流质过渡到无刺激性少渣半流质饮食（如：粥、面片、挂面、肉丸、鱼丸、蒸蛋、馄饨等）。

　　恢复期时供给足够的热量,蛋白质、无机盐和维生素,宜选用含蛋白质丰富、细软、易消化食物(如:瘦肉、家禽、鱼、蛋等)。

　　住院期间避免食用刺激性和纤维多的食物(如:辣椒、芥末等辛辣食物,以及白薯,芹菜、韭菜、豆芽等多渣食物)。

　　(2) 食谱举例:

　　进食流质可依照:早餐 7:00 咸米汤;加餐 9:30 豆腐脑;中餐 11:30 蒸蛋羹;加餐 15:00 枣泥汤;晚餐 17:30 面汤;加餐 19:30 藕粉蛋花汤。进食少渣半流可依照:早餐 7:00 小米粥、煮嫩蛋、肉松;加餐 9:30 蒸蛋、饼干;中餐 11:30 菊花脑鸡肉丸、面条、烩豆腐;加餐 15:00 去脂酸奶、面包;晚餐 17:30 粥、馒头、烩鱼片、炒苋菜;加餐 19:30 藕粉、饼干。

参考文献

[1] Lesley A. Depression and Anxiety in Inflammatory Bowel Disease:A Review of Comorbidity and Management. Inflamm Bowel Dis, 2009, 15(7):1105-1118.

[2] 王美琴,何慧红,许唐权.个性化心理护理常用心理量表的比较分析.护理实践与研究,2014,11(5):146-147.

[3] Winfried Häuser, Gabriele Moser, Petra Klose,et al. Psychosocial issues in evidence-based guidelines on inflammatory bowel diseases:A review. World J Gastroenterol, 2014, 20(13):3663-3671.

[4] Floor Bennebroek Evertsz, Claudi LH Bockting, Pieter CF Stokkers,et al. The effectiveness of cognitive behavioral therapy on the quality of life of patients with inflammatory bowel disease:multi-center design and study protocol(KC! C-study). BMC Psychiatry, 2012, 12:227.

[5] 姚慧梅,喻瑛,刘运阳.音乐心理干预对溃疡性结肠炎患者焦虑抑郁的影响.中国医药指南,2013, 6(11):146-147.

[6] 宋建文,王美娟,沈聪.克罗恩病的围手术期护理.浙江中医药大学学报,2010,34(4):611-612.

[7] 龚剑峰,钮凌颖,虞文魁,等.克罗恩病的围手术期营养支持.肠外与肠内营养,2009,16(4):201-204.

六、随　访

1. 炎症性肠病患者的随访内容有哪些？

炎症性肠病病程长，需长期治疗，应定期对患者进行随访，对患者的用药情况、临床疗效、心理状态等进行记录。随访时回答患者的疑问，调整治疗计划，并提醒患者及时就诊。随访内容具体包括：

（1）用药情况

患者是否按医嘱服药，目前的服药剂量能否有效控制病情，是否出现药物副作用，服用激素或免疫抑制剂的患者，是否出现血常规、肝肾功能的异常等。

（2）临床疗效

观察患者是否有腹痛、腹泻、黏液脓血便、里急后重、肛门灼热、乏力、纳差等症状，症状轻重、出现频率，以及是否有肠外表现。还应对患者辅助检查进行随访，如肠镜及病理、大便常规和隐血、血沉、C反应蛋白、粪钙卫蛋白等。结合患者症状及辅助检查，评估患者病情及治疗效果，以便合理地制定下一步治疗方案。

（3）生存质量

采用生存质量量表对患者生理功能、心理功能、角色活动、社会适应能力和对健康状况等方面做出综合评价。目前多采用Guyatt编制的IBDQ炎症性肠病的评价量表进行生存质量分析。IBDQ量表包括32个定性和半定量的问题，测量患者生活的4个方面：肠道症状（10个问题）、全身症状（5个问题）、情感能力（12个问题）、社会能力（5个问题）。

（4）健康宣教

主诊医生、护士结合患者的病情、文化程度、社会经济状况、家庭背景、食物及药物过敏史、心理特点等有针对性地进行生活方式及治疗方面的指导，解答患者的提问，并提醒患者按时就诊。

2. 如何提高炎症性肠病患者的依从性？

有些患者对疾病的认识不充分，认为服药时间长对肝肾有损害，对危害性认识不足，症状缓解后在没有复查肠镜的情况下自认为痊愈终止治疗，自行减药，疾病的长期折磨使患者产生心理障碍，片面地相信各种偏方等均会影响患者的依从性。因此，正确评估患者对相关知识的了解，通过健康指导提高患者对疾病基本知识的知晓度，使患者对疾病治疗方案有较详细的了解，对疾病的预防和转归有一个正确认识，则能激发患者参与和配合治疗的积极性，提高依从性。

药物不良反应的存在也是影响依从性的主要因素，如柳氮磺胺吡啶制剂常有恶心、呕吐、白细胞减少等副作用，严重者还可能出现粒细胞缺乏。糖皮质激素长期应用可有血糖升高、骨质疏松、高血压等副作用。硫唑嘌呤类药物存在胃肠道反应及骨髓抑制等副作用。患者对此存在顾虑，从而出现依从性差。所以在治疗中应给予患者药物指导，告知患者药物的用法，剂量，注意事项及有关副作用，用药期间应定期复查血象、肝肾功能，或用药前估计可能发生的副作用,提前给予预防措施。如果患者出现不能耐受传统氨基水杨酸类,可以改用新型氨基水杨酸药物(如:美沙拉嗪等)。

许多患者对医院环境不熟悉,担心疾病的预后,因此非常容易产生焦虑、紧张、恐惧的情绪,从而丧失治疗信心。医护人员应该热情耐心、态度和蔼,与患者建立良好的医患关系,加强医患沟通,在做好耐心细致解释工作的同时,鼓励病人树立坚持治疗的自信心,这样就能够使患者对医护人员产生信任感,能积极配合医护人员,保证疾病治疗的效果。

炎症性肠病是慢性病,需要长期药物治疗,自费用药的负担也会限制长期治疗。因此,应考虑患者的经济状况制订相应的综合治疗方案,同时从经济学的角度进行解释告知,可以提高依从性。同时提高医保普及率及医保额也至关重要。

老年患者与年轻患者相比,有一定的特殊性,他们认知分辨能力降低,自我保健意识薄弱,收入也相对较低。所以,对老年患者的治疗依从性应给与更多的关注。医护人员应对老年患者的特征进行了解及掌握,积极与患者家属沟通,充分发挥家庭支持与监督的作用,为患者提供必要的物质支持及一定的精神心理支持。

3. 针对炎症性肠病癌变如何监测?

2012 年广州共识则认为,起病 8～10 年的所有 UC 患者均应行 1 次结肠镜检查,以确定当前病变的范围。如为 E3 型,隔年复查,达 20 年后每年复查;如为 E2 型,则从起病 15 年开始隔年复查;如为 E1 型,无需肠镜监测。合并 PSC 者,从确诊开始每年肠镜复查。小肠 CD 炎症部位可能并发癌肿,应重点监测小肠。结肠 CD 癌变危险性与 UC 相近,监测方法相同。

2016 年欧洲循证共识认为,肠镜监测有利于 CRC 的早期检出,进而改善预后。肠镜筛查建议从出现症状 8 年后开始,以重新评估病变范围并排除异型增生。如果病变只局限于直肠,以往或目前都没有内镜或显微镜下结肠病变的证据,可以不行肠镜监测。如果患者并发原发性硬化性胆管炎(PSC),一旦 PSC 诊断成立,则无论病变严重程度、范围、病程,都需要每年进行肠镜监测。除直肠炎外,所有患者都需采取监测策略。高风险人群需每年进行监测,包括在过去 5 年中发现狭窄和异型增生、PSC、广泛、严重的活动性炎症者。中度风险人群需 2～3 年进行一次肠镜检查,中度风险包括:广泛的轻、中度炎症;炎症后的息肉、肠癌家族史(其一级亲属在 50 岁或以上诊断肠癌)。其余人群每 5 年检查一次肠镜。

参考文献

［1］中华医学会消化病学分会炎症性肠病学组. 炎症性肠病诊断与治疗的共识意见(2012 年·广州). 中华内科杂志,2012,51(10):818-831.

［2］Magro F, Gionchetti P, Eliakim R, et al. Third european evidence-based consensus on diagnosis and management of ulcerative colitis. Part 1: definitions, diagnosis, extra-intestinal manifestations, pregnancy, cancer surveillance, surgery, and ileo-anal pouch disorders. Journal of Crohn's and Colitis, 2017, 11(6):649-670.

第三部分 饮食与营养

一、营养基础知识

1. 构成人体所必需的 7 类营养素有哪些?

食物中可以被人体吸收利用的物质叫营养素。蛋白质、脂肪、碳水化合物、维生素、矿物质、水、膳食纤维是人体所需的 7 类营养素。

（1）蛋白质

蛋白质主要由氨基酸组成,因氨基酸的组合排列不同而组成各种类型的蛋白质。蛋白质有完全和不完全之分,完全蛋白质是指含有人体必需氨基酸种类齐全,含量充足,相互比例适当,能够维持生命和促进生长发育的蛋白质。不完全蛋白质指所含有的必需氨基酸种类不全,而不能维持生命也不能促进生长发育的蛋白质。蛋白质具有以下生理功能:构成人的身体;修补人体组织;维持机体正常的新陈代谢和各类物质在体内的输送;维持机体内的渗透压的平衡及体液平衡;维持体液的酸碱平衡;参与免疫反应;构成人体必需的催化和调节功能的各种酶;合成激素的主要原料;构成神经递质;提供热能。

（2）脂肪

脂肪是组成人体组织细胞的一个重要组成成分,被人体吸收后供给热量。脂肪具有以下生理功能:供给维持生命必需的热能,保持体温和储存热能;构成身体细胞的重要成分之一,脂肪中的磷脂、胆固醇是形成新组织和修补旧组织、调节代谢、合成激素所不可缺少的物质;脂肪是脂溶性维生素 A、D、E、K 等的溶剂;给人体提供必需脂肪酸;可延长食物在消化道内停留时间,利于各种营养素的消化吸收。

（3）碳水化合物

碳水化合物是人体最主要的热量来源,是细胞膜及不少组织的组成部分。碳水化合物的具体生理功能如下:供给能量;构成细胞和组织;节约蛋白质;维持脑细胞的正常功能;碳水化合物中的糖蛋白和蛋白多糖有润滑作用。另外它可控制细胞膜的通透性,并且是一些合成生物大分子物质的前体(如:嘌呤、嘧啶、胆固醇等)。

（4）维生素

维生素是维持人体生命活动必需的一类有机物质,也是保持人体健康的重要活性物质。各种维生素的化学结构以及性质虽然不同,但它们却有着以下共同点:维生素不是构成机体组织和细胞的组成成分,它也不会产生能量,它的作用主要是参与机体代谢的调节;大多数的维生素,机体不能合成或合成量不足,不能满足机体的需要,必须经常通过食物中获得；人体对维生素的需要量很小，但一旦缺乏就会引发相应的维生素缺乏症，对人体健康造成损害。

（5）矿物质

矿物质是人类不可缺少的一类营养素，它包括人体所需的各种元素（如：钙、磷、铁、锌、铜等）。矿物质的具体生理功能有：构成机体组织、细胞内外液的重要组成部分；其缓冲作用可维护机体的酸碱平衡；组织液中的无机离子保持一定比例是维持神经和肌肉兴奋性、细胞膜通透性及细胞正常功能的必要条件；是构成某些特殊功能物质的重要组成部分。

（6）水

水是人类赖以生存的重要条件。水在人体中的作用有：维持细胞形态，增加新陈代谢功能；调节血液和组织液的正常循环；溶解营养素，使之易于吸收和运输；帮助排泄体内废弃物；散发热量，调节温度等；使血液保持酸碱平衡，电解质平衡。

（7）膳食纤维

膳食纤维主要为不能被人体利用的多糖和木质素，都不能被人类的胃肠道中消化酶所消化且不被人体吸收利用。膳食纤维可分为可溶性和不可溶性膳食纤维两类。可溶性膳食纤维指可溶解于水、又可以吸水膨胀并能被大肠中微生物酵解的一类纤维；不溶性膳食纤维一般不能被肠道微生物分解。膳食纤维的生理功能有：改善大肠功能；改善血糖生成反应；降低血浆胆固醇；增加胃部饱腹感，减少食物摄入量，具有预防肥胖症的作用；减少胆汁酸的再吸收，改善食物消化速度和消化道激素的分泌量，可预防结石。

2. 常用食物的能量含量是多少？

食物名称（50 g）	能量（千卡）	食物名称（50 g）	能量（千卡）
豆　腐	49.0	葵花子仁（炒）	290.5
大豆（黄豆）	179.5	腰　果	276.0
腐　竹	229.5	银杏（干）	177.5
豆腐脑	7.5	栗子（炒）	106.0
素　鸡	96.0	蘑菇（干）	126.0
绿　豆	158.0	蘑菇（鲜）	10.0
红豆沙	121.5	黑木耳（干）	102.5
红　豆	120.0	黑木耳（水发）	10.5
豌　豆	156.5	香　菇	9.5
蚕　豆	167.5	银耳（干）	100.0
稻　米	173.0	海带（干）	38.5
米　饭	58.0	海带（浸）	7.0
香大米	173.0	紫菜（干）	103.5
高粱米	175.5	红萝卜	10.0
挂　面	173.0	胡萝卜	21.5

食物名称(50 g)	能量(千卡)	食物名称(50 g)	能量(千卡)
花 卷	105.5	白菜(脱水)	143.0
烙 饼	127.5	菜 花	143.0
油 饼	190.5	大白菜	8.5
馒 头	110.5	卷心菜	11.0
油 条	193.0	西兰花	16.5
面 条	142.0	小白菜	7.5
小米面	178.0	油 菜	11.5
大黄米	174.5	冬 瓜	5.5
玉米(鲜)	53.0	西红柿	9.5
玉米面	170.5	黄 瓜	7.5
玉米糁	173.5	苦 瓜	9.5
松子仁	349.0	辣椒(青、尖)	11.5
核桃(干)	313.5	甜 椒	11.0
葵花子(仁)	303.0	南 瓜	11.0
茄 子	10.5	红 薯	49.5
豆 角	15.0	土 豆	38.0
西葫芦	9.0	藕 粉	186.0
丝 瓜	10.0	橙	23.5
地 瓜	27.5	蜜 橘	21.0
芋 头	39.5	柚	20.5
大 薯	52.5	哈密瓜	17.0
黄豆芽	22.0	香 瓜	13.0
绿豆芽	9.0	西 瓜	12.5
粉 丝	167.5	桃	24.0
粉 条	168.5	枣	160.5
李 子	18.0	菠 萝	20.5
杏	18.0	芒 果	16.0
草 莓	15.0	香 蕉	45.5

3. 蛋白质的食物来源?

蛋白质的食物来源可分为植物性蛋白质和动物性蛋白质两大类。植物蛋白质中,谷类含蛋白质10%左右,蛋白质含量不算高,但由于是人们的主食,所以仍然是膳食蛋白质的主要来源。豆类含有丰富的蛋白质,特别是大豆含蛋白质高达 36%～40%,氨基酸组成也比较合理,在体内的利用率较高,是植物蛋白质中非常好的蛋白质来源。蛋类含蛋白质 11%～14%,是优质蛋白质的重要来源。奶类(牛奶)一般含蛋白质 3.0%～3.5%,是婴幼儿蛋白质的最佳来源。肉类包括禽、畜和鱼的肌肉,新鲜肌肉含蛋白质 15%～22%,肌肉蛋白质营养价值优于植物蛋白质,是人体蛋白质的重要来源。

常见食物蛋白质含量(g/100 g)

食 物	蛋白质	食 物	蛋白质
小麦粉(标准粉)	11.2	蘑菇(干)	21.1
粳米(标一)	7.7	紫菜(干)	26.7
籼米(标一)	7.7	黄 豆	35.0
玉米(干)	8.7	绿 豆	21.6
玉米面	8.1	赤小豆	20.2
小 米	9.0	花生仁	24.8
高粱米	10.4	猪肉(肥瘦)	13.2
马铃薯	2.0	牛肉(肥瘦)	19.9
甘 薯	0.2	羊肉(肥瘦)	19.0
鸡	19.3	鸡 蛋	13.3
草 鱼	16.6	牛 奶	3.0

4. 各类蛋白质的生理功能有哪些? 如何被消化吸收?

(1) 蛋白质的生理功能

①构成和修复组织:蛋白质是构成机体组织、器官的重要成分,如肌肉组织和心、肝、肾等器官均含有大量蛋白质;细胞中,除水分外,蛋白质约占细胞内物质的 80%。因此,构成机体组织、器官的成分是蛋白质最重要的生理功能。②调节生理功能:蛋白质在体内是构成多种重要生理活性物质的成分,参与调节生理功能。核蛋白构成细胞核并影响细胞功能;酶蛋白具有促进食物消化、吸收和利用的作用;免疫蛋白具有维持机体免疫功能的作用;收缩蛋白,如肌球蛋白具有调节肌肉收缩的功能;血液中的脂蛋白、运铁蛋白、维生素 A 结合蛋白具有运送营养素的作用;血红蛋白具有携带、运送氧的功能;白蛋白具有调节渗透压、维持体液平衡的功能;由蛋白质或蛋白质衍生物构成集体重要的如垂体激素、甲状腺素、胰岛素及肾上腺素等。③供给能量:蛋白质在体内降解成氨基酸后,经脱氨基作用生成的 α-酮酸,可以直接或间接经三羧酸循环氧化分解,同时释放能量,是人体能量来源之一。

(2) 蛋白质的消化

食物中的蛋白质是人体蛋白质和氨基酸的主要来源。蛋白质的消化能够减少食物蛋白引起的过敏、毒性反应,一般情况下,食物蛋白质水解成氨基酸及小肽后方能被吸收。由于唾液中不含水解蛋白质的酶,所以食物蛋白质的消化从胃开始,但主要在小肠。

①胃内消化:胃内消化蛋白质的酶是胃蛋白酶。胃蛋白酶是由胃黏膜主细胞合成并分

泌的胃蛋白酶原经胃酸激活而生成的;胃蛋白酶也能再激活胃蛋白酶原生成新的胃蛋白酶。②小肠内消化:食物在胃内停留时间较短,蛋白质在胃内消化很不完全,消化产物及未被消化的蛋白质在小肠内经胰液及小肠黏膜细胞分泌的多种蛋白酶及肽酶的共同作用,进一步水解为氨基酸。所以,小肠是蛋白质消化的主要部位。蛋白质在小肠内消化主要依赖于胰腺分泌的各种蛋白酶,可分为内肽酶和外肽酶。

(3) 蛋白质的吸收

经过小肠腔内和膜的消化,蛋白质被水解为可被吸收的氨基酸和二肽、三肽。过去认为只有游离氨基酸才能被吸收,现在发现许多二肽和三肽也可完整地被小肠上皮细胞吸收。

5. 动物蛋白与炎症性肠病的发病有关系吗?

多项研究表明动物蛋白与炎症性肠病的发病有一定的相关性。法国的研究对 67581 名受试者进行调查问卷及随访发现高蛋白质摄入尤其是动物蛋白摄入与女性炎症性肠病的发病密切相关。在动物蛋白中,红肉及鱼肉的大量摄入比禽类及奶制品的摄入更容易引起炎症性肠病。动物蛋白之所以与炎症性肠病的发病相关,究其原因可能与其包含含硫氨基酸及无机硫酸盐有关。随着饮食中蛋白(主要是肉类)摄入量的增加,含硫氨基酸(包括:蛋氨酸、半胱氨酸、胱氨酸以及牛磺酸)及无机硫酸盐明显增多,通过肠道细菌对硫酸盐的降解、对含硫氨基酸的发酵两种代谢途径,产生多种含硫化合物。而且由于非有机硫酸盐在储存和储藏食品和饮料中的应用,这类含硫化合物(如:亚硫酸盐、二氧化硫等)的摄入量亦增加。研究表明,食物中肉类(含丰富的蛋白),尤其是红肉和加工后肉类的摄入,增加了溃疡性结肠炎复发的风险。Targnone 等发现,与对照组相比,溃疡性结肠炎患者发病前饮食中蛋白质摄入增加,而克罗恩病患者则无此现象。Reif 等的研究则表明:蛋白质摄入与炎症性肠病发病无关。而滕卫军、史肖华等研究指出常食蛋类、牛奶可能是炎症性肠病的发病危险因素。

6. 脂类的概念及食物来源?

(1) 概念

营养学上重要的脂类主要有甘油三酯、磷脂和固醇类(sterols)物质。食物中的脂类95%是甘油三酯,5%是其他脂类。人体储存的脂类中甘油三酯高达99%。脂类是人体必需的一类营养素,是人体的重要成分,包括脂肪和类脂。

脂肪又称甘油三酯,是由一分子甘油和三分子脂肪酸结合而成。膳食脂肪主要为甘油三酯。组成天然脂肪的脂肪酸种类很多,所以由不同脂肪酸组成的脂肪对人体的作用也有所不同。通常 4~12 碳的脂肪酸都是饱和脂肪酸,碳链更长时可出现 1 个甚至多个双键,称为不饱和脂肪酸。

(2) 食物来源

膳食中的脂类根据其来源可分为动物性脂肪和植物性脂肪。动物性脂肪可分为两类:一类是来源于鱼、虾等水产品,其所含的脂肪酸大部分为不饱和脂肪酸;第二类来源于禽、畜类脂肪,其中含大部分饱和脂肪酸和少量不饱和脂肪酸。植物性脂肪多来源于豆油、花生油、橄榄油、菜籽油等。

部分食物的脂肪含量

食物名称	脂肪含量(g/100 g)	食物名称	脂肪含量(g/100 g)
猪肉(脖子)	60.5	猪肉(肥)	90.4
猪肉(肥瘦)	37.0	猪肉(后臀尖)	30.8
猪肉(后蹄膀)	28.0	猪肉(里脊)	7.9
猪肉(肋条肉)	59.0	猪肉(奶脯)	35.3
猪肉(瘦)	6.2	猪蹄爪尖	20.0
猪　肝	3.5	猪大肠	18.7
牛肉(瘦)	2.3	牛肉(肥瘦)	13.4
牛　肝	3.9	羊肉(瘦)	3.9
羊肉(肥瘦)	14.1	羊肉(冻,山羊)	24.5
鹌　鹑	9.4	鸡	2.3
鸡　翅	11.8	鸡　腿	13.0
鸭	19.7	鸭(北京填鸭)	41.3
鲅　鱼	3.1	鳊　鱼	6.3
草　鱼	5.2	带　鱼	4.9
大马哈鱼	8.6	大黄鱼	2.5
海　鳗	5.0	鲤　鱼	4.1
鸡　蛋	11.1	鸡蛋黄	28.2
鸭　蛋	18.0	核　桃	58.8
花生(炒)	48.0	葵花子(炒)	52.8
南瓜子仁	48.1	松子(炒)	58.5
西瓜子仁	45.9		

7. 脂类的生理功能和消化?

(1) 脂类的生理功能

①供给能量:一般合理膳食的总能量有 20%～30% 由脂肪提供。储存脂肪常处于分解(供能)与合成(储能)的动态平衡中。哺乳类动物一般含有两种脂肪组织,一种是含储存脂肪较多的白色脂肪组织;另一种是含线粒体、细胞色素较多的褐色脂肪组织,后者较前者更容易分解供能。②构成身体成分:正常人按体重计算含脂类约 14%～19%,胖人约含 32%,过胖人可高达 60% 左右。绝大部分是以甘油三酯形式储存于脂肪组织内。脂肪组织所含脂肪细胞,多分布于腹腔、皮下、肌纤维间。这一部分脂肪常称为储存脂肪(stored fat),因

受营养状况和机体活动的影响而增减,故又称之为可变脂。类脂包括磷脂和固醇类物质,是组织结构的组成分,约占总脂的 5%,这类脂类比较稳定不太受营养和机体活动状况影响,故称为定脂,类脂的组成因组织不同而有差异。③供给必需脂肪酸:必需脂肪酸是磷脂的重要成分,而磷脂又是细胞膜的主要结构成分,故必需脂肪酸与细胞的结构和功能密切相关;必需脂肪酸还与胆固醇代谢有系密切关。必需脂肪酸缺乏,可引起生长迟缓、生殖障碍、皮肤受损(出现皮疹)等;还可引起肝脏、肾脏、神经和视觉等多种疾病。此外,脂肪还可提供脂溶性维生素并促进脂溶性维生素的吸收;保护脏器和维持体温;节约蛋白质。

(2)脂肪的消化

膳食中的脂类主要为甘油三酯、少量磷脂及胆固醇。脂类不溶于水,胆汁酸盐具有较强的乳化功能,将脂质乳化为细小微团,脂质消化酶吸附在乳化微团表面,增加了酶与脂肪分子的接触面,促进消化道内脂质的消化,然后被激活的胰脂肪酶水解为甘油和脂肪酸。小肠是脂质消化的主要场所,因为含胆汁酸盐的胆汁、含脂质消化酶的胰液分泌后直接进入十二指肠。

8. 脂类与炎症性肠病的发病有关系吗?

脂类和炎症性肠病发病的关系报道不一。Reif 等研究发现,患病前的饮食成分与随后发生的溃疡性结肠炎有关,其中脂肪和蔗糖摄入可使发生溃疡性结肠炎的危险性增加,而果糖、水果的摄入则可降低溃疡性结肠炎发生率。Geerilng 等进行回顾性研究亦证实大量摄入含单、多不饱和脂肪酸的脂肪与溃疡性结肠炎发生的危险性增加明显相关。另外,脂肪摄入增多引起的结肠炎症改变也可能影响胆固醇的吸收和分泌。高胆固醇形成的高凝状态可使血管痉挛、血管紧张度增加,影响黏膜血供,促发黏膜的损伤,而减少饱和脂肪的摄入,提高食物中的纤维成分,则可能由于其中植物固醇(如大豆固醇)抑制小肠内胆固醇吸收,使血清胆固醇水平下降,减少黏膜损伤。日本的一项调查指出,摄入含不饱和脂肪酸的脂肪与克罗恩病发病呈正相关;另有研究发现,常摄入含人造脂肪的快餐食品者易患炎症性肠病。

有研究表明多不饱和脂肪酸对炎症性肠病有益。Belluzzi 等报道多不饱和脂肪酸可能具有抗炎活性,能够减少炎症介质白三烯含量,抑制溃疡性结肠炎的免疫反应和炎症过程。Barbosa 等研究 ω-3 脂肪酸对溃疡性结肠炎患者氧化应激反应的作用,结果显示患者服用柳氮磺胺吡啶(SASP)和 ω-3 脂肪酸的效果优于单用 SASP,表明 ω-3 脂肪酸具有清除氧自由基的作用,能够提高溃疡性结肠炎的治疗效果。由于人体不能合成亚油酸和亚麻酸,必须从饮食中补充。因此,建议患者吃含 ω-3 多不饱和脂肪酸的食物对于改善病情是很有帮助的(如:坚果、亚麻籽和鱼油等)。

9. 糖类物质(碳水化合物)的食物来源?

糖类物质(碳水化合物)是人类食物的主要成分。糖在生命活动中的主要作用是提供能量和能源。膳食中的碳水化合物是机体获得能源的最经济和最主要的来源。人类食物中的糖主要有植物淀粉、动物糖原、麦芽糖、蔗糖、乳糖、葡萄糖。食物中的糖主要是淀粉。非淀粉多糖大部分由植物细胞壁成分组成,包括纤维素、半纤维素、果胶等,即前述概念中的膳食纤维。其他是非细胞壁物质如植物胶质、海藻胶类等。

常见食物碳水化合物含量(g/100 g)

食物名称	含量(g/100 g)	食物名称	含量(g/100 g)	食物名称	含量(g/100 g)
粉　条	83.6	花生仁	5.5	桃	10.9
粳米(标二)	77.7	南　瓜	4.5	橙	10.5
籼米(标一)	77.3	萝　卜	4.0	葡　萄	9.9
挂面(标准粉)	74.4	鲫　鱼	3.8	酸　奶	9.3
小　米	73.5	豆　腐	3.8	番　茄	3.5
小麦粉(标粉)	71.5	茄　子	3.6	牛　乳	3.4
莜麦面	67.8	鸡　蛋	1.5	芹　菜	3.3
玉　米	66.7	鲜　枣	28.6	带　鱼	3.1
方便面	60.9	甘　薯	23.1	白　菜	3.1
小　豆	55.7	香　蕉	20.8	鲜　贝	2.5
绿　豆	55.6	黄　豆	18.6	猪　肉	2.4
木　耳	35.7	柿	17.1	黄　瓜	2.4
西　瓜	7.9	马铃薯	16.5	冬　瓜	1.9
杏	7.8	苹　果	12.3	鸡　肉	1.3
梨	7.3	辣　椒	11.0		

10. 糖类物质的生理功能是什么? 如何被消化吸收?

糖类物质(碳水化合物)是生命细胞结构的主要成分及主要供能物质,并且有调节细胞活动的重要功能。

(1) 生理功能

①供给和储存能量:膳食碳水化合物是人类获取能量的最经济和最主要的来源。每克葡萄糖在体内氧化可以产生 16.7kJ(4kcal)的能量。维持人体健康所需的能量中,55%~65%由碳水化合物提供。糖原是肌肉和肝脏碳水化合物的储存形式。一旦机体需要,肝脏中的糖原即分解为葡萄糖以提供能量。②构成组织结构的重要成分:碳水化合物是构成机体组织的重要物质,并参与细胞的组成和多种活动。糖蛋白和糖脂是细胞膜的构成成分。核糖核酸和脱氧核糖核酸两种重要生命物质均含有 D-核糖;一些具有重要生理功能的糖蛋白(如:抗体、酶和激素的组成),也需碳水化合物参与。③节约蛋白质作用:机体需要的能量,主要由碳水化合物提供,当膳食中碳水化合物供应不足时,机体为了满足自身对葡萄糖的需要,则通过糖原异生作用动用蛋白质以产生葡萄糖,供给能量;而当摄入足够量的碳水化合物时则能预防体内或膳食蛋白质消耗,不需要动用蛋白质来供能,即碳水化合物具有节约蛋白质作用。④抗生酮作用:脂肪酸被分解所产生的乙酰基需要与草酰乙酸结合进入三羧酸循环,而最终被彻底氧化和分解产生能量。当膳食中碳水化合物供应不足时,草酰乙酸供应相应减少;而体内脂肪或食物脂肪被动员并加速分解为脂肪酸来供应能量。这一代谢过程中,由于草酰乙酸不足,脂肪酸不能彻底氧化而产生过多的酮体,酮体不能及时

被氧化而在体内蓄积,以致产生酮血症和酮尿症。膳食中充足的碳水化合物可以防止上述现象的发生,称为碳水化合物的抗生酮作用。⑤解毒作用:经糖醛酸途径生成的葡萄糖醛酸,是体内一种重要的结合解毒剂,在肝脏中能与许多有害物质如细菌毒素、酒精、砷等结合,以消除或减轻这些物质的毒性或生物活性,从而起到解毒作用。⑥增强肠道功能:非淀粉多糖类如纤维素和果胶、抗性淀粉、功能性低聚糖等抗消化的碳水化合物,虽不能在小肠消化吸收,但刺激肠道蠕动,增加了结肠内的发酵,发酵产生的短链脂肪酸和肠道菌群增殖,有助于正常消化和增加排便量。

(2) 糖类物质的消化

由于食物在口腔停留时间短,所以淀粉消化主要在小肠进行。①口腔内消化:碳水化合物的消化自口腔开始。口腔分泌的唾液中含有唾液淀粉酶,唾液中还含此酶的激动剂氯离子,而且还具有此酶最合适 pH6～7 的环境。②胃内消化:胃液不含任何能水解碳水化合物的酶,其所含的胃酸虽然很强,但对碳水化合物也只可能有微少或极局限的水解,故碳水化合物在胃中几乎没有消化。③肠内消化:碳水化合物的消化主要是在小肠中进行。小肠内消化分肠腔消化和小肠黏膜上皮细胞表面上的消化。极少部分非淀粉多糖可在结肠内通过发酵消化。

(3) 糖类物质的吸收

碳水化合物经过消化变成单糖后才能被小肠吸收。糖吸收的主要部位是在小肠的空肠。单糖的吸收过程不是被动扩散吸收,而是一种耗能的主动吸收。

11. 糖类物质与炎症性肠病的发病有关系吗?

很多研究显示高糖摄入与溃疡性结肠炎发病可能有关。Reif 等通过对溃疡性结肠炎患者发病前食谱的调查,发现高蔗糖摄入可能会增加患病率。Binahci Porro 等研究发现,与正常饮食组相比,常吃含糖量高食物者患溃疡性结肠炎风险性增高,而经常进食蔬菜和水果的人似乎患溃疡性结肠炎的风险会减少。Russel 等研究通过整理 398 例溃疡性结肠炎患者和 290 例克罗恩病患者的食谱,发现经常摄入含糖量高食物(如:可乐饮料和巧克力)者与溃疡性结肠炎发病呈正相关,而经常吃柑橘类水果等与溃疡性结肠炎发病呈负相关。Sakamoto 等研究回顾了 108 例克罗恩病患者发病前的饮食,结果显示,糖、甜味剂、甜食的摄入与克罗恩病的发病呈正相关。国内研究表明甜食可能是克罗恩病的危险因素,但与溃疡性结肠炎的发病无关。Christie 等研究观点认为克罗恩病患者应考虑减少或限制饮食中糖的摄入,因为糖通常被认为是一种促进炎症反应的食物。她在书中也提到大量糖和碳水化合物的摄入促进了炎症性肠病的发病。尽管并没有具体到大量糖的摄入会促进克罗恩病还是溃疡性结肠炎的发病,但总的来说双糖和单糖的食用会增加发生炎症性肠病的危险性。

12. 膳食纤维的概念及食物来源?

(1) 膳食纤维的概念

膳食纤维是来自植物细胞壁的成分,包括纤维素、半纤维素、果胶和非多糖成分的木质素等。

(2) 膳食纤维的来源

食物中的膳食纤维来自植物性食物如水果、蔬菜、豆类、坚果和各种谷类,由于蔬菜和水果中的水分含量较高,因此所含纤维的量就较少。因此膳食中膳食纤维的主要来源是谷物;全谷粒和麦麸等富含膳食纤维,而精加工的谷类食品则含量较少。

食物中含量最多的是不可溶膳食纤维,它包括纤维素、木质素和一些半纤维素。谷物的麸皮、全谷粒、脱水豆类、脱水蔬菜和坚果也是不可溶膳食纤维的好来源,可溶膳食纤维富含于燕麦、大麦、水果和一些豆类中。

水溶性纤维存在于常见的食物大麦、豆类、胡萝卜、柑橘、亚麻、燕麦和燕麦糠等食物中。

非水溶性纤维可降低罹患肠癌的风险,同时可经由吸收食物中有毒物质预防便秘和憩室炎,并且减低消化道中细菌排出的毒素。大多数植物都含有水溶性与非水溶性纤维,所以饮食均衡摄取水溶性与非水溶性纤维才能获得不同的益处。

13. 膳食纤维的生理功能?

越来越多的研究表明,膳食纤维虽然不能被人体消化吸收,但膳食纤维在体内具有重要的生理作用。由于膳食纤维在预防人体胃肠道疾病和维护胃肠道健康方面功能突出,被称之为"肠道清洁夫"。

膳食纤维有利于增加食糜的体积,刺激胃肠道的蠕动,并软化粪便,防止便秘,促进排便和增加便次,起到一种导泄的作用,减少粪便在肠道中的停滞时间及粪便中有害物质与肠道的接触,保持肠道清洁,从而减少和预防胃肠道疾病;能够抑制胆固醇的吸收,预防高血脂症和高血压;可以改善肠道菌群,维持体内的微生态平衡,有利于某些营养素的合成;能够延缓和减少重金属等有害物质的吸收,减少和预防有害化学物质对人体的毒害作用。

水溶性膳食纤维吸水后膨胀,体积和重量增加 $10 \sim 15$ 倍,既能增加人的饱腹感,又能减少食物中脂肪的吸收,降低膳食中脂肪的热比值,相对控制和降低膳食的总能量,避免热能过剩而导致体内脂肪的过度积累,既可解决饱腹而不挨饿的问题,又可达到控制体重减肥的目的。在控制餐后血糖急剧上升和改善糖耐量方面,可溶性膳食纤维效果最佳。膳食纤维能够延缓葡萄糖的吸收,推迟可消化性糖类(如:淀粉等)的消化,避免进餐后血糖急剧上升;膳食纤维对胰岛素敏感性增强,能够改善血液中胰岛素的调节作用,提高人体耐糖的程度,有利于糖尿病的治疗和康复。研究表明,膳食纤维含量充足的饮食,无论是在预防还是在治疗糖尿病方面都具有特殊的功效。

14. 膳食纤维与炎症性肠病的关系如何?

摄入膳食纤维对肠道健康有利。研究表明膳食纤维对于大鼠肠黏膜屏障有一定的保护作用。不同比例的膳食纤维对大鼠肠黏膜有不同的保护效果。丁酸作为肠道膳食纤维的主要发酵产物之一,是肠上皮细胞重要的能量来源,它在调节宿主的免疫应答与氧化应激反应、增强结肠黏膜的防御屏障与改善通透性等诸多方面影响着溃疡性结肠炎的发生发展过程。Roediger 等研究发现,在体外培养的结肠上皮细胞,70% 耗氧量用于丁酸代谢,即使在葡萄糖存在的情况下,丁酸仍是结肠主要能源来源。因此,通过摄入富含丁酸盐的麦麸、燕麦、黄豆麸皮、黄豆及高纤维素谷类等食物增加丁酸盐,对保护结肠黏膜有着重要意义。

15. 维生素的分类及食物来源？

维生素是维持机体正常代谢所必需的营养素，由于它们体内合成量少，不能够满足机体的需要，因此需要外源性补充。维生素可分为水溶性维生素和脂溶性维生素，具体包括：维生素A、维生素D、维生素E、维生素K、维生素B_1、维生素B_2、维生素B_6、维生素C、烟酸、泛酸、叶酸、维生素B_{12}、胆碱、生物素。

（1）维生素A食物来源

维生素A在动物性食物（如：动物内脏（猪肝、鸡肝）、蛋类、乳类）中含量丰富，但在不发达地区人群往往主要依靠植物来源的胡萝卜素。胡萝卜素在深色蔬菜中以西兰花、胡萝卜、菠菜、苋菜、生菜等含量较高，水果中以芒果、橘子等含量比较丰富。

（2）维生素D食物来源

维生素D在天然食物中存在并不广泛，植物性食物如蘑菇、蕈类含有维生素D_2，动物性食物中则含有维生素D_3，以鱼肝和鱼油中含量最丰富；其次在鸡蛋、乳牛肉、黄油，以及鲱鱼、鲑鱼和沙丁鱼中含量相对较高；牛乳和人乳的维生素D含量较低；蔬菜、谷物和水果中几乎不含维生素D。由于食物中的维生素D来源不足，许多国家均在常用的食物中进行维生素D的强化（如：焙烤食品、奶和奶制品和婴儿食品等），以预防维生素D缺乏病和骨软化症。

（3）维生素E食物来源

维生素E只能在植物中合成。植物的叶子和其他绿色部分均含有维生素E。绿色植物中的维生素E含量高于黄色植物。

（4）维生素K食物来源

叶绿醌广泛分布于动物性和植物性食物中，柑橘类水果含量少于$0.1\ \mu g/100\ g$，牛奶含量为$1\ \mu g/100\ g$，菠菜、芜菁绿叶菜含量为$400\ \mu g/100\ g$。某些干酪含$2.8\ \mu g/100\ g$。因为对维生素K的膳食需要量低，大多数食物基本可以满足需要。但母乳是个例外，其中维生素K含量低，甚至不能满足6个月以内的婴儿的需要。

（5）维生素B_1食物来源

维生素B_1广泛存在于天然食物中，但含量随食物种类而异，且受收获、储存、烹调、加工等条件影响。最为丰富的来源是葵花子仁、花生、大豆粉、瘦猪肉；其次为粗粮、小麦粉、小米、玉米、大米等谷类食物；鱼类、蔬菜和水果中含量较少。

（6）维生素B_2食物来源

维生素B_2广泛存在于奶类、蛋类、各种肉类、动物内脏、谷类、蔬菜和水果等动物性和植物性食物中。粮谷类的维生素B_2主要分布在谷皮和胚芽中，碾磨加工可丢失一部分维生素B_2。因此，谷类加工不宜过于精细。绿叶蔬菜中维生素B_2含量较其他蔬菜高。

（7）维生素B_6食物来源

维生素B_6的食物来源很广泛，动植物性食物中均含有，通常肉类、全谷类产品（特别是小麦）、蔬菜和坚果类中最高。大多数维生素B_6的生物利用率相对较低。动物性来源的食物中维生素B_6的生物利用率优于植物性来源的食物，且动物组织中维生素B_6较易吸收。

（8）烟酸食物来源

烟酸及烟酰胺广泛存在于食物中。植物性食物中存在的主要是烟酸；动物性食物中以烟酰胺为主。烟酸和烟酰胺在肝、肾、瘦畜肉、鱼以及坚果类中含量丰富;乳、蛋中的含量虽然不高,但色氨酸较多,可转化为烟酸。谷类中的烟酸80%～90%存在于它们的种子皮中。玉米含烟酸并不低,甚至高于小麦粉,但以玉米为主食的人群容易发生癞皮病。

(9) 叶酸食物来源

叶酸广泛存在于各种动物和植物食品中。富含叶酸的食物为猪肝($236\mu g/100g$)、猪肾($50\mu g/100g$)、鸡蛋($75\mu g/100g$)、豌豆($83\mu g/100g$)、菠菜($347\mu g/100g$)。

(10) 维生素 B_{12} 食物来源

膳食中的维生素 B_{12} 来源于动物性食品,主要食物来源为肉类、动物内脏、鱼、禽、贝壳类及蛋类;乳及乳制品中含量较少;植物性食品基本不含维生素 B_{12}。

(11) 维生素 C 食物来源

维生素 C 的主要食物来源是新鲜蔬菜与水果。蔬菜中的辣椒、茼蒿、苦瓜、豆角、菠菜、土豆、韭菜等含量丰富;水果中的酸枣、鲜枣、草莓、柑橘、柠檬等含量最多;在动物的内脏中也含有少量的维生素 C。

(12) 胆碱食物来源

胆碱广泛存在于各种食物中,特别是:牛肝($1 666mg/100g$)、花生($992mg/100g$)、莴苣($586mg/100g$)、花菜($260mg/100g$)中含量较高。

(13) 生物素食物来源

生物素广泛存在于天然食物中。干酪、肝脏、大豆粉中含量最为丰富;其次为蛋类($22.5\mu g/100g$);在精制谷类、多数水果中含量较少。

16. 维生素缺乏或过量的危害?

(1) 维生素 A 过量和缺乏

维生素 A 过量可造成组织损伤,会降低细胞膜和溶酶体膜的稳定,引起皮肤、骨骼、脑、肝等多种脏器组织病变。如:脑受损可使颅压增高;骨组织变性引起骨质吸收、变形、骨膜下新骨形成,血钙和尿钙都上升;肝组织受损则引起肝脏肿大,肝功能改变。

维生素 A 缺乏的初期有上皮组织的干燥,继而使正常的柱状上皮细胞转变为角状的复层鳞状上皮,形成过度角化变性和腺体分泌减少,累及全身上皮组织。最早受影响的是眼睛的结膜和角膜,表现为结膜或角膜干燥、软化甚至穿孔,以及泪腺分泌减少。皮肤改变则为毛囊角化,皮脂腺、汗腺萎缩。消化道表现为舌味蕾上皮角化,肠道黏膜分泌减少,食欲减退等。呼吸道黏膜上皮萎缩、干燥,纤毛减少,抗病能力减退。消化道和呼吸道感染性疾病的危险性提高,且感染常迁延不愈。泌尿和生殖系统的上皮细胞也同样改变,影响其功能;缺乏维生素 A 时还可影响机体免疫力;可降低眼暗适应能力,严重时可致夜盲。

(2) 维生素 D 过量和缺乏

通过膳食来源的维生素 D 一般不会引起中毒,但摄入过量维生素 D 补充剂或强化维生素 D 的奶制品,有发生维生素 D 过量和中毒的可能。维生素 D 中毒时可出现厌食、呕吐、头痛、嗜睡、腹泻、多尿、关节疼痛。随着血钙和血磷水平长期升高,最终导致钙、磷在软组织的沉积,特别是心脏和肾脏,其次为血管、呼吸系统和其他组织,引起功能障碍。

维生素 D 缺乏在婴幼儿可引起维生素 D 缺乏病,以钙、磷代谢障碍和骨样组织钙化障碍为特征,严重者出现骨骼畸形。在成人维生素 D 缺乏使成熟骨矿化不全,表现为骨质软化症,常见症状是骨痛、肌无力,活动时加剧,严重时骨骼脱钙引起骨质疏松,发生自发性或多发性骨折。

（3）维生素 E 过量和缺乏

维生素 E 的毒性相对较小,大多数成人都可以耐受口服 100～800 mg/d 的维生素 E。维生素 E 过量最令人担忧的是凝血机制损害导致出血倾向。

维生素 E 缺乏时,常伴随细胞膜脂质过氧化作用增强,这将导致线粒体的能量产生下降、DNA 氧化与突变,以及质膜正常运转功能的改变。早产儿出生时血浆和组织中维生素 E 水平很低,而且消化器官不成熟,多有维生素 E 的吸收障碍,往往容易出现溶血性贫血;维生素 E 和其他抗氧化剂摄入量低,患肿瘤、动脉粥样硬化、白内障等疾病的危险性增加。

（4）维生素 K 过量和缺乏

天然形式的维生素 K_1 和维生素 K_2 不产生毒性,甚至大量服用也无毒。食物来源的甲萘醌毒性很低,维生素 K 前体 2-甲基萘醌（K_3）由于与疏基反应而有毒性,它能引起婴儿溶血性贫血、高胆红素血症和核黄疸症。

维生素 K 缺乏主要症状是易出血,且其他维生素 K 依赖凝血因子浓度下降,表现为凝血缺陷和出血倾向。

（5）维生素 B_1 过量和缺乏

由于摄入过量的维生素 B_1 很容易从肾脏排出,因此维生素 B_1 中毒比较罕见。有资料显示如摄入量超过推荐量的 100 倍,发现有头痛、抽搐、衰弱、麻痹、心律失常和过敏反应等症状。维生素 B_1 缺乏通常会引起脚气病。

（6）维生素 B_2 过量和缺乏

从膳食中摄取高量维生素 B_2 的情况未见报道。机体对维生素 B_2 的吸收有上限,大剂量摄入并不能无限增加机体对维生素 B_2 的吸收。此外,过量吸收的维生素 B_2 也很快从尿中排出体外。

维生素 B_2 缺乏可引起特殊的上皮损害、脂溢性皮炎、轻度的弥漫性上皮角化并伴有脂溢性脱发和神经紊乱;导致能量、氨基酸和脂类代谢受损;影响维生素 B_2 和烟酸的代谢;引起继发性铁营养不良、继发性贫血。

（7）维生素 B_6 过量和缺乏

维生素 B_6 的毒性相对较低,经食物来源摄入大量维生素 B_6 没有不良反应。补充剂中的高剂量维生素 B_6 可引起严重不良反应,主要表现为感觉神经异常。

维生素 B_6 缺乏的典型临床症状是一种脂溢性皮炎、小细胞性贫血、癫痫样惊厥,以及忧郁和精神错乱。维生素 B_6 摄入不足还会损害血小板功能和凝血机制。

（8）烟酸过量和缺乏

目前尚未见到因食源性烟酸摄入过多而引起中毒的报告。所见烟酸的毒副作用多系临床大剂量使用烟酸治疗高脂血症病人所致。主要表现为血管扩张的症状,如头晕眼花、颜面潮红、皮肤红肿、皮肤瘙痒等。除血管扩张外,还可伴随胃肠道反应（如:恶心、呕吐、腹泻等）。此外还可引起黄疸和血清转氨酶升高;严重者可出现肝炎、肝性昏迷、脂肪肝等。

（9）叶酸过量和缺乏

服用大剂量叶酸可能产生的毒性作用有:干扰抗惊厥药物的作用,诱发病人惊厥发作;

口服叶酸 350 mg 可能影响锌的吸收,而导致锌缺乏,使胎儿发育迟缓,低出生体重儿增加;掩盖维生素 B_{12} 缺乏的早期表现,而导致神经系统受损害。

叶酸缺乏引起血红蛋白合成减少,形成巨幼红细胞贫血。缺乏的表现为头晕、乏力、精神萎靡、面色苍白,并可出现舌炎、食欲下降以及腹泻等消化系统症状;叶酸缺乏可使孕妇先兆子痫、胎盘早剥的发生率增高;叶酸缺乏尤其是患有巨幼红细胞贫血的孕妇,易出现胎儿宫内发育迟缓、早产及新生儿低出生体重,可引起胎儿神经管畸形。

(10) 维生素 B_{12} 过量和缺乏

有报道每日口服达 100 μg 维生素 B_{12} 未见明显反应。维生素 B_{12} 缺乏现象很少见,见于素食者中,也见于胃切除及回场切除术后患者,由于缺乏内因子,可造成维生素 B_{12} 缺乏。

(11) 维生素 C 过量和缺乏

成人维生素 C 的摄入量超过 2 g,可引起渗透性腹泻;当摄入量<1 g 时,一般不引起高尿酸尿症;当>1 g 时,尿酸排出明显增加。研究发现,每日服用 4 g 维生素 C,可使尿液中尿酸的排出增加一倍,形成尿酸盐结石增多。妊娠期服用过量的维生素 C,可能影响胚胎的发育。当每日摄入的维生素 C 在 2～8 g 时,可出现恶心、腹部痉挛、铁吸收过度、红细胞破坏及泌尿道结石等不良反应。

维生素 C 缺乏时,主要引起维生素 C 缺乏病。患者多有体重减轻、四肢无力、衰弱、肌肉关节疼痛、牙龈红肿,牙龈炎。可导致微血管壁通透性和脆性增加,全身任何部位可出现大小不等和程度不同的出血、血肿或瘀斑。维生素 C 缺乏引起胶原合成障碍,故可致骨有机质形成不良而导致骨质疏松。

(12) 胆碱缺乏

长期摄入缺乏胆碱膳食的主要结果可包括肝、肾、胰腺病变、记忆紊乱和生长障碍。其他与膳食低胆碱有关的不育症、生长迟缓、骨质异常造血障碍和高血压也均有报道。

(13) 生物素缺乏

生物素缺乏的表现主要以皮肤症状为主,可见毛发变细、失去光泽、皮肤干燥、鳞片状皮炎、红色皮疹,严重者的皮疹可延伸到眼睛、鼻子和嘴周围。此外,伴有食欲减退、恶心、呕吐、舌乳头萎缩、黏膜变灰、麻木、精神沮丧、疲乏、肌痛等。在 6 个月以下婴儿,可出现脂溢性皮炎。

17. 必需微量元素及其临床意义?

微量元素是人体内的生理活性物质、有机结构中的必需成分;这种元素必须通过食物摄入,当从饮食中摄入的量减少到某一低限值时,即将导致某一种或某些重要生理功能的损伤。必需微量元素大部分为金属元素。

(1) 铁

缺乏:铁缺乏引起含铁酶减少或铁依赖酶活性降低,使细胞呼吸障碍,从而影响组织器官功能。铁缺乏的儿童易烦躁,对周围事物不感兴趣,成人则冷漠呆板。当血红蛋白继续降低,则出现面色苍白,口唇黏膜和眼结膜苍白,有疲劳乏力、头晕、心悸、指甲脆薄、反甲等。还可出现少年儿童身体发育受阻,体力下降,注意力与记忆力调节过程障碍,学习能力降低现象。婴幼儿与孕妇贫血需引起重视,研究表明,早产、低出生体重儿及胎儿死亡与孕早期贫血有关。铁缺乏尚可损害儿童的认知能力。铁缺乏也可引起心理活动和智力发育的损害及行为改变。铁缺乏还可出现抵抗感染的能力降低。

过量:体内铁的储存过多与多种疾病(如:心脏和肝脏疾病、糖尿病、某些肿瘤)有关。肝脏是铁储存的主要部位,铁过量也常累及肝脏。肝铁过载可以导致肝纤维化甚至肝硬化、肝细胞瘤。

(2)碘

缺乏:机体因缺碘而导致的一系列障碍是为碘缺乏病,其临床表现取决于缺碘程度、机体发育阶段(胎儿期、新生儿期、婴幼儿期、青春期或成人期)、机体对缺碘的反应性或代偿适应能力等。胎儿期缺碘表现为:流产、死胎、先天畸形、围生期死亡率增高、婴幼儿期死亡率增高和胎儿甲状腺功能减退。新生儿期缺碘表现为:甲状腺功能减退和新生儿甲状腺肿。儿童期和青春期缺碘表现为:甲状腺肿、青春期甲状腺功能减退、亚临床型克汀病、智力发育障碍、体格发育障碍和单纯聋哑。成人期缺碘表现为:甲状腺肿及其并发症、甲状腺功能减退、智力障碍和碘致性甲状腺功能亢进。

过量:较长时间的高碘摄入也可导致高碘性甲状腺肿、高碘性危甲状腺功能亢进及一些中毒症状,形成以胶质大滤泡为特点的高碘甲状腺肿。

(3)锌

缺乏:严重的先天性锌吸收不良会引发肠病性肢端性皮炎。这种严重缺锌引起的皮肤损害和免疫功能损伤,目前并不常见。锌缺乏的常见体征是生长缓慢、皮肤伤口愈合不良、味觉障碍、胃肠道疾患和免疫功能减退等。

过量:成人一次性摄入 2 g 以上的锌会发生锌中毒,其主要特征之一是锌对胃肠道的直接作用,导致上腹疼痛、腹泻、恶心、呕吐。在长期补充非常大量锌(100 mg/d)时可发生其他的慢性影响,包括贫血、免疫功能下降和高密度脂蛋白(HDL)胆固醇降低。

(4)硒

缺乏:可引起克山和大骨节病。

过量:硒中毒体征主要是头发脱落和指甲变形。

(5)铜

缺乏:铜对脂质和糖代谢有一定影响,缺铜可使血中胆固醇水平升高。铜对血糖的调节有重要作用,缺铜后葡萄糖耐量降低,对某些用常规疗法无效的糖尿病患者,给以小剂量铜离子治疗,常可使病情明显改善,血糖降低。此外,铜对免疫功能、激素分泌等也有影响,铜的缺乏还会导致小细胞低色素贫血,白细胞减少及神经系统症状,但补充铜并不能使之逆转。

过量:大剂量补充铜的急性毒性反应包括:口腔有金属味、流涎、上腹疼痛、恶心、呕吐及严重腹泻。摄入 100 g 或更多的硫酸铜可引起溶血性贫血、肝衰竭、肾衰竭、休克、昏迷或死亡。

(6)铬

缺乏:铬缺乏主要表现为不明原因的体重下降,周围神经炎,血浆对葡萄糖的清除受损,呼吸商降低。

过量:铬的毒性与其存在的价态有极大的关系,六价铬的毒性比三价铬高约 100 倍,但不同化合物毒性不同。六价铬化合物在高浓度时具有明显的局部刺激作用和腐蚀作用,低浓度时为常见的致癌物质。

（7）钼

缺乏：无论是人类还是动物，在正常膳食条件下都不会发生钼缺乏。因而，钼缺乏的临床意义不大。但是，长期接受全胃肠外营养的病人及对亚硫酸盐氧化酶的需要量增大的病人有可能出现钼缺乏问题。

过量：机体对钼均有较强的内稳定机制，经口摄入钼化物不易引起中毒。钼中毒的表现包括：生长抑制、心脏肥大、贫血及因成骨不全导致的骨关节畸形。

（8）氟

缺乏：老年人缺氟时，钙、磷的利用受到影响，可导致骨质疏松。

过量：急性氟中毒的症状和体征为恶心、呕吐、腹泻、腹痛、心功能不全、惊厥、麻痹以及昏厥。长期摄入低剂量的氟（1～2 mg/l 饮水）所引起的不良反应为氟斑牙，而长期摄入高剂量的氟则可引起氟骨症。

（9）钴

缺乏：目前尚无钴缺乏症的病例，从膳食中可能每天摄入钴 5～20 μg。

过量：经常注射钴或暴露于过量的钴环境中，可引起钴中毒。儿童对钴的毒性敏感，应避免使用每千克体重超过 1 mg 的剂量。在缺乏维生素 B_{12} 和蛋白质以及摄入酒精时，毒性会增加，这在酗酒者中常见。

18. 炎症性肠病对人体营养代谢有何影响？

营养不良在炎症性肠病患者中非常普遍，克罗恩病患者合并营养不良比溃疡性结肠炎患者多见。克罗恩病可能侵犯消化道的各个部位，以小肠为主。溃疡性结肠炎则基本上只侵犯结肠。同样是克罗恩病或溃疡性结肠炎，病变的程度不同，侵犯的范围大小不一样，对患者营养代谢的影响也不一样，轻则可能与正常人差别较小，重者可能危及患者生命；都可以出现营养成分的吸收障碍和丢失过多，但由于小肠病变主要见于克罗恩病，因此，克罗恩病患者吸收不良的情况要比溃疡性结肠炎患者明显严重。

小肠是营养物质吸收的主要场所。小肠黏膜分泌的酶主要分解碳水化合物，然后吸收进入血液被肝脏等组织器官利用；蛋白质在小肠大部分已经被消化分解为氨基酸，脂肪则成为脂肪酸、甘油三酯和胆固醇，上述小分子营养物质均在小肠吸收。大肠主要吸收小肠尚未吸收完的水。所以，小肠存在病变者，会严重影响上述营养物质的消化吸收。而且，不同部位的克罗恩病，影响营养物质代谢也不一样。末段回肠病变为主的克罗恩病，缺乏维生素 B_{12}、叶酸等可以出现巨幼红细胞性贫血。对于溃疡性结肠炎而言，由于只是大肠部位病变，对小肠影响较小，因此，对营养代谢的影响也小于克罗恩病。正因为如此，溃疡性结肠炎患者主要因为反复黏液血便和出现缺铁性贫血，造成严重营养不良者相对少些。

参考文献

［1］ Prévost Jantchou, Sophie Morois. Animal protein intake and risk of inflammatory bowel disease：the E3N prospective study. Am J Gastroenterol，2010,105(10):2195-201.

［2］ Magee EA,Richardson CJ, Hughes R, et al. Contribution of dietary protein to sulfide production in the large intestnie：an in vitro and a controlled feeding study in humans. Am J Clin Nutr, 2000;72

(6):1488-1494.

[3] Jowett SL，Seal CJ，Pearce MS, et al. Welfare MR. Influence of dietary factors on the clinical course of ulcerative colitis：a prospective cohort study. Gut, 2004, 53(10):1479-1484.

[4] Andresen AFR. Gastrointestinal manifestations of food allergy. Med J Rec, 1925,122:172-175.

[5] Tragnone A, Valpiani D, Migilo F, et al. Dietary habits as risk factors for 炎症性肠病. Eur J Gastroenterol& Hepatol,1995,7:47-51.

[6] Reif S,Klein I,Lubin F,et al. Pre-illness dietary factors in 炎症性肠病. Gut,1997,40:754-760.

[7] 史肖华,郑家驹,郭志荣,等. 克罗恩病发病相关因素的病例对照研究. 胃肠病学,2008,13(5):293-296.

[8] Reif S,Klein I,Lubin F,et al. Pre-illness dietary factors in 炎症性肠病 . Gut,1997,40:754-760.

[9] Bianchi Porro G,, Panza E. Smoking, sugar, and inflammatory bowel disease. Br Med J (Clin Res Ed), 1985,291:971-972.

[10] Russel MG,Engels LG,Muris JW,et al. Modern life in the epidemiology of inflammatory bowel disease：a case-control study with special emphasis on nutritional factors. Eur J Gastroenterol&Hepatol, 1998,10(3):243-249.

[11]Sakamoto N,Kono S,Wakai K,et al,Dietary risk factors for inflammatory bowel disease：a multicenter case -control study in Japan. Inflamm Bowel Dis, 2005,1:154-163.

[12] 王珍. 克罗恩病危险因素的病例对照研究. 世界华人消化杂志,2006,14(31):3030-3033.

[13] 中国溃疡性结肠炎协作组. 溃疡性结肠炎危险因素的病例对照研究. 中华消化杂志,2008,28(2):108-110.

[14] 韩冬. 膳食纤维与肠道健康. 中国微生态学杂志. 2013,10(25):1225-1227.

[15] 刘玉江,武华. 膳食纤维对炎性肠病大鼠肠黏膜屏障的影响. 中华胃肠外科杂志,2010,13(7):538-539.

[16] 张睿,武华. 复合膳食纤维对实验性溃疡性结肠炎大鼠肠黏膜屏障功能的影响. 中华消化杂志，2010, 30(7):461-464.

[17] 钟海平,郑红斌. 丁酸在溃疡性结肠炎中的作用概述. 中医临床研究,2011,3(9):113-115.

[18] Fernandez-Banares F. Randomized clinical trial of plantago ovata seeds(dietary fiber) as compared with mesalamine in maintaining remission in ulcerative colitis. Am J Gastroenterol, 1999, 94(2):427-443.

[19] Kondrup J,Rasmussen HJ, Hamberg O, et al. Nutritional risk screening(NRS 2002):a new method based on an analysis of controlled clinical trials. Clin Nutr, 2003,22:321.

[20] Kondrup J, AIlison P, EliaM. ESPEN Guidelines for nutritionscreening 2002. Clin Nutr, 2003, 22:415.

[21] 蒋朱明. 有营养风险患者首选肠内营养支持. 中华临床营养杂志,2009,17:65.

[22] Rasmussen HH, Kondrup J, Staun M, et al. A method for implementation of nutritional therapy in hospitals. Clin Nutr, 2006, 25:515.

[23] Reif S, Klein I, Lubin F, et al. Pre-illness dietary factors in 炎症性肠病. Gut,1997,40:754-760.

[24] Sakamoto N,Kono S,Wakai K,et al,Dietary risk factors for inflammatorybowel disease：a multicenter case-control study in Japan. Inflamm Bowel Dis, 2005,1:154-163.

[25] Russel MG, Engels LG,Muris JW, et al. Modern life in the epidemiology of inflammatory bowel disease：a case-control study with special emphasis on nutritional factors. Eur J Gastroenterol&Hepatol, 1998,10(3):243-249.

[26] Belluzzi A,Boschi S,Brignola C,et al. Polyunsaturated fatty acids and inflammatory bowel disease. Am j Clin Nutr，2000,71:339S-342S.

[27] Meister D,Ghosh S. Effect offish oil enriched enteral diet on inflammatory bowel disease tissues in organ culture: differential effects on ulcerative colitis and Crohn's disease. World J Gastroenterol，2005,11:7466-7472.

[28] Barbosa DS,Cecchini R,El Kadri MZ，et al. Dichi I Decreased oxidative stress in patients with ulcerative colitis supplemented with fish oil omega-3 fatty acids. Nutrition，2003,19:837-842.

二、饮食管理

1. 什么是食物不耐受？

炎症性肠病患者在就医的时候，医生会建议某些食物不能吃，机体可能对这些食物不耐受，什么是食物不耐受呢？

食物不耐受是一种对特定食物或食物成分所产生的具有可重复性的由 IgG 介导的免疫反应，可发生在各年龄段。最常见的症状包括肠易激惹、头痛、疲劳、行为异常和荨麻疹，部分患者可诱发哮喘发作。

食物不耐受在人群中普遍存在，最常见为乳糖不耐受。食物不耐受与多种慢性病有关，可累及全身多个系统，其中以消化系统最为常见。英国 YORK 营养学实验室曾对 2 567 例怀疑有食物不耐受的英国人进行了调查研究，并对患者在各系统的症状表现进行汇总分析，慢性腹泻、腹痛、溃疡等消化系统症状发生率占 44%。国内一项对 4 种常见消化系统疾病患者进行食物不耐受检测的研究发现，炎症性肠病患者食物不耐受阳性率达 80.4%。

目前食物不耐受产生机制尚不明确，可能涉及免疫反应、酶缺乏、药理作用等多个方面。德国的临床研究表明，有些食物因机体缺乏相应的酶而未被消化分解为氨基酸、甘油和单糖，而是以多肽或其他分子形式进入肠道，被机体作为外来物质识别，从而导致了免疫反应的发生。

由于食物不耐受导致的症状比较隐蔽，所以我们通常很难意识到它的存在。炎症性肠病患者往往知道某些食物会加重肠道症状，但无法明确具体是哪类食物。了解食物不耐受，就知道如何正确地选择食物，减少病人在选择食物时的焦虑，同时帮助患者缓解症状，预防复发。

2. 食物不耐受与食物过敏有何不同？

多数患者对食物不耐受和食物过敏的概念比较陌生，常误以为食物不耐受与食物过敏是同一个概念。食物不耐受虽与食物过敏相似，都是机体对某些事物或食物成分产生的变态反应，但研究发现两者存在区别。

食物不耐受是由免疫球蛋白 G 介导的 Ⅱ、Ⅲ 型变态反应，属于迟发型变态反应疾病，它的发生是免疫系统把进入人体内的某种或多种食物当成有害物质，促使机体产生食物特异性 IgG 抗体，IgG 抗体与食物颗粒形成免疫复合物，可能引起所有组织发生炎症反应，表现为全身各系统的慢性症状与疾病，例如腹胀、腹泻、肠道炎症等。食物不耐受可发生在各个年龄阶段，通常在进食 24～72 h 后才出现症状，且症状经常没有特异性，比较隐蔽且不会危及生命。对于由食物不耐受引起的慢性症状或疾病，通过调整饮食结构可以得到改善。

食物过敏是由免疫球蛋白 E 介导的 Ⅰ 型速发型变态反应，食物中的过敏原进入到体液中，可以选择性诱导抗原特异性 B 细胞产生 IgE 抗体应答，然后 IgE 抗体与肥大细胞或嗜碱性粒细胞表面的 IgE 受体结合完成致敏过程。食物过敏通常发生在儿童阶段，进食 2h 内即可发生症状，可出现皮肤瘙痒、红疹、呼吸困难等典型过敏症状，严重者可危及生命。

食物过敏引起的症状则需要进行对症药物治疗或脱敏治疗。

3. 食物不耐受与炎症性肠病有什么关系?

对于炎症性肠病患者来说,某些不耐受食物进入人体内被分解,代谢物质通过肠黏膜进入血液或淋巴液中,成为被炎症性肠病患者机体免疫系统识别的抗原,刺激机体产生食物特异性 IgG 抗体,然后与食物抗原结合形成免疫复合物,沉积在组织及器官的毛细血管内,激活免疫细胞,释放炎性介质,引起相应部位的免疫损伤而导致腹痛、腹泻、低热等症状的出现。

近年来食物不耐受与炎症性肠病的关系受到越来越多的关注,国外研究表明建立在 IgG 抗体与食物抗原基础上的营养干预能够减少患者大便次数,当减少不耐受食物的摄入时,克罗恩病患者的大便次数与之前相比减少,该研究同时也发现患者疼痛减轻,整体健康水平得到提高。有研究纳入了 33 名克罗恩病患者,受试者中的 29 位被证明有食物不耐受,予排除饮食干预,15 个月后,29 名食物不耐受患者中有 21 位处于缓解期。此研究表明炎症性肠病与食物不耐受有一定关系。国内也有研究表明溃疡性结肠炎患者存在食物不耐受,68 例慢性复发型溃疡性结肠炎患者食物不耐受检测阳性率为 86.76%,对食物不耐受种类给予排除饮食指导,有 54 例患者完成了 6 个月的随访,其中 32 例患者腹痛、腹泻、黏液脓血便等症状得到缓解。这些研究表明食物不耐受与炎症性肠病存在一定关系,饮食调整对炎症性肠病患者的缓解有益。

4. 炎症性肠病常见的不耐受食物种类有哪些?

炎症性肠病患者根据既往的饮食经验,会意识到某些食物会加重疾病症状,但不能够确定食物种类。国外学者对克罗恩病患者食物不耐受展开系列研究,通过酶联免疫吸附法,检测患者 14 种血清食物过敏原特异性 IgG 抗体水平。研究表明与健康对照组相比,克罗恩病患者具有较高的血清食物过敏原特异性 IgG 抗体水平,其不耐受食物种类常见的有:鸡蛋、奶酪、牛肉、羊肉、猪肉、小麦、大豆、花生等 8 种食物。国内研究对炎症性肠病患者食物不耐受进行分析,对 143 例炎症性肠病患者进行食物特异性 IgG 抗体水平检测,结果发现有 108 例患者 IgG 抗体水平升高,食物不耐受阳性率为 75.52%,明显高于健康对照组;其不耐受的食物多集中依次为蛋黄、蛋白、虾、蟹、玉米、牛奶、大米及鳕鱼等。

值得注意的是,炎症性肠病患者食物不耐受存在个体差异性,不同个体对相同食物的耐受程度可能不一样,患者还可能同时对几种食物产生不耐受。因此,医护人员对炎症性肠病患者进行饮食宣教时应注意强调个体化原则。

5. 如何判断不耐受食物?

如何判断自己是否存在食物不耐受? 可以选择进行血液检查或记录饮食日志。前者可以更加精确地反映信息,然而,检测食物范围可能较窄;记录饮食日志,然后咨询专家帮助患者识别不耐受食物。

(1)血液检查

目前建议了解食物不耐受最好的方法是通过血液检查。一般较大型的医院都可以做这种检测,这种检测是血清特异性 IgG 抗体测定,常通过"酶联免疫吸附试验"检测炎症性肠病患者血清中常见食物的食物过敏原特异性 IgG 抗体水平,根据过敏原 IgG 抗体浓度的不同,判断食物的耐受程度,找出可能加重症状的食物。这个方法更为精确,通常检查结果在2周就可以看到。该项检查全套含有90种不同的食物,但目前常检的只有14种,包括牛肉、鸡肉、鳕鱼、玉米、蟹、蘑菇、牛奶、蛋黄蛋白、猪肉、大米、虾、大豆、西红柿和小麦,故不能全面反映患者不耐受食物。

(2)饮食日志

饮食日志是了解饮食方式的重要工具。可以记录在手机、电脑或日记中。

记录吃饭、零食、喝饮料前、当时及之后的感觉。开始记录时可能会觉得细致地关注自己的饮食非常困难,且很难发现区别,觉得意义不大。但是在医生、营养师或护士指导下掌握了记录方法,养成这种记录饮食日志的习惯非常有意义。按照医师、营养师或护士设计的饮食日志格式,患者只需按时记录即可。一般来说坚持记录饮食日志3周时间,基本能够分析出食物不耐受是否会对疾病产生影响。比如,星期一喝完酸奶后出现了腹痛,星期三吃完海鲜和牛肉后大便次数增多,星期四吃完鱼肉后出现荨麻疹,这些都证明你对奶制品不耐受。对炎症性肠病患者常见的不耐受食物要特别注意,因为这些食物可能会引起反应。

6. 食物不耐受的管理方法有哪些?

对于不耐受食物的管理办法,通常有排除饮食、再纳入饮食和轮替饮食。

(1)排除饮食

排除饮食是排除日常饮食中症状集中的食物,以及不耐受的食物。排除饮食至少需要坚持90 d,首先要排除掉血液检查或(食物日志)中的问题食物。这些食物包括所有可引起反应的食物。在此期间患者需要严格监测自己的饮食,并且保持良好的依从性。

除了不耐受食物,炎症性肠病患者还应该做好饮食管理,尽量避免食用:"垃圾"食品、加工食品、含有食品添加剂(防腐剂等)的食物。"垃圾"食品主要包括快餐、糖果、汽水、饼干、蛋糕、精制糖等;加工食品包括压缩肉干和奶酪等;尽量避免保质期很长的食物,因为它们容易含有防腐剂、色素、人工香精;避免购买含有反式脂肪酸的食物,食物通常通过添加反式脂肪酸来延长保质期。

在排除饮食法期间,可能会出现断瘾症状。这些症状会在2周内消失。可能的症状包括:依从性不好、抑郁、失眠、烦躁、无精打采。通常在坚持排除饮食法4~12周后炎症性肠病症状会得到缓解,如果症状没有缓解,看看是不是因为下面的原因:没有意识到自己吃了不耐受的食物;不耐受的食物还没有明确;排除饮食方案设计不合理,试着重新设计,排除更多的食物;有意识地吃了不耐受的食物;食物对你的疾病没有影响。

(2)再纳入饮食

有步骤、分阶段地将不耐受的食物逐渐纳入正常餐饮食谱的方法就是再纳入饮食,一般在排除饮食坚持3个月后,就可以开始再纳入饮食计划。建议首先纳入营养价值较高但不耐受程度低的食物,每次只宜纳入一种不耐受的食物,并且密切观察患者症状并作记录,确认无不良反应后方再加入下一种不耐受食物。

不耐受症状通常包括腹泻、腹痛、大便异常、失眠、疲乏、烦躁、虚弱、注意力不集中、面色苍白。如果在再纳入某个食物后出现上述症状,说明对该食物仍不耐受,应该将其排除;如果是因为遗传因素而导致不能消化某种食物,那么这种食物将永远被排除。

（3）交替饮食

交替饮食简单来说就是将食物间隔一段时间再食用,再纳入饮食是为了帮助确定是否仍然对不耐受食物依旧不耐受,一旦完成再纳入饮食,交替饮食就是下一步。交替饮食就是将既往不耐受的食物放入排除饮食中,允许每 4 d 左右食用 1 次该类食物。例如,起初不耐受牛肉,但是再次食用后未出现任何不适症状,就可以将牛肉纳入交替饮食中。

交替饮食允许间断食用某种食物,通常人们倾向于反复食用自己喜欢的食物,这种习惯有待改正,从营养学角度来说,建议饮食的多样化以保障充足的营养。交替饮食也可以帮助减少食物不耐受的发生。患者应该形成购买食物前查看食物成分列表的习惯,若其中包含不耐受的食物成分则列为"排除饮食或交替饮食"。如某患者对鱼类不耐受,那么所有含鱼类的食品(如:鱼丸、鱼排等)都应忌食或轮替食用。

7. 炎症性肠病的饮食习惯是否改变?

食物中的各种成分可作为肠道免疫系统的常见抗原,可能对炎症性肠病的患病起到作用,患者饮食调查与分析显示炎症性肠病患者过度限制饮食非常普遍。

周云仙等研究调查发现大部分炎症性肠病患者因为患病有 1 种或 1 种以上的饮食禁忌,其中以辛辣食物、酒类、乳制品、生冷食物、海产品、油腻食物等为多见。调查表明,辛辣食物、酒类和生冷食物是炎症性肠病患者常见的不耐受饮食。国外研究表明,辛辣的食物、坚果、绿叶蔬菜、红肉、汽水、爆米花、乳制品、酒精、高脂肪食品、咖啡等食物的摄入能导致炎症性肠病症状加重。食物中含有的食品添加剂、防腐剂也能够增加炎症性肠病患病率。

患者常根据个人经验以及他人建议将某些食物列入个人饮食禁忌。虽然没有临床依据支持海产品会诱发或加重炎症性肠病,大部分患者仍将其列为饮食禁忌。大部分患者倾向于排除一大类食物,而不是一种食物,比如乳制品或海产品,认为对乳制品不耐受的患者通常酸奶、牛奶、豆奶、羊奶等都会排斥。周云仙等调查显示,大部分克罗恩病患者存在 3 种或 3 种以上饮食禁忌,过度限制饮食非常普遍。克罗恩病患者因摄入少、炎症活动、肠道丢失、药物作用等原因,营养不良发生率高,这种没有科学依据的限制饮食会加重患者的营养不良。

周洲等研究纳入 84 例四川省人民医院消化内科住院炎症性肠病患者,其中克罗恩病 48 例,溃疡性结肠炎 36 例,研究发现 42.9% 的患者认为饮食是造成患病的首要因素,超过 3/4 患者认为不当饮食会造成疾病复发或加重,50% 的患者认为目前饮食习惯可能造成维生素和营养缺乏,63.1% 的患者认为疾病会改变饮食习惯,为防止疾病复发,67.9% 的患者会拒绝吃喜欢的食物,57.1% 的患者会拒绝外出就餐。

欧洲临床营养与代谢学会(ESPEN)于 2017 年 4 月发布了《炎症性肠病的临床营养指南》指出富含蔬菜水果、高 ω-3 脂肪酸、低 ω-6 脂肪酸的饮食与降低 UC、CD 的发病率有关,另外,母乳喂养可减少炎症性肠病的发生。

炎症性肠病病人因为患病会根据自身经验或病友交流以及来自医生的宣教信息,改变自己的饮食习惯,过度限制饮食会加重克罗恩病患者营养不良,所以科学的饮食管理和饮食指导非常必要。

8. 炎症性肠病活动期和缓解期的饮食有哪些注意事项？

活动期患者机体能量消耗较大,且肠道处于激惹状态,饮食应高热量、足够蛋白、低脂肪、清淡、质软易消化少渣饮食为主,补充机体能量的同时,减轻肠道负担。饮食形式以流质、半流质为主,米汤、菜汁、藕粉、面汤、粥、面片、挂面、肉丸、鱼丸、蒸蛋、馄饨等都是较好的选项。对于症状严重的患者,建议禁食,使肠道休息,或采用肠内、肠外营养补充机体所需,有助于疾病恢复。

缓解期或恢复期的患者,应逐步过渡到正常饮食,补充机体之前的消耗,增加营养摄入,促进肠道黏膜恢复。这期间仍应坚持清淡、易消化;忌食油腻、生冷、辛辣等刺激性食物以免诱发或加重肠道症状。坚持少量多餐,饮食多样化,从谷物、蔬菜、水果中获取维生素和矿物质,从鱼、虾、瘦肉等食物中获取优质蛋白。避免食用高脂肪、油腻或油炸食品、快餐食品和某些调味料。

可参照美国饮食协会对炎症性肠病患者各时期饮食给出的一些建议:①少量多餐,每3～4 h进食1次。②有肠道症状时,吃一些少纤维的食物,包括一些谷物制品如面食、面包、饼干,煮熟的绿叶蔬菜,削皮的土豆、去渣的蔬菜汁和果汁,肉质松软的去皮水果。当肠道症状有所改善时,可以逐渐增加少量的全谷物食品和富含纤维的蔬菜和水果。③补充足够的水分(每天至少8 杯)以预防脱水。④可以吃一些添加益生菌或益生元的食物。⑤补充多种维生素。⑥缓解期时,在饮食计划中纳入全谷物、丰富多样的蔬菜和水果,逐渐增加新的食物种类。

也可参照美国国立卫生院(NIH)关于克罗恩病和溃疡性结肠炎给出饮食建议。

(1) 克罗恩病(CD)

①某些食物会加重腹泻或肠胀气,尤其是在疾病活动期,在这期间应注意以下几点建议:每天吃少量的食物;大量饮水(一天当中频繁喝水,每次喝少量);避免高纤维食物(麸、干豆类、坚果、种子类和爆米花);避免高脂肪、油腻和油炸食品(黄油、人造黄油和奶油);如果对奶制品不消化,限制奶制品的食用;避免酒精和咖啡类饮料。②伴有肠梗阻的患者应避免食用生的水果和蔬菜.伴有乳糖不耐受的患者应避免食用牛奶及其制品。③询问医生有关维生素和矿物质的补充建议:补充铁剂(如果出现贫血);钙和维生素 D 补充剂,以帮助保持骨骼强壮;维生素 B_{12},以预防贫血。

(2) 溃疡性结肠炎(UC)

某些食物会加重腹泻或肠胀气,尤其是在疾病活动期,在这期间应注意:每天吃少量的食物;大量饮水(一天当中频繁喝水,每次喝少量);避免高纤维食物(麸、干豆类、坚果、种子类和爆米花);避免高脂肪、油腻和油炸食品(黄油、人造黄油和奶油);如果对乳糖不耐受,限制奶制品的摄入;避免酒精和咖啡类饮料。

9. 炎症性肠病患者可以吃富含膳食纤维的食物吗？

医生常常向患者建议不要吃或少吃粗纤维食物,许多患者误以为粗纤维就等于膳食纤维,在食物的选择上出现过度限制的现象,那么什么是膳食纤维? 炎症性肠病患者可以吃富含膳食纤维的食物吗?

膳食纤维(DF)是指能抗人体小肠消化吸收,而在人体结直肠能部分或全部发酵的可食用的植物性成分、碳水化合物及类似物质的总和。膳食纤维按照其在水中的溶解能力可以分为两类：水溶性膳食纤维（SDF）和水不溶性膳食纤维（IDF）。水溶性膳食纤维包括果胶、阿拉伯胶和卡拉胶等胶类物质以及葡聚糖和甘露聚糖等部分微生物多糖和合成多糖，常见的食物有大麦、豆类、胡萝卜、柑橘、亚麻、燕麦等都含有丰富的水溶性纤维；水不溶性膳食纤维基本上是植物细胞壁的组成成分，包括纤维素、半纤维素、木质素等，来自食物中的小麦糠、玉米糠、芹菜、果皮和根茎蔬菜，此类食物就是我们常说的粗纤维食物。

膳食纤维有多种生理学功能，对多种疾病的预防和治疗有益，研究表明每天摄入一定量的膳食纤维可降低血糖和血脂水平，降低糖尿病、冠心病的患病风险。膳食纤维对胃肠道健康也起着很大作用，研究表明，富含膳食纤维食物的摄入能够降低溃疡性结肠炎和克罗恩病发病的危险，其机制是膳食纤维在肠道被肠道菌群分解产生短链脂肪酸，其中丁盐酸是结肠黏膜的主要能量来源，能够抑制促炎性因子的生成，对结肠黏膜起到保护作用；膳食纤维还具有抗氧化能力，可以帮助清除肠道内的自由基，减少肠道细胞的损伤；有助于肠道内益生菌的生长，维持正常菌群，增强肠道免疫力。研究表明，在炎症性肠病患者肠内营养制剂中添加一定比例的膳食纤维，能够对肠黏膜屏障功能起到保护作用。因此，炎症性肠病患者应该适当补充一些膳食纤维食物。

10. 炎症性肠病患者如何选择膳食纤维食物？

对于炎症性肠病患者来讲，疾病不同时期食物的选择非常重要，盲目的补充以上富含膳食纤维的食物可能会适得其反。

（1）活动期

避免食用：减少纤维物质的摄入，特别是全谷物食品、米糠、豆类、糙米、菰米、坚果、玉米、爆米花、瓜子；某些粗纤维蔬菜（如：芹菜、韭菜、豆芽、洋葱等）；带皮的马铃薯或马铃薯皮；含种籽的蔬菜或水果（如：猕猴桃、火龙果、草莓），这些果蔬种籽属于粗纤维，可能加重腹泻次数；

推荐食用：煮熟的蔬菜、新鲜蔬菜汁、果汁、水果泥、蔬菜泥、去皮的苹果、葡萄等。

（2）缓解期

应该逐步少量的增加高膳食纤维的饮食，如全谷物食品、蔬菜和水果。全谷物实质上指完整的谷物，存在于未经提纯的天然状态中。谷物类食物包括：燕麦、大麦、荞麦、玉米、栗子、藜、黑麦、小麦、稻米等。蔬菜水果中富含大量有助于缓解疾病症状的营养素，并且建议经过充分的咀嚼，选择当季的、有机的蔬菜和水果。

11. 炎症性肠病患者如何选择蔬菜和水果？

蔬菜和水果有其不可替代的营养价值，也是获取维生素、植物纤维素、植物激素的主要来源，植物激素能增加酶的形成，对人体内的致癌物质进行吸附排斥，故有防御功能。

对于炎症性肠病患者，正确的饮食方式是，荤素搭配，适当吃些水果作为辅佐，才能获得完善而合理的营养。有实验证明，仅吃鸡鸭鱼肉等荤菜，其蛋白质在肠内的吸收率约70%，若加吃蔬菜则可使吸收率增加到90%左右。蔬菜和水果中含有丰富的无机盐，尤其是钾、钠、钙和磷等。这些物质参与人体构成，调节生理机能，是人体不可缺少的物质。蔬菜和水果的选择要遵循炎症性肠病饮食原则，在该食物耐受的前提下食用。

（1）绿叶蔬菜

深绿色蔬菜为机体提供基本的植物化学元素和营养素（如：维生素 A、维生素 D、维生素 C），其提供的矿物质矿物质有钠、镁、磷等。绿叶蔬菜还能够缓解抑郁。它们对炎症性肠病患者尤为重要，其有利于肠道菌群的作用已为人熟知，而肠道菌群能提高免疫力。如果你无法耐受生食蔬菜，可对其做轻度蒸熟以利于消化。

（2）白菜

白菜也具有维持肠道健康的功效，白菜含有益于代谢的酶类，能够润滑肠胃，有助于消化、健胃通便，治疗溃疡、杀灭肠道寄生虫。

（3）芹菜

芹菜具有助消化和保护胃的功效。炎症性肠病患者最好将芹菜剁碎包饺子或者榨汁饮用，以免粗纤维损伤肠道。

（4）食用菌类

常见的食用菌类包括：银耳、黑木耳、蘑菇、香菇、猴头、金针菇、平菇等。它们都营养丰富，味道鲜美，共同的营养价值是它们含有丰富的蛋白质、低脂肪类、糖类、矿物质和维生素类，是高蛋白、低脂肪类营养齐全的现代保健食品。例如：香菇含有丰富的维生素 D、30 多种酶和 18 种氨基酸，还含有抗癌活性成分，能提高机体的抗癌能力。

（5）水果

黄色和橙色类的水果富含维生素 A 和维生素 C（如：香蕉、橙子、甜西红柿），这类食物能为机体提供能量和抗氧化性物质。当病情复发时，食物很难消化，可以尝试婴儿食品，或者将水果加工成泥状或者汁液，这是一个让机体吸收营养素的良好方法。

在身体耐受的情况下，水果的选择建议吃当季新鲜水果，不要吃经加工的干果、水果罐头、水果饮料，吃水果最好将皮去掉（如：苹果、梨子等），不耐受生水果的，可将水果加热或蒸熟食用。

12. 炎症性肠病患者能喝牛奶吗?

有学者认为，牛奶与炎症性肠病的患病有关，并指出牛奶过敏及乳糖不耐受是导致其发病的原因之一。多项研究也证明，牛奶的摄入是炎症性肠病的危险因素。Jone 的研究显示，克罗恩病患者饮食中去除牛奶后症状有所改善。乳糖不耐受患者应限制牛奶类的摄入。国内研究显示，无母乳喂养或短时间的母乳喂养易导致溃疡性结肠炎的发生，也有研究表明，牛乳喂养的儿童患病率有升高倾向，而延长母乳喂养时间，可降低其患病率。这可能由于人乳有对婴儿肠黏膜的免疫调节作用，直接促进肠黏膜生长。

牛奶中主要蛋白质是酪蛋白，它可引起胃肠道黏膜的变态反应。也有可能由于普通牛奶中含有的副结核分枝杆菌（普通牛奶加工无法将其灭活），而这种细菌已在多项研究被证明与炎症性肠病患病相关。

牛奶中含有乳糖，溃疡性结肠炎患者体内缺乏乳糖酶，牛奶中的乳糖不能被水解吸收，可诱发或加重腹泻；牛奶中还含有较多的低价挥发性脂肪酸，对胃肠道具有一定的刺激作用，可加重腹痛、腹泻和脓血便症状。

因此牛奶是炎症性肠病患者的禁忌。

13. 炎症性肠病患者可以喝酸奶吗?

酸奶是指用全脂乳或脱脂乳经特殊微生物发酵而成的乳制品、周云仙等研究显示克罗恩病患者常见不耐受饮食为乳制品、生冷食物和油腻食物等,而溃疡性结肠炎患者常见不耐受饮食为辛辣食物、生冷食物、乳制品、酒类和油腻食物等,虽然患者对事物不耐受存在个体差异,调查显示越来越多的炎症性肠病患者选择避免摄入乳制品,包括牛奶,黄油,蛋糕,冰淇淋。由于患者疾病表现不同、对乳制品的认知,以及自身经验、病友或医生的建议,炎症性肠病患者对待酸奶的态度却不同。

益生菌以酸奶作为其主要存在形式,具有独特的营养价值和保健功能,除了含有丰富的蛋白质,酸奶中所含的益生菌对炎症性肠病有一定的积极作用。

益生菌能有效地调节肠道菌群失衡、改善微生态环境,增强肠黏膜屏障功能、减少消化道感染,但对炎症性肠病的疗效还不明确。如果炎症性肠病无法耐受牛奶,可以选择酸奶,与牛奶相比,炎症性肠病患者更容易耐受酸奶。酸奶含有丰富的钙和蛋白质,摄入乳制品因人而异,炎症性肠病患者可以根据自身对乳制品的耐受情况进行调整。

14. 炎症性肠病患者如何选择肉类或蛋白类食物?

食物中蛋白质主要来源于肉类、牛奶、鱼、坚果和鸡蛋。多项临床研究表明,过多的摄入动物蛋白会增加炎症性肠病发病或复发的风险,其机制可能是动物蛋白分解产生多种含硫氨基酸,而肠道菌群对含硫氨基酸分解代谢会产生多种含硫化合物,并以硫化氢的形式存在于肠道内,对结肠细胞产生毒性作用。我国居民尤其是城镇居民生活水平越来越高,饮食中的肉类、奶类比例增加,可能也是炎症性肠病发病的因素之一。

许多肉类食物中含有大量脂肪,高脂肪的摄入增加炎症性肠病发病风险。其机制可能与脂肪中含有大量的 ω-6 脂肪酸有关,此类脂肪酸摄入增多,会代谢产生促炎性因子,导致结肠炎性改变,造成结肠黏膜损伤。红肉类(牛肉、羊肉等)、人造黄油等含有大量的 ω-6 脂肪酸。炎症性肠病患者在选择肉类或蛋白类食物时应注意:①可选择脂肪含量较少的肉类食用(如:鱼、瘦肉、虾等)。避免食用高脂肪的肉类,(经过油炸的肉类)、加工肉类(热狗、午餐肉)、腌肉、腊肠等。②避免食用大豆或豌豆制成的干货。③避免食用一些肉质粗糙的坚果。

15. 炎症性肠病患者能喝饮料吗?

腹泻会丢失大量的水分,建议腹泻期间多喝水(可以每次喝少量,但增加喝水频次),可以选择新鲜蔬菜和水果榨汁滤渣后饮用。

在饮料的选择方面,建议避免高糖饮料、碳酸饮料、咖啡、香精奶茶、酒精类等会产生化学刺激的饮料,同时也要避免饮用冰镇水、果汁、蔬菜汁等会产生物理刺激的饮料。

上班族的年轻人喜欢喝咖啡之类的饮料,对于炎症性肠病患者来说,咖啡通过刺激胃肠道,增加排便次数,会加重症状。作为炎症性肠病患者,如果没有饮用此类饮料的习惯,继续保持;如果经常饮用此类饮料并有"上瘾"症状,请缓慢减量,直至不喝,或用其他饮料代替(如:花茶等)。

16. 为什么提倡炎症性肠病患者记饮食日记? 如何正确记录饮食日记?

饮食日记就是将每天所进食的食物种类、烹饪方式、数量、进食后有无肠道反应如实记录。对于炎症性肠病患者来说,饮食日记可以帮助患者识别不耐受食物,在营养师指导下调整饮食结构,预防饮食因素加重症状,更好的管理自身疾病。炎症性肠病患者多数存在营养不良的风险,因此做好营养监测也是炎症性肠病患者健康管理的重要内容,而饮食日记可以作为营养师判断患者营养摄入是否足够的参考依据。

患者在记录饮食日记时应注意:①记录及时。最好当天食物当天记录,避免隔天记录,如果隔天记录可能会因为记忆模糊造成信息缺失或不准确。②记录真实。患者应如实记录当天进食种类,虚假的信息会给医生造成误导,影响正确的建议。③记录准确。患者应尽可能地把每天进食的种类记录下来,对每种食物的摄入量进行估算记录。

饮食日记表模板

日期	餐次	饮食内容及量(g)	烹饪方法				肠道反应					
			蒸	煮	炒	炸	腹泻	腹痛	便血	里急后重	肛门灼热	其他
	早											
	中											
	晚											

17. 中医的体质类型有哪些?炎症性肠病的体质类型?

中华中医药学会于 2009 年 4 月 9 日将《中医体质分类与判定》标准正式发布,该标准是我国第一部指导和规范中医体质研究及应用的文件,旨在为体质辨识及与中医体质相关疾病的防治、养生保健、健康管理提供依据,使体质分类科学化、规范化。该标准将体质分为平和质、气虚质、阳虚质、阴虚质、痰湿质、湿热质、血瘀质、气郁质、特禀质 9 个类型,应用了流行病学、免疫学、分子生物学、遗传学、数理统计学等多学科交叉的方法,经中医临床专家、流行病学专家、体质专家多次论证而建立的体质辨识的标准化工具。

通过 21 948 例流行病学调查,该标准具有指导性、普遍性及可参照性,适用于从事中医体质研究的中医临床医生、科研人员及相关管理人员,并可作为临床实践、判定规范及质量评定的重要参考依据。

(1)平和质(A 型)

总体特征:阴阳气血调和,以体态适中、面色红润、精力充沛等为主要特征。

形体特征:体形匀称健壮。

常见表现:面色、肤色润泽,头发稠密有光泽,目光有神,鼻色明润,嗅觉通利,唇色红润,不易疲劳,精力充沛,耐受寒热,睡眠良好,胃纳佳,二便正常,舌色淡红,苔薄白,脉和缓有力。

心理特征:性格随和开朗。

发病倾向:平素患病较少。

对外界环境适应能力:对自然环境和社会环境适应能力较强。

(2)气虚质(B 型)

总体特征:元气不足,以疲乏、气短、自汗等气虚表现为主要特征。

形体特征:肌肉松软不实。

常见表现:平素语音低弱,气短懒言,容易疲乏,精神不振,易出汗,舌淡红,舌边有齿痕,脉弱。

心理特征:性格内向,不喜冒险。

发病倾向:易患感冒、内脏下垂等病;病后康复缓慢。

对外界环境适应能力:不耐受风、寒、暑、湿邪。

(3) 阳虚质(C 型)

总体特征:阳气不足,以畏寒怕冷、手足不温等虚寒表现为主要特征。

形体特征:肌肉松软不实。

常见表现:平素畏冷,手足不温,喜热饮食,精神不振,舌淡胖嫩,脉沉迟。

心理特征:性格多沉静、内向。

发病倾向:易患痰饮、肿胀、泄泻等病;感邪易从寒化。

对外界环境适应能力:耐夏不耐冬;易感风、寒、湿邪。

(4) 阴虚质(D 型)

总体特征:阴津不足,以口燥咽干、手足心热等虚热表现为主要特征。

形体特征:体形偏瘦。

常见表现:手足心热,口燥咽干,鼻微干,喜冷饮,大便干燥,舌红少津,脉细数。

心理特征:性情急躁,外向好动,活泼。

发病倾向:易患虚劳、失精、不寐等病;感邪易从热化。

对外界环境适应能力:耐冬不耐夏;不耐受暑、热、燥邪。

(5) 痰湿质(E 型)

总体特征:痰湿凝聚,以形体肥胖、腹部肥满、口黏苔腻等痰湿表现为主要特征。

形体特征:体形肥胖,腹部肥满松软。

常见表现:面部皮肤油脂较多,多汗且黏,胸闷,痰多,口黏腻或甜,喜食肥甘甜黏,苔腻,脉滑。

心理特征:性格偏温和、稳重,多善于忍耐。

发病倾向:易患消渴、中风、胸痹等病。

对外界环境适应能力:对梅雨季节及湿重环境适应能力差。

(6) 湿热质(F 型)

总体特征:湿热内蕴,以面垢油光、口苦、苔黄腻等湿热表现为主要特征。

形体特征:形体中等或偏瘦。

常见表现:面垢油光,易生痤疮,口苦口干,身重困倦,大便黏滞不畅或燥结,小便短黄,男性易阴囊潮湿,女性易带下增多,舌质偏红,苔黄腻,脉滑数。

心理特征:容易心烦急躁。

发病倾向:易患疮疖、黄疸、热淋等病。

对外界环境适应能力:对夏末秋初湿热气候,湿重或气温偏高环境较难适应。

(7) 血瘀质(G 型)

总体特征：血行不畅，以肤色晦黯、舌质紫黯等血瘀表现为主要特征。

形体特征：胖瘦均见。

常见表现：肤色晦黯，色素沉着，容易出现瘀斑，口唇黯淡，舌黯或有瘀点，舌下络脉紫黯或增粗，脉涩。

心理特征：易烦，健忘。

发病倾向：易患癥瘕及痛证、血证等。

对外界环境适应能力：不耐受寒邪。

（8）气郁质（H 型）

总体特征：气机郁滞，以神情抑郁、忧虑脆弱等气郁表现为主要特征。

形体特征：形体瘦者为多。

常见表现：神情抑郁，情感脆弱，烦闷不乐，舌淡红，苔薄白，脉弦。

心理特征：性格内向不稳定、敏感多虑。

发病倾向：易患脏躁、梅核气、百合病及郁证等。

对外界环境适应能力：对精神刺激适应能力较差；不适应阴雨天气。

（9）特禀质（I 型）

总体特征：先天失常，以生理缺陷、过敏反应等为主要特征。

形体特征：过敏体质者一般无特殊；先天禀赋异常者或有畸形，或有生理缺陷。

常见表现：过敏体质者常见哮喘、风团、咽痒、鼻塞、喷嚏等；患遗传性疾病者有垂直遗传、先天性、家族性特征；患胎传性疾病者具有母体影响胎儿发育及相关疾病特征。

心理特征：随禀质不同情况各异。

发病倾向：过敏体质者易患哮喘、荨麻疹、花粉症及药物过敏等；遗传性疾病如血友病、先天愚型等；胎传性疾病如五迟（立迟、行迟、发迟、齿迟和语迟）、五软（头软、项软、手足软、肌肉软、口软）、解颅、胎惊等。

对外界环境适应能力：适应能力差，如过敏体质者对易致过敏季节适应能力差，易引发宿疾。

炎症性肠病患者常见的体质类型有：气虚质，阳虚质，血瘀质，痰湿质，湿热质，气郁质、特禀质等，以上体质特征在具体个人身上往往是相互间夹并存，只是各有偏重不同。

18. 什么是"发物"？炎症性肠病患者应注意的发物有哪些？

生活中，常会听到某食物是发物的说法，得了某些疾病的人不能吃。这些食物为何被叫做发物。

所谓的"发物"，可以理解成"诱发、引发、助发"某些疾病的食物。发物大多是腥膻味的（如：牛、羊肉）；或是辛热性的（如：鱼）；或是生发性的（如：韭菜、笋），以及海鲜虾蟹、腐乳等。发物对过敏性疾病、出疹性疾病、皮肤病、某些精神疾病、疮疡等都有诱发作用，但是，疾病类型不同，需要忌口的食物也有差异。

皮肤瘙痒病少吃韭菜。"生发类发物"指具有生发性的食物（如：韭菜、春笋、香椿、香菇、香菜等），易诱发皮肤疮痒及发疹，所以有这类病的患者要少吃。

肝火旺忌吃公鸡肉。"动风升阳性发物"指易引动肝风，易升气升阳的发物，这些发物多为热性阳性食品（如：猪头肉、公鸡肉、鹅肉等），高血压、肝阳上亢、头风痛及癫痫病人不宜食。

易过敏少吃海鲜。"风性发物"指风性窜动但不升阳的食物（如：海鲜鱼虾蟹等）。此类发物对过敏性疾患(如:荨麻疹、过敏性哮喘)有诱发及加重作用,另外,因含有嘌呤类,所以痛风患者也不宜食。

中风要禁热性鱼。"动火动血类发物"指阳性及热性食物(如:狗肉、鹿肉、酒、胡椒、大蒜,热性鱼),(如:黄鳝、泥鳅、草鱼、胖头鱼、白鲢鱼)。因有助火动血作用,所以皮肤疮痒、眼疾、中风等患者皆不能食用。

呼吸系统疾病忌羊肉。"助湿生痰类发物"指有腥膻味的肉类(如:羊肉、牛肉等),上呼吸道感染等呼吸系统疾病患者均不宜多食。

口腔溃疡少吃香菇、腐乳。"芳香类发物"气味芳香(如:香菇、香菜),发酵后食物(如:腐乳),因其气性走窜,易引发皮肤病、溃疡口疮,所以也应忌口。

炎症性肠病患者的中医病机多属脾胃虚弱,湿热内蕴,在饮食上应注意避免热性食物(如:羊肉、狗肉、黄鳝、韭菜、海鲜等)。

发物不一定会诱发疾病,关键在于食物搭配。比如生痰性发物(如:牛、羊肉),配上萝卜,利湿化痰,就可以不至于发病。动火动血类发物(如:狗肉、黄鳝),配上寒凉的豆腐、茼蒿、白菜,就可制约其热性,那么有热疾病的人也可食用。

参考文献

[1] 杨旭,周惠芬,张苏闽,等.基于食物特异性 IgG 检测的溃疡性结肠炎患者个体化饮食健康管理方案研究.中国全科医学,2012,15(20):2320-2322.

[2] 庄莹,林志辉.食物不耐受及与消化系统疾病关系的研究进展.国际消化病杂志,2012,32(5):292-295.

[3] N. Rajendran. Food-specific IgG4-guided exclusion diets improve symptoms in Crohn's disease: a pilot study. Colorectal Disease, 2010,13:1009-1013.

[4] Boyce J A, Assa'ad A, Burks A W, et al. Guidelines for the diagnosis and management of food allergy in the United States: report of the NIAID-sponsored expert panel. The Journal of allergy and clinical immunology, 2010,126(6 Suppl): S1-58.

[5] Rajendran N, Kumar D. Food-specific IgG4 - guided exclusion diets improve symptoms in Crohn's disease: a pilot study. Colorectal Disease, 2011, 13(9): 1009-1013.

[6] 杨旭,张苏闽,章金春,等.溃疡性结肠炎患者食物不耐受检测结果初步分析.中华中医药杂志,2011,26(11):2676-2679.

[7] Patriarca G, Schiavino D, Pecora V, et al. Food allergy and food intolerance: diagnosis and treatment. Internal and emergency medicine, 2009, 4(1): 11-24.

[8] Richman E, Rhodes JM. Review article: evidence-based dietary advice for patients with inflammatory bowel disease. Aliment Pharmacol Ther, 2013, 38(10):1156-1171.

[9] Amy C Brown. Existing dietary guidelines for Crohn's disease and ulcerative colitis. Gastroenterol Hepatol, 2011, 5(3):411-425.

[10] Lattimer J M, Haub M D. Effects of dietary fiber and its components on metabolic health. Nutrients, 2010, 2(12): 1266-1289.

[11] Zeng H, Lazarova D L, Bordonaro M. Mechanisms linking dietary fiber, gut microbiota and colon cancer prevention. World journal of gastrointestinal oncology, 2014, 6(2): 41.

[12] Brotherton C S, Taylor A G, Bourguignon C, et al. A high-fiber diet may improve bowel function and

health-related quality of life in patients with crohn disease. Gastroenterology Nursing，2014，37(3)：206-216.

[13] Qiao R，Huang C Y，Du H Z，et al. Milk consumption and lactose intolerance in adults. Biomedical and Environmental Sciences，2011，24(5)：512-517.

[14] Usai-Satta P，Scarpa M，Oppia F，et al. Lactose malabsorption and intolerance：What should be the best clinical management? World journal of gastrointestinal pharmacology and therapeutics，2012，3 (3)：29.

[15] Amy C Brown. Existing dietary guidelines for Crohn's disease and ulcerative colitis. Gastroenterol Hepatol，2011，5(3)：411-425.

[16] Jantchou P，Morois S，Clavel-ChapelonF，etal. Carbonnel F. Animal protein intake and risk of in flammatory bowel disease：the E3N prospective study. Am J Gastroenterol，2010，105：2195-2201.

[17] 周云仙,应立英. 炎症性肠病患者饮食日记本的设计与应用. 护理学杂志,2013,28(9):7-10.

[18] 周洲,李良平,邱春华,等. 炎症性肠病患者饮食调查分析. 国际消化病杂志,2014,34(5):348-350.

[19] 周云仙,应立英. 饮食与炎症性肠病关系的研究进展. 护理与康复,2012,11(5):424-426.

[20] 周云仙,陈焰. 炎症性肠病患者饮食调查与分析. 中华护理杂志,2013,48(10):914-916.

三、营 养 治 疗

1. 炎症性肠病患者常见营养不良的类型有哪些?

营养不良指因能量、蛋白质及其他营养素缺乏或者过度,对机体功能及至临床结局产生不利影响。营养不良包括营养不足和肥胖(超重)。营养不良是炎症性肠病最常见的全身症状之一,其发生率可达85%。研究表明,外科住院克罗恩病患者合并营养不良者高达86.7%。克罗恩病患者合并营养不良比溃疡性结肠炎患者多见,活动期合并营养不良比缓解期普遍。由于缺乏运动以及使用糖皮质激素等原因,缓解期炎症性肠病患者也可以表现为肥胖,儿童更为常见。营养不良也是造成炎症性肠病儿童和青少年生长发育迟缓和停滞的重要原因。

营养不良的表现形式多种多样,其中以蛋白质能量型营养不良多见,表现为消瘦和体重下降,病情迁延患者也可出现混合型营养不良。微量元素和维生素缺乏很常见,病程迁延的患者尤其明显。回肠病变以及药物的影响常导致维生素 B_{12} 和叶酸缺乏,炎症性肠病患者也常常出现缺铁性贫血。部分病人需使用激素控制病情,使骨质减少和骨质疏松发病率升高。腹泻还会造成不同程度的电解质丢失。

2. 炎症性肠病患者营养不良的现状如何?

炎症性肠病病人伴发营养不良在住院病人中占 20%～85%。不同炎症性肠病的病变部位不同,溃疡性结肠炎病变限于结肠,而克罗恩病多累及小肠,影响消化吸收功能,所以克罗恩病患者营养不良较溃疡性结肠炎更常见。

营养风险筛查 2002(NRS2002)是欧洲肠外肠内营养学会推荐的适用于住院病人营养风险筛查的方法。该方法根据营养状况受损情况、疾病严重程度和年龄状况等对营养风险进行筛查,常用于临床营养评估。高永健等采用NRS2002对在北京协和医院就诊的 112 例炎症性肠病患者进行营养风险的筛查,营养风险发生率为 40.2%,克罗恩病组患者营养风险发生率为 52.4%,明显高于溃疡性结肠炎组的 32.9%,重度溃疡性结肠炎和克罗恩病患者的营养风险发生率高达 100%,提示活动期病人更易伴有营养不良。曹磊等研究采用该方法,对其 118 例克罗恩病住院病人进行营养风险筛查,根据克罗恩病活动指数将其分为临床缓解期、轻度活动期、中度活动期和重度活动期,研究结果表明克罗恩病住院病人总营养风险发生率为 75.4%。其中临床缓解期病人营养风险发生率为 48.7%,轻度活动期病人为 85.7%,中度活动期病人为 88.2%,重度活动期为 100%。提示克罗恩病住院病人营养风险高,活动期克罗恩病病人较缓解期病人营养风险发生率更高。

营养不良在炎症性肠病患者中十分常见,主要表现为体重下降、低蛋白血症、贫血、电解质紊乱和维生素及微量元素缺乏等,炎症性肠病最常见的营养不良是蛋白质能量型营养不良,表现为消瘦和体质量下降。

营养不良是造成炎症性肠病儿童生长发育障碍的主要原因之一。有研究发现 29% 的克罗恩病患儿和 4% 的溃疡性结肠炎患儿在诊断时已有严重营养不良。儿童期炎症性肠病患者有 40% 出现生长发育迟缓,临床表现为体重增长不足,营养不良性发育障碍。

由于炎症性肠病患者常有发热且并发感染,不但有营养物质的消化和吸收障碍,而且常处于高分解代谢状态,所以炎症性肠病病人营养不良的患病率很高。据统计,在克罗恩病住院病人中,营养不良占 50%～70%,在克罗恩病外科住院病人中营养不良者高达 86.4%。炎症性肠病急性期,高达 73% 的病人出现体重下降、低蛋白血症,伴贫血及维生素和微量元素缺乏,并发症发生率上升。

3. 儿童炎症性肠病营养不良的现状如何?

研究表明至少有 25% 的克罗恩病患者在儿童期发病,炎症性肠病患儿普遍存在营养不良,生长发育迟缓,40%～50% 的克罗恩病患儿出现生长障碍。一项英国的临床研究表明儿童炎症性肠病的平均诊断年龄为 11.9 岁,高发年龄段为 10 至 16 岁。此阶段为儿童生长发育的关键时期,且炎症性肠病患儿存在摄入不足、吸收不良、肠道丢失增多、药物影响、炎症活动等现象,因此生长发育迟缓或停滞在患儿中较为突出,尤其是克罗恩病患儿。高达 40% 的儿童和青少年克罗恩病患者及 10% 的溃疡性结肠炎患者存在生长发育迟缓。研究表明,炎症性肠病儿童除了生长发育障碍,还存在超重和肥胖的问题,Long 等研究发现,23.6% 炎症性肠病患儿(克罗恩病 20.0%,溃疡性结肠炎 30.1%)存在超重/肥胖,且与激素无明显相关性。

Abraham 等综述纳入 3505 例克罗恩病、2071 例溃疡性结肠炎以及 461 例未确定型肠炎患者,结果发现诊断时克罗恩病患儿生长障碍的发生率为 10%～56%,远高于溃疡性结肠炎患儿。克罗恩病患儿还常伴有微量营养素缺乏、骨矿物含量下降等。Levin 等研究发现炎症性肠病患儿中维生素 D 缺乏或不足的现象较为常见。罗优优等研究随访 19 例克罗恩病住院患儿的体格发育状况,16 例在发病后出现体质量下降,17 例出现贫血,6 例出现低蛋白血症,国内研究表明克罗恩病患儿存在蛋白质营养不良及微量元素异常。

关于我国克罗恩病儿童的营养状况,报道较少,有待多中心、大样本的研究明确。

4. 炎症性肠病患者出现营养不良的原因有哪些?

炎症性肠病患者营养不良的原因主要有摄入减少、肠道丢失、消化吸收障碍、能量消耗增加以及治疗药物等影响。具体为:①由于进食可能诱发或加重病情,造成患者进食恐惧,导致营养摄入减少;②由于肠管炎症、溃疡和腹泻的影响,从肠道丢失的营养物质增加;③肠道不同部位和范围的病变对营养消化吸收有不同程度的影响;④活动期或合并感染的患者存在高分解代谢状态,增加能量消耗;⑤治疗药物对营养吸收和代谢产生不良影响。

5. 评估患者营养状态的方法和指标有哪些?

营养状况评定:包括主观与客观两个部分。目前推荐以病人整体营养状况评估表(scored patient-generated subjective global assessment,PG-SGA)作为主观评定工具。根据 PG-SGA 结果,将炎症性肠病患者营养状况分为:重度营养不良(>19 分)、中度营养不良(4～8 分)及营养正常(0～3 分)。

客观部分包括静态和动态两种测定方法。静态营养评定包括人体测量指标,如身高、体重、体重指数(BMI)、头肌皮褶厚度、上臂围、上臂肌围、总蛋白、白蛋白及其他用于估计慢性营养不良的指标。应用静态营养评定时应注意:体重和 BMI 等人体测量指标受患者大量输液、水肿或体液潴留等影响。血浆蛋白水平的变化也受炎症活动、白蛋白丢失、体液分布状态等多种因素影响,故疾病活动期,以白蛋白作为机体营养状况的评价指标并不客观。

营养状况的动态评定指标包括氮平衡和半衰期较短的内脏蛋白如前白蛋白等。氮平衡是可靠且常用的动态评价指标。体脂和体细胞群能够比静态营养评定更准确地反映患者营养状况和机体组成的动态变化。活动期炎症性肠病患者 PG-SGA、BMI 和血浆白蛋白水平可能正常,但体细胞群已经减少。

6. 营养风险评估工具和方法有哪些?

营养风险是指现存或潜在的与营养因素相关的导致患者出现不利临床结局的风险。

营养风险评估方法(主要有主观全面评定法和微型营养评定法。)

主观全面评定法(subjective global assessment,SGA)是 ASPEN 推荐的临床营养状况评估方法,由病史和临床检查为基础。病史主要强调 5 方面内容:①体重改变;②进食改变;③消化道症状;④活动能力改变;⑤患者疾病状态下代谢需求。体检主要包括 5 个方面:①皮下脂肪丢失;②肌肉萎缩程度;③踝部水肿;④骶部水肿;⑤腹水。

微型营养评定(mini nutrition assessment,MNA)用于老年患者营养风险评估。MNA 快速、简单、易操作,一般需要 10 分钟即可完成。新版本的 MNA 包括营养筛查和营养评估两部分,可进行营养不足和营养风险的评估。

营养风险评估工具主要有营养不良通用筛查工具和营养风险筛查 2002。

营养不良通用筛查工具(malnutrition universal tool,MUST)是英国肠外肠内营养协会多学科营养不良咨询小组开发的,适用于不同医疗机构的营养风险筛查工具,主要用于蛋白质热量营养不良及其发生风险的筛查,包括 3 方面评估内容:①BMI;②体重丢失评分;③疾病所致进食量减少。通过 3 方面评分得出总得分,分为低风险、中等风险和高风险。

营养风险筛查 2002(nutritional risk screening 2002,NRS2002)为 ESPEN 推荐,适用于住院患者营养风险筛查。NRS2002 可用于住院患者营养不足和营养风险的评估,主要包括 3 方面内容:①人体测量营养状况受损评分;②疾病的严重程度评分;③年龄评分。

7. 炎症性肠病患者营养支持治疗的适应症?

炎症性肠病营养支持适用于:①营养不良或有营养风险的患者;重度营养不良;中度营养不良预计营养摄入不足>5 d;营养状况正常但有营养风险(NRS-2002 评分≥3 分)者,推荐给予营养支持治疗。合并营养摄入不足、生长发育迟缓及停滞的儿童和青少年患者,强烈推荐给予营养支持治疗。营养支持治疗能够促进生长发育,且避免了应用激素的相关副作用。②围手术期患者:有手术指征的炎症性肠病患者合并营养不良或有营养风险时,推荐先纠正营养不良。围手术期营养支持治疗能够减少手术并发症,并且有助于降低术后复发率。③营养支持治疗诱导和维持缓解:ⓐ儿童和青少年活动期克罗恩病诱导缓解推荐首选肠内营养治疗(enteral nutrition,EN)。大量临床研究表明,EN 诱导儿童和青少年活动期克罗恩病的缓解率与激素相当。肠内营养能够促进儿童和青少年生长发育,并避免激素相关毒副作用。指南推荐肠内营养是儿童和青少年克罗恩病诱导缓解一线治疗方案。ⓑ药物治疗无效或禁忌(如:激素无效、不耐受或骨质疏松)的成人活动期克罗恩病可考虑使用 EN 作为诱导缓解的替代治疗。EN 能够诱导成人克罗恩病缓解,但其疗效不如激素,且成人对 EN 依从性差,因此药物仍是诱导和维持成人炎症性肠病缓解的主要手段,EN 可作为药物治疗无效或禁忌时的替代治疗方案。ⓒ对生长发育迟缓或停滞的儿童,推荐以 EN 维持缓解。临床研究表明 EN 可用于维持克罗恩病缓解,其疗效与 6-巯基嘌呤相比没有显著差别。ⓓ不推荐使用 EN 诱导或维持溃疡性结肠炎缓解。④合并肠功能障碍的患者视情况予短期或长期营养支持治疗。

8. 炎症性肠病不同时期对营养供给量的需求如何计算?

推荐采用间接能量测定仪测定患者的静息能量消耗(resting energy expenditure,REE)。根据患者活动量,每日总能量消耗为 REE 的 $1.2\sim1.5$ 倍。无能量测定仪时,缓解期成人炎症性肠病的每日总能量需求与普通人群类似,可按照 $25\sim30$ kcal/(kg·d)给予。但活动期炎症性肠病的能量需求增加,约高出缓解期 $8\%\sim10\%$,体温、感染、脓毒血症等都会影响营养供给量的计算。

儿童和青少年患者处于生长发育期,摄入的营养除满足正常代谢需要外,还需考虑到补充生长发育的需求,每日提供的能量推荐为正常儿童推荐量的 $110\%\sim120\%$。炎症性肠病患者蛋白质供给量应达到 $1.0\sim1.5$ g/(kg·d)。

9. 营养支持是否能够诱导溃疡性结肠炎的缓解?

肠内营养支持对于溃疡性结肠炎和克罗恩病两者的治疗效果不同。对于溃疡性结肠炎患者肠内营养主要起辅助药物治疗的作用,溃疡性结肠炎主要累及患者结肠,通常不影响患者肠道的营养吸收功能,但慢性持续型患者可存在营养不良,目前研究指出营养支持对溃疡性结肠炎的病情改善效果不明显,对诱导溃疡性结肠炎的缓解率无明显效果。但是对于克罗恩病患者,指南及共识认为全肠内营养对克罗恩病有治疗作用,可诱导克罗恩病的缓解及维持缓解,尤其对于儿童克罗恩病患者。大量实验证明肠内营养对克罗恩病的缓解作用优于溃疡性结肠炎,肠内营养控制克罗恩病主要是通过降低炎症反应,而肠内营养对于溃疡性结肠炎的作用主要通过纠正合并的营养不良,因此不能诱导和维持溃疡性结肠炎缓解。炎症性肠病营养支持治疗专家共识指出不推荐使用肠内营养诱导或维持溃疡性结肠炎缓解。

10. 营养支持是否能够诱导克罗恩病的缓解?

过去的理论认为完全禁食,给予肠外营养使"肠道休息"是炎症性肠病治疗方案,而越来越多的研究表明肠道休息并无治疗作用。近年来肠内营养的治疗作用,特别是对克罗恩病患者得到大家的重视。

全肠内营养指营养完全由肠内营养提供,不摄入普通饮食,将肠内营养作为唯一的营养来源。临床研究表明肠内营养和部分肠内营养对儿童和成人患者能有效维持和诱导克罗恩病缓解。

肠内营养对于克罗恩病患儿有重要意义,不仅可以诱导缓解,而且可以维持缓解,已成为克罗恩病患儿的一线治疗方案。国外的临床研究表明,新确诊克罗恩病的患儿,单独应用肠内营养能够达到 83% 的缓解率。Knight 等研究纳入了 44 例克罗恩病患儿,约 90% 的患儿在肠内营养治疗 6 周后出现缓解,其中 15 例患儿坚持肠内营养治疗后未出现复发。Dziechciarz 等荟萃分析表明肠内营养治疗组与糖皮质激素治疗组获得的缓解率差异无统计学意义,对于儿童克罗恩病患者,肠内营养的治疗效果与糖皮质激素的治疗效果基本相同。越来越多的临床研究表明,肠内营养能有效地改善克罗恩病活动期的病情,克罗恩病儿童患者常伴有生长发育障碍,肠内营养优于激素治疗,具有效果明显、并发症少等优点,避免了激素和免疫抑制剂治疗的副作用,可以作为激素的替代治疗选择。

对于活动期克罗恩病患者,若不适合或不耐受糖皮质激素,则应考虑使用肠内营养。对于儿童和青少年克罗恩病病儿,由于营养不良会显著影响其生长发育,导致青春期延迟,考虑到糖皮质激素和免疫抑制剂等药物的毒副作用,应首选肠内营养诱导缓解。临床研究表明,应用糖皮质激素治疗克罗恩病的临床缓解率为80%,而肠内营养的缓解率则为60%,表明肠内营养支持治疗可使多数克罗恩病病人获得有效的临床缓解。大量临床研究表明,对于成人克罗恩病患者,肠内营养诱导克罗恩病缓解的治疗效果虽不如糖皮质激素,但肠内营养在控制炎症的同时,能够改善营养状况,促进生长发育。而且通过代替普通饮食,去除诱发疾病的可疑食物病原。肠内营养还能为肠黏膜修复提供原料,促进肠黏膜愈合。

11. 肠内营养诱导克罗恩病缓解的优势?

克罗恩病是一种慢性肉芽肿性、非特异性肠道炎症性疾病,迁延不愈,多表现为腹痛、腹泻、营养不良,常出现有肠梗阻、腹腔脓肿、肠瘘等并发症。克罗恩病影响机体的消化吸收功能,导致很多患者均有不同程度的营养不良。

肠内营养对炎症性肠病患者的营养支持治疗不但能够改善营养不良,对于克罗恩病患者,全肠内营养或联合药物治疗,能够诱导和维持病情缓解,肠内营养诱导缓解的效果虽不如糖皮质激素,但能够避免激素相关毒副作用。在诱导病情缓解的同时改善患者的营养状况。即使诱导缓解失败,营养支持对于围手术期患者,能够减少术后并发症,缩短住院时间,减少术后复发率。

对于成人活动性克罗恩病患者,若不适合或不耐受糖皮质激素,则应考虑肠内营养支持治疗。对于儿童和青少年克罗恩病患者,由于营养不良会显著影响其生长发育,导致生长发育异常,且考虑到糖皮质激素和免疫抑制剂的毒副作用,推荐肠内营养诱导缓解。肠内营养疗法的优点不仅在于能够诱导缓解,修复黏膜,而且能显著改善整体营养状况,且对身高的增长,恢复骨密度具有积极作用,可避免或推迟使用其他治疗药物。

肠内营养诱导缓解后的维持时间甚至长于应用激素治疗的缓解时间,口服添加肠内营养也有助于维持缓解。肠内营养可作为不愿行激素治疗病人的诱导缓解方式。

克罗恩病患者术后应用肠内营养能够维持缓解,不仅能够改善患者的营养状况,且能避免糖皮质激素类或免疫抑制药物的不良反应。

12. 营养支持治疗用于诱导克罗恩病缓解时,推荐疗程是多少?

我国炎症性肠病营养支持治疗专家共识指出营养支持治疗用于诱导活动期克罗恩病缓解时,推荐采用全肠内营养。全肠内营养诱导缓解率高于部分肠内营养。儿童和青少年患者推荐疗程为6~12周,成人为4~6周。

在全肠内营养支持的疗程和减量方面,目前尚无统一的意见。2010年英国儿童炎症性肠病诊治指南推荐,肠内营养诱导儿童克罗恩病缓解的疗程一般为6周,减量过程为1~3周。目前为止,理想的全肠内营养使用时间长度还没有统一的标准。对于儿童患者,全肠内营养使用6～8周疗程有效率达60％～80％。2014年ECCO/ESPGHAN儿童克罗恩病治疗指南指出,全肠内营养诱导儿童克罗恩病缓解的疗程为6～8周,全肠内营养应用2周内如无临床反应需更换治疗方案。

全肠内营养结束后需逐渐过渡到普通饮食,逐渐增加普通饮食,减少肠内营养配方量,一般2～3天减量1次,整个减量过程持续2到3周。

综合不同的研究结果,全肠内营养一般使用长度在4～12周,也有研究数据指出4周疗程可以达到理想的抗炎和营养治疗效果而不需要8周时间。

长期的随访研究显示全肠内营养能延长缓解时间,而对药物需求降低,对于克罗恩病儿童,全肠内营养不仅能增强患儿营养,还能促进的生长发育,恢复骨密度,肠内营养避免了激素和免疫抑制剂的相关毒副作用,可长期应用。

13. 不同形式的氮源是否影响营养支持诱导克罗恩病缓解的疗效?

肠内营养制剂按照氮质来源主要分以氨基酸为主要组成的要素膳,以蛋白水解物(短肽类)为组成的半要素膳以及以整蛋白为组成的多聚膳。

研究表明,各种营养制剂对炎症性肠病的疗效并无明显差异。来自英国的研究表明,要素膳和多聚膳在诱导克罗恩病患儿疾病缓解方面无显著差异。Zachos等综述纳入了10项研究,结果表明要素膳和非要素膳疗效差异无统计学意义;Grogan等研究发现要素膳与聚合膳对儿童活动性克罗恩病的诱导缓解的治疗效果差异无统计学意义。

对不同配方的耐受性因人而异,根据病情,个体等,肠内营养的耐受可能不同。肠功能障碍的病人建议要素制剂,无需消化即可直接吸收(如:百普素、爱伦多等)。胃肠道功能良好的病人可用非要素制剂(如:能全力、能全素等)。消化功能好而不能经口摄食的病人可用家庭匀浆膳。2014年ECCO/ESPGHAN儿童克罗恩病治疗指南推荐,全肠内营养首选多聚膳,仅特殊情况下如过敏时考虑要素配方。

14. 肠内营养对于克罗恩病是否具有维持缓解的作用?

临床研究表明肠内营养支持不仅对克罗恩病的诱导缓解有效,维持缓解同样有效。Akobeng等研究指出,补充肠内营养对于克罗恩病缓解期的维持有效。相比于糖皮质激素、免疫抑制剂,肠内营养能够避免药物相关毒副作用,并且能改善营养状况。

肠内营养对于克罗恩病患儿有重要意义,已成为克罗恩病患儿的主要治疗手段之一,Knight等研究纳入了44例克罗恩病患儿,约90％的患儿在单独应用肠内营养治疗6周左右出现缓解,维持缓解的中位时间可达54周,其中部分患儿坚持肠内营养治疗后在随访期间未再复发。Catherine等综述指出肠内营养在成人克罗恩病患者中也有较好的疗效,尤其是对于药物治疗失败或不耐受时,全肠内营养能够诱导缓解,并且改善营养状态和维持缓解。

15. 什么是肠内营养支持? 适应症有哪些?

肠内营养是指通过胃肠道途径提供营养物质及其他各种营养素的一种营养支持方式。营养支持的目的是为了改善营养不良。对于克罗恩病患者,应首选肠内营养,肠内营养不但能够提高营养状况,还能够诱导疾病缓解。肠内营养的途径有口服和经导管输入两种,其中经导管输入包括经鼻胃管、鼻十二指肠管、鼻空肠管和胃空肠造瘘管输入。

肠内营养的适应症:经口摄食不足或禁忌、胃肠道疾病以及其他疾病引起的营养缺乏。

(1) 经口摄食不足或禁忌

①不能经口摄食:因口腔、咽喉炎症或食管肿瘤手术后。②经口摄食不足:营养素需要量增加而摄食不足,如大烧伤、创伤、脓毒病、甲亢、癌症及化疗/放疗时。此外,又如厌食、蛋白质能量营养不良、抑郁症、恶心或呕吐时。③经口摄食禁忌:中枢神经系统紊乱,知觉丧失,脑血管意外以及咽反射丧失而不能吞咽者。

(2) 胃肠道疾病

多种原发性胃肠道疾病,采用肠内营养对治疗有利。肠内营养时营养素齐全,要素肠内营养不需消化及非要素肠内营养易消化,通过较短的或黏膜面积较小的肠道即可吸收,能改变肠道菌丛、无渣、无乳糖以及对肠道与胰外分泌刺激较轻等优点。

①短肠综合征:由于克罗恩病,肠系膜动脉或静脉栓塞,肠扭转而需要小肠切除的病人,术后应以 PN 作为营养支持,有时甚至需要长期 PN。但有的在适当阶段采用或兼用肠内营养,更有利于肠道发生代偿性增生与适应。②消化道瘘:慢性胃肠瘘的死亡率在营养支持(肠外或肠内营养)以前为 30%～50%,其原因在瘘孔不愈合,电解质丢失,脓毒病及严重营养不良。目前,死亡率已明显下降。肠内营养适用于提供的营养素不至从瘘孔流出的病人。要素肠内营养较非要素肠内营养更能降低瘘液的排出量,适用于低位小肠瘘、结肠瘘及远段喂养的胃十二指肠瘘。高位胃和十二指肠瘘应由空肠造口提供要素肠内营养。③炎症性肠病:溃疡性结肠炎与克罗恩病在病情严重时,应采用 PN 以使肠道得到休息。待病情缓解,小肠功能适当恢复而可耐受要素肠内营养时,通过的连续管饲,提供充分的热量与蛋白质。对于克罗恩病患者,肠内营养还能够诱导和维持疾病缓解。④胰腺疾病:在急性胰腺炎病情稳定,肠道功能恢复后,可适量应用空肠喂养,能维持机体营养状况,减轻胰腺外分泌。⑤结肠手术与诊断准备:要素肠内营养无渣,适用于结肠手术、结肠镜检查、放射照相的准备,因其可使肠道干净,菌丛改变及降低感染。

(3) 其他疾病引起的营养缺乏

①术前或术后营养补充:需要择期手术的营养不良病人,于术前经两周肠内营养,使代谢状况得到改善。在腹部手术后 24 h,小肠蠕动及吸收功能逐渐恢复正常。所以,在主要手术完毕后放置空肠造口喂养管,术后可及时喂养。②心血管疾病:心脏病恶病质时,如经口摄入的热量不足 1 000 cal/d,则应肠内营养补充。如低于 500 cal/d,则应采用全肠内营养以维持其代谢需要。③脏器功能不全者(如:肝、肾功能不全或多脏器功能衰竭)。④先天性氨基酸代谢缺陷病。⑤慢性营养不良者。慢性消耗性疾病、恶性肿瘤放疗、化疗患者,常因营养摄入不足和吸收障碍,出现营养不良,肠内营养有助于改善营养不良,提高免疫力。

16. 肠内营养支持的途径有哪些?

口服补充肠内营养超过 600 kcal/d 时建议管饲。口服补充对胃肠道功能要求较高,患者耐受量有限,肠内营养粉多数口感较差,患者不习惯,所以依从性也较差。

管饲方法包括鼻胃管、鼻肠管、经皮内镜下胃造口(percutaneous endoscopic gastrosto-my, PEG)和手术胃造口等。鼻胃管是最常用的管饲途径,其操作简单,适用于绝大多数患者。盲法放置的鼻胃管应通过 X 线影像学检查证实导管在位方可使用。为避免反流,管饲时卧床患者应处于头高位。喂养从较低速度开始,根据患者耐受程度调整速度。管饲期间应注意胃排空情况,避免呕吐和误吸。

预计管饲时间在4周内时,建议使用鼻饲管;如超过4周或患者不耐受,推荐选择经皮内镜下胃造口。有胃排空障碍、幽门或十二指肠狭窄、高位克罗恩病等患者,推荐采用鼻空肠管进行幽门后喂养。胃镜引导下放置鼻空肠管是最常用的方法之一,建议采取持续泵注的方法进行管饲。

17. 什么叫单一肠内营养和部分肠内营养?

根据摄入量占营养需求总量的比例,肠内营养(EN)分为单一EN(exclusive enteral nutrition,EEN)和部分EN(partial enteral nutrition,PEN)。

单一肠内营养也称全肠内营养指营养完全由肠内营养提供,不摄入普通饮食,将肠内营养作为唯一的营养来源。包括要素型、半要素型、聚合型。全肠内营养可以通过口服或饲管供给,来满足营养需求。

临床研究表明全肠内营养(EEN)可以有效缓解活动期克罗恩病,尤其对于儿童克罗恩病。全肠内营养是诱导儿童活动期克罗恩病缓解的一线治疗,临床研究证明全肠内营养能够诱导85%的新诊断克罗恩病患儿缓解。而对于成人克罗恩病患者,激素治疗失败或不耐受时,全肠内营养能够诱导缓解。

部分肠内营养(PEN)指在进食的同时补充肠内营养。PEN的推荐量为每日总能量需求的50%以上,常用方法包括:在正常饮食基础上口服补充;白天正常进食,夜间鼻饲半量EN;也可以每4个月中用1个月的时间进行全肠内营养。PEN能够改善营养状态和维持缓解。日本的临床研究表明夜间补充EN(PEN)有利于体重增加和临床缓解。

18. 常见的肠内营养制剂种类有哪些?

(1) 完全型肠内营养制剂

①氨基酸单体制剂:氮源为左旋氨基酸,代表产品为维沃和爱伦多。②短肽类制剂:氮源为乳清蛋白水解后形成的短肽。代表产品为百普素,其脂肪来源为中链甘油三酯和长链甘油三酯的1-1混合物。③整蛋白制剂:氮源为完整的蛋白质、低渣。此类产品较多(如:瑞素、瑞高、安素等)。瑞素和瑞高均含中链甘油三酯,容易被肠道吸收,能够快速供能,并且为乳剂,稳定性好,不易沉淀。瑞高的特点是能量密度大,适用于需要限制入液量(如:心、肾功能不全和烧伤)的病人。安素和能全素均为不含乳糖的粉剂配方,尤其适用于乳糖不耐受的病人,由于二者均为粉剂,配制时应充分搅拌,以免堵塞喂养管。安素口味较好,适合口服。④含膳食纤维制剂:目前常用产品有瑞先和能全力,二者均为整蛋白制剂。瑞先每毫升提供1.5大卡能量,每100 ml营养液中含2 g膳食纤维。

(2) 特殊型肠内营养制剂

①免疫增强型:添加了谷氨酰胺、精氨酸、核糖核酸和ω-3脂肪酸、膳食纤维等物质,可改变创伤、感染后机体代谢反应,改善免疫功能和氮平衡,促进创口愈合,降低感染发生,增强肠道屏障功能的肠内营养制剂。②糖尿病专用型:常用产品有瑞代和益力佳。瑞代的碳水化合物:蛋白质:脂肪的比例为53:15:32。碳水化合物中含有较高比例的支链淀粉和果糖。益力佳的碳水化合物-蛋白质-脂肪的比例为34.3:16.7:49,脂肪含量高,并含

有单不饱和脂肪酸。③肺病专用型:常用产品益菲佳(Pulmocare)。其碳水化合物:蛋白质:脂肪的比例为 28.2:16.7:55.1。中链脂肪酸占脂肪总量的 20%,容易为机体所利用。长链脂肪酸中 n-6 与 n-3 的比例为 4:1,具有扩张肺血管和支气管的功效,能量密度为 1.5 kcal/ml,能够避免肺水肿。④肿瘤专用型:常用产品瑞能的脂肪含量占 50%,碳水化合物为 32%,并含有膳食纤维、ω-3 脂肪酸、核苷酸和中链脂肪酸,能量密度为 1.3 kcal/ml,是肿瘤专用的肠内营养制剂。

19. 不同种类肠内营养制剂的作用和选择?

(1)完全型肠内营养制剂

① 氨基酸单体制剂:主要特点是无需消化即可直接吸收,成分明确,无残渣。缺点是口感较差,浓度过高或输注速度过快易导致腹泻,刺激肠功能代偿的作用较弱。主要用于肠功能严重障碍、不能耐受整蛋白和短肽类 EN 制剂的患者。

② 短肽类制剂:主要特点是稍加消化即可完全吸收,无残渣。缺点是口感较差,浓度过高易引起腹泻,部分患者用后腹胀。主要用于肠道吸收功能较差的患者(如:短肠综合征)。

③ 整蛋白制剂:氮源为完整的蛋白质,低渣。蛋白质结构完整,口感较好,渗透压较低。对肠道的代偿有较强的刺激作用,但需要有健全的消化吸收功能。适用于消化吸收功能正常或接近正常的病人。

④ 含膳食纤维制剂:膳食纤维是结肠黏膜的营养物质,能够刺激结肠黏膜增殖,避免肠黏膜萎缩,增加粪便容积,预防便秘和腹泻,并提供大约 5% 的热卡。膳食纤维能够增加肠内营养制剂的黏稠度,管饲时应采用大口径导管,以免堵管。

(2)特殊型肠内营养制剂

① 免疫增强型:谷氨酰胺、精氨酸、核糖核酸和 ω-3 脂肪酸等物质能从不同角度提高机体的免疫功能,肠内营养制剂中添加上述物质可能降低手术和创伤后感染的发病率。

② 糖尿病专用型:控制糖尿病的关键是降低肠内营养液中碳水化合物的含量,而提高脂肪所占热量比例,以降低餐后血糖水平。因此糖尿病专用产品中碳水化合物含量低,并且用支链淀粉、果糖和膳食纤维等物质代替直链淀粉和糊精,以减慢葡萄糖的释放和吸收速度,减少对胰岛素的依赖。添加脂肪可以减少葡萄糖的用量,并减慢胃肠道排空速度。部分产品使用单不饱和脂肪酸代替部分多不饱和脂肪酸,以减轻高脂血症。

③ 肺病专用型:肺病专用的营养产品应能提供充足的能量和蛋白质,而且需氧量和 CO_2 产生量少。因此肺病专用肠内营养制剂中碳水化合物含量均较低,脂肪含量高、高蛋白和高能量密度。

④ 肿瘤专用型:肿瘤用肠内营养制剂常用高能量、高脂肪、低糖配方。肿瘤组织缺乏降解脂肪的关键酶,很少利用脂肪供能,而是依赖葡萄糖的酵解而获得能量。减少葡萄糖供给可能减少肿瘤的能量来源。

20. 肠内营养的并发症及防治措施?

肠内营养的并发症有机械性并发症、胃肠道并发症和代谢性并发症。

(1)机械性并发症

① 喂养管放置不当。该并发症主要发生在鼻胃或鼻十二指肠及空肠置管者,插管时误将喂养管置入气管、支气管内,严重者可穿破肺组织及脏层胸膜,引起气胸、血气胸、脓胸、气管胸膜瘘。一旦发现喂养管有误插,应立即将导管拔出,并观察有无气胸、血胸等表现。预防的方法是仔细操作,严格遵守插管的操作程序和原则。输注营养液前应作 X 线检查以确定导管位置是否正确。

② 喂养管堵塞、脱出、拔出困难。喂养管堵塞的最常见原因是膳食残渣和粉碎不全的药片黏附于管腔内或是药物膳食不相溶造成混合液凝固,发生堵塞后可应用温水、可乐、胰酶等冲洗,必要时可用导丝疏通管腔。喂养管固定不牢或长期置管、严重呕吐均可导致喂养管脱出。一旦喂养管脱出不仅使肠内营养不能进行,造口置管的患者尚有引起腹膜炎的可能,置管后应牢固固定导管、加强护理与观察,严防导管脱出。肠内营养时,导管可停留在胃肠壁上并嵌入黏膜中或在胃肠内扭结。此时喂养管拔除困难,可剪断导管,让其自动排出。

③ 鼻咽、食管、胃损伤。插管时的机械性损伤,橡胶或聚乙烯导管长期置管,压迫鼻咽、食管、胃黏膜引起糜烂、坏死、溃疡、出血等。预防的关键是插管时应选用质地软、口径细的喂养管,操作过程中应仔细轻柔,遇有阻力,不可贸然强行插管。亦可选用其他途径(如:胃造口或空肠造口行肠内营养)。

④ 鼻窦炎和中耳炎。主要发生在鼻胃、鼻空肠或十二指肠置管者。由于长期置管,使鼻腔堵塞,及压迫咽鼓管开口而发生。预防的方法是应采用质地柔软、口径细的喂养管,注意清洁鼻腔,每日应用润滑剂或抗生素溶液向插管侧鼻孔内滴入。

⑤ 误吸和吸入性肺炎。此乃肠内营养一种常见且严重的并发症,死亡率很高。误吸最容易发生在胃内喂养者。误吸一旦发生,对支气管黏膜和肺组织将产生严重损害。误吸及吸入肺炎发生后应立即进行处理,立即停用肠内营养,并尽量吸尽胃内容物,改行肠外营养。积极治疗肺水肿。应用有效的抗生素防治感染。

(2) 胃肠道并发症

① 恶心、呕吐、腹胀。肠内营养患者约有 10%～20%可发生恶心、呕吐、腹胀。主要是由于输注速度过快,乳糖不耐受、膳食有怪味,脂肪含量过多等原因所致,处理时针对病因采取相应措施,如减慢滴速、加入调味剂或更改膳食品种.

② 腹泻。腹泻是肠内营养最常见的并发症,常见原因有以下几方面:ⓐ同时应用某些治疗性药物。ⓑ低蛋白血症和营养不良,使小肠吸收力下降。ⓒ乳糖酶缺乏者应用含乳糖的肠内营养膳食。ⓓ肠腔内脂肪酶缺乏,脂肪吸收障碍。ⓔ应用高渗性膳食。ⓕ细菌污染膳食。ⓖ营养液温度过低及输注速度过快。一旦发生腹泻应首先查明原因,去除病因后症状多能改善。必要时可对症给予收敛和止泻剂。

③便秘。肠内营养引起便秘的情况较少,常见于长时间应用高浓度、高能量密度制剂,且长期卧床,缺少运动的患者。便秘的原因有脱水,长期卧床,缺乏运动,肠内营养制剂缺少膳食纤维。应注意补水或换用富含纤维素的肠内营养配方。

(3) 代谢性并发症

肠内营养代谢性并发症的发生率远较肠外营养为低,但在患者原发疾病对代谢干扰较大、同时采用其他药物治疗及应用特殊配方膳食者偶有发生。

① 高糖血症和低糖血症。高糖血症常见于接受高热卡喂养者，及合并由糖尿病、高代谢、皮质激素治疗的患者。监测尿糖和酮体是发现高糖血症有效方法。一旦出现，应行胰岛素治疗。

低糖血症多发生于长期应用肠内营养而突然停止者。因此，在停用肠内营养时，应逐渐进行，必要时可适当补充葡萄糖。

② 高渗性非酮性昏迷。甚为少见，偶发生于有糖尿病史者、严重胰腺功能不足者、应用激素者。预防方法是输注以糖为主要能源的膳食时速率不宜过快。定期查血糖、尿糖和酮体。补充足够的水分和电解质，一旦发生，应积极抢救。

③ 电解质紊乱和高碳酸血症。由于膳食用量不足或过大、腹泻等原因，可导致低钠或高钠血症、高钾或低钾血症等。预防的方法是定期检查血电解质，及时补充。当机体摄入大量碳水化合物时，分解后产生 CO_2 增加，如肺功能不佳，可产生高碳酸血症。

④ 维生素和微量元素缺乏。长期使用低脂配方肠内营养制剂易发生脂溶性维生素缺乏。部分肠内营养配方中维生素 K 含量低，长期应用可能会出现维生素 K 缺乏。目前肠内营养制剂配方中均含有一定量的微量元素，故微量元素缺乏较为少见，但长期使用肠内营养制剂需及时监测。

21. 什么是肠外营养(PN)？

肠外营养是在患者经胃肠道摄取营养物，或摄取营养物不能满足自身代谢需要的状态下，经静脉为患者提供包括氨基酸、热卡、微量元素、维生素及电解质在内的营养素。所有营养素完全经肠外获得的营养支持方式称为全肠外营养(TPN)，使患者在进食受限的情况下仍能满足营养需要。补充肠外营养主要用于完全肠内营养摄入量小于每日总能量需求的 60%，持续时间大于 3 d。

PN 在疾病的进展期可缓解腹泻、腹痛及呕吐等症状。对于活动期克罗恩病患者，肠外营养能够使肠道得到休息，这可以减少病变肠蠕动及抗原刺激，促进肠黏膜愈合。研究表明，对于重症溃疡性结肠炎围手术期患者，术前选用 PN 使用 5 d 以上可减少术后并发症。

由于肠内营养疗效优于肠外营养，且并发症少，目前肠外营养仅限于不能耐受肠内营养或禁忌的炎症性肠病患者的营养支持。PN 主要用于不同原因导致的胃肠动力障碍、围手术期、高流量肠瘘和高位肠造瘘病人，溃疡性结肠炎合并便血或严重腹泻以及肠内营养禁忌证(如：肠梗阻、持续呕吐、严重肠道狭窄、短肠综合征、胃肠道穿孔、中毒性巨结肠、小肠切除的愈合期等)不能耐受肠内营养。建议补充电解质、微量元素和维生素。

炎症性肠病患者本身静脉血栓的风险就高于健康人，肠外营养能够增加静脉血栓的风险，出现导管相关感染、胃肠功能减退、代谢紊乱等并发症，因此，肠外营养改善病情后，在耐受肠内营养的情况下，应过渡为肠内营养治疗。虽然肠外营养能够使肠道休息，但肠内营养仍然是首选。

研究表明，对于炎症性肠病患者，不建议肠外营养作为克罗恩病和溃疡性结肠炎的主要治疗。但当口服或肠内营养达不到治疗要求时，肠外营养的治疗是可行的。通过肠道休息和营养状况改善以缓解克罗恩病的临床症状，目前肠外营养仅限于肠内营养应用不足，不能耐受或禁忌的少数炎症性肠病患者的营养支持。

22. 肠外营养支持的常用途径有哪些？

根据病情和输入营养液的种类,输入途径有经中心静脉和外周静脉输入。中心静脉输入可分为中心静脉插管(CVC)和经外周至中心静脉插管(PICC)。

在选择营养支持途径时需考虑到肠外营养配方的渗透压、营养支持的持续时间以及穿刺部位血管解剖条件和穿刺者技能等。外周静脉输入可采用留置套管针于周围静脉进行输入,但输入的营养液应为低浓度和低渗透压。建议通过经周围静脉插入的中心静脉导管或中心静脉穿刺置管输注 PN。

建议选择右侧锁骨下途径进行中心静脉置管。股静脉置管极易污染,容易形成静脉血栓。高位颈内静脉置管难以护理,容易污染,也不推荐。推荐在 B 超引导下放置中心静脉导管。置管成功后必须进行影像学检查,确定导管尖端部位合适并排除并发症后方可使用。

23. 制定肠外营养配方的原则有哪些？

①"全合一"是肠外营养的推荐模式,不推荐单瓶脂肪乳或氨基酸的输注。②采用双能源方式供能;脂肪供热以提供 30%～50% 的热量为宜。③重视谷氨酰胺和鱼油等的药理作用。④重症病人急性应激期营养支持应掌握"允许性低热卡"原则:$20～25\ kcal/(kg \cdot d)$;在应激与代谢状态稳定后,能量供给量需要适当的增加:$30～35\ kcal/(kg \cdot d)$。⑤葡萄糖是肠外营养中主要的碳水化合物来源,一般占非蛋白质热卡的 50%～60%,应根据糖代谢状态进行调整。⑥脂肪补充量一般为非蛋白质热卡的 40%～50%;摄入量可达 $1～1.5\ g/(kg \cdot d)$,应根据血脂廓清能力进行调整,脂肪乳剂应匀速缓慢输注。⑦重症病人肠外营养时蛋白质供给量一般为 $1.2～1.5\ g/(kg \cdot d)$。⑧维生素与微量元素应作为重症病人营养支持的组成成分。合并感染的病人,应适当增加抗氧化维生素及硒的补充量。⑨合并肝功能不全的重症病人,营养支持时应增加支链氨基酸的供给,并降低芳香族氨基酸的比例。

24. 肠外营养支持常见并发症？

肠外营养的并发症主要有代谢并发症、静脉导管相关并发症、脏器功能损害及代谢性骨病。

(1) 代谢并发症

①高血糖及高渗性非酮症性酸昏迷。糖类是肠外营养配方中主要的供能物质,而葡萄糖则是最常用的糖类,一般肠外营养都会静脉输注较高浓度的葡萄糖,人体利用葡萄糖的能力却是有限的,高渗性非酮症性酸昏迷常见原因:一是葡萄糖输入过多,超过机体的承受能力;二是机体对葡萄糖的利用能力降低,内源性胰岛素产生不足而外源性胰岛素供给也不足所致。发生此症的患者应立即停止输入高渗糖,同时输入等渗或低渗液体,补给胰岛素和氯化钾。②低血糖反应。低血糖反应是肠外营养的主要并发症之一,而胰岛素的用量是造成低血糖最直接的原因。根据检验结果计算胰岛素的用量,保证患者安全有效的使用营养液。一旦发生低血糖症应立即输入葡萄糖,对长期肠外营养治疗的患者,不可突然停止输葡萄糖,应逐渐减量直至完全停止。③高脂血症。肠外营养引发高脂血症主要是由于给予的脂肪量超过机体清除脂质的能力所致,主要表现为高甘油三酯血症。④氨基酸代谢异常。在输注氨基酸后,若不能及时供应足够的热量则氨基酸作为能源而分解产生氮质血

症。⑤电解质紊乱。在实施肠外营养过程中,应适当补充钾、磷、镁,否则可导致这些元素的不足。⑥再喂养综合征。指长期饥饿或严重营养不良患者在重新摄入营养物质时出现的电解质紊乱以及由此产生的一系列症状。患者可出现严重的低磷血症、低镁血症、低钾血症。⑦维生素及微量元素缺乏症。肠外营养应注意补允维生素,否则可出现各种维生素缺乏。长期行肠外营养的患者,应每日补充微量元素。

（2）静脉导管相关并发症

常见导管相关并发症分为非感染性并发症和感染性并发症。非感染性并发症包括气胸、空气栓塞,静脉血栓、导管移位、导管堵塞。感染并发症有两种,一种为局部感染(穿刺口);另一种为全身感染(败血症)。局部穿刺口感染表现为红肿、有分泌物,穿刺口细菌培养阳性;全身感染临床症状明显,发热一般大于 38.5℃,呈持续间断性寒战,每 4～8 h1 次,且原有发热的患者体温可更高。肠外营养的感染主要来源于导管污染、配制营养液操作过程中的污染和肠外营养输液系统的污染。

（3）脏器功能损害及代谢性骨病

①肝胆相关性疾病:导致肠外营养相关性肝病的因素是多方面的,给予过度的热量就会增加肠外营养相关性肝病的风险,脓毒血症或缺少肠内刺激的营养不足及营养过剩都可能是引发肠外营养相关性肝病的原因。②肠道功能损害:长期肠外营养时由于胃肠道长期缺乏食物刺激,导致肠黏膜上皮萎缩,肠壁变薄,肠道免疫功能障碍,以致肠道正常黏膜和功能异常,导致肠道细菌移位而引起肠源性感染。③代谢性骨病:肠外营养出现代谢性骨病主要与营养物质吸收不良和钙、磷代谢紊乱有关。部分肠外营养患者出现骨钙丢失,骨质疏松、高钙血症,四肢关节疼痛等表现。

25. 谷氨酰胺在营养支持中的作用?

炎症性肠病营养支持治疗专家共识指出补充谷氨酰胺可以改善活动期克罗恩病的肠道通透性和形态,但不改善临床结局。

谷氨酰胺(glutamine, Gln)是血浆和细胞中含量最丰富的氨基酸,是肠道能量的主要来源,是肠黏膜上皮细胞的营养物质和代谢底物,可以促进肠黏膜细胞增殖和修复,维护肠黏膜屏障,是肠道黏膜修复的重要营养物质,具有改善氮平衡与维护肠道功能的作用。口服或静脉补充谷氨酰胺都有利于肠道炎症和黏膜损伤的修复,治疗时应注意补充。谷氨酰胺还是免疫细胞的重要能量来源,能调节免疫功能,调节肠道菌群。

单独使用谷氨酰胺能否促进克罗恩病病人溃疡愈合、黏膜修复,缺乏足够的临床证据,有待大样本临床试验探索。

26. 不饱和脂肪酸(鱼油)在营养支持中的作用?

炎症性肠病营养支持治疗专家共识指出鱼油能够降低活动期溃疡性结肠炎的内镜和组织学评分,具激素节省效应,并可提高临床缓解率,鱼油也能够改善活动期克罗恩病的炎症指标水平,但未能改善溃疡性结肠炎和克罗恩病的临床结局。没有充分的临床证据证实鱼油能够维持溃疡性结肠炎或克罗恩病的缓解,其作用于炎症性肠病的机制仍不明确。还不能推荐常规使用。

不饱和脂肪酸通常来自鱼油,包括二十五碳五烯酸和二十二碳六烯酸。不饱和脂肪酸在细胞及动物实验中抗炎作用明显,但是临床研究并没有发现不饱和脂肪酸对于溃疡性结肠炎和克罗恩病的诱导或维持缓解的效果。Turner 等综述评估 ω-3 脂肪酸维持溃疡性结肠炎缓解的有效性和安全性,研究结果表明 ω-3 脂肪酸组和对照组的复发率无明显差异,目前尚无有力的循证依据支持脂肪酸对维持溃疡性结肠炎缓解的疗效优于安慰剂。荟萃分析分析表明口服补充脂肪酸对克罗恩病的维持缓解有效,对溃疡性结肠炎患者效果欠佳。但 Lorenz-Meyer 等研究表明鱼油对维持克罗恩病缓解的有效性与安慰剂无明显差异。

鱼油能够增强黏膜屏障、促进伤口愈合,减轻炎症。但鱼油对炎症性肠病的影响机制还有待了解,对于鱼油是否能够维持溃疡性结肠炎或克罗恩病缓解,目前研究数据尚不充分,仍需大样本多中心临床研究证实。不推荐常规使用。

27. 益生菌在营养支持中的作用?

益生菌在消化道存活,不同种类的益生菌对机体的作用机制并不相同,常用的菌种包括地衣芽孢杆菌、双歧杆菌、肠球菌、嗜酸乳杆菌、布拉酵母菌等。益生菌能在宿主消化道定植并发挥相应的生理作用,包括竞争黏附位点和营养物质、维持肠道正常菌群平衡、增强肠黏膜屏障功能、调节肠黏膜免疫耐受、抑制肠道上皮细胞凋亡。

肠道菌群的改变可导致上皮功能的失调以及肠黏膜通透性的增加,能够影响炎症性肠病的发病和病程。益生菌的生物拮抗作用可以减少致病菌在肠腔的过度生长,改善肠道内环境,降低肠黏膜的通透性并调节肠黏膜的免疫。益生菌能产生抗致病菌物质,阻止致病菌黏附于肠黏膜上皮,调整肠道菌群,益生菌还能分解膳食纤维,降低肠腔内 pH 值,促进营养物质的吸收,抑制致病菌的生长,从而实现微生态保护和免疫增强效应。研究表明,慢性贮袋炎或溃疡性结肠炎病人长期口服益生菌能使症状缓解。

目前研究结果多数不支持益生菌可以有效缓解和治疗炎症性肠病。Schultz 等研究将 11 例中度活动期的克罗恩病患者随机分为两组,分别接受乳酸杆菌和安慰剂治疗 6 个月,治疗前给予激素及抗生素治疗,结果表明治疗组和对照组的缓解率和复发率的差异没有统计学意义。

综上所述,益生菌能有效地调节肠道菌群失衡、改善微生态环境,增强肠黏膜屏障功能、减少消化道感染,但对炎症性肠病的疗效还不明确,仍有待进一步研究。虽然部分研究报道认为益生菌对炎症性肠病患者有治疗作用,但炎症性肠病营养支持治疗专家共识指出益生菌治疗炎症性肠病的证据仍不充分,联合应用益生菌和益生元可能对溃疡性结肠炎或克罗恩病有益。

28. 并发肠梗阻患者的营养支持治疗注意事项?

肠梗阻并不是肠内营养的绝对禁忌证。克罗恩病并发肠梗阻时应进行相关检查,了解梗阻由活动性炎症或纤维化造成的梗阻,并了解有无肠绞窄。活动性炎症造成的完全性梗阻,建议采用全肠外营养联合药物诱导缓解。如肠道部分恢复通畅,可以管饲肠内营养,肠内营养支持管饲达不到全量时,可联合肠外营养补充,并逐渐过渡到全肠内营养(EEN)。

高位(十二指肠/幽门)梗阻,治疗开始即可置管至梗阻远端行全肠内营养,置管不成功者采用全胃肠外营养(TPN)联合药物的治疗措施,待梗阻部分缓解后再尝试置管至梗阻远端做全肠内营养。

低位梗阻时建议行梗阻近端肠外造口,造口成功后给予 EN 和药物治疗。诱导缓解后,可视情况继续内科治疗或行内镜下狭窄扩张,有手术指征者建议在纠正营养不良后进行确定性手术。

活动期不全性梗阻患者应努力尝试全肠内营养,若不耐受则采用 EN＋PN,诱导缓解并纠正营养不良后有手术指征者进行确定性手术。

纤维化所致梗阻者若无营养不良,建议手术治疗;合并营养不良时,无急诊手术指征者建议纠正营养不良后再手术。

29. 并发腹腔脓肿和肠外瘘患者的营养支持治疗注意事项?

腹腔脓肿和肠外瘘是克罗恩病的严重并发症。腹腔脓肿的充分引流是治疗关键。引流方法包括经皮穿刺置管引流和手术引流,首选前者。合并营养不良者应给予营养支持治疗并控制活动期炎症,营养状况改善后实施确定性手术。营养支持治疗早期可选择肠外营养,肠功能恢复并建立肠内营养途径后,推荐全肠内营养。

明确瘘管解剖部位对制定 EN 方案至关重要:低位肠外瘘可利用瘘口以上肠管实施 EN;高位高流量肠外瘘可将收集的消化液输入瘘口以远的小肠,同时给予全肠内营养。

如脓肿得到充分引流,EN 改善营养状况的效果优于 PN。但 PN 能够减少瘘口肠液流出量,并可能提高瘘口愈合率。某些单纯性小肠瘘经 PN 或 EN 治疗后有可能自愈。

30. 营养支持治疗的效果如何评价?

《炎症性肠病营养支持治疗专家共识》指出营养支持治疗期间建议进行动态营养评定和疗效评价,同时对疾病活动程度进行动态评价。营养状况的动态评定指标包括氮平衡和半衰期较短的内脏蛋白如前白蛋白等。氮平衡是可靠且常用的动态评价指标。

体脂和体细胞群能够比静态营养评定更准确地反映患者营养状况和机体组成的动态变化。活动期炎症性肠病患者 PG-SGA、BMI 和血浆白蛋白水平可能正常,但体细胞群已经减少。

如营养支持治疗的目的(纠正营养不良或诱导克罗恩病缓解)已经达到,可逐渐停用;营养支持治疗不能奏效时,应及时找到原因;营养支持治疗用于维持缓解时,可长期使用。

31. 什么是营养支持小组?

营养支持小组(nutrition support team, NST):NST 由多学科专业人员组成,包括医师,营养师,护士,药剂师。炎症性肠病患者由于摄入少,消耗多,肠道丢失以及药物影响,常伴有不同程度的营养不良,营养支持不但能能改善营养不良,对于克罗恩病患者,还能诱导缓解,因此营养支持显得尤为重要。营养支持小组对炎症性肠病患者进行营养风险筛查和评估,制定营养支持方案并付诸实施,监测营养状况,以及指导家庭营养支持治疗。指南建议由营养支持小组执行营养支持治疗。在美国,大部分医院设有由医生、临床营养师、药剂师和护士共同组成的营养支持小组,营养治疗已成为一种规范的医疗行为,并且在治疗中发挥重要的作用。

克罗恩病迁延不愈,病程长,病情反复,肠内营养作为一种主要的治疗手段,营养支持小组提供患者家庭肠内营养专业随访指导。组建科学的营养支持团队小组(包含医生、营养师、专业护士、药剂师),筛选评估克罗恩病患者的营养状况,制定个性化的肠内营养支持计划,对患者在家期间营养支持治疗提供专业化指导干预,从而提高患者生活质量,减少肠内营养并发症。营养支持治疗是炎症性肠病管理的重要组成部分。

32. 什么是家庭营养支持?

炎症性肠病病程长,反复发作,病情相对平稳但需要长期营养支持治疗的患者可以在家中进行,建议在营养支持小组的指导下实施。家庭营养支持分为家庭肠内营养和家庭肠外营养。肠内营养(EN)不仅能够改善克罗恩病患者的营养状况,更重要的是能够诱导和维持缓解。

家庭肠内营养(home enteral nutrition,HEN)指在专业营养小组人员的指导下,对病情稳定的患者,在家庭中通过经口进食或经肠内摄取营养的一种营养支持方式,家庭营养支持能够改善病人的营养状况,提高生活质量,部分病人在家庭营养支持后能够恢复工作和学习。家庭肠内营养多采用口服或管饲,导管管理不善是家庭肠内营养发生并发症的主要原因。营养支持小组的专业化管理可以减少并发症的发生。

营养支持小组到患者家中进行随访或电话微信随访,实施健康指导并解决临床问题,规范化管理病人,降低肠内营养并发症,使患者的生活质量得到提高,尽快回到正常的工作或学习中。家庭营养支持的实施能够及时了解患者的营养状况,并能帮助监测营养不良风险。黄迎春等研究发现 82 例炎症性肠病患者在接受 HEN 治疗前的营养不良发生率为 76.8%(63/82),其中重度营养不良 9 例,中度营养不良 20 例,轻度营养不良 34 例;经 3 个月的 HEN 支持治疗后营养不良发生率明显改善,治疗前后两组差异有统计学意义。

营养支持小组可以对长期家庭肠内营养的炎症性肠病患者进行专业随访指导,减少肠内营养并发症,监测患者营养状况。家庭营养支持能够节省医疗费用和医疗资源,越来越得到大家的重视。

33. 围手术期患者营养支持的目的?

炎症性肠病营养支持治疗专家共识指出有手术指征的患者(包括溃疡性结肠炎和克罗恩病)合并营养不良或有营养风险时,推荐先纠正营养不良,以降低手术风险。围手术期营养支持治疗诱导克罗恩病缓解后手术有助于降低术后复发率。

多数克罗恩病患者病情迁延,病程长,易反复,需行手术治疗。但克罗恩病病人由于长期摄入不足、疾病活动、肠道丢失、药物影响等原因,常出现不同程度的营养不良,肠梗阻、肠瘘等并发症将进一步加重营养不良的程度。龚剑锋等研究纳入了因克罗恩病相关并发症而进行手术的 150 例病人,130 例病人入院时即存在营养不良(86.67%),高于国外统计结果(40%~70%),表现为体质指数(BMI)<18.5 或近 3 个月体质量下降 10%以上。围手术期营养支持能够改善患者的营养不良状况,提高机体的免疫功能,对预防克罗恩病病人手术并发症,维持术后缓解具有重要意义。

但多数克罗恩病人术前因肠梗阻、肠瘘等原因,均有不同程度的肠功能障碍。故应尽可能利用有功能的肠管,待营养状况改善后,行手术治疗。对于肠功能障碍患者,术前肠内营养支持无法满足能量需求时,联合肠外营养支持有利于纠正病人的营养状态,提高对手术应激的耐受。

炎症性肠病病人行手术治疗时,手术创伤可能使病人的营养状况进一步恶化。营养不良影响机体的免疫、伤口愈合能力以及手术应激的耐受,如不能及时纠正术前的营养不良,会使术后感染和吻合口瘘等并发症发生率增加,住院时间延长,生活质量降低。龚剑锋等研究结果表明,围手术期营养支持治疗能显著降低手术克罗恩病的并发症,提高手术成功率,对改善克罗恩病病人的预后有积极意义。充分的围手术期营养支持治疗,尤其是肠内营养(EN)治疗,可诱导并维持疾病缓解。除外紧急手术,炎症性肠病病人行手术治疗,建议先纠正营养不良,以降低手术风险。

虽然手术能够使克罗恩病病人得到缓解,仍有一部分病人需要再行手术,术后再发仍然是需要面对的问题。炎症性肠病术后具有一定的复发率,而 EN 可以有效降低术后复发率。Yamamoto 等研究发现长期给予肠内营养能明显减少克罗恩病术后患者复发率。

34. 什么是"药食同源"? 什么是药膳?

"药食同源"指许多食物即药物,它们之间并无绝对的分界线。"药食同源"是说中药与食物是同时起源的。中医将中药的"四性""五味"理论运用到食物之中,认为每种食物也具有"四性""五味"。

《黄帝内经太素》中写道:"空腹食之为食物,患者食之为药物",体现出"药食同源"的思想。中医药学还有一种中药的概念是:所有的动植物、矿物质等也都属于中药的范畴,中药是一个非常大的药物概念。凡是中药,都可以食用,只不过是用量上的差异,也就是说:毒性作用大的食用量小,而毒性作用小的食用量大。因此严格地说,在中医药中,药物和食物是不分的,是相对而言的;药物也是食物,而食物也是药;食物的副作用小,而药物的副作用大。这就是"药食同源"的另一种含义。

药膳发源于我国传统的饮食和中医食疗文化,药膳是在中医学、烹饪学和营养学理论指导下,严格按药膳配方,将中药与某些具有药用价值的食物相配伍,采用我国独特的饮食烹调技术和现代科学方法制作而成的食品。它是中国传统的医学知识与烹调经验相结合的产物。它"寓医于食",既将药物作为食物,又将食物赋以药用,药借食力,食助药威,二者相辅相成;既具有较高的营养价值,又可防病治病、保健强身。

35. 常用食物的中医性味归经和作用功效?

(1)谷类

粳米:甘,平;入脾胃经;能益脾胃,除烦渴。用于呕吐、泻痢或温热病所致的脾胃阴伤、胃气不足。

籼米:甘,微温;入脾胃经;有补中益气、健脾养胃、益精强志、和五脏、通血脉、聪耳明目、止烦、止渴、止泻的功效。

糯米:甘,温;入脾、肺经;温暖脾胃,补益中气。对脾胃虚寒、食欲不佳、腹胀腹泻有一定缓解作用;糯米有收涩作用,对尿频、盗汗有较好的食疗效果。

小米:甘、咸,凉,陈者苦寒;入脾、肾经;清热、清渴、滋阴,补脾肾和肠胃,利小便、治水泻等功效。

小麦:甘,微寒;入心、脾、肾经;养心安神,除烦。

浮小麦:益气,除热,止汗。治心神不宁,失眠,妇女脏躁,烦躁不安,精神抑郁,悲伤欲哭。

大麦:甘、咸,凉;入脾、胃经;和胃,宽肠,利水。治食滞泄泻,小便淋痛,水肿,烫伤。

荞麦:甘,凉;入脾、大肠经;开胃宽肠,下气消积;治绞肠痧、肠胃积滞、慢性泄泻、噤口痢疾、赤游丹毒、痈疽发背、瘰疬、烫灼伤。

玉米:甘,平;入脾、肺经;开胃、利胆、通便、利尿。

高粱:甘,涩,温;入脾、胃经;能和胃、健脾、止泻;有固涩肠胃、抑制呕吐、益脾温中、催治难产等功能,可以用来治疗食积、消化不良、湿热、下沥、小便不利、妇女倒经、胎产不下等。

薏苡仁:甘,淡,凉;入脾、肺、肾经;有健脾利湿、清热排脓、美容养颜功能。

(2)豆类

黄大豆:甘,平;入脾、大肠经;主治宽中下气,利于调养大肠,消水胀肿毒。

黑大豆:甘,平;入心、肝、肾经;消肿下气、润肺燥热、活血利水、祛风除痹、补血安神、明目健脾、补肾益阴、解毒的作用;用于水肿胀满、风毒脚气、黄疸浮肿、风痹痉挛、产后风疼、口噤、痈肿疮毒,可解药毒,用于风热而止盗汗,乌发黑发以及延年益寿的功能。

赤小豆:甘,酸,平;入心、小肠经;利水消肿,解毒排脓。用于水肿胀满,脚气浮肿,黄疸尿赤,风湿热痹,痈肿疮毒,肠痈腹痛。

绿豆:甘,寒;入心、胃经;清热解毒、消暑、利尿、祛痘的作用。

蚕豆:甘,平;入脾、肾经;健脾利水、解毒消肿。用于膈食、水肿、疮毒。

白扁豆:甘,平;入脾、胃经;健脾化湿,和中消暑。用于脾胃虚弱,食欲不振,大便溏泻,白带过多,暑湿吐泻,胸闷腹胀。炒白扁豆健脾化湿。用于脾虚泄泻,白带过多。

豌豆:甘,平;入脾、胃、大肠经;具有益中气、止泻痢、调营卫、利小便、消痈肿之功效;对脚气、痈肿、乳汁不通、脾胃不适、呃逆呕吐、心腹胀痛、口渴泄痢等病症,有一定的食疗作用。

豇豆:甘,平;入脾、胃经;健脾补肾;治脾胃虚弱、泻痢、吐逆、消渴、遗精、白带、白浊、小便频数。

(3)畜产类

猪肉:甘,咸,平;入脾、胃、肾经;补虚强身,滋阴润燥、丰肌泽肤的作用;凡病后体弱、产后血虚、面黄羸瘦者,皆可用之作营养滋补之品。

牛肉:甘,平;入脾、胃、肾经;补脾胃,益气盆,强筋骨;治虚损羸瘦,消渴,脾弱不运,痞积,水肿,腰膝酸软。

羊肉:甘,温;入脾、肾、心经;补体虚、祛寒冷、温补气血;益肾气、补形衰、开胃健力;补益产妇、通乳治带、助元阳、益精血。

狗肉:咸,温;入脾、胃、肾经;温肾壮阳、助力气、补血脉。

兔肉:甘,凉;入胃、大肠经;补中益气,凉血解毒;治消渴羸瘦、胃热呕吐、便血。

(4)禽类

鸡肉:甘,平;入脾、胃经;补脾、滋补血液、补肾益精;主治脾胃阳气虚弱、饮食减少、脘部隐痛、呕吐泄泻、疲乏无力等。

鸭肉:甘,咸,平;入胃、肾经;大补虚劳、滋五脏之阴、清虚劳之热、补血行水、养胃生津、止咳、消螺蛳积、清热健脾、虚弱浮肿;治身体虚弱、病后体虚、营养不良性水肿。

鹅肉:甘,平,偏寒;入胃、肺经;具有益气补虚、和胃止渴、止咳化痰,解铅毒等作用。

鹌鹑肉：甘，平；入脾、肺经；可补中益气、清利湿热；主治浮肿、肥胖型高血压、糖尿病、贫血、胃病、肝大、肝硬化、腹水等多种疾病。

（5）水产动物类

鲤鱼：甘，平；入脾、胃、肝、肺经；有补脾健胃、利水消肿、通乳、清热解毒、止嗽下气；对各种水肿、浮肿、腹胀、少尿、黄疸、乳汁不通皆有益。

鲫鱼：甘，平；入脾、胃经；能温中开胃，补益虚劳、强壮滋补、温中益气、暖中补虚、开胃醒脾、清热解毒、疗疮。

鳝鱼：甘，温；入肝、脾、肾经；益气血、补肝肾、强筋骨、祛风湿；主治虚劳、疳积、阳痿、腰痛、腰膝酸软、风寒湿痹、产后淋沥、久痢脓血、痔瘘、臁疮。

泥鳅：甘，平；入脾经；补益脾肾、利水、解毒；用于脾虚泻痢、热病口渴、消渴、小儿盗汗、水肿、小便不利、阳事不举、病毒性肝炎、痔疮、疔疮、皮肤瘙痒。

鳗鱼：甘，平；入脾、胃经；补虚养血、祛湿、抗痨等功效；是久病、虚弱、贫血、肺结核等病人的良好营养品。

黄花鱼：甘，平；入胃、肾经；能健脾益气、开胃消食。

带鱼：甘，平；入脾、胃经；补虚、解毒、止血、养肝；主治病后体虚、产后乳汁不足、疮疖痈肿、外伤出血。

鱼翅：甘，平；入脾、肾经；益气、开胃、补虚；渗湿行水、清痰消淤积；补五脏、长腰力、益虚痨。

蛤、蚌：咸，寒；入肝、胃经；能滋阴养肝、明目、清热；用于肝肾阴虚、烦热消渴、眼目昏花、眩晕等。

蛏子：咸，寒；入脾、胃经；有清热解毒、补阴除烦、益肾利水、清胃治痢、产后补虚等功效。

田螺：甘、咸，寒；入膀胱经；清热利水、除湿解毒；用于热结小便不通、黄疸、脚气、水肿、消渴、痔疮、便血、目赤肿痛、疔疮肿毒。

牡蛎肉：甘、咸，微寒；入肝、肾经；能滋阴益血，养心安神；用于虚损劳疾，阴虚血亏；失眠心悸。

鲍鱼：甘、咸，平；入肝、肾经；滋阴补阳、止渴通淋；用于肝肾阴虚、骨蒸劳热、咳嗽；能滋阴清热、补肝明目等。

虾：甘、咸，温；入脾、肾经；补肾壮阳，通乳抗毒、养血固精、化瘀解毒、益气养阳、通络止痛、开胃化痰；适宜于肾虚阳痿、遗精早泄、乳汁不通、筋骨疼痛、手足抽搐、全身瘙痒、皮肤溃疡、身体虚弱和神经衰弱等病人食用。

蟹：咸，寒；入胃经；有清热解毒、补骨添髓、养筋接骨、活血祛痰、利湿退黄、利肢节、滋肝阴、充胃液之功效。

鳖：甘、酸、咸，平；入肾经；有滋阴补肾，清热消瘀，健脾养胃等多种功效；可治虚劳盗汗、阴虚阳亢、腰酸腿疼、久病泄泻、小儿惊痫、妇女闭经、难产等症。

海参：咸，平；入心、肾经；补肾益精、养血润燥、止血；主治精血亏损、虚弱劳怯、阳痿、梦遗、肠燥便秘、肺虚咳嗽咯血、肠风便血、外伤出血。

燕窝：甘，平；入肺、脾、肾经；养阴润燥、益气补中；清虚热、治虚损；并且对咯血吐血、久咳痰喘、阴虚发热等导致津液脱失的病症有良好效果。

（6）蔬菜类

白菜：甘，平；入胃、大肠经；具有养胃生津、除烦解渴、利尿通便、清热解毒等功能，是补充营养、净化血液、疏通肠胃、预防疾病、促进新陈代谢的佳蔬，适合大众食用。

油菜：辛，凉；入肝、脾经；消肿解毒，治痈肿丹毒、血痢、劳伤吐血；种子可行滞活血，治产后心、腹诸疾及恶露不下、蛔虫、肠梗阻。

荠菜：甘，平；入肝、脾经；利水、止血、明目；治痢疾、水肿、淋病、乳糜尿、吐血、便血、血崩、月经过多、目赤疼痛。

菠菜：甘，凉；入肺、胃经；补血止血、利五脏、通血脉、止渴润肠、滋阴平肝、助消化的功效。

苋菜：甘、微苦，凉；入肝、大肠、膀胱经；清热解毒、清利湿热、清肝解毒、凉血散瘀。

韭菜：辛、甘，温；入胃、肝、肾经；有健胃、提神、温暖作用。

芹菜：甘、微苦，凉；入肝、胃经；清热利尿、平肝健胃、凉血止血的作用。

生姜：辛，温；入肺、胃、脾经；发汗解表、温中止呕、温肺止咳、解鱼蟹毒、解药毒，特别对于鱼蟹毒；适用于外感风寒、头痛、痰饮、咳嗽、胃寒呕吐；在遭受冰雪、水湿、寒冷侵袭后，急以姜汤饮之，可增进血行，驱散寒邪。

香菜：辛，温；入肺、胃经；具有发汗透疹、消食下气、醒脾和中的功效；主治麻疹初期、透出不畅及食物积滞、胃口不开、脱肛等病症。

辣椒：辛，热；入脾、胃经；温中散寒、健胃消食；用于胃寒疼痛、胃肠胀气、消化不良；外用治冻疮、风湿痛、腰肌痛。

葱：辛，温；入肺、胃经；散寒、健胃、发汗、去痰、杀菌。

蒜：辛热（生）、甘温（熟）；入脾、胃、肺经；温中健胃、消食理气。

薯类：甘，平；入肺、脾、肾经；补虚、通便、抗癌。

慈菇：甘、微苦，凉；入心、肝、肺经；清热止血、解毒消肿、散结；用于咯血、吐血、难产、产后胞衣不下、崩漏带下、尿路结石、小儿丹毒；外用治痈肿疮毒、毒蛇咬伤。

蘑菇、香蕈类：甘，平，偏凉；入肝、胃经；益气开胃、托痘疹、抗癌。

36. 哪些食物和药物有健脾功效？食用方法有哪些？

健脾的食物有：马铃薯（洋芋、土豆、山药蛋）、红薯（甘薯、地瓜、番薯）、香菇、山药、栗子、红枣（大枣）、鸡肉、兔肉、猪肚（猪胃）、牛肚（牛百叶）、羊肚（羊胃）、牛肉、鳜鱼、泥鳅、粳米（大米、硬米）、籼米、糯米（江米）、扁豆、豇豆、蜂蜜等；

药物有：人参、党参、白术、苍术、茯苓、薏苡仁、莲子、芡实、益智仁、干姜等。

若平素脾胃虚寒，或寒证的胃痛、腹痛、泄泻等，应多食性味辛热的葱、姜、韭、蒜、胡椒等。若脾胃虚弱，宜食用红枣、山药、扁豆、芡实、莲子肉等。而胃热素盛的人，宜食梨、藕、甘蔗、蜂蜜等甘寒生津之品。若气机阻滞，宜多食萝卜、佛手、金橘，或用橘皮做成的调料。

常用食疗方法：①益脾饼：白术、干姜、鸡内金、熟枣肉。将前3味轧细焙熟，共合枣肉，同捣为泥，作成小饼，炭火上炙干，晨起空腹，细嚼咽之。②蜂蜜：蜂蜜隔水蒸熟后，于食前空腹1次服下，每日2～3次，坚持每日服用。③薏米莲子粥：薏苡仁、莲子肉（去皮心）、冰糖适量。先煎苡仁,继入莲子肉,待粥成后加入冰糖,作早点食用。④山药扁豆糕:鲜山药、扁豆、陈皮、红枣肉。将山药去皮切成薄片,再将枣肉切碎,共合均匀后蒸糕,做早餐食之,每次50～100 g。⑤大麦汤:羊肉、草果、大麦仁。羊肉切片后,与草果熬汤,过滤后用汤煮大麦仁,熬熟,加盐少许即成,亦可在滤汁后与肉同煮食之。⑥红枣小米粥:取红枣,小米,先将小米清洗后上锅用小火炒成略黄,然后加入水及红枣用大火烧开后小火熬成粥食用。适用于消化不良伴有厌食的脾虚小儿。⑦莲子山药粥:取莲子,山药,粳米。将莲子去皮及心,加山药、粳米及水煮粥食用。适用于消瘦、食欲不振的脾胃虚弱小儿。⑧沙参麦冬扁豆粥:取沙参,麦冬,扁豆,粳米。先将沙参、麦冬加水煮20 min取汁,将汁加粳米、扁豆煮成粥食用。适用于手足心热、便干的脾阴虚小儿。

37. 哪些食物和药物有止泻功效? 食用方法有哪些?

止泻的食物和药物有:莲子、芡实、白术、苍术、茯苓、干姜、吴茱萸、补骨脂、五味子、诃子、益智仁、石榴皮、乌梅、马齿苋、罂粟壳等;中医认为泄泻在本多为脾虚,久则兼有肾虚;在标多为湿盛,故以上具有健脾助运的食物和药物大多兼有止泻化湿利湿的作用,均可用于止泻,故可参考上题。

38. 哪些食物和药物有凉血止血功效? 食用方法有哪些?

食物有:莲藕、苦瓜、苦菜、桑葚子、丝瓜、鲜芦笋、雪梨、螃蟹、鸭肉、猪肉皮、鸡蛋、甲鱼、龟肉、干贝、海参、蛤蜊等。药物有:赤芍、丹皮、侧柏叶、茜草、地榆、云参、紫草、槐花、白茅根、生地、大黄、大蓟、小蓟。

常用药膳有:①侧柏桑葚膏:侧柏叶50 g,桑葚200 g,蜂蜜50 g。水蒸侧柏叶20分钟后去渣,再放入桑葚,文火煎,煎半小时后去渣,加蜂蜜熬成膏。②枸杞烧海参:海参300 g,枸杞子15 g,桑葚10 g。先将海参切条,热油加调料翻炒,汤沸后小火煨烤,至热时加入蒸熟的枸杞子,桑葚,淀粉勾汁即可。③红枣杞子煲鸡蛋:红枣10个,枸杞子30 g,鸡蛋2个。加水同煎,蛋熟后去壳再煮数分钟,吃蛋饮汤。④黑豆雪梨汤:黑豆30 g,雪梨1～2个。将梨切片,加适量水与黑豆一起放锅内旺火煮开后,改微火炖至烂熟。吃梨喝汤,每日2次,连用15～30 d。治疗肺阴亏损所致的毛发柔弱,色白,倦怠乏力易感冒者。亦适用于溃疡性结肠炎表现为便秘症状者。⑤猪大肠250 g,鲜槐花15 g,煮食喝汤。⑥白木耳10 g,红枣15 g,小火炖烂服。⑦金针菜30 g,红糖适量,煎汤服。⑧醋5碗、赤豆3碗,煮熟晒干为末,每次服5 g。

39. 适合炎症性肠病不同时期的中医药膳有哪些?

炎症性肠病不论溃疡性结肠炎或者克罗恩病,均分为活动期和缓解期,其病机及中医辨证大体较为类似,即活动期患者以湿热蕴肠为主,治疗当以清肠化湿,清热解毒,凉血止血为主;缓解期患者以脾虚为主,多兼有湿热留恋,治疗当以健脾益气为主,佐以清利留恋之湿热邪气。

(1) 适宜活动期的药膳

①马齿苋绿豆汤。材料:绿豆50 g,马齿苋50 g,粳米50 g。做法:将马齿苋、绿豆、粳米同煮成粥。②槐米猪肠粥。材料:大米180 g,熟猪大肠150 g,苋菜60 g,醋2 ml,食盐3 g,料酒10 ml,味精1.5 g,药包1个(内装槐花30 g)。③绿豆红薯小米粥。材料:绿豆50 g,红薯180 g,小米200 g。④藕丝糕。材料:鲜藕1节(重约250 g),糯米粉60 g,红绿丝15

g,白糖 15 g。⑤薏苡仁菱诃饮。材料:薏苡仁 30 g,菱角 25 g,诃子 12 g。⑥薏苡仁大枣粥。材料:薏苡仁 120 g,大枣 15 个,大米 80 g。

(2) 适宜缓解期的药膳

①炸山药面饼。材料:山药 500 g,面粉 200 g,枣泥馅 280 g,白糖 120 g,金糕 50 g,青梅脯、葡萄干各 30 g,植物油适量。②大麦马铃薯粥。材料:大麦仁 120 g,马铃薯 350 g,食盐、葱花、植物油各适量。③大麦红糖粥。材料:大麦仁 150 g,红糖适量。④荞麦山楂饼。材料:荞麦粉 600 g,鲜山楂 350 g,陈皮、青皮、砂仁、枳壳、石榴皮、乌梅各 10 g,绵白糖 100 g。⑤牛肉豆腐羹。材料:豆腐 500 g,牛肉末 150 g,草菇 60 g,葱花、鸡蛋清、植物油、芝麻油、食盐、味精、蚝油、胡椒粉、湿淀粉、鲜汤各适量。⑥黄豆姜橘米粉。材料:黄豆 600 g,生姜 12 g,陈皮 30 g,糯米 1 200 g,淘米水适量。⑦香干拌马兰头。材料:马兰头 600 g,香干 4 块,芝麻油、白糖、食盐、生姜末、味精各适量。⑧蘑菇炖豆腐。材料:新鲜蘑菇 350 g,嫩豆腐 600 g,熟笋片 25 g,素鲜汤、食盐、味精、芝麻油、酱油、黄酒各适量。⑨猪肝烧黄豆芽。材料:黄豆芽 600 g,猪肝 350 g,八角茴香、葱花、生姜末、食盐、植物油、鲜汤、味精各适量。⑩黑莲母鸡汤。材料:黑豆 120 g,莲藕 450 g,老母鸡 1 只,大枣 15 个,生姜、食盐各适量。

参考文献

[1] 朱维铭,胡品津,龚剑峰,等. 炎症性肠病营养支持治疗专家共识(2013·深圳). 胃肠病学,2015,20 (2):97-105.

[2] 黄迎春,王新颖,彭南海. 营养支持小组在家庭肠内营养中的应用. 肠外与肠内营养,2009,16(3):191-192.

[3] 陈亚梅,刘占举,虞卫华,等. 专业随访指导在克罗恩病家庭肠内营养中的应用. 世界华人消化杂志,2014,22(33):5179-5183.

[4] 赵卓琦,费俊,洪莉,等. 临床营养师在营养支持小组中的作用及临床实践. 中国食物与营养,2014,20 (9):83-86.

[5] 黄迎春,李冉,彭南海. 家庭肠内营养及其护理干预对炎性肠病患者人体成分变化的影响. 临床与病理杂志,2015,35(9):1658-1661.

[6] Zachos M, Tondeur M, Griffiths A M. Enteral nutritional therapy for induction of remission in Crohn 's disease. The Cochrane Library, 2007.

[7] 彭俊生,向军. 炎症性肠病营养支持治疗进展. 中国实用外科杂志,2012,32(6):502-505.

[8] 李铿,童依丽,于晓峰. 炎症性肠病的营养支持治疗. 国际消化病杂志,2015,35(3):171-173.

[9] 龚剑峰,钮凌颖,虞文魁,等. 克罗恩病的围手术期营养支持. 肠外与肠内营养,2009,16(4):201-204.

[10] 李宁. 围手术期营养支持. 临床外科杂志,2006,14(9):544-545.

[11] Bozzetti F, Gavazzi C, Miceli R, et al. Perioperative total parenteral nutrition in malnourished, gastrointestinal cancer patients: a randomized, clinical trial. Journal of Parenteral and Enteral Nutrition, 2000, 24(1): 7-14.

[12] 郑翠芳. 儿童克罗恩病肠内营养疗法的研究进展. 临床儿科杂志,2016,34(4):307.

[13] Ruemmele F M, Veres G, Kolho K L, et al. Consensus guidelines of ECCO/ESPGHAN on the medical management of pediatric Crohn's disease. Journal of Crohn's and Colitis, 2014, 8(10): 1179-1207.

[14] Verma S, Brown S, Kirkwood B, et al. Polymeric versus elemental diet as primary treatment in active

Crohn's disease：a randomized，double-blind trial. The American journal of gastroenterology，2000，95(3)：735-739.

[15] Ludvigsson J F，Krantz M，Bodin L，et al. Elemental versus polymeric enteral nutrition in paediatric Crohn's disease：a multicentre randomized controlled trial. Acta paediatrica，2004，93(3)：327-335.

[16] BU Chanan E，Gaunt W W，Cardigan T，et al. The use of exclusive enteral nutrition for induction of remission in children with Crohn's disease demonstrates that disease phenotype does not influence clinical remission. Alimentary pharmacology & therapeutics，2009，30(5)：501-507.

[17] Zachos M，Tondeur M，Griffiths A M. Enteral nutritional therapy for induction of remission in Crohn's disease. The Cochrane Library，2007.

[18] Grivceva S K，Misevska P，Zdravkovska M，et al. Total parenteral nutrition in treatment of patients with inflammatory bowel disease. Section of Biological and Medical Sciences，2008，29(1)：21-43.

[19] 孙静，朱维铭. 肠内外营养对炎症性肠病的治疗价值. 医学与哲学，2013，4：20-23.

[20] Gionchetti P，Rizzello F，Venturi A，et al. Oral bacteriotherapy as maintenance treatment in patients with chronic pouchitis：a double-blind，placebo-controlled trial. Gastroenterology，2000，119(2)：305-309.

[21] Ballegaard M，Bjergstrøm A，Brøndum S，et al. Self-reported food intolerance in chronic inflammatory bowel disease. Scandinavian journal of gastroenterology，1997，32(6)：569-571.

[22] 赵杰. 益生菌，益生元，合生元与炎症性肠病. 肠外与肠内营养，2014(2014年04)：251-253，256.

[23] 杨凤英，鲁鹏，蓝晓慧，等. 益生菌在炎症性肠病治疗中的研究进展. 中国微生态学杂志，2014，26(6)：735-739.

[24] Grogan J L，Casson D H，Terry A，et al. Enteral feeding therapy for newly diagnosed pediatric crohn's disease：A double-blind randomized controlled trial with two years follow-up. Inflammatory bowel diseases，2012，18(2)：246-253.

[25] Sawczenko A，Sandhu B K，Logan R F A，et al. Prospective survey of childhood inflammatory bowel disease in the British Isles. The Lancet，2001，357(9262)：1093-1094.

[26] Paerregaard A，URNE F U. Anthropometry at the time of diagnosis in Danish children with inflammatory bowel disease. Acta Paediatrica，2005，94(11)：1682-1683.

[27] Levin A D，Wadhera V，Leach S T，et al. Vitamin D deficiency in children with inflammatory bowel disease. Digestive diseases and sciences，2011，56(3)：830-836.

[28] Sandhu B K，Fell J M E，Beattie R M，et al. Guidelines for the management of inflammatory bowel disease in children in the United Kingdom. Journal of pediatric gastroenterology and nutrition，2010，50：1-13.

[29] Ruemmele F M，Veres G，Kolho K L，et al. Consensus guidelines of ECCO/ESPGHAN on the medical management of pediatric Crohn's disease. Journal of Crohn's and Colitis，2014，8(10)：1179-1207.

[30] 陈焰，姒健敏. 炎症性肠病特殊营养素的补充. 世界华人消化杂志，2005，13(13)：1577-1580.

[31] Turner D，Shah P S，Steinhart A H，et al. Maintenance of remission in inflammatory bowel disease using omega-3 fatty acids (fish oil)：A systematic review and meta - analyses. Inflammatory bowel diseases，2011，17(1)：336-345.

[32] Lorenz-Meyer H，Bauer P，Nicolay C，et al. Omega - 3 fatty acids and low carbohydrate diet for maintenance of remission in Crohn's disease：a randomized controlled multicenter trial. Scandinavian journal of gastroenterology，1996，31(8)：778-785.

[33] Schultz M，Timmer A，Herfarth H H，et al. Lactobacillus GG in inducing and maintaining remission

of Crohn's disease. BMC gastroenterology, 2004, 4(1): 1.

[34] Veerappan G R, Betteridge J, Young P E. Probiotics for the treatment of inflammatory bowel disease. Current gastroenterology reports, 2012, 14(4): 324-333.

[35] 辛丽敏,李楠,王雪明,等. 肠内营养对溃疡性结肠炎的临床疗效观察. 胃肠病学和肝病学杂志,2014, 23(10):1166-1170.

[36] Knight C, El-Matary W, Spray C, et al. Long-term outcome of nutritional therapy in paediatric Crohn's disease. Clinical Nutrition, 2005, 24(5): 775-779.

[37] Alastair F, Emma G, Emma P. Nutrition in inflammatory bowel disease. Journal of parenteral and enteral nutrition, 2011, 35(5): 571-580.

[38] Lochs H, Dejong C, Hammarqvist F, et al. ESPEN guidelines on enteral nutrition: gastroenterology. Clinical nutrition, 2006, 25(2): 260-274.

[39] Cohen A B, Lee D, Long M D, et al. Dietary patterns and self-reported associations of diet with symptoms of inflammatory bowel disease. Digestive diseases and sciences, 2013, 58(5): 1322-1328.

[40] Sakamoto N, Kono S, Wakai K, et al. Dietary risk factors for inflammatory bowel disease A Multicenter Case-Control Study in Japan. Inflammatory bowel diseases, 2005, 11(2): 154-163.

[41] Yamamoto T, Nakahigashi M, Umegae S, et al. Impact of long-term enteral nutrition on clinical and endoscopic recurrence after resection for Crohn's disease: a prospective, non-randomized, parallel, controlled study. Alimentary pharmacology & therapeutics, 2007, 25(1): 67-72.

[42] Dziechciarz P, Horvath A, Shamir R, et al. Meta - analysis: enteral nutrition in active Crohn's disease in children. Alimentary pharmacology & therapeutics, 2007, 26(6): 795-806.

[43] Prince A, Whelan K, Moosa A, et al. Nutritional problems in inflammatory bowel disease: the patient perspective. Journal of Crohn's and Colitis, 2011, 5(5): 443-450.

[44] Nguyen G C, Laveist T A, Brant S R. The utilization of parenteral nutrition during the in-patient management of inflammatory bowel disease in the United States: a national survey. Alimentary pharmacology & therapeutics, 2007, 26(11 - 12): 1499-1507.

[45] 郑家驹. 胃肠外营养和肠道营养在炎症性肠病中的应用. 临床内科杂志,2002,19(2):91-95.

[46] 曹磊,朱维铭,李毅,等. 克罗恩病住院病人的营养风险筛查. 肠外与肠内营养,2013,20(2):78-80.

[47] 朱维铭. 炎症性肠病的营养支持治疗. 肠外与肠内营养,2011,18(4):193-195.

[48] Heuschkel R, Salvestrini C, Beattie R M, et al. Guidelines for the management of growth failure in childhood inflammatory bowel disease. Inflammatory bowel diseases, 2008, 14(6): 839-849.

[49] 高永健,朱峰,钱家鸣,等. 112 例炎症性肠病患者的营养风险筛查. 中华临床营养杂志,2009(6):324-327.

[50] Wall C L, Day A S, Gearry R B. Use of exclusive enteral nutrition in adults with Crohn's disease: a review. World J Gastroenterol, 2013, 19(43): 7652-7660.

[51] 魏天桐,王化虹. 炎症性肠病患者的营养支持治疗. 临床荟萃,2016,31(8):834-837.

[52] 彭晓康,詹学. 肠内营养疗法在儿童克罗恩病治疗中的作用. 实用儿科临床杂志,2011,26(7):538-541.

[53] 沈燕,李玉明. 炎症性肠病肠内营养治疗的现状与进展. 国际消化病杂志,2009(4):233-234.

[54] 张丽,张苇,侯守超,等. 炎症性肠病患者营养支持的研究进展. 世界华人消化杂志,2015,23(34):5427-5434.

[55] 罗优优,马鸣,陈洁. 儿童克罗恩病的营养状况. 临床儿科杂志,010,28(10):935-938.

[56] Long M D, Crandall W V, Leibowitz I H, et al. Prevalence and epidemiology of overweight and obe-

sity in children with inflammatory bowel disease. Inflammatory bowel diseases, 2011, 17(10): 2162-2168.

[57] Pituch-Zdanowska A, Banaszkiewicz A, Dziekiewicz M, et al. Overweight and obesity in children with newly diagnosed inflammatory bowel disease. Advances in medical sciences, 2016, 61(1): 28-31.

[58] 叶世华,缪应雷. 全肠内营养在克罗恩病治疗的回顾. 昆明医科大学学报,2014,35(5):1-4.

[59] 于健春. 炎性肠病的营养支持治疗. 外科理论与实践,2014,1:1-5.

[60] 丁静,韩真. 肠内营养在炎症性肠病治疗中的研究进展. 国际消化病杂志,2015,(02):78-79,105.

第四部分 自 我 管 理

1. 什么叫自我健康管理？

自我健康管理是指自己对自己身体的健康信息和健康危险因素进行分析、预测和预防的全过程。

健康的关键是让人们学会自己管理健康，就是所谓的"授之以渔"。世界上没有完全相同的两个人，每个人要对自己的健康资产做到心中有数，知道自身有多少种危害健康的因素，进而个性化地设计自己的健康管理重点，有的放矢地根据自身状况进行健康管理。世界卫生组织曾列出了全世界普遍存在的十大健康危险因素：体重过轻、不安全的性行为、高血压、吸烟、喝酒、不安全的水和卫生设施及不卫生习惯、缺铁、固体燃料释放的室内烟雾、高胆固醇和肥胖。如果要认真地去找，每个人身上都会有一个以上的健康风险因素。健康管理就是要找到自己身上的健康危险因素，通过科学方法干预去掉，让自己保持健康，或者小病康复，大病不恶化。

疾病，特别是慢性非传染性疾病的发生、发展过程及其危险因素具有可干预性，这是健康管理的科学基础。近年来，慢性病自我管理被认为是一种创新的方法，自我健康管理可以通过在日常生活中改变健康行为达到有效地减少疾病负担的目的。

自我健康管理是一种保持健康状态的能力，包括对自身健康状况的认识、对健康知识的了解及健康生活方式的选择等有效的自我健康管理，不仅可以使患者了解自己的健康状况，维持满意的生活质量，还可以对自己的行为和情绪方面进行有效的调节。自我健康管理是个性化的健康管理模式，需要因人而制定健康管理计划。每个人结合自己的健康状况，了解自身相关的健康风险因素，有针对性地改变行为，形成良好的生活习惯，从而提高生活质量，改善自身健康状况。自我健康管理也是一套科学的自我管理和日常保健方法，它通过改变不合理的饮食习惯和不良的生活方式来达到降低慢性病风险因素的目的。自我健康管理来源于心理行为治疗领域，目前在卫生领域的应用逐渐形成了一种趋势它作为一种新的理念，更强调自己在健康中的责任，在控制健康危险因素和养成健康生活方式中促进健康行为的形成。国外的研究表明，慢性病自我健康管理项目具有普适性，在不同国家、不同地区的开展都取得了良好的效果。国内于 20 世纪 90 年代从加拿大引进自我健康管理项目，上海的多个社区（大多为城市社区）先后开展了以"慢性病自我管理项目"（chroniedisease self-management programme，CDSMP）为基础的中国本土化慢性病自我健康管理教育项目，取得了较好的效果。

2. 炎症性肠病患者为什么要自我健康管理？有什么具体内容？

炎症性肠病病因不明，具有病程长、反复发作的特点，许多患者均有多次住院的经历，这些容易使患者对治疗失去信心,甚至产生绝望、悲观的消极情绪,从而影响疾病的预后。近年来,炎症性肠病的发病趋于年轻化,疾病的不可治愈性使一部分年轻患者产生抑郁情绪,对预后感到悲观,或因病情的反复发作严重影响正常的工作、生活、学习而忧郁。炎症性肠病作为一种慢性病,其治疗也是一个长期的过程,治疗的长期性、复杂性以及治疗的副反应也会降低患者的依从性。

长期患病的状态对病人的生理、情感、社会功能甚至人生观等方面产生巨大的影响,而有效的自我管理对控制病情、减少住院就诊的次数和改善生活质量方面具有重要的影响作用。同时良好的自我管理也能够培养患者的自我识别问题和解决问题的能力。这种自我管理的方式可以使患者自己控制他们的生活和所患的疾病,而不是感觉处于疾病的控制之中,并促进患者和医生之间的联系。

虽然自我管理的概念各不相同,但总体来说炎症性肠病患者的自我管理指的是通过管理个人的日常生活以达到控制疾病的目的,减少疾病对身体健康的影响,以及由此产生的心理症状。其内容主要包括以下 3 个方面:①医疗行为管理:包括用药管理、定期就诊、规律锻炼、调理饮食等,其中药物依从性的管理是自我管理的核心部分;②角色管理:尽量让您的生活如常,维持日常角色,如正常的工作、学习、社交,培养一定的兴趣爱好等;③情绪管理:保持积极向上的心态,管理自己的情绪和压力,有助于控制疾病。

3. 患者如何认识炎症性肠病?

当您的医师告诉您得了一种叫做溃疡性结肠炎或者克罗恩病的疾病时,您也许会觉得害怕、紧张。因为您对这个病不了解,很可能您从来没有听过这个病。因此很有必要首先了解这个病到底是什么?

如前面我们所说,溃疡性结肠炎或者克罗恩病是一种慢性、反复发作性的疾病,病因和发病机制并不明确。两种疾病都会出现血便、腹泻和腹痛等,症状比较相似,需要医生做出诊断,但是大约有 10% 的病例不能区别到底是哪一种疾病。两种疾病的治疗都没有特效的方法,治疗方案也因人而异。很多炎症性肠病患者在面对症状的反复发作及治疗药物的副作用时,生理、情感、社会能力和人生观等方面会受到很大的冲击。如果患者腹泻症状严重,通常会因外出就要找厕所而烦恼,甚至取消许多外出的机会,由此带来的担忧又会加重其症状。即使腹泻症状轻微,腹痛和腹胀带来的不适也会令患者减少活动,饮食的受限及疾病带来的尴尬等方面因素都会造成患者心理方面的问题,孤独、尴尬和忧虑,严重的会导致抑郁。

患者对炎症性肠病必须有一个正确的认识。炎症性肠病虽然是终身性疾病,治疗过程复杂且漫长,但患者要明白疾病本身不会妨碍日常生活,通过积极治疗,良好的自我管理,也可以拥有完整的生活。患者通过学习炎症性肠病的病因、临床表现、并发症、治疗以及预后的知识,了解情绪、环境、家庭等因素与炎症性肠病发生发展的关系,积极配合治疗,可以较好地控制疾病发作,维持缓解状态,明显提高生存质量。

4. 什么叫患者日志? 患者日志要记录哪些内容?

患者日志(patient diary)通常是对患者疾病状态(如:症状严重程度、生活质量)和医疗处理措施(如:服药、饮食、训练)的记录,根据不同的目的对记录时间和记录内容有相应的规范和要求。

患者日志可以真实地反应患者的生活动态情况,让医生对患者的情况能够客观全面地了解,在医生为患者制订治疗方案时提供及时、有效、客观、真实、全面的信息。研究发现患者日志为提高诊疗效果和患者自我管理的能力,提高患者的遵医行为和生活自信度,减轻患者的经济和社会负担,促进医患和谐起到了积极的作用。

炎症性肠病是一种慢性疾病,需要患者长期坚持控制和治疗,其控制良否与医生指导的诊疗方案有关,而医生选择治疗方案最好的依据就是患者对自身疾病状态的记录。炎症性肠病患者的日志主要包括:每天的体重变化、体温、饮食种类与餐后症状、大便次数和性状(有无黏液或脓血)、伴随症状、服用药物及服药后的反应等,还包括就诊检查结果如血常规、C-反应蛋白、血沉、肠镜检查及其病理结果等,详细的记录对患者和医生把握病情的变化、调整治疗方案大有帮助。

为了记录日常饮食控制问题,有必要设计饮食日记本。主要的记录内容包括进食的时间、地点、进食的所有食物(包括正餐、零食、饮用品等)的名称、量,进食后出现的消化道反应以及出现的时间等。饮食日记的记录有助于患者日常的饮食监测,找出自己不耐受的饮食,今后避免食用。有疑问可及时向医师或营养师请教,根据饮食管理中存在的问题进行针对性的饮食指导,以促进病情控制。

5. 如何保存自己的就诊档案?

炎症性肠病需要终生治疗,病情的易反复性、治疗的复杂性,都会给患者增加很多心理负担。详细记录好诊治过程中病情的变化,建立好自己的个人疾病档案是一件需要毅力和耐心的事,但又非常必要。长期病情变化的资料对诊治非常珍贵,医生可以从这些资料中了解患者整个疾病诊治过程中的检查结果、药物治疗效果、患者的症状和其他主观和客观变化、饮食营养的情况、并发症及其手术治疗等等相关资料。

应准备一个文件袋保存自己的就诊档案。长期门诊就诊病人应当妥善保存门诊原始资料,尽可能完整、清晰,包括医生的处方,各项检查结果如血常规、C-反应蛋白、血沉、肠镜检查及其病理结果等,都应当整洁、完好。住院病人一部分资料可能保留在医院,但出院小结会有这些资料的详细记录,患者出院时也可复印自己住院期间的各项检查结果留存。另外,除了这些客观资料以外,每一位患者都应当认真记录好自己的病情日记,把每天的体重变化、体温、饮食种类与餐后症状、大便次数和性状(有无黏液或脓血)、服用药物、服药后的反应详细记录,完善就诊档案。

6. 大便出血了怎么办?

UC患者通常会经历复发和缓解的交替过程,而大便出血是UC活动期的重要表现。其发生机制为肠黏膜广泛充血、水肿、糜烂、黏膜剥脱、坏死及炎性渗出。大便出血的程度能够反映病情轻重,轻者每日排便2~4次,便血轻或无;重者每日10次以上,脓血显见,甚至大量便血。Truelove和Witts分型标准和改良Mayo评分系统都是UC临床重要评价指数,大便出血的程度在两种指数中占有重要权重。

患者大便出血时要注意观察大便的性状、出血量,血液是混在便中还是附于表面等情况。部分患者便鲜血,血液与大便分开或附于大便表面,容易误诊为痔疮;大部分患者血液与粪便或黏膜、脓液混合,黏液便是由于黏膜炎性分泌增加所致,脓血便是病变黏膜坏死组织、炎性分泌物与血液和(或)粪质混合而成。大便出血程度较轻者,可以药物维持治疗,便血多、血红蛋白过低者适当输红细胞,多见于重症患者,通常提示病情有变化,应密切观察患者生命体征,防治中毒性巨结肠的可能。

CD 患者大便多以水样或糊状稀便为主,较少发生便血或脓血便。若病变侵犯远端结肠或直肠时,有可能发生脓血便及里急后重症状,次数可每天 2～5 次不等,甚至达 10 余次。

7. 腹泻怎么办?

腹泻见于绝大多数的 UC 的患者,以脓血便多见,主要与炎症导致大肠黏膜对水钠吸收障碍以及结肠运动功能失常有关,粪便中的黏液脓血则为炎症渗出和黏膜糜烂及溃疡所致。轻者每日 3～4 次;重者每日排便次数可多至 30 余次。粪质多呈糊状及稀水状,混有黏液、脓血。大便的次数及便血的程度往往可以反应病情轻重及活动性,以及临床疗效。在可以反应疾病活动性的严重程度的改良 Truelove 和 Witts 严重程度分型标准中,每天排便次数小于 4 次为轻度,大于等于 6 次为重度,中度则介于两者之间。在评估 UC 活动性的改良 Mayo 评分系统中,排便次数也是一个重要指标,根据排便次数,分别积 0～3 分。

当出现腹泻症状时,要记录每天排便的次数,注意观察大便的性质、颜色、形态、伴随症状及便后症状缓解情况,这对医生评估病情轻重,选择或调整合理的治疗方案大有帮助。腹泻次数频繁者,便后可用温水清洗,防治肛周皮肤黏膜破溃、糜烂。腹泻严重时还要根据皮肤、黏膜干燥程度,是否口渴,精神状态,实验室检查等判断脱水程度,频繁腹泻易导致电解质紊乱,尤其是低血钾为突出,还可出现低血钠和低血氯,注意及时补充水分、电解质及纠正酸碱平衡。

CD 患者临床表现呈多样化,腹泻也是其主要症状,是由炎性渗出、肠蠕动加快或继发性吸收不良所致,较少发生便血或脓血便。CD 患者出现腹泻症状时,除了要记录排便次数,观察大便性状、伴随症状及便后缓解情况以外,更要注意便后的清理。肛周病变是 CD 患者的常见并发症,一部分 CD 患者首诊表现为肛周脓肿或肛周瘘管。每天腹泻次数多,便后可用清水或淡盐水清洗,再用软布或卫生纸轻轻按压肛周以吸净水分后,可选用无刺激性的湿纸巾轻轻擦拭肛周,注意不要来回用力擦,以免损伤皮肤,保持皮肤清洁干燥,并注意观察有无肛周脓肿,及时发现,及时处理。

此外,很多腹泻严重的患者,通常会因外出就要找厕所而烦恼,甚至取消许多外出的机会,尴尬和忧虑的情绪也会严重影响工作、学习和生活。对此提出几点建议:知道在哪里可以找到厕所;少吃多餐,特别是在路上或不易找到厕所的地方;如果需要长期出差,和医生商量,学习在旅途中疾病发作的处理方法。

8. 腹痛、腹胀怎么办?

UC 患者腹痛大多数都是轻度至重度疼痛,多为左下腹或下腹隐隐镇痛,少数可见绞痛,腹痛在排便后一般可得到缓解,轻型及病变缓解期患者也可无腹痛。导致腹痛、腹胀的原因可能是炎症所累积肠管的收缩或高度扩张导致肠管的张力增高所致,或腹膜(腔)内脓肿形成、急性穿孔、部分或完全性肠梗阻等。如果疼痛较轻,可以通过变换舒适体位来缓解,保持安静,尽可能放松,听听音乐,看看报纸、杂志,参加一些感兴趣、力所能及的活动来分散注意力。遵循医嘱可适当服用解痉药,如阿托品、山莨菪碱等。但若出现全腹持续性剧烈疼痛,此时应及时就诊,排出急性穿孔、肠梗阻的可能。

腹痛和腹泻是CD最为突出的症状,其中腹痛更为重要。腹痛常于进餐后加重,排便或肛门排气后缓解。腹痛的发生可能是肠内容物通过炎症或狭窄肠段引起的局部肠管痉挛所致。腹痛的部位有助于判断病变位置,一般右下腹痛多见,这时病变大多位于回盲部或其邻近部位,其次为脐周或全腹部,其病变多在空肠或横结肠,少数腹痛也可部位不固定或为左侧腹痛。如果腹痛表现为持续性或突发性绞痛,并有局部压痛或反跳痛,甚至可见到肠型或扪及包块,提示有肠梗阻、局限性腹膜炎、脓肿或局限性穿孔等并发症的可能。临床上用CD活动指数(CDAI)评估疾病活动性的严重程度以及进行疗效评价,其中无腹痛者记0分,腹痛程度较轻者记1分,中等腹痛记2分,重度腹痛记3分。所以,当患者出现腹痛、腹胀症状时要注意观察腹痛的部位、性质、程度及持续时间,不但有助于判断病情的轻重,对临床治疗也具有一定的指导性作用。

9. 肠镜检查前有什么注意事项?

肠镜检查可以对病变肠段进行直接观察,并可同时取病变黏膜组织进行病理组织学检查(活检),可直接反应肠道溃疡性病变性质、深度及范围,在很多情况下已经取代了放射学检查,而成为目前诊断溃疡性结肠炎的首选方法。而CD可侵犯小肠、大肠或上消化道任何一个部位,在诊断和治疗过程中涉及多种内镜技术,肠镜检查除了有助于确立诊断外,还可以了解病变严重性与病变分布位置,有助于治疗方法的选择,在肠镜帮助下也可对肠道出血与肠狭窄等并发症进行相应治疗。

肠镜检查同时也是一种侵入性检查,为了避免因检查而产生任何不良反应,应严格掌握检查适应症。考虑在全身条件允许的前提下,以及确保在行肠镜检查中或检查后一定时间内不会加重原有消化道出血或消化道症状及发生其他意外事件或危及生命的情况下,方可进行肠镜检查。考虑肠镜检查前,必须排除各种禁忌症:①疑有大肠穿孔、腹膜炎;严重心、肺、肾、肝及精神疾病;②多次开腹手术或有肠粘连者,应慎行结肠镜检查;③妊娠期可能会导致流产或早产;④大肠炎症性疾病急性活动期为相对禁忌证;⑤有近期发生心肌梗死或心功能衰竭的患者,伴有严重心律失常或呼吸衰竭的患者,高热、衰弱、严重腹痛、低血压者,最好待病情稳定后再行结肠镜检查;⑥中毒性巨结肠、急性憩室炎及肠道准备不充分者为相对禁忌证。

结肠镜检查前应做以下准备:检查前一晚需要进食易消化少渣饮食,选择合适的导泻剂,当排出淡黄色洗肉水样粪液,无粪渣成分排出,则一般认为肠道准备充分。患者选择在上午做肠镜,低血糖发生率低,但如果患者有糖尿病或老年人既往无糖尿病,下午行结肠镜检查,注意血糖监测,防止低血糖发生,必要时补充糖分,可以喝糖水或静脉补充。注意监测血压,有条件给予监护,服用泻药是可能出现体液丢失,患者出现低血容量、休克,甚至发生脑梗,心梗等并发症,应注意补充液体,维持有效血容量。

10. 缓解期患者应多久复查一次肠镜?

在炎症性肠病治疗效果判断以黏膜愈合为"金标准"的今天,内镜的作用得以充分体现,尤其在UC治疗中,黏膜愈合的判断实用性和准确性远高于CD。进入缓解期的患者,内镜检查频率为每1~2年1次，筛查的目的是对炎症性肠病的病变程度进行重新评估。

近年来，炎症性肠病患者合并结直肠癌（colorectal cancer，CRC）的风险明显增加。长期随访发现，UC患者在10、20和30年时CRC的发生率分别为2%、8%和18%，明显高于普通人群。通过定期筛查，可以及早发现不典型增生或早期病变，及时给予相应处理，有效降低其发病率和死亡率。现在大多学者认为，所有患者都应在病情控制后进行结肠镜检查，并在发病8~10年后进行常规结肠镜筛查，预防癌变发生，左半结肠炎患者在发病15~20年后应开始进行规律筛查，肠镜筛查宜在炎症性肠病病情缓解期进行。

2015年ASGE建议：每1~3年接受肠镜检查，两次肠镜检查结果阴性者可延长间隔时间，在症状出现20年后，可间隔1~2年复查；下列情况者，应适当增加肠镜检查频率：一级亲属中有CRC患者、患有活动性结肠炎、结肠缩短或狭窄等解剖异常或多发炎性假息肉等。

2011年欧洲指南指出，建议根据发生CRC的危险度分层，决定全结肠镜筛查的时间间隔，低危人群每5年、中危人群每3年、高危人群每年接受1次全结肠镜检查。低危指全结肠病变但病变趋于稳定或左半结肠病变。中危指全结肠病变，内镜下明确为轻度活动性炎症改变，炎症后的息肉形成，≥50岁的一级亲属中有CRC病史。高危指全结肠病变，内镜下确诊为中重度活动性炎症改变，伴有PSC病史，既往5年内有结肠狭窄或任何程度的上皮内瘤变（异型增生），<50岁的一级亲属中有CRC病史。

11. 药物要坚持服用吗？需要多少疗程？

UC的治疗目标是诱导并维持临床缓解及黏膜愈合，防治并发症，改善患者的生存治疗。药物是否要坚持服用取决于对病情的全面评估，主要根据病情活动性的严重程度和病变累及的范围选择合适的药物及疗程。除轻度初发病例、很少复发且复发时为轻度而易于控制者外，均应接受维持治疗。

维持治疗药物选择视诱导缓解时用药情况而定。由氨基水杨酸制剂或激素诱导缓解后以氨基水杨酸制剂维持，用原诱导缓解剂量的全量或半量，如果SASP维持，剂量一般为2~3 g/d，并应补充叶酸。远端结肠炎以美沙拉嗪局部用药为主（直肠炎用栓剂每晚1次；直肠乙状结肠炎灌肠剂隔天至数天1次），加上口服氨基水杨酸制剂更好。氨基水杨酸制剂维持治疗的疗程为3~5年或更长。对于激素依赖者、氨基水杨酸制剂不耐受者，选用硫嘌呤类药物维持治疗，剂量与诱导缓解时相同。以IFX诱导缓解后继续IFX维持。对硫嘌呤类药物及IFX维持治疗的疗程未有共识，视患者具体情况而定。

应用激素或生物制剂诱导缓解的CD患者往往也需要继续长期使用药物，以维持撤离激素的临床缓解。激素依赖的CD是维持治疗的绝对指征，其他情况宜考虑维持治疗，包括重度CD药物诱导缓解后、复发频繁CD、临床上有被视为有"病情难以控制"高危因素等。

CD患者维持缓解主要药物如下：使用氨基水杨酸制剂诱导缓解后仍以氨基水杨酸制剂作为缓解期的维持治疗；AZA是激素诱导缓解后用于维持缓解最常用药物，AZA不能耐受者可试换用6-MP，硫嘌呤类药物无效或不能耐受者，可考虑用MTX；使用IFX诱导缓解后应以IFX维持治疗。

12. 因故药物漏服了怎么办？

5-ASA制剂可将一天的剂量一次顿服，疗效与分次服用相当，可减少服用次数，避免漏服。激素药物如果按每日一次服药,在当日发现漏服后应立即补服,次日发现则不必补服,如果按每日2~3次服药,在发现漏服后应立即按量补服,若在下次服药时才发现漏服,此次应服加倍剂量,此后仍按原来规定时间服药。

为避免漏服药,可以在医生的帮助下,尽量精简服药的种类,尽量选择长效制剂,如控释剂或缓释剂,每天只需1~2次,这样就可减少漏服药物的概率。可以利用分格的药盒,把一个专门制作的方便药盒分成7格或更多格并标上日期,可以将每天所需服用的药片分别装进格子里,能帮助提醒服药,并避免漏服或重服。结合生活起居节奏,把服药当成一种习惯,把常用药放在显眼的位置,如电视机旁、餐桌上、茶几上、碗筷旁、漱口杯旁等,或者贴一些彩色的纸条在显眼的位置,如卧室床头、电话旁。为了避免重复服药或者漏服,还可以专门设计一张表格,写上日期和药名,以及服药的时间,每吃一次药,在相应的位置打上钩。

13. 炎症性肠病患者外出、旅行注意事项有哪些?

有些患者认为自己得了病,会经常出现腹泻、腹痛,因此害怕外出、旅行或出现在公共场所中。其实炎症性肠病是一种慢性疾病,在适当的条件下患者外出、旅行可以提高生活质量,增加患者治疗疾病的信心。但是需要预先计划安排好:①患者对自己所患的疾病要有一个比较清楚的认识,对各种临床症状所反映的疾病变化要有一个基本的了解。要外出旅行最好是在疾病处于缓解期或者轻度活动,对口服药物治疗反应较好。旅行前需要和自己的主诊医师充分沟通,最好能有联系方式,在病情变化时及时沟通。②事先找好交通工具或目的地的洗手间的位置,携带卫生纸和内裤,以备不时之需。③要准备好充足的药物,包括炎症性肠病的治疗用药,旅行时的一些急救用药等。④对旅行目的地的天气、饮食习惯、附近的医疗场所要有一定的了解,提前做好准备。

14. 药物治疗的不良反应有哪些?

(1)氨基水杨酸制剂

对于轻、中度 UC 患者,首选氨基水杨酸制剂,目前国内以柳氮磺胺吡啶常用,该药价格便宜,但不良反应多。常见的有恶心、呕吐、厌食、叶酸吸收不良、头痛、发热、脱发等,这些不良反应大多为剂量相关性,多发生在口服剂量大于 4 g/d 时,当剂量减少到 2~3 g/d 时,不良反应可减少。严重的不良反应不多见,包括全身性变态反应:各种皮疹、胰腺炎、肺炎、肝毒性、药物性结缔组织病及神经毒等不良反应。目前认为这些不良反应主要有磺胺吡啶所引起。由于 SASP 可能产生较多的不良反应,以后相继研发了许多无磺胺成分的新型氨基水杨酸制剂。5-ASA 制剂所致不良反应发生率比柳氮磺胺吡啶减少 50%,比 SASP 有更大的耐受性,约 80% 不能耐受柳氮磺胺吡啶的患者均能耐受 5-ASA。5-ASA 也可能产生某些不耐受性或变态反应性不良反应,如胰腺炎、肝炎、心肌炎、心包炎、肺炎、结肠炎等,还可能发生两种应用 SASP 时不常见的不良反应:肾毒性反应,尤其以往有肾脏疾病病史或同时服用肾毒性药物者;小肠分泌增加,仅见于应用奥沙拉嗪后,主要系小肠重碳酸盐分泌增加所致。

(2)激素

激素对炎症性肠病活动期具有明显的诱导缓解疗效,但长期使用也会产生多种不良反应:满月脸、食欲、体重增加、皮肤改变(痤疮、皮纹、多毛症)、对感染的敏感性增加、水电解质紊乱、糖耐量受损、高血压、水肿、骨质疏松等;甚至产生上消化道出血及股骨头坏死等严重副作用。不良反应的发生率与治疗持续时间及剂量有关。因此,激素不宜作为维持治疗的药物。

（3）免疫抑制剂

免疫抑制剂的不良反应较多,主要有骨髓抑制、胰腺炎、胃肠道反应、感染及可能增加患淋巴瘤的危险等。不良反应的发生率与每种免疫抑制剂的用量相关,剂量越高,不良反应的发生率越高,故用药过程中应密切监测血象,开始治疗时每周或每隔1周复查1次血常规,以后每1～3个月复查1次。

① 嘌呤类药物:胃肠道反应,食欲减退、恶心、呕吐、腹泻、口腔炎、口腔溃疡;骨髓抑制,白细胞和血小板下降,严重可以全血象抑制;少数病人有肝功能损害,可出现黄疸;敏感病人可有血尿酸过高、尿酸结晶尿及肾功能障碍。常发生于服药2～3周后,停药后很快消失。

② 甲氨蝶呤:早期毒性作用是胃肠道反应,如恶心、呕吐、腹泻和口炎,长期应用的不良反应主要是肝肾损害和肺炎,大量1次应用可致血清 ALT 升高,或药物性肝炎,小量持久应用可致肝硬变,肾脏损害常见于高剂量时,出现血尿、蛋白尿、尿少、氮质血症、尿毒症等。

③ 环孢素:较轻的不良反应包括震颤、感觉异常、不适、头痛、肝功能异常、齿龈增生和多毛症。较重的不良反应包括肾功能损害、感染和神经毒性。

（4）生物制剂

当激素及免疫抑制剂治疗无效或激素依赖或不能耐受免疫抑制剂治疗时,可以考虑使用生物制剂。IFX 是我国目前唯一批准用于治疗炎症性肠病的生物制剂。IFX 不良反应包括形成抗体(人抗嵌合体抗体或自身抗体)、过敏反应(血清病样迟发过敏反应)、药物性红斑狼疮及感染等,也有资料表明可能有增加淋巴瘤的危险性。

15. 炎症性肠病患者怎样预防和治疗贫血?

贫血是炎症性肠病患者常见的肠外并发症之一,特别是在 CD 患者中,它是一个非常困难的临床问题,会导致患者的生活质量下降,也可增加患者住院频率,而在 UC 患者中以轻中度贫血为主,但又常常容易被忽视。据报道炎症性肠病并发贫血的发病率为 6%～74%。炎症性肠病合并贫血的发病机制仍不是很清楚,目前认为众多因素如铁摄入与丢失的负平衡、慢性病性贫血、维生素 B_{12} 和叶酸缺乏、药物介导、炎症因子、溶血等均可能参加贫血的发生。

缺铁性贫血(IDA)是导致炎症性肠病患者贫血因素中最常见的。正常人体,每天约丢失 1～2 mg铁,并从食物中摄取同等量的铁以保持铁的内环境稳态。虽然铁的吸收主要是在十二指肠、空肠上段,患者只有出现上消化道疾患时,才有铁吸收不良的风险,但肠道黏膜溃疡出血是也是缺铁的主要因素,即使有些患者铁的吸收趋于正常,但铁的丢失超过病人铁的吸收能力,也会造成铁代谢处于负平衡,从而导致小细胞低色素贫血。此外,慢性腹痛、恶心等症状经常导致进食不佳,胃肠道黏膜炎症可进一步加重营养吸收不足。

炎症性肠病患者应用抗炎药物如 SASP、美沙拉嗪、嘌呤类似物等可能干扰红细胞的生成。SASP 干扰造血的机制为抑制叶酸吸收、影响红细胞的发育和溶血。美沙拉嗪可引起极少数炎症性肠病的血三系减少。嘌呤类似物并不引起血三系减少,骨髓抑制轻,故临床上贫血发生也较少,其抑制程度与硫代嘌呤甲基转移酶活性有关。

在炎症性肠病患者中,铁的负平衡和慢性病等都与贫血的发生、发展有关。在治疗铁缺乏的同时,还应该改善根本慢性病所导致的贫血。目前主要包括口服铁剂、静脉注射铁剂和 EPO 治疗。

如果没有绝对静脉注射治疗的迹象,一般尽量口服 Fe^{2+} 或 Fe^{3+} 化合物。虽然口服铁盐便宜,但无注射铁剂迅速、有效。在平均每天为 10 mg 铁吸收的基础上,假设依从性好,无进一步血液丢失,口服补铁需要持续 5 个月,使血清铁蛋白(SF)恢复到 50 $\mu g/l$。口服铁剂的种类很多,如硫酸亚铁、葡萄糖酸亚铁、10%枸橼酸铁铵、右旋糖酐铁和琥珀酸亚铁等。由于超过 90%的铁摄入不被吸收,口服铁剂常常发生胃肠道不良反应,包括恶心、胀气、腹泻、胃糜烂和肠道铁质沉着症等。且有动物实验证实一些口服铁剂可加重肠道炎症。

静脉补铁比口服补铁迅速有效,有较好的安全性。通过广泛推荐,初始治疗炎症性肠病合并缺铁性贫血的策略是基于血红蛋白的水平。患者 Hb>10/10.5 g/dl,一般选择口服铁剂;若 Hb<10/10.5 g/dl,认为这是严重贫血,一般将选择静脉途径,但口服铁剂不能耐受时,Hb>10/10.5 g/dl 也得考虑静脉补铁。

总之,静脉补铁治疗建议在下列情况下:①铁缺乏患者不能耐受或口服补铁反应迟钝;②严重贫血患者(血红蛋白水平<10 g/dl);③炎症性肠病处于活动期。对于口服铁剂、静脉注射铁剂均不显疗效的炎症性肠病合并贫血患者,可给予促红细胞生成素(EPO)治疗。

16. 炎症性肠病患者怎样预防和治疗骨质疏松?

骨质疏松是一种以骨量低下、骨微结构破坏、骨脆性增加、易发生骨折为特征的全身性骨病,是炎症性肠病患者严重却又易被忽视的并发症之一。有研究证实,31%～59%的炎症性肠病患者存在骨容量减少,5%～41%的患者被诊断为骨质疏松。

炎症性肠病相关的骨质疏松发病机制尚未完全阐明,导致患者发生骨质疏松因素众多,不仅与患者的年龄、性别、性激素水平、钙的摄入、烟酒史等有关,还与炎症性肠病相关的高危因素如药物(环抱素、甲氨蝶呤、糖皮质激素)的应用史、维生素 D 的代谢、钙代谢等相关,其中激素的应用被认为是产生骨质疏松的主要原因。

预防骨容量减少较重建骨质更容易,因此患者以积极的干预手段减少骨质疏松的发生更为重要。干预手段包括定期身体负重锻炼,如每周步行 3～4 次,每次 30～60min;避免摄入过多酒精并积极戒烟;在绝经后及闭经的妇女中推荐雌激素替代疗法;摄入足够的营养,包括 1200～2500mg/d 的钙质。对尿钙排出>300mg/24h 的患者而言,应使用双氢克尿噻以减少肾结石形成并维持体内钙质稳态。在激素治疗开始时即应使用预防骨质疏松药物。激素导致的骨容量丢失在治疗初几周至几个月内最多,并且初始治疗时激素剂量往往也最高,可联合应用碳酸钙 1950mg/d,以及维生素 D_2 或维生素 D_3 400IU/d,或钙添加剂及维生素 D_2 50000IU 每周 2～3 次,并定期随访血钙及尿钙水平。

一旦确诊为骨质疏松时,应同时检测尿 N-telopeptide 或 24h 尿钙,并在治疗 4 周后复查以了解治疗骨质疏松的药物是否有效。尿 N-telopeptide 取样简单,特异性高,反映破骨细胞活性变化。在尿 N-telopeptide 水平持续不降或尿钙排出增加的患者,应在限钠饮食同时给予双氢克尿噻 25mg,1～2 次/d 口服。与双氢克尿噻相似的药物有破骨细胞抑制剂如降钙素或二磷酸盐(阿仑膦酸钠)。

对补充钙质与维生素 D 后仍持续有骨吸收发生的患者,或是已诊断为骨容量减少或骨质疏松的患者,降钙素或者二磷酸盐能有效抑制最终的骨吸收途径—破骨细胞。降钙素可皮下注射(100IU/d或者隔天)或鼻腔喷入(200IU/d)。降钙素不良反应有脸潮红、恶心、鼻腔喷入时引起的激惹状态。二磷酸盐是一种基本不吸收的焦磷酸盐类似物,与骨表面的经基磷灰石亲和力很高(尤其是破骨细胞有活性的地方),美国 FDA 已批准阿仑麟酸钠用于治疗绝经后妇女的骨质疏松。应用双氢克尿唑、降钙素或阿仑麟酸钠治疗的患者需要在治疗后随访尿 N-telopeptide 或尿钙,以评估疗效。

17. 如何选择适合的治疗方法?

治疗炎症性肠病的方法有多种,除了常规的药物治疗方法外,还有营养治疗、生物治疗、手术治疗、心理治疗等,其目的都是为了诱导并维持临床缓解及黏膜愈合,防治并发症,改善患者生存质量。但由于不同药物作用机制及特点不同,其疗效也有所差异,不同患者的临床特点也不完全相同,具体治疗应根据不同患者的临床特点,考虑年龄、病情严重程度、病变累及范围、对初始治疗的反应、能否坚持治疗、随访条件、其他合并症等多种因素制定不同的治疗方案,选择适合的治疗方法。

选择治疗方法前应该对疾病的程度、分期、范围做出较为准确的判断,依据疾病评估情况,指导治疗方法的选择及疗效观察。了解疾病的病程及既往用药史,有利于寻找和发现患者对药物是否存在依赖或抵抗、或是否出现不良反应,也可了解患者对药物的耐受性和依从性;同时也要了解患者是否存在并发症,这样能有利于总结分析药物疗效,对选择治疗方案有指导作用。

18. 何时需要灌肠治疗?

UC 的病变部位主要发生在远端结肠和直肠,因此局部保留灌肠可以起到良好的治疗作用。灌肠给药可使高浓度药液直接作用于局部病损,具有药物吸收快、毒副作用低的特点,是活动期 UC 患者常用的重要治疗手段。

对于轻-中度直肠型活动期 UC,可以直肠内应用 5-ASA、激素或中药灌肠治疗,提高局部结肠黏膜愈合质量和临床疗效;对于病变范围未超过左半结肠的 UC,可应用灌肠或联合口服治疗;对于 UC 活动期需要长期应用激素或水杨酸制剂的患者,用灌肠局部治疗,可以减少西药用量,避免相关副作用,促进缓解,减少复发。对于远端 UC,灌肠给药和口服具有相似的疗效,直肠用药的不同剂型均可使用,依据病变范围和病人特点酌情选择。

CD 可侵犯消化道任何一个或多个部位,甚至消化道以外器官都可能累计,但以末端回肠及邻近部位升结肠最常见,其次为侵犯小肠部位,再次为仅局限于结肠(右半结肠为主)。与 UC 很大的一个不同之处,就是并不像 UC 那样病变从直肠开始,典型的 CD 直肠并不受侵犯,称为直肠赦免征。但是,CD 侵犯直肠,或发生直肠周围与肛周病的患者并不少见,尤其多见于结肠病变患者,故是否采取灌肠疗法可根据病变不同部位及程度来选择。

19. 灌肠的注意事项有哪些?

灌肠前应为患者提供整洁、安静、舒适的休养环境,注意房间的温、湿度,注意保暖以免受凉。灌肠前应嘱咐患者先行排便,保持肠道清洁。

轻柔的插管技术、适宜的溶液温度、适当的灌肠压力是灌肠操作成功与否的关键。灌肠液在肠道中保留时间的长短,将直接影响治疗效果。

灌肠过程中要具体注意以下事项：

① 灌肠液温度：与肠腔温度接近，一般在 38～39℃ 为宜。

② 灌肠液剂量：根据病人耐受程度，调节液量。直肠型液量 100 ml；乙状结肠、降结肠液量 120～150 ml；左半结肠（脾曲以远）、广泛结肠（脾曲以近）和全结肠液 150～200 ml。

③ 灌肠时间：首选晚睡前灌肠，必要时可上午增加 1 次。

④ 深度：肛管插入直肠 10～12 cm，液面距肛门不超过 20 cm。

⑤ 灌肠速度：根据患者的耐受情况，调节灌肠速度一般为 80～100 滴/分，同时观察病情。

⑥ 灌肠保留时间及体位：根据病变部位，选择合适体位。病变在直肠、乙状结肠和左半结肠（脾曲以远），取左侧卧位；广泛结肠和全结肠，取左侧卧位、平卧位、右侧卧位各 30 min，可使药液在肠道内保留较长时间。

⑦ 如患者出现腹泻、腹痛或刚行完肠镜检查，应至少休息 1～2h，症状消失或缓解后再灌肠，不宜立即灌肠。

⑧ 灌肠过程中如患者出现腹痛，嘱其深呼吸避免腹肌紧张，以减轻腹压；如心悸者、腹痛加剧，应立即停止灌肠，行腹部按摩、热敷至腹痛消失，继续完成治疗。

20. 中药与西药可以一起服用吗？

在现代医学明确诊断的基础上，中医中药与西医西药结合应用对提高缓解率，减少复发，提高生活质量存在优势，因此可以发挥中西医结合的优势，中药西药一起服用。

一般用药常识就是中药和西药分开 30 min 服用，第一可以避免药物交叉反应，第二可以增强药物吸收效果。要决定先服哪种药物，可以根据药物的特殊要求，结合药物说明书决定。

中药要根据情况在饭前或饭后半小时服用，如一些西药或中成药明确要求要求和饭一起服用，或是要求饭前服等。尽管很多药在服用时没有太多的禁忌，但是还是建议一定要问医生具体的服药时间和服药方法。

21. 中药一般什么时候服用？

中医治病的效果，除与医生的处方、调配，中药本身及制备等质量有关外，还与服用时间选择有关。许多人非常注重医师的诊断质量和处方用药，却不介意中药的服用方法，这是不对的。应该根据药物特性和病情的不同，合理选择服药时间，可以充分发挥药物的治疗效果。

一般分为饭前、饭后、空腹、睡前、定时、不拘时服以及清晨、午前、傍晚服用等等。空腹服药就是在饭前半小时或饭后两小时服药。一般泻下药则空腹时服用较好；补虚药一般饭前半小时到 1 小时服用；对胃肠刺激性较大的药物，还有一些药性偏寒的药物宜饭后服，一般在饭后半小时到 1 小时之间服用。

中药一般服法是一副汤药每天分两次温服，早、晚各服 1 次，但根据病情，有的一天只服一次，有的一天需服几次，有的又可以煎汤来代替茶饮。一般药物均宜温服，药煎好后放一会儿，待其不冷不热时服。

治疗炎症性肠病的中药，一般以清热祛湿为主，建议饭后服用以减轻对胃肠刺激。

22. 如何调节自己的情绪?

炎症性肠病的发生除与免疫异常、遗传和环境因素有关外,也与精神心理因素有关。病情会因情绪紧张、神经过敏、精神创伤而发作或加重,症状也可随情绪波动而改变,故有人提出精神心理因素可能是其病因之一或重要的诱发因素。多项研究显示:精神心理因素对 UC 的发生发展具有重要的作用。抑郁、焦虑等心理因素可能对 UC 的发生发展具有负面的影响,应该引起重视。

了解疾病知识,掌握疾病发病病因、临床表现、并发症以及预后等知识,了解情绪、精神、环境、家庭因素等与疾病发生、发展的关系,知道保持心情开朗、情绪稳定对疾病康复的重要性,或定期的心理咨询,建立战胜疾病的信心。

松弛疗法:应用各种松弛疗法,如练习书法、栽培花草、听轻音乐、练气功和太极拳以及其他有规律的适度的运动,使情绪得到缓解,思想得到放松;对悲观抑郁的患者,可以向亲朋好友或医护人员说出内心的痛苦,求得心理的平衡。

学会自我调节,学会自我减轻愤怒、紧张、悲伤、恐惧等不良情绪的影响,提高自我调控情绪的能力及心理应急能力。常用的方法有:①回避法:在日常生活中看到看不惯的事情,尽量避开不去看和想它;②转移法:遇到不顺心的事情,设法转移情绪,如哼小曲,参加娱乐活动等;③释放法:可把内心的不快向人倾吐;④升华法:遇到刺激,化愤慨为动力,激励自己进取,或幽默,或微笑着讲,有话好说;⑤借用森田疗法理论:让其接纳症状,顺其自然,不予关注,鼓励患者像正常人一样去生活。

总之,应保持心态平和,情绪稳定。病人心态和情绪的波动对溃疡性结肠炎的影响十分明显。当精神受创,如生气、发怒、急躁或不良心态,如多忧、多虑、焦虑、抑郁或感到治疗无望时,往往会使得本已稳定的病情再度复发,并且复发后多有便血。反过来又使得情绪和心态更加不稳,甚至两者间构成恶性循环。因此,积极调整心态,稳定情绪对病情改善是至为关键的。患者要努力去做,以乐观,平稳心态看待生活,对待疾病,促进病情向好的方向发展。

23. 如何帮助家人和朋友了解炎症性肠病,以获得他们的理解和支持?

社会支持是自我管理的一个重要方面,因为自我管理不是在真空中存在,而是他们的家庭和周围环境中存在。对于炎症性肠病患者,最重要的目标是找到一个个体化的生活方式,能较好地应对疾病的严重程度,而不至于"过度自我保护"或者否认疾病。国内外许多研究已证实社会支持对慢性病病人的疾病管理行为以及健康水平有着重要的影响作用。在日常生活中,让家庭成员或者配偶参与到患者的治疗决策中来,对许多患者来说是一种支持。

炎症性肠病患者治疗一个重要部分就是同伴支持,患者需要与他人接触,满足个体人际交往的需要,缓解疾病带来的压力,促进积极治疗心态的产生。社会支持可以帮助个体应付工作生活中的问题与危机。炎症性肠病病人除了经济问题外,可能还存在疾病知识、治疗知识以及自我效能的缺乏。若个体有着良好的社会支持,可促使其提高相关的知识水平并增强自我效能。特别是家庭的支持在其中尤为重要,日常生活中的互相帮助,如为病人进行正确的灌肠治疗、督促病人准时服药等,都会给炎症性肠病病人以被支持的感觉。

因此患者亲属及朋友的参与对该病的治疗十分重要。那么如何帮助朋友和家人了解这种疾病，获得他们的支持呢？

首先，炎症性肠病可能对于一些人而言是一种令人尴尬的疾病，即使是与你非常亲近的人，我们也一般不愿意去讨论臀部、血便、厕所或肠道。但是如果你觉得和别人解释溃疡性结肠炎非常尴尬的话，你可以邀请你的爱人、同伴或亲友读阅读相关的教育手册，教育手册可以帮助你的亲朋好友更好地了解这个疾病。

还有一种方法，就是请你的医生向你的家人做一些解释，你需要给他们一些权威的信息。但是你必须要保证一点，就是你必须开诚布公地说出疾病对你的影响，告诉他们如何做会比较好。

而对于一些你不需要告诉疾病细节的人，你只需要这么说："我得了一种肠病，它会使我需要有时立即跑去厕所。"大部分人就可以接受它，并且不会对你再有所质疑了。

24. 患病的时候，如何与同事进行沟通交流？

据统计，90%的炎症性肠病病人能过几乎正常的生活，继续工作，不会影响自己的事业发展。然而，超过50%的病人觉得，病情的加重可使其职业和个人生活压力增大。也许，正是因为如此，有不到30%的病人会尽力向他们的工作隐瞒病同事或领导隐瞒病情。

一些患者担心告诉他们的领导自己得了炎症性肠病后会有不必要的麻烦，甚至可能或遭到工作上的歧视等。但是最好还是告诉他们。当老板或领导了解到你的疾病，可能会对你的工作做出一些有益的调整，在不影响工作发展的前提下，比如，会让你的办公桌更靠近厕所，甚至有可能调整你的工作时间。

你开诚布公地与你的同事讨论你的疾病也可能有所帮助。如果每个人都知道你的病情，你就不需要偷偷或找一些借口服药。解释清楚这种病不会传染也十分重要，有的人会非常担心却往往不好意思问出口。

25. 如何与医护人员交流？

那些接受高质量的专业护理和指导，善解人意的医生、护士提供强大的社会支持的病人，他们的生活质量往往较好。那么病人就诊的时候，如何与医护人员交流，以便更好地获得治疗和康复呢？

有些病人面对医护人员时，由于紧张或不好意思开口，并没有真实的或全面的告知自己的病情和感受，这样可能会对医护人员制定个体化的治疗方案造成影响，病人也会觉得或许因为这个原因影响情绪。因此，在看医生之前，病人可以考虑一下就诊时需要问什么重要的问题，并做好记录，确保你描述了你全部的症状改变和你的感觉。

一些患者会觉得和医生讨论自己的症状非常尴尬，但是，请你记住，医护人员非常习惯于与患者讨论病情。当你们和医护人员讨论病情时，你们需要用一些清晰、直接的词语，也便于医护人员理解。患有炎症性肠病，需要长期服药，意味着病人需要比其他人看医生或咨询健康问题的频率要多些。你可能会听到你的医生说一些你没听说过的东西，比如新上市的药物或新的治疗方法，医生可能或说："我们来尝试一下这种方法，但是我不知道它对于您而言是否有用。"一些患者听了会十分开心，但是有的会非常苦恼，担心药物的治疗效果，担心药物的不良反应等。这个时候，病人需要和医生详细询问治疗方案，询问有什么禁忌十分必要。

对于炎症性肠病患者而言,重要的是与医生建立良好的合作关系,医生能够帮助您控制病情恢复健康,患者需要和医生相互协作,如:(1)注意记录症状以便医生判断您的病情发展,(2)根据医生的医嘱坚持服用药物,(3)定期复查,和医生交流。

26. 炎症性肠病患者有哪些食物不宜吃?哪些食物可以吃?

饮食因素被认为是炎症性肠病发病的危险因素,已有许多研究表明饮食中的某些成分与发病和复发有一定关系,科学的饮食指导和饮食管理是控制炎症性肠病的关键环节之一,其有效性在国外有诸多研究证实,其方法主要是排除饮食法,也就是去除患者日常饮食中某些可以诱发或者加重消化道症状的食物,或采用治疗饮食,如低脂饮食、低纤维素饮食等。饮食的自我管理对预防和控制病情有着重要的意义。溃疡性结肠炎或克罗恩病,由于病变范围、病变程度不一样,对患者营养代谢也不一样,因此对于食物的需求也不一样。

缓解期或轻症患者,肉类、鱼类、禽蛋类可以提供必需的蛋白质和其他营养物质。应避免进食生的、生冷的、腌制的、辛辣、油腻的食物。生冷食物指生冷瓜果、冷饮、冷菜冷饭;油腻食物指肥肉、油炸煎炙的食品;辛辣刺激性食物如辣椒、生葱、生姜、生蒜、韭菜、洋葱等食品。进食这些食物及吸烟喝酒刺激结肠壁,使肠壁水肿、充血、平滑肌痉挛,引起本病复发或加重本病。应食用质软、易消化、少纤维及富有营养的食物,如易于消化的纯瘦肉(猪肉、牛肉、鸡肉、鱼、虾)等均可切成细丝或肉末等。蔬菜宜选用含纤维素较少的瓜、茄类。牛奶制品摄入过多而纤维摄入减少可能与本病的复发有关。研究表明,过多摄入红肉,高脂肪和高蛋白饮食与本病的发病和复发有关联。不宜吃过敏性食物:由于人的体质不同,对食物的过敏性感受也不同。牛奶、鸡蛋、蜂蛹、土蚕、未成熟番茄、花生、菠萝、蚂蚱、蟹类、蚕豆、蛇肉及一些昆虫食品等都具有致敏作用,有些人吃了这些食物易引起过敏、可有些人就不过敏,对某一食物某人是否过敏,就主要在于各人的体质不同而异。不宜吃得过饱:暴饮暴食吃得过饱,使肠胃功能紊乱使本病复发或加重。

对急性活动期患者,如果腹泻、腹痛、便血和发热严重,应该禁食,并给予胃肠外营养,使消化道得以休息以利于减轻炎症而控制症状。患者全身情况改善后,应该考虑逐步向无渣饮食或半流饮食过渡。在向正常饮食过渡的过程中,患者要和医生密切联系,制定适合自己的饮食。

平时,患者可以记录好饮食日志,能够反映病情和饮食的关系,可以具体到每餐进食的食物种类。如果饮食不当,促发或加重了炎症性肠病的病情,患者要仔细观察,寻找并确定自己不能耐受的食物,并主动和医生联系。

27. 炎症性肠病患者如何为自己进行营养配餐?

炎症性肠病没有明确的单一的饮食结构。一个良好合理均衡的饮食对防止营养缺乏是必需的。克罗恩病的饮食和溃疡性结肠炎的饮食是不同的。

溃疡性结肠炎是一种慢性病,需要长期治疗,因此营养与饮食的调配很重要。总的原则是高热能、高蛋白、高维生素、少油少渣膳食。

合理的饮食能够促进肠道自身愈合,故可以辅助性地治疗溃疡性结肠炎,帮助缓解症状,防止复发。高热能、高蛋白质以补偿长期腹泻而导致的营养消耗,可根据病人消化吸收耐受情况循序渐进地提高供给量。维生素无机盐要充足以补偿腹泻引起的营养丢失。限制脂肪和膳食纤维:腹泻常伴有脂肪吸收不良,严重者伴有脂肪泻。因此膳食脂肪量要限制,应采用少油的食物和少油的烹调方法。对伴有脂肪泻者,可采用中链脂肪酸油脂。避免食用含刺激性和纤维高的食物,如辛辣食物、白薯、萝卜、芹菜、生蔬菜、水果以及带刺激性的葱、姜、蒜和粗杂粮、干豆类等。

由于克罗恩病的特殊,在治疗过程中,各种肠内和肠外的营养都是需要的。这些不但对患者的营养方面有促进,而且炎症的活动有积极的作用。不论是活动或是缓解期的克罗恩病,当出现重度营养不良或是生长阻滞是肠内营养是明确需要的。

在克罗恩病活动期,单纯的饮食疗法的作用在对治疗的反应和起效的时间上次于传统的激素治疗。特殊的组合饮食(增加脂肪含量)是否对疾病有利仍是要明确的。

膳食安排:①急性发作或手术前后采用流食或少渣半流食,食物内容:米汤、蒸蛋、藕粉,牛奶一般不主张采用。必须禁用蔬菜水果。可将之制成菜水、菜泥、果汁、果泥、果冻等食用。少渣半流可选用含优质蛋白的鱼肉、瘦肉、蛋类制成软而少油的食物,如龙须面及面包类;②对病情严重不能口服者可用管饲要素膳或静脉营养支持,待营养状况改善后逐渐增加口服自然食物。

28. 炎症性肠病病人可以喝酒吗?

作为溃疡性结肠炎或者克罗恩病患者来讲酒类饮品是第一大忌。无论疾病在什么状态下都是绝对不能饮酒的。

溃疡性结肠炎患者是以结肠黏膜出现炎症,进而发展为溃疡和糜烂为特征的一个慢性顽固性肠道疾病,而无论是啤酒、白酒、红酒中的酒精都会对肠道黏膜及溃疡面造成刺激,从而加重溃疡性结肠炎的症状和病情。克罗恩病病变部位可累及全消化道,因此饮酒更是禁忌。

29. 炎症性肠病患者能不能吸烟?

1982 年由英国的哈里斯通过病例对照研究发现,溃疡性结肠炎患者中抽烟者比例偏低,而大多数克罗恩病患者吸烟。从那时起,就有研究表明,当前的吸烟状况对这两种疾病的病程也有重大影响。为什么吸烟对这两种有着许多相似之处的疾病产生截然相反的效果,目前仍不得而知。

对于溃疡性结肠炎患者,吸烟可以减少其发生率,相比一生都不吸烟的人,当前吸烟者患病风险有所下降。此外,与非吸烟者相比,吸烟者的病程更为良性,疾病发作和住院率,需要口服激素的概率,以及结肠切除术的概率在吸烟者中较低。相反地,与从未吸烟的人相比,戒烟增加了患病的风险,吸烟的溃疡性结肠炎患者戒烟后更容易复发,更易住院,需要口服激素和免疫抑制剂的概率更高。

相反,相比于一生都不吸烟的人,当前的吸烟会增加患克罗恩病的风险。与非吸烟者相比,当前的吸烟者往往发作更频繁,需要使用激素和免疫抑制剂的概率更高,而生活质量则更低。反过来,戒烟改善了克罗恩病的病程。戒烟 1 年后,戒烟者的疾病活动和治疗要求与从未吸烟者相似。

吸烟与克罗恩病的关系密切,因此克罗恩病患者一定要戒烟。吸烟可改变炎症性肠病发病的风险,增加克罗恩病的发病风险,减少溃疡性结肠炎的发病风险。对那些先天对炎症性肠病易感的个体来说,不论是溃疡性结肠炎还是克罗恩病,吸烟可能是决定这个疾病表型的主要因素。此外,吸烟可显著改变该病的病程,改善溃疡性结肠炎,恶化克罗恩病,而戒烟后可迅速逆转其效果。尽管吸烟对这两种炎症性肠病产生相反的影响,两类患者均应劝阻其戒烟。在溃疡性结肠炎,吸烟导致的肿瘤和血管疾病的风险很大程度上抵消了其临床益处。

30. 如何判断病情又复发了?

病情复发意味着已经诊断明确的疾病病情加重。患者对于疾病是否复发以及复发程度的认识可以根据主观印象及客观测定的结论为基础判断。

(1)临床症状

很多患者的病变部位和严重程度常常比较稳定,因此临床症状复发表现比较相似。最普遍的病情复发的信号是与一些诊断时的最常见的临床表现相关的。对于溃疡性结肠炎患者,再次出现脓血便时应该考虑病情是否复发了。对于克罗恩病患者,初步判断复发通常是以腹部症状持续或者血便,以及肠外表现的出现,或者瘘管的分泌来判断。尤其是在儿童,明显的食欲不振和持续的体重减轻可能就是最明显的症状。

(2)炎症的标记物

血液检查及大便检测能为根据临床评估炎症性肠病的复发提供信息,尤其是随访期较短的患者。在急性发病期,C反应蛋白(CRP)几乎已经替代血沉成为判断炎症反应的标记物,常常能够证实可疑的复发,尤其在中重度患者或者是脓肿的发展过程。CRP的增高很多时候与其他急性反应蛋白和血小板的增高有关联。然而,对于临床症状或肠道改变属于轻中度的患者,这些血液的检查不一定有改变,而且迄今为止,尚无证据表明这些标记物对于提示这类患者的早期复发有作用。所以,大便标记物的检查,比如钙卫蛋白,可能帮助提示早期复发。

我们需要注意,这些标记物是非特异性的,整个消化道的任何炎症都可能使这些非特异性的标记物表现为阳性,所以都只能用来作为其他检查的辅助而不是替代。

(3)肠镜检查

内镜判断疾病分布范围是接下来随访评估病情的重要依据。此外,内镜对于疾病严重度或者病变处变化的评估为疑诊复发的明确提供重要的证据。不是所有的都要根据内镜下的表现来调整治疗方案的。然而,当有几年没做内镜的时候或者临床症状较为严重需要调整治疗方案的时候,内镜检查为临床决策提供了重要的信息。

(4)放射学

尤其是当小肠的检查在CD的诊断和评价复发方面被证实了其重要性后,目前核磁共振成像(MRI)作为辅助检查判断疾病的变化以及病变部位时与小肠造影一样重要。这些检查方法在经过训练的人操作时值得推荐,而且似乎能同时能对不典型的患者的病情判断提供辅助信息。这些诊断结果总体上是相似的,但是MRI检查因为无放射性显得尤其重要且逐步取代其他方法。

(5)术后复发

术后复发的诊断除了上面提到的标准外,是和指手术切除部位的变化有关。在吻合部位的轻到中度的复发可能不能解释临床症状或者提示疾病的进一步进展。此外,在典型的患者,决定症状到底是手术所致还是病情复发所致很重要。吻合前的病变范围的改变以及影像学提示肠壁增厚、狭窄或者扩张必须被认定为术后复发的确切证据。

31. 如何预防病情的复发?

建立良好的饮食、生活规律,合理安排工作与饮食,可进行适当的文体活动,并保证充足的睡眠,使机体功能维持在良好的状态,饮食要有规律,避免不利于病情恢复的食物。保持乐观主义精神。注意饮食卫生,避免肠道感染。避免腹部受凉;避免受凉后加重腹泻症状。坚持维持缓解的药物治疗,不能随便停药,定期就诊复查评估病情,巩固治疗效果。

参考文献

[1] 沈洪. 溃疡性结肠炎——中西医的过去、现在与未来. 南京:东南大学出版社,2012:354.

[2] Egerod I, Christensen D. Analysis of patient diaries in Danish ICUs:A narrative approach. Intensive Crit Care Nurs, 2009, 25(5):268-277.

[3] Turelove SC, Witts LJ. Cortisone in ulcerative colitis:final report on a therapeutic trial. Br Med J, 1955,2:1041-1048.

[4] D'Haens G, Sandborn WJ, Feafan BG, et al. A review of activity indices and efficacy end points for clinical trials of medical therapy in adults with ulcerative colitis. Gastroenterology, 2007, 132:763-786.

[6] Harvey RF,Bradshaw JM. A simple index of Crohn's-diease activity. Lancet,1980,1:514.

[7] Eaden JA, Abrams KR, Mayberry JF. The risk of colorectal cancer in ulcerative colitis:a meta-analysis. Gut, 2001, 48(4):526-535.

[8] Bharadwaj S, Tandon P, Kulkarni G, et al. The role of endoscopy in inflammatory bowel disease. J Dig Dis, 2015, 16(12):689-698.

[9] Howdle P, Atkin W, Rutter M. Colonoscopic surveillance for prevention of colorectal cancer in people with ulcerative colitis, Crohn's disease or adenomas. National Institute for Health and Clinical Excellence (NICE) Clinical guideline 118. London, United Kingdom:National Institute for Health and Clinical Excellence, 2011.

[10] 中华医学会消化病分会炎症性肠病学组.炎症性肠病诊断与治疗的共识意见(2012 年广州).中华内科杂志,2012,51(10):818-831.

[11] 中华医学会消化病学分会炎症性肠病学组.英夫利昔治疗 CD 的推荐方案(2011 年).中华消化杂志, 2011,31:822-824.

[12] Ebinger M,Leidl R,Thomas S,et al. Cost of outpatient care in patients with inflammatory bowel disease in a German University Hospital. J Gastroenterol Hepatol,2004,19(2):192-199.

[13] Hurrell R,Egli I. Iron bioavailability and dietary reference values. Am J Clin Nutr, 2010, 91(5):1461-1467.

[14] Zhang DQ, Wu ZX, Wu Q, et al. Effect of $FeSO_4$ on oxidative stress in rats with ulcerative colitis. Modern Medicine, 2007, 35(4):304-307.

[15] 沈霖,朱锐.炎症性肠病相关骨质疏松研究进展,中国疼痛医学杂志,2011,17(10):581-584.

[16] 孙菁,袁耀宗.炎症性肠病与骨质疏松研究进展,国际消化病杂志,2007,27(1):38-41.

［17］Bitton A,Sewitch M J,Peppercom M A,et al. Psychosocial determi-nants of relapse in Ulcerative coli-tis,a longitudinal study. Am J asteroenterol,2003,98(10):2 203-2 208.

［18］Mittermaier C,Dejaco C,Waldhoer T,et al. Impact of depressive mood on relapse in patients with in-flammatory bowel disease:a prospective 18－month follow up study. Psychosom. Med, 2004, 66: 79 -84.

［19］黄燕. 健康教育在治疗溃疡性结肠炎患者的应用. 天津护理,2004,12(4):236-237.

［20］Gabriele Moser. What kind of abvice regarding way of life should be given topatients with IBD. In-flamm Bowel Dis,2008, 55.

［21］苗新普,欧阳钦,李慧艳,等. 溃疡性结肠炎患者的心理治疗策略. 医学与哲学(临床决策论坛版), 2007,8(9):29-33.

［22］Morten H，Vatn, MD. How do you judge relapse in crohn's disease. Inflamm Bowel Dis, Volume 14, Number S2, A Clinician's Guide to IBD:S253-S254.

［23］周云仙,应立英. 炎症性肠病患者饮食日记本的设计与应用. 护理学杂志,2013,28(9):8-10.